中 医 整 脊

屈留新　主编

东南大学出版社
·南京·

图书在版编目（CIP）数据

中医整脊 / 屈留新主编 .—南京：东南大学出版社，2022.10

ISBN 978-7-5766-0237-1

Ⅰ .①中… Ⅱ .①屈… Ⅲ .①脊椎病－按摩疗法（中医） Ⅳ .① R244.13

中国版本图书馆 CIP 数据核字（2022）第 172037 号

责任编辑：张　慧　责任校对：子雪莲　封面设计：余武莉　责任印制：周荣虎

中 医 整 脊
Zhongyi Zhengji

主　　编：屈留新

出版发行：东南大学出版社

社　　址：南京四牌楼 2 号　　邮编：210096　　电话：025-83793330

电子邮件：press@seupress.com

经　　销：全国各地新华书店

印　　刷：江苏扬中印刷有限公司

开　　本：787mm×1092mm　　1/16

印　　张：24

字　　数：600 千字

版 印 次：2022 年 10 月第 1 版第 1 次印刷

书　　号：ISBN 978-7-5766-0237-1

定　　价：99 .00 元

东大版图书若有印装质量问题，请直接与营销部联系。电话（传真）：025-83791830

《中医整脊》

编委会

主　编　屈留新

副主编　靳激扬　邢丽阳

编　委　（按姓氏笔画排序）

王鲁烨　毕　琴　李　平　李明举　张　华

陆正娟　柯广娟　高　嵩　徐　颖　盛广树

前　言

　　恩师张朝纯教授为东南大学附属中大医院原院长、党委书记，享受国务院特殊津贴，是我国中医整脊手法研究的集大成者，曾任全国颈肩腰腿痛研究会理事长、江苏省中西医结合学会副会长、江苏省中医药学会中医骨伤科专业委员会主任委员、江苏省中西医结合学会骨伤科专业委员会和疼痛专业委员会主任委员等职，擅长用中医整脊手法诊治脊柱相关疾病。张老诊治疾病，常常结合现代医学之影像检查和神经系统检查来精确诊断定位，重视中医"整体观念"和脊柱阴阳平衡理念。手法精准、简洁。为系统总结张老学术经验，进一步做好中医传承，特编写了本书。

　　本书内容包括中医整脊学概要、脊柱及其周围组织的解剖、脊柱影像学、脊柱及关节临床检查、脊柱生物力学、中医整脊疗法适应证、中医整脊疗法、脊柱相关疾病诊治、功能锻炼等。其中重点章节为"中医整脊疗法适应证""中医整脊疗法""脊柱相关疾病诊治"。"中医整脊疗法适应证"章节详细总结了张老的学术经验，引证了大量中外文献，对各个脊柱节段整脊治疗的适应证进行了系统总结。"中医整脊疗法"和"脊柱相关疾病诊治"两个章节是本书的重点，"中医整脊疗法"章节详细记述了中医整脊手法的操作步骤、方法、注意事项、适应证，内容翔实、清楚，图片内容丰富，易学易懂；"脊柱相关疾病诊治"章节记述了详细的手法、治疗方法和许多经典的临床验案，特别是明确了具体诊断定位和具体治疗部位。"脊柱影像学"章节图文并茂，由临床和教学经验丰富的影像学教授编写，对于学习和了解脊柱相关病的影像诊断很有帮助。

　　医学实践在临床。方法、成果服务于临床才有真正的价值。把好的方法、成果进行总结、表达、传播是一件很有意义的事情，这也是编写本书的另一重要因素。

1. 探求更为简便的治疗方法

　　腱鞘炎的治疗方法很多，在中医骨伤科，我们常用的方法是用激素和局麻药的混合液进行鞘内注射，方法简单，效果很好。一般情况下，注射一次就可以治愈，多者两三次也差不多痊愈，病人花费少、痛苦小，我们认为鞘内注射应该是很好的治疗方法了。直到2009年，我去葡萄牙里斯本讲学，讲学间隙坐诊，遇到一位40岁左右的患有桡骨茎突腱鞘炎的女患者。在欧洲，欧盟法律规定，中医医生不允许应用西药注射的方法，所以，鞘内注射行不通，只有另想办法。我让学生去拿些针灸针来，我想尝试针灸的方法。就在学生去取针灸针的间隙，我忽然想到，桡骨茎突腱鞘炎的疼痛部位属于第6颈神经的支配区域，这种疾病的发生是否和颈椎有关？从颈椎治疗是否会有效？中医整脊取得疗效的关键在于诊断清楚、治疗部位明确、手法施用准确，正确复位脊椎关节，几秒钟即可解决问题。于是我对患者的第5、第6颈椎进行触诊，发现有异常，随即施行手法进行了纠正，患者的疼痛立即消失，整个过程也就2分钟左右。等学生把针灸针取来时，治疗已经结束了，患者症状也已完全消失。从这个例子来看，治疗桡骨茎突腱鞘炎，中医整脊手法显然比鞘内注射更简便，痛苦更小，副作用更少，因为激素注射对于哺乳期妇女和孕期妇女是禁忌，激素对婴幼儿的发育可能有不良影响，而哺乳期妇女和孕期妇女此病的发病率又较高。可是，这只是个例，不具有代表性。回国后，我们在临床中又用中医整脊手法治疗了大量的桡骨茎突腱鞘炎患者，发现早期发病的患者经手法治疗一两次即可痊愈。从颈椎治疗桡骨茎突腱鞘炎的作用机理和从腰椎治疗膝骨关节炎的作用机理类似。我们的临床研究验证了腰椎中医整脊手法治疗髌骨软化症和膝骨关节炎的临床疗效，很多中医经典和中外文献也佐证了从腰椎治疗膝关节疾病的可行性。对从腰椎用中医整脊手法治疗膝关节疾病进行研究，我们取得了一定的成果，发表了2篇CSCD收录论文、1篇SCI收录论文，这篇SCI收录论文同时获得了南京市自然科学优秀论文三等奖。

2. 中医整脊手法不仅可以治疗骨伤科疾病，对内科功能性疾病也有较好的治疗效果

2004年，在跟张老门诊时遇见一个膝骨关节炎患者，女，66岁，身高160 cm（年轻时最高身高167 cm）。以"腰痛及左膝关节疼痛伴膝关节活动受限3年"为主诉就诊，根据病史及检查结果诊断为膝骨关节炎，经过腰部的中医整脊手法治疗（张老治疗膝骨关节炎常常从腰部着手，采用手法治疗，正文中有详细论述），患者膝关节及腰部症状均明显缓解。惊奇的是，伴随患者多年的每日7~8次的腹泻同时也痊愈了。细问得知，患者腹泻已有6年，曾于多家医院就诊，经多种检查均未发现明显异常，诊断为肠易激综合征，多种治疗均无效。患者本人对腹泻问题已视为疑难杂症而放弃治疗，每日多次腹泻对生活造成很大影响，因担心长时间找不到卫生间，不能远距离出行。患者本人认为自己的腹泻问题难以启齿，并且和骨伤科无关，所以，就诊时并未提及。为了进一步研究胸腰部中医整脊手法对肠易激综合征是否有治疗作用，我们联合消化内科医生给予特别关注，并对肠易激综合征和功能性腹痛患者进行临床研究，采用胸腰部中医整脊手法进行治疗，均获得了满意的疗效。临床上，很多功能性腹痛采用中医整脊手法治疗，当时即可获得明显效果，手法治疗后腹痛常常立即消失。该研究成果发表了4篇SCI收录论文。

3. 中医整脊手法对泌尿生殖系统疾病也有很好的治疗作用

2006年，一个43岁的女患者，以"尿频、尿急、尿痛4日"为主诉就诊，来中医骨伤科就诊前已分别看了泌尿科、妇科、肾科和中医内科。经检查，血常规无异常；肾区无叩击痛；尿常规结果为尿隐血（＋），上皮细胞增多。诊断为尿道综合征。中医内科主任建议她来找我看看。详细询问病史得知患者尿频、尿急、尿痛，小便一天数十次，每隔10余分钟就要去厕所，每次小便量不多，伴随腰腹疼痛，卧位时小便次数可减少，咳嗽时小腹震痛，抬腿、翻身时小腹痛加重。晨起后症状开始加重，坐位可使上述症状加重，并出现头昏、视物模糊。患者腰部活动受限，遂让患者查了腰椎正侧位X线片，发现第1至第3腰椎椎体边缘呈唇样增生，第4、第5腰椎椎体不稳，呈阶梯样改变。诊断为尿道综合征、腰椎不稳症。治疗方法为侧卧旋扳第4、第5腰椎，当时症状立即全部消失。这是我们用腰部中医整脊手法治疗的第一例尿频、尿急、尿痛的病人。媒体的宣传引来了大批的尿频和压力性尿失禁病人，以女性病人居多，主要表现为咳嗽、大笑、跳跃时小便流出。经过对大量的压力性尿失禁病人进行诊治，我们发现约90%以上的压力性尿失禁患者都可以单纯用中医整脊的治疗方法消除症状。对手法治疗压力性尿失禁进行总结发现：治疗部位多位于第4、第5腰椎，绝大部分的患者单纯用手法即可治愈。手法对血尿检验有明显异常且明确诊断为尿路感染的患者也有很好的治疗作用，其作用机理有待进一步研究。

4. 中医整脊疗法对各个脊柱节段的适应证

对张老的临床经验进行总结，我们发现：中医整脊疗法对各个脊柱节段的适应证就是不同脊椎节段的脊神经受刺激或损伤后的临床表现，椎体或椎间盘移位致血管受压的临床表现和同一脊椎节段脊神经支配区域的督脉腧穴和督脉旁开1.5寸的膀胱经腧穴的主治疾病或症状。

中医整脊学是中医与现代医学密切交融的一门学科。如第4、第5腰椎（L4、L5）中医整脊手法的适应证实际上包括了第4、第5腰椎椎间盘突出致第5腰神经受损的临床表现：骶臀部及大腿后外侧、小腿外侧、足背及足大趾疼痛，小腿外侧、足背包括足大趾麻木和感觉改变，足大趾背伸力减弱，偶有足下垂。还包括隶属于第5腰神经后支支配区位于第4腰椎棘突下的腰阳关（GV3）和位于第5腰椎棘突下旁开1.5寸关元俞（BL26）的主治症状：月经不调、赤白带下、遗精、阳痿、小便不利、遗尿，腹胀、泄泻。很多小便不利、遗尿（尿失禁）患者的手法治疗部位都是第4、第5腰椎，很多阳痿、早泄的患者的手法治疗部位也是第4、第5腰椎，这不仅在传统中医上有根有据，现代医学也可以解释和证明。

鉴于作者的客观条件，本书中有些理论或研究仅仅是初步的或不成熟的，也可能有错误或不恰当之处，恳请同道批评指正。

屈留新

2020 年 12 月 20 日

扫一扫
查看相关手法视频

目　录

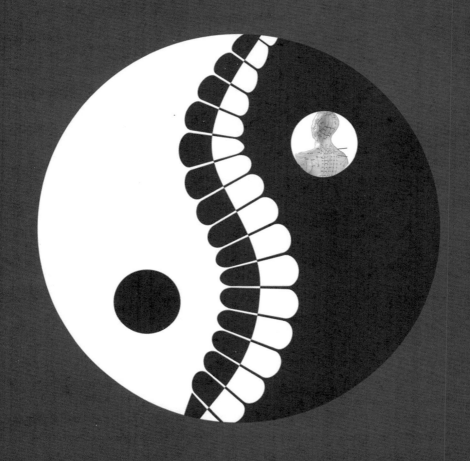

第1章

中医整脊学概要

中医整脊学是中医学的一个重要组成部分，是中医正骨学的分支，是一门古老而又新兴的学科。

一、中医整脊学概要

中医整脊学是中医学的一个重要组成部分，是中医正骨学的分支，是一门古老而又新兴的学科。正骨具有几千年的历史，是中国传统文化遗产中的瑰宝，是中医骨伤科学中的专长与优势。中医整脊学是以中医理论和现代医学知识为指导，以脊柱解剖学、影像学、生物力学为基础，研究脊柱及脊柱相关组织的生理、病理变化，运用手法、牵引、针灸、中药、练功等方法对脊柱的不正常位置或状态进行整复调理，来治疗和预防脊柱相关疾病的一门科学。中医整脊术是对脊柱内外的阴阳平衡进行调整的医术。

中医整脊又有广义和狭义之分。狭义的整脊指运用手法调整脊椎的不正常位置或状态，使之达到阴平阳秘；广义的整脊指运用手法、牵引、针灸、中药、练功等方法对脊柱的不正常位置或状态进行整复调理，来治疗和预防脊柱相关疾病。

中医整脊疗法，是一种以拇指或上肢为主要治疗工具，以调整脊柱阴阳平衡为目的的中医外治方法。根据患者的病史，临床症状，触诊检查、神经系统检查、影像检查以及其他检查结果进行综合判断，初步诊断为某一个或几个脊柱节段的疾病，用拇指或上肢按压或旋转脊柱，以纠正脊柱的不正常位置或状态，从而达到治疗疾病的目的。

中医整脊疗法是以传统中医"阴阳平衡"理论、"整体观念"理论为指导，并与现代医学的解剖学、脊柱生物力学、影像学相结合的一门科学。

脊椎阴阳平衡理念贯穿脊椎疾病的发病、诊断、治疗和康复锻炼的各个阶段。对脊柱来说，左、后、外、上为阳，右、前、内、下为阴，脊柱的前后、左右、内外、上下都存在着动态变化的相对平衡，即脊柱的阴阳平衡。如果脊柱的阴阳平衡失调，即可出现脊柱的曲度改变，椎体、椎间盘移位，肌肉紧张痉挛或松弛无力，神经兴奋与抑制，血管内血流速度增快与减缓等，从而表现出一系列的临床症状。

中医学非常重视人体本身的统一性、完整性及其与自然界的相互关系，认为人体是一个有机的整体，构成人体的各个组成部分之间在结构上不可分割，在功能上相互协调、互为补充，在病理上则相互影响。而且人体与自然界也是密不可分的，自然界的变化随时影响着人体，人类在能动地适应自然和改造自然的过程中维持着正常的生命活动。这种机体自身整体性和内外环境统一性的思想即整体观念。整体观念是中国古代唯物论和辩证思想在中医学中的体现，它贯穿于中医学的生理、病理、诊法、辨证和治疗等各个方面。就脊柱来说，脊柱是一个整体，同时，脊柱又是人体总体中的一部分，不能把脊柱与其他脏腑组织分割开来，脊柱出现了问题，不仅仅影响脊柱及脊神经，同时也会影响其他脏腑、组织和器官，椎间盘移位及椎体位置改变可以对运动系统、神经系统、消化系统、呼吸系统、泌尿系统、内分泌系统、心血管系统产生影响，在临床上会引起头痛、头晕、视物模糊、心慌、胸闷、胸痛、腹痛、腹泻、便秘、尿频、尿急、尿痛、尿失禁、血压异常、血糖异常等症状。同时，上述这些系统出现问题也可以影响脊柱。在诊断上，临床上出现上述症状，不能简单地归因于某一系统的疾病，也要考虑脊柱疾病及脊柱相关疾病的影响。在治疗上，中医整脊手法不仅可以治疗脊柱疾病，对于椎间盘移位及椎体位置改变引起的上述系统的症状也有很好的治疗作用。

"整脊"一词的广泛使用始于 2000 年前后。中医古代文献中虽然没有"整脊"这一名称和相关论著，但是关于整脊方法的文献记载，则始见于殷商时代的甲骨文，称为"跰"，"跰"指用足在腰背部进行踩摩。关于脊柱病及脊柱相关病的论述以及用手法、牵引、练功、针灸、中药等治疗的记载内容丰富，方法很多，疗效确切。

临床常见的颈椎病、腰椎间盘突出症早在西汉时期成书的《五十二病方》中已有记载。《五十二病方·足臂十一脉灸经》中记载"肩脉"病"不可以顾，肩似脱、臑似折……颔痛、喉痹、臂痛、肘痛"。这些描述与现代颈椎病的症状相似。该书又记载足太阳脉所发病"病足小指（趾）废，腨痛、脚挛、睢痛、腰痛、夹脊痛、项痛"，与现代的腰椎间盘突出症的症状相似。公元前 1 世纪成书的《黄帝内经》和公元 3 世纪成书的《针灸甲乙经》均有类似描述，或将颈肩臂痛称为"臂厥"，腰腿痛称为"踝厥"。

2 000 多年前，中医已经对脊柱、脊椎、脊髓形态有很深的认识。《黄帝内经》中的《灵枢·经脉》有道"督脉者，起于下极之俞，并于脊里，上至风府，入于脑"，指明了经脉尤其督脉与脊椎神经和交感神经的关系。"经脉为始，营其所行，制其度量，内次五脏，外别六腑"阐明了经脉营养支配五脏六腑。《素问·气府论》中提出"督脉气所发者二十八穴，项中央二，发际后中八，面中三，大椎以下至尻尾及旁十五穴"，明确了脊柱旁开的十五穴是督脉气所发。《素问·刺热篇》中提出"三椎下间主胸中热，四椎下间主膈中热，五椎下间主肝热，六椎下间主脾热，七椎下间主肾热"，更加明确各内脏的病变都与督脉脊椎有关。这是最早记载脊柱相关病的理论基础。

二、整脊手法在古代的应用

公元前 1 世纪的《素问·举痛论》记载了按背俞穴治疗寒气客于脊背引起的心胸疼痛病症，这是最早运用手法整脊的方法治疗脊柱相关疾病的记载。《素问·骨空论》记载了治疗督脉功能失调所致疾病的方法："督脉生病治督脉，治在骨上。"这里的"骨上"指的应是脊椎骨，"治在骨上"在这里可能有两个意思：一是用手法和针灸作用于督脉穴位或脊旁穴位；二是用整脊的方法纠正脊椎的不正常位置或状态，从而恢复脊椎（督脉）的正常功能。

晋代，葛洪在《肘后救卒方》"治卒腹痛方"中："使病人伏卧，一人跨上，两手抄举其腹，令病人自纵，重轻举抄之，令去床三尺许，便放之，如此二七度止，拈取其脊骨皮，深取痛引之，从龟尾至顶乃止，未愈更为之"，手法描述甚是详尽。书中记载除了运用抄腹捏脊法来治疗卒腹痛外，还用此法治疗卒心痛，用捏肩井法来调整脊旁总筋。这是捏脊疗法的起源。

隋代，巢元方在《诸病源候论》"养生方导引法"中记载了用引、伸、摇、振、压、努、挽等治疗颈腰部疾病的方法。《诸病源候论》中还记载了用旋转法来治疗颈椎病。对于脊柱疾病的治疗，巢元方主张运用局部固定、按摩、导引的方法治疗，指出"卒然致损，故血气隔绝，不能周荣，所以需善系缚、按摩、导引，令其气血复也"。书中记载的233种按摩导引方法中大多数适用于脊柱疾病。

唐代，孙思邈在《备急千金要方》"老子按摩法"中记载了用推、捺、捻、掘、捩、细、抱、托、筑、挽、振、摇、搦、伸等手法治脊椎病及四肢病痛，还记载了用抱头旋转法、旋转脊柱法来防治腰背痛，用牵引屈伸法来治疗急性腰扭伤。孙思邈在《备急千金要方》中的"天竺国按摩法""老子按摩法"中记载了25种按摩整复和导引调理脊柱的方法，其中重点记载了踏背的整脊疗法和腰背痛的导引法。

元代，公元1337年，危亦林在《世医得效方》中大量记载了手法治疗关节脱位、扭挫伤、骨折的方法，特别是用悬吊牵引复位法治疗脊椎损伤，并主张对脊椎骨折进行复位后，用腰围夹板外固定。公元1368年，元代太医院《回回药方》记载了对脊椎骨折复位采用杠抬按压法治疗，用夹板固定或腰背垫枕保持过伸位。当时太医院分十三科，其中有正骨科。

明代，公元1608年，王肯堂编《证治准绳》再次推荐危亦林的整脊疗法。17世纪的明代，政府设立"接骨科"，又名"正体科"，不少整脊医生行医时摇铃招集患者，因此，社会上称之为"铃医"。明代画家的《铃医图》生动描绘了整脊医为腰痛病人整脊的场景。可见，整脊疗法在当时的医疗中应用已经非常广泛了。

清代，公元1742年，吴谦等编著《医宗金鉴·正骨心法要旨》，系统总结了清代以前的骨伤科经验，把手法归纳为"摸、接、端、提、按、摩、推、拿"八法，并解释为"摸者，用手细细摸其所伤之处……先摸其或为跌仆，或为挫闪，或为打撞，然后依法治之……接者，谓使已断之骨，合拢一处，复归于旧也……端者，谓陷下之骨，提出如旧也。其法非一，有用两手提者，有用绳帛系高处提者，有提后用器具辅之不致仍陷者，必量所伤之轻重浅深，然后施治……按者，谓以手往下抑之也。摩者，谓徐徐揉摩之也"；"推者，谓以手推之，使还旧处也。拿者，或两手一手捏定患处，酌其宜轻宜重，缓缓焉以复其位也"。书中详细记载了整脊手法的诊断治疗方法："若脊筋隆起，骨缝必错，则成伛偻之形。当先揉筋，令其和软；再按其骨，徐徐合缝，背脊始直。"该书还介绍治疗脊椎骨折用"攀索叠砖法"整复胸腰椎骨折脱位，主张腰背骨折处垫枕，保持脊柱过伸位，以维持其复位效果。《医宗金鉴·正骨心法要旨》创造和改革了多种固定器具，如对脊柱中段损伤者采用通木固定，对下腰损伤者采用腰柱固定等。清代刘闻一《捏骨秘法》中专论"捏脊骨法"，并指出："凡脊骨疼，何处疼，必定何处高。治法：用大指向脊骨高处略略一按，与上下脊骨相平，即愈。"公元1815年，胡廷光著《伤科汇纂》，介绍"牵头踏肩法"治疗颈椎损伤，并首次报道脊椎伸直型骨折脱位，用"腹部枕缸法"屈曲复位。中国传统医学发展到19世纪初，对脊椎的复位既有过伸法，也有屈曲法，形成了一套完整的整脊疗法。

三、牵引是中医整脊疗法的一种

唐代，公元640年，孙思邈在《备急千金要方》"老子按摩法"中介绍用牵引屈伸法治疗急性腰扭伤。

元代，公元1331年，李仲南著《永类钤方》，首次报道应用"兜颈坐罂法"的布带悬吊牵引快速复位颈椎骨折脱位。危亦林在《世医得效方》中记载了用悬吊牵引复位法治疗脊椎损伤。公元1368年，元代太医院编《回回药方》介绍了卧位牵引治疗颈椎损伤的方法，《回回药方·折伤门》中记载："若脖项骨节脱了，其治法：令病人复卧，一人扯其头向前，一人于骨节上缓揉令至软，然后入本处。"

清代，吴谦在《医宗金鉴·正骨心法要旨》中记载了用"攀索叠砖法"整复胸腰椎骨折脱位，"攀索叠砖法"实际上就是牵引疗法的一种。胡廷光《伤科汇纂》中记载了用"牵头踏肩法"治疗颈椎损伤。

四、针灸也是治疗脊椎病的重要方法

针灸治疗脊椎病，始自《五十二病方·足臂十一脉灸经》对臂厥、踝厥运用灸法，《素问·刺腰痛》专篇论述腰痛各种症状体征，如"引项脊尻背如重状"，"循循然不可以俯仰，不可以顾"，"腰中如张弓弩弦"，"腰下如有横木居其中"，"侠脊而痛至头，几几然"等。并且指出腰腿痛由外感湿邪、外伤劳损和肾虚等病因引起。《素问·缪刺篇》中记载："令人拘挛背急，引胁而痛，刺之从项始，数脊椎侠脊，疾按之应手如痛，刺之傍三痏，立已。"晋代王叔和的《脉经》和皇甫谧《针灸甲乙经》更详尽论述了脊椎疾病的辨证选穴和针灸疗法。

五、中药治疗在中医整脊疗法中也起到重要作用

《素问·调经论》中记载："病在骨，焠针药熨。"公元2世纪，张仲景在《伤寒杂病论》中已介绍药物内服治"肾着腰痛""虚劳腰痛"，创著名的"肾气丸"。公元4世纪，葛

洪的《肘后备急方》介绍用药物配合按摩治疗颈腰痛，称之为"摩膏"，还发明了多种"摩膏"。同时，葛洪首创汤药，治"肾气虚衰、腰脊疼痛或当风卧湿，为冷所中。不速治，流入腿膝为偏枯冷痹"，后世称之为独活寄生汤。还介绍用捣烂杜仲酒调外敷治外伤腰痛。内服外敷药物治疗脊椎疾病，张仲景、葛洪的辨证论治内服药物和外敷摩膏疗法，成为后世治疗脊椎疾病的重要疗法。

六、导引练功是中医防治脊柱相关疾病的方法之一

公元前2世纪西汉刘安《淮南子》中记载的6种导引术式，学者们称之为"六禽戏"。六禽戏是从古代繁杂的导引术式中简化而来的，是模仿6种动物的形象而成的仿生导引。其中"熊经"是模仿熊直立摇晃行走的动作，以锻炼腰背下肢；"鸟伸"是模仿鸟伸展双臂和双腿的动作，以锻炼肩膀四肢；"凫浴"是模仿野鸭摇头游水的动作，以锻炼头颈；"猿躩"是模仿猿在树间跳跃的动作，以锻炼腰腿；"鸱视"是模仿鸱鹰的伸颈动作，以锻炼颈项和眼睛；"虎顾"是模仿老虎扭头回视的动作，以锻炼项臀。

考古发现，马王堆汉墓出土的《导引图》，绘制年代也是公元前2世纪前后，图中运动式样多为锻炼颈、腰、背的屈曲、过伸、侧弯、左右旋转的运动。《素问·刺法论》（遗篇）记载了运用导引的方法治疗腰肾顽症。东汉张仲景在《金匮要略》中记载了用导引的方法治疗四肢重滞。公元3世纪华佗的"五禽戏"更明确了"熊经鸱顾，引挽腰体，动诸关节"。宋代《普济方》中记载了用导引法治疗腰背颈项痛，《圣济总录》中记载了"神仙导引法"。导引练功在我国一直延续2000多年，成为中国传统医学防治脊椎及相关性疾病的主要康复方法之一。

七、中医整脊疗法的发展

中医整脊疗法从出现到形成系统有着2000多年的历史，是中华民族在长期与疾病做斗争的过程中所积累的丰富理论和宝贵经验，其中有不少是世界上最早的发明创造，代表了当时世界先进水平。受朝代更替及战争的影响，中医发展也一度受到影响。

新中国成立后，在中国共产党领导下，中医学发展如枯木逢春，中医学院及中医药大学得以建立并蓬勃发展，培养了大量中医骨伤及推拿的人才，编写了中医整脊方面的专著，在国家级核心期刊发表了较为优秀的论文，也在国内外SCI收录杂志发表了中医整脊的论文，这些都推动了中医整脊疗法的发展和传播。中医整脊疗法的独特医疗作用将会越来越受到中国及世界人民的青睐。

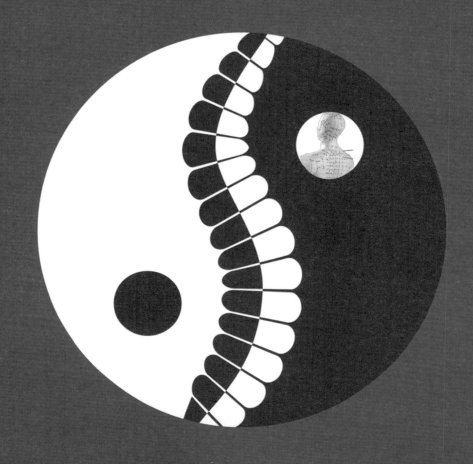

第 2 章

脊柱及其周围组织解剖

脊柱及其周围组织的解剖知识，是认识和了解脊柱及相关性疾病所必需的，在脊柱及相关性疾病的诊断、治疗和预防中也是必不可少的。

第一节　脊柱

脊柱构成人体的中轴，它由多数椎骨借椎间盘、关节及韧带紧密连结而成。幼年时，椎骨总数有33块，即颈椎7块、胸椎12块、腰椎5块、骶椎5块和尾椎4块。颈椎、胸椎及腰椎终生不愈合，可以活动，故称为可动椎或真椎；骶椎及尾椎，在人达一定年龄后，相互愈合成骶骨及尾骨，不能活动，因此称为不动椎或假椎。

一、椎骨

（一）椎骨的一般形态

1. **椎骨**　椎骨主要由前方的椎体及后方的椎弓构成，二部之间合围成一孔，称为椎孔，所有椎孔相连成一管，称为椎管，容纳脊髓及其被膜。

2. **椎体**　呈短圆柱形，中部略细，两端膨大。上下面平坦而粗糙，有椎间盘附着。前面在横径上凸隆，在垂直径上略凹陷，有滋养血管通过的小孔；后面在横径上凹陷，在垂直径上平坦，也有数个静脉血管通过的小孔。椎体主要由松质构成，表层的密质较薄，受暴力外伤时，可被压扁，形成压缩性骨折。

3. **椎弓**　呈弓形，自椎体后面两侧发出。由一对椎弓根、一对椎弓板、一个棘突、四个关节突及两个横突组成。

4. **椎弓根**　细而短，呈水平位，连结椎体的后外侧。上下缘各有一凹陷，分别称为椎骨上切迹及椎骨下切迹。上位椎骨的下切迹与下位椎骨的上切迹相合围成一孔，称为椎间孔，有脊神经及血管通过。

5. **椎弓板**　为椎弓后部呈板状部分。上缘及前下面粗糙，为黄韧带的附着部；前上面平滑，构成椎管后壁。

6. **关节突**　有一对上关节突及一对下关节突，均发自椎弓根与椎板的连结处。上关节突向上突起，有一向后方的关节面；下关节突突向下方，其关节面向前方。关节面分别与相邻椎骨的关节突相关节。关节突为关节囊及肌的附着部，有制止椎骨向前脱位的作用。

7. 横突 发自椎弓根与椎弓板的连结处，略呈额状位，突向外侧，为肌及韧带附着处，对脊柱的侧屈及旋转运动起杠杆作用，胸椎者与肋骨相关节，因此，有限制肋骨运动的作用。

8. 棘突 位于椎弓的正中，呈矢状位，突向后下方，为肌与韧带的附着部，对脊柱的伸直及轻微旋转运动起杠杆作用。棘突的大小、形状及方向，各部椎骨有所不同。

（二）脊柱各段椎骨形态特点

1. 颈椎 为所有真椎中最小的，共有7个。第1、2及第7颈椎因形态特殊，属特殊颈椎；其余4个（第3至第6颈椎）属普通颈椎。

（1）普通颈椎（第3至第6颈椎）的形态结构

① 椎体：椎体一般较小，呈横椭圆形，其横径大于矢状径。上面在横径上凹陷；下面在纵径上凹陷；前面凸隆，上下缘有前纵韧带附着；后面平坦，中部有小静脉通过的小孔，上下缘为后纵韧带的附着部。

② 椎弓根：短而细，自椎体中部伸向后外侧。椎上、下切迹狭窄，两者深浅相近。

③ 椎弓板：狭长，侧面观呈斜坡状，上缘略向内，下缘略向外，其所组成的椎管，管径下口略大于上口。一旦椎间盘退行性变，椎间关节及钩椎关节因应力改变会发生骨质增生，可导致椎间孔狭窄变形，神经根容易受刺激。

椎弓根和椎弓板构成椎弓，椎弓与椎体共同围成椎孔。椎孔较大，呈三角形。

④ 关节突：呈短柱状，发自椎弓根与椎弓板的连结处。关节面平滑，呈卵圆形，近似水平位。上关节突的关节面向后上方；下关节突者向前下方。由于关节面近似水平位，当颈椎受斜行或横行暴力时，易导致向前、后及左、右脱位。

⑤ 横突：略短而宽，根部有一圆孔，称为横突孔，有椎动脉、椎静脉及神经通过。横突上面有一深沟，称为脊神经沟，通过脊神经。横突末端分裂成前后两个结节，称为前结节及后结节，为肌的附着部；上部颈椎的后结节位于前结节的后外侧，下部者位于后侧。第6颈椎的前结节高而粗大，位于颈总动脉的后方，特称为颈动脉结节，当头颈部出血时，可在此处按压颈总动脉止血。

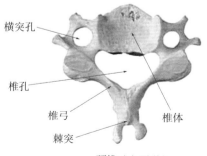

横突孔

椎孔

椎弓

椎体

棘突

颈椎（上面观）

图 2-1 颈椎

⑥ 棘突：斜向下方，比胸椎棘突略短，除第2和第7颈椎外，末端一般分成叉状。

（2）特殊颈椎骨的形态结构

① 第1颈椎骨：又名寰椎，位于脊柱的最上端，与枕骨相连。全骨呈不规则的环形，无椎体及棘突，主要由两侧的侧块及连结于侧块之间的前、后弓构成。

前弓：为连结两侧侧块前面的弓形板。前面凸隆，中央有小结节，称为前结节，为颈长肌及前纵韧带的附着部；后面凹陷，中部有圆形或卵圆形的关节凹，称为齿突关节面，与枢椎（第2颈椎骨）的齿突相关节。前弓上下两缘，分别为寰枕前膜及前纵韧带的附着部。

后弓：连于两侧侧块后面，呈弓形，较前弓长而曲度也较大。后面中部有粗糙的隆起，称为后结节，为棘突的遗迹，有项韧带及头后小直肌附着。后弓下面有一浅切迹，与枢椎椎弓根上缘的浅沟相合形成椎间孔，有第2颈神经通过。后弓与侧块连结处的上面，有一深沟，称为椎动脉沟，有同名动脉及枕下神经通过，此沟有时被一弓形板覆盖，而成一孔或短管。后弓的上缘为寰枕后膜的附着部。

前、后弓比较细，与侧块相连处更为脆弱，可因暴力而发生骨折。

侧块：为寰椎两侧骨质肥厚的部分，其长轴向前内侧，故位置略为倾斜。上面有肾形凹陷的关节面，向内上方，称为上关节凹，与枕骨髁相关节；关节凹中部狭窄，有一切迹，分关节凹为前、后两部分。侧块的下面为圆形凹陷的关节面，向内下方，称为下关节面，与枢椎的上关节面相关节。上关节凹与下关节面的周缘，分别为寰枕关节囊与寰枢关节囊的附着部。侧块的内侧面有一粗糙的结节，为寰椎横韧带的附着部。结节的上侧还有一小结节，相当于普通颈椎横突的前结节。侧块前面为头前直肌的附着部。

横突：上下扁平，较粗大，末端肥厚而粗糙，不分叉，为肌及韧带的附着部。横突孔较大。

② 第2颈椎骨：又称枢椎，为颈椎中最肥厚的。形状与其他颈椎相似，但自椎体的上面向上发出一指状突起，称为齿突。齿突长约1.5 cm，根部略窄，前、后面均有卵圆形关节面，称为前关节面及后关节面，分别与寰椎前弓的齿突关节面及寰椎横韧带相接。齿突

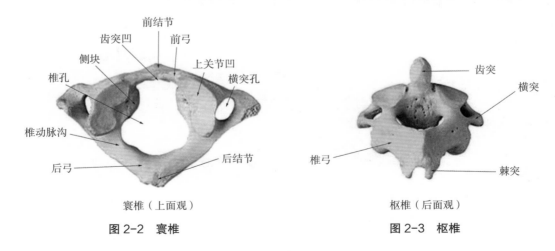

寰椎（上面观）

图 2-2　寰椎

枢椎（后面观）

图 2-3　枢椎

尖部，称为齿突尖，为齿突尖韧带的附着部。由于齿突根部较窄，因此可因暴力而发生骨折，压迫脊髓而发生损伤。

椎体：比其他颈椎椎体小。上面，于齿突两侧，各有圆形或卵圆形的关节面，向外上方，称为上关节面，与寰椎下关节面相关节。前面中部两侧微凹，为颈长肌的附着部。

椎弓根：短而粗，下方有下关节突，关节面向前下方，与第3颈椎相关节。椎弓的上缘有一浅宽沟，与寰椎围成椎间孔。椎弓板较厚，呈棱柱形。椎骨下切迹较深。椎孔较大。

棘突：粗大，下面有深沟，末端分叉。横突短小，上面无沟，末端不分叉。横突孔斜向外上方。

③ 第7颈椎：又称隆椎，形状、大小与上部胸椎相似，但其特点为棘突特长而粗大，近似水平位；末端不分叉而呈大结节状，往往于皮下形成一隆起，故又名隆椎，常作为临床辨认椎骨序数的标志。横突粗大，后结节大而明显，前结节小而不显著，有的甚至缺如。横突孔较小，有椎静脉通过。

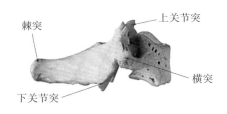

隆椎（右侧面观）

图 2-4　隆椎

2. 胸椎　共12个，有支持肋骨的作用，参与胸廓的构成。

（1）胸椎的一般形态：椎体呈短柱状，横切面呈心脏形，其矢状径比横径略长。上、下面粗糙，为椎间盘的附着部。前面在垂直径上凹陷；后面则在横径上凹陷。椎体两侧面在横径上略为凸隆，上下各有一半圆形的浅窝，上者稍大，下者略小，称为上肋凹与下肋凹。上下位椎骨的肋凹与椎间盘相合成一全凹，与肋骨小头相关节。

椎弓根：短而细，自椎体的后面伸向后方。椎骨下切迹比上切迹深而显著。椎孔较小。棘突较长，伸向后下方。上关节突呈薄板状，呈近似额状位，发自椎弓根与椎弓板的连结处，其关节面平坦，向后外方。下关节突位于椎弓板的前外侧面，关节面呈卵圆形，略凹陷，向前下内方。由于胸椎的关节突呈近似额状位，因此不易发生脱位。

横突：呈圆柱状，自椎弓根与椎弓板连结处伸向后外方。末端钝圆。前面有一凹面，称为横突肋凹，与肋结节相关节。

（2）各部胸椎的形态：与颈椎相比，胸椎彼此有相似之处，但也有不同的地方。胸椎的椎体自上向下逐渐增大，上部的椎体与颈椎椎体相似，而下部椎体则类似腰椎。第1胸

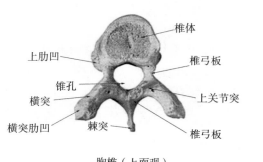

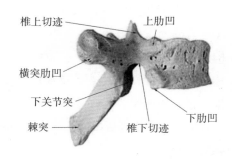

胸椎（上面观）　　　　　　　胸椎（右侧面观）

图 2-5　胸椎

椎的椎体与颈椎椎体相似，横径比矢状径大 2 倍；第 2 胸椎椎体的横径变小；第 3 胸椎椎体最小，矢状径增长；第 4 胸椎椎体由于矢状径增长，故横切面呈心脏形；第 5 至第 8 胸椎椎体，矢状径继续增长而横径则变化较小。

椎弓板由上向下逐渐增厚。除第 1 胸椎外，椎骨上切迹一般不明显，而椎骨下切迹则深而显著。

横突自上而下逐渐变短。上部 6 个胸椎的横突肋凹均凹陷，向前外方；其余的则平坦，向前外上方。

第 5 至第 8 胸椎的棘突最长，呈垂直位，彼此相互重叠；上部及下部胸椎的则略为倾斜。

第 1 胸椎：上肋凹为圆形的全肋凹，与第 1 肋骨小头全部相接；下肋凹较小，呈半圆形，与第 2 肋骨小头关节面的上半部相关节。棘突厚而长，呈水平位，有时比第 7 颈椎棘突还长，因此辨认椎骨序数时，勿与第 7 颈椎相混。

第 9 胸椎：其特点为只有上肋凹，而下肋凹则往往缺如。

第 10 胸椎：于椎体两侧面的近上缘处，通常各有一全肋凹，与第 10 肋骨小头关节面的全部相接，但有时也只有半个上肋凹，而无下肋凹。横突肋凹很小或缺如。

第 11 胸椎：于椎弓根的两侧各有一全肋凹，与第 11 肋骨小头相关节。横突短，无横突肋凹。棘突呈三角形，下缘呈水平位，上缘倾斜。

第 12 胸椎：椎体很大，其两侧面近上缘处各有一圆形的全肋凹，与第 12 肋骨小头相关节。横突小，无横突肋凹，出现上、下及外侧结节。棘突呈三角形。

3. 腰椎　共有 5 个。

（1）腰椎的一般形态：椎体高而大，为所有椎骨中最大的，呈横肾形。上下面平坦。前面比后面略为凹陷。

椎弓根：粗大，伸向后方。椎骨上切迹较浅；椎骨下切迹则宽而深。椎弓板较胸椎椎弓板短宽而厚，并互不重叠。椎孔呈三角形，比胸椎的大，但比颈椎的小。

棘突：为长方形的扁板，呈水平位，伸向后方，上下略肥厚，而后缘则钝圆。

关节突：比胸椎的粗大，呈矢状位。上关节突的关节面凹陷，向后内方；下关节突的关节面则凸隆，向前外方。由于腰椎的关节突呈矢状位，而且上、下关节突的位置又是一内一外的关系，因此不易发生单纯性脱位，当脱位时，往往合并一侧关节突的骨折。上关节突的后缘有一卵圆形的隆起，称为乳状突。

横突：薄而长，前后扁平（第5腰椎除外），伸向后外方。横突根部的后下侧有一小结节，称为副突。

（2）各部腰椎的形态：第1、2及第3腰椎的两侧上关节突间的距离比两侧下关节突间的距离大；但第4腰椎的差别很小；第5腰椎则相反，两侧下关节突间的距离较大。

第1至第3腰椎横突逐渐增长，以第3腰椎的最长；第4、5腰椎的则逐渐变短，并且向上倾斜。

第5腰椎的形态特点详述如下：

第5腰椎的椎体最大，前厚后薄，下面与骶骨相接。椎弓根扁平而宽广。由于椎弓板突向椎孔，使椎孔变小。下关节突与骶骨上关节突相关节。棘突为腰椎中最小的。横突短粗，呈圆锥形，发自椎体与椎弓根的连结处，先伸向外方，后转向外上方，倾斜度较大。

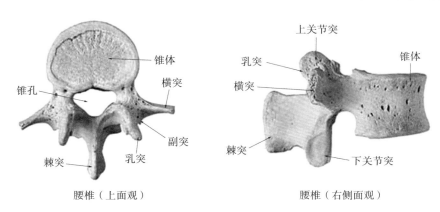

腰椎（上面观）　　　　　　腰椎（右侧面观）

图2-6　腰椎

4. 骶骨　由5个骶椎愈合而成。略呈扁平的三角形，稍向后下方弯曲。位于盆腔的后上部，两侧与髋骨相关节。可分为基底、尖端、外侧部、骨盆面及背面。

骨盆面：斜向前下方，平滑而凹陷，而于第2骶椎处略为突出。中部有4条横线，为5个骶椎愈合的痕迹。各线的两端均有一孔，称为骶前孔，借椎间孔与骶管相通，有骶神经的前支及血管通过。骶前孔之间的骨板，相当于肋突的部分，内侧与椎体愈合，外侧则彼此互相融合。

背面：粗糙而凸隆，向后上方。在正中线上，有3~4个结节连接而成的纵向隆起，称为骶中嵴，为棘突愈合的遗迹。骶中嵴两侧的骨板略为凹陷，由椎弓板相互融合而成；

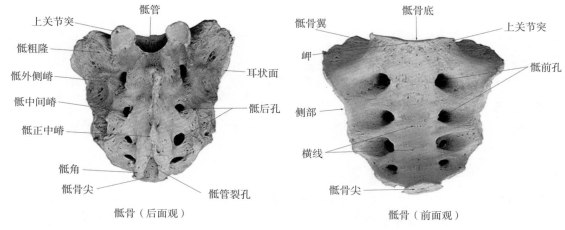

图 2-7　骶骨

其外侧有一列不太明显的粗线，称为骶关节嵴，为关节突愈合的痕迹。嵴的下端突出，称为骶角，相当于第 5 骶椎的下关节突，与尾骨角相关节。两骶角之间，有一缺口，称为骶管裂孔，为骶管的下口，进行会阴部一些手术时，可经此孔向骶管内硬脊膜外腔进行阻滞麻醉。骶关节嵴的外侧有 4 个大孔，称为骶后孔，与骶前孔相对，但比后者略小，亦借椎间孔与骶管相通，有骶神经的后支及血管通过，临床上可经此孔做骶神经的阻滞麻醉。骶后孔两外侧有 4 个隆起形成一断续的粗线，称为骶外侧嵴，为横突愈合的遗迹，有肌肉及韧带附着。

外侧部：为骶前、后孔外侧的部分，由横突与肋突愈合而成。上部宽而肥厚，下部薄而狭窄，上部有耳状的关节面，称为耳状面，与髂骨相关节。耳状面一般两侧对称（占86.7%），与第 2 或第 3 骶椎的高度一致。耳状面的后方，骨面粗糙而不平，称为骶骨粗隆，为骶髂骨间韧带及骶髂后长、短韧带的附着部。耳状面下方的骶骨外侧缘粗糙，有骶棘韧带及骶结节韧带附着，其末端形成一突起，称为骶骨下外侧角。角的下方有一切迹，由第 1 尾椎的横突及骶尾外侧韧带围成一孔，有第 5 骶神经的前支通过。

骶骨底：向上方，由第 1 骶椎的上部构成。中央有一平坦而粗糙的卵圆形关节面，与第 5 腰椎相接，其前缘明显向前突出，称为岬，为女性骨盆内测量的重要标志。底的后方有三角形大孔，称为骶管上口，相当于第 1 骶椎孔。孔的外上侧有突向上方的上关节突，通常两侧对称（占 65%），中央有一凹陷的关节面，一般呈斜位，但也可呈额状位或矢状位，与第 5 腰椎的下关节突相关节。上关节突的后外侧有一粗糙面，相当于腰椎的乳头突。由第 1 骶椎伸向两侧的部分，称为骶骨翼，此部向下移行于骶骨的外侧部。

骶骨尖：狭小，垂直向下，由第 5 骶椎体的下部构成。下面有一横卵圆形的关节面，与尾骨相接，年老时与尾骨愈合而不能分离。

骶管：为椎管下端的延续部分，由各骶椎的椎孔连合而成，纵贯骶骨全长，长度为

64～66.8 mm。有上、下二口，上口的矢状径为 13.4～14 mm，横径为 31 mm；下口（骶管裂孔尖端）的矢状径平均为 5 mm，有时可完全闭塞而影响阻滞麻醉的进行。骶管的侧壁有 4 个椎间孔，骶管借此孔与骶前、后孔相通。

男女骶骨的差异：女性骶骨短而宽，横径较大，弯曲度较小，向后倾斜，第 1 骶椎体较小，耳状面略短；男性骶骨横径较小，纵径较长，弯曲度较大，耳状面较长。

5. **尾骨**　为三角形的小骨块，通常由 4 个尾椎愈合而成。上宽，下窄，向前下方。幼年时尾椎彼此都分离，成年后才相互愈合。

第 1 尾椎最大，有椎体、横突及退化的椎弓。椎体的上面构成尾骨的底，有一卵圆形粗面，与骶尖相接。粗面的后外侧，有 2 个向上的突起，称为尾骨角，相当于真椎的椎弓根及上关节突，与骶骨角之间由韧带围成一裂孔，相当于最末一对椎间孔，有骶神经通过。横突发育不全，自椎体两侧伸向外上方，与骶骨的下外侧角之间，也由韧带围成一孔，有骶神经的前支通过。

第 2 尾椎比第 1 尾椎小，有椎体及横突的遗迹，两侧及后面有微小的结节，为退化的椎弓。

第 3 及第 4 尾椎则退化成结节状的小骨块。

二、脊柱椎骨间连结

（一）游离椎骨间的连结

各游离椎骨之间，借连结组织相连，可分为椎体间的连结与椎弓间的连结两种。

1. **椎体间的连结**　椎体之间，借椎间盘及前、后纵韧带紧密相连。

（1）椎间盘：由纤维软骨构成，连结上下两个椎体之间（第 1 及第 2 颈椎之间除外），成人有 23 个。椎间盘的周围部称为纤维环，坚韧而富于弹性，紧密连结相邻的两个椎体；中部稍偏后方为白色、有弹性的胶样物质，称为髓核。椎间盘的形状与大小一般与所连结的椎体上下面相似。其厚薄各部不同：颈部和胸上部的较薄，腰部的较厚；颈腰部的前厚后薄，胸部的则相反。其厚薄及大小可随年龄而异。

椎间盘起着弹性垫的作用，可缓冲外力对脊柱的震动。此外，也可增加脊柱的运动幅度。

成年人的椎间盘可逐渐发生退行性变——髓核和纤维环胶质纤维变性，因此，过度劳损可引起纤维环破裂，使髓核或纤维环或二者同时膨出，引发椎间盘突出症。由于椎间盘的后部较薄弱，而且所受的压力也较大，故椎间盘多向后侧和后外侧突出，常压迫脊髓和脊神经根而出现临床症状。

（2）前纵韧带：很坚韧，为人体中最长的韧带。上方起自枕骨的咽结节，向下经寰椎前结节及各椎体的前面，止于第1或第2骶椎的前面。韧带的宽窄与厚薄各部不同，于胸椎部及各椎体前面的部分均较窄而略厚，于颈腰两部和椎间盘前面的部分则相反。前纵韧带由三层并列的纵行纤维构成：浅层纤维可跨越3~4个椎体，中层纤维跨越2~3个椎体，而深层纤维仅连结相邻的两个椎体。它与椎间盘及椎体的边缘紧密相连，但与椎体之间则连结疏松。前纵韧带有限制脊度后伸的作用。

（3）后纵韧带：细长而坚韧，位于椎管的前壁。起自第2颈椎，向上方移行于覆膜；向下沿各椎体的后面至骶管，与骶尾后深韧带相移行。各部韧带的宽窄与厚薄也不同：颈椎、上部胸椎及椎间盘的韧带较宽，而下部胸椎、腰椎和各椎体的韧带则相反。其浅层纤维可跨越3~4个椎体，而深层纤维只连结相邻两个椎体。它与椎体的上下缘之间紧密相连，与椎体则相连较松，之间有椎体的静脉经过。

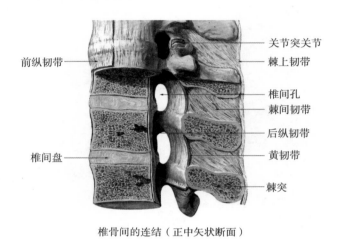

椎骨间的连结（正中矢状断面）

图2-8　椎骨间的连结

2. 椎弓间的连结：包括椎间关节、椎弓间韧带、横突间韧带及棘间韧带。

（1）椎间关节：由上位椎骨的下关节突与下位椎骨的上关节突构成。关节面覆盖一层透明软骨。关节囊附着于关节软骨的周缘，颈椎部的松弛，胸椎部的紧张，而腰椎部的则较厚。此关节为平面关节，可做轻微的运动。

（2）弓间韧带或黄韧带：呈膜状，由弹力纤维构成，位于相邻的两个椎弓之间。上方起自上位椎弓板下缘的前面，向下止于下位椎弓板的上缘及后面。韧带的前面凹陷，正中部有一裂隙，有静脉穿过。各部韧带厚薄与宽窄不同：颈椎部的韧带薄而较宽，胸椎部的韧带窄而略厚，腰椎部的韧带最厚。弓间韧带限制脊柱过度前屈，同时也有维持身体直立姿势的作用。

此韧带有时发生增生而肥厚，可压迫马尾或神经根，往往见于第4和第5腰椎之间。

（3）横突间韧带：连结相邻的两个横突。颈椎部的常缺如；胸椎部的呈细索状；腰椎部的发育较好，呈膜状。

（4）棘间韧带：较薄，沿棘突根部至尖部，连结相邻两个棘突之间，前方与椎弓间韧带愈合，后方移行于棘上韧带。腰椎部的宽而厚，呈四方形；胸椎部的则窄而较长；颈椎部的往往发育不好。

（5）棘上韧带：细长而坚韧，起自第7颈椎棘突，向下沿各椎骨的棘突尖部，止于骶中嵴，向上移行于项韧带，外侧与背部的腱膜相延续，前方与棘间韧带愈合。各部的宽窄与厚薄不同：腰椎部的宽而肥厚，胸椎部的呈细索状。韧带的浅层纤维可跨越3~4个椎骨的棘突，中层纤维跨越2~3个，而深层纤维只连结相邻的两个棘突。当脊柱前屈时，于胸椎部的韧带紧张；伸时则松弛。

（6）项韧带：为三角形的弹力纤维膜。底部向上，附着于枕外嵴和枕外隆凸；尖部向下方，与寰椎后结节及下部6个颈椎棘突的尖部相相连；后缘游离而肥厚，为斜方肌的附着部。四足类动物（牛、马、羊等）的项韧带很发达，有协助肌群支持头颈部的作用；人类的项韧带则属退化结构，类似黄韧带，与维持身体的直立姿势有关。

（二）腰骶连结

腰骶连结为第5腰椎与骶骨之间的连结。其结构与游离椎骨间的连结基本相似，但椎间盘很厚，黄韧带发育良好，后纵韧带薄弱，无横突间韧带。此外，两侧有髂腰韧带。

（三）骶尾联合

骶尾联合为第5骶椎体与第1尾椎体之间，借椎间盘相连构成。椎间盘呈卵圆形，薄而较软，前后较厚，两侧较薄，中部往往有一小腔。骶尾联合周围有下列韧带。

1. 骶尾前韧带 位于骶骨及尾骨的前面，为前纵韧带向下的延续部，沿骶骨及尾骨的前面下降。

2. 骶尾后深韧带 为后纵韧带的延续部，沿第5骶椎体和第1尾椎体的后面下降，于第1尾椎的下缘与终丝及骶尾后浅韧带愈合。

3. 骶尾后浅韧带 为棘上韧带的延续部，自骶管裂孔的边缘，沿尾骨的后面下降。此韧带经过骶骨裂孔的上方，几乎完全封闭该孔。

4. 骶尾侧韧带 连结骶骨外侧缘的下端与第1尾椎横突。上方与骶结节韧带愈合；与骶骨外侧缘之间，围成一孔，有第5骶神经的前支通过。

5. 尾侧韧带 连结尾骨尖与皮肤。

（四）尾椎间的连结

幼年时，尾椎间主要借骶尾前韧带和骶尾后深韧带相连，于第1和第2尾椎之间可见明显的椎间盘。随年龄的增长，尾椎间的连结逐渐骨化形成骨性结合。

三、脊柱与颅骨的连结

脊柱与颅骨的连结可分为寰枕关节和寰枢关节两种。

（一）寰枕关节

由枕骨髁与寰椎上关节凹构成。关节囊松弛，上方起自枕骨髁的周围，向下止于寰椎上关节凹的边缘。关节囊的后部及外侧部肥厚；内侧部则很薄，有时甚至缺如。关节囊的周围有下列韧带：

1. **寰枕前膜** 宽阔，连结枕骨大孔前缘与寰椎前弓上缘。韧带的前中部因有前纵韧带移行而变厚；两侧略薄，与关节囊愈合。

2. **寰枕后膜** 较寰枕前膜薄而略窄，连结枕骨大孔后缘与寰椎后弓上缘。膜的中部略厚，前面与硬脊膜紧密相连，后面接头后小直肌，两侧移行于关节囊。其与寰椎后弓的椎动脉沟之间围成一管，有椎动脉和枕下神经通过。

3. **寰枕外侧韧带** 连结寰椎横突的上面与枕骨的颈静脉突，加强关节囊的外侧壁。

寰枕关节为椭圆关节，绕额状轴（位于两侧颈静脉突之间）可做头部的仰俯运动。绕矢状轴（在额状轴稍上方）则可做侧屈运动。头部前俯运动主要受关节囊后部和覆膜的限制，寰枕前膜和寰枕外侧韧带则限制头部的后仰运动。翼状韧带和关节囊的外侧壁可防止过度侧屈。

（二）寰枢关节

包括左右寰枢外侧关节、寰齿前关节和寰齿后关节。

1. **寰枢外侧关节** 由寰椎的下关节面与枢椎的上关节面构成。关节囊附着于关节的周缘，薄而松弛，后部及内侧部因有韧带加强而变厚。

2. **寰齿前关节** 由枢椎齿突的前关节面与寰椎的齿突关节面构成。关节囊薄而松弛。

3. **寰齿后关节** 由齿突后面的关节面与寰椎横韧带构成。齿突后面的关节面呈圆形、横椭圆形或沟状。寰椎横韧带前中部有纤维软骨构成的关节面，与齿突后面的关节面形状相似。关节囊薄而松弛。关节腔往往与寰枕关节相通。

4. **寰枢关节的韧带**

（1）寰枢前膜：长而坚韧，位于两侧的寰枢关节之间，上方起自寰椎前弓前面和下缘，向下止于枢椎体前面。膜的中部因前纵韧带移行而增厚。

（2）寰枢后膜：薄而宽阔，位于寰椎与枢椎之间，连结寰椎后弓的下缘与枢椎椎弓上缘之间。其中部略厚，两侧有第 2 颈神经穿过。

（3）寰椎横韧带：肥厚而坚韧，连结寰椎左右侧块的内侧面。前面微凹；中部略宽，有一纤维软骨构成的关节面，与枢椎齿突后面的关节面相关节。寰椎的椎孔由此韧带分为前小后大两部：前小部有齿突，后大部则容纳脊髓及其被膜等。自韧带中部向上下方各发出一条纵行纤维束，前者（上脚）附着于枕骨大孔前缘，后者（下脚）则与枢椎体的后面相连。此二束纤维与寰椎横韧带共同构成寰椎十字韧带。当暴力引起寰椎横韧带撕裂时，齿突可后移，压迫脊髓而引起严重的后果。

5. 连结枢椎与枕骨的韧带

（1）覆膜：位于椎管内，宽阔而坚韧，自斜坡沿齿突及其周围韧带的后面下降，于枢椎体的后面移行于后纵韧带。其外侧与寰枢外侧关节的关节囊愈合，前面连结寰椎十字韧带。

（2）翼状韧带：为强韧的圆索状韧带，左右各一条，位于寰椎横韧带的上方。起自齿突尖的两侧，斜向外上方，止于枕骨髁内侧面的粗糙部，分别与寰齿前、后关节囊及寰枕关节囊愈合。翼状韧带可防止头部过度前俯和旋转。

（3）齿突尖韧带：为细小的索状韧带，位于两侧翼状韧带之间，连结齿突尖与枕骨大孔前缘，分别与寰枕前膜和寰椎十字韧带（上脚）愈合。当头部后仰时韧带紧张，前俯时韧带松弛。

6. **寰枢关节的运动**　此关节虽由四个独立的关节构成，但只有一个通过齿突尖的垂直轴，寰椎与颅骨沿此轴向两侧旋转。此外，寰椎与枢椎之间还可进行轻微的向前后方和侧方的运动。

四、椎骨与肋骨的连结（肋椎关节）

肋椎关节由肋骨的后端与胸椎构成，包括肋小头关节与肋横突关节。

（一）肋小头关节

由肋骨小头关节面与胸椎的肋凹及椎间盘构成。除第1、第11及第12肋骨小头仅与一个胸椎的肋凹相接外，其余各肋骨小头均与相邻两个胸椎的肋凹相关节。关节面均覆盖一层纤维软骨。关节囊附着于关节的周围，向上延伸至椎体后面，向下达下位椎骨肋凹附近，向后移行于肋颈韧带，前方有肋小头辐状韧带。第1、第11及第12肋小头关节囊较松弛。

肋小头关节的韧带

（1）肋小头辐状韧带：位于关节囊的前方，自肋骨小头的前面和上、下二缘，放散于相邻的两个椎体及椎间盘。上部的纤维斜向上方，附着于上位椎体的外侧面；下部的纤维斜向下方达下位椎体的外侧面；中部的纤维较少，水平向前，与椎间盘相连。

（2）肋小头关节间韧带：位于关节腔内，由致密坚韧的短纤维构成，连结小头嵴与椎间盘，分隔关节腔为上下两部。第1、第10、第11及第12肋小头关节无此韧带。

（二）肋横突关节

由肋结节关节面与横突肋凹构成。关节面覆盖一层透明软骨。关节囊薄而松弛，附着于关节面的周围，下部较厚，内侧与肋颈韧带愈合，上方连结肋横突韧带，外侧移行于肋结节韧带。第 11 和第 12 肋骨因无肋结节，故无此关节。

肋横突关节的韧带

（1）肋颈韧带：由坚韧的短纤维构成，连结肋颈的后面与横突的前面。韧带与横突及肋颈之间有一裂隙，称为肋横突孔。第 11 和第 12 肋骨的肋颈韧带一般都退化。

（2）肋结节韧带：短而强韧，起自横突尖部，斜向外上方，止于肋结节。第 11 和第 12 肋骨的肋结节韧带一般都缺如。

（3）肋横突前韧带：起自肋颈嵴，斜向外上方，止于上位椎骨横突的下缘。外侧与肋间内韧带移行；内侧缘与椎体之间围成一孔，有肋间动脉和肋间神经后支通过。

（4）肋横突后韧带：较肋横突前韧带细薄，呈腱索状，起自肋颈的后面，斜向内上方，止于上位椎骨横突和下关节突的根部，外侧与肋间外肌相接。

第 1 肋骨无肋横突前、后韧带。第 12 肋骨的肋颈与第 1 腰椎横突根部之间，有腰肋韧带，为腰背筋膜浅层的一部分。

（三）肋椎关节的运动

肋小头关节与肋横突关节均为平面关节，虽是两个独立的关节，但在功能上实为一联合关节。肋颈围绕贯穿肋结节与肋骨小头中点的运动轴旋转，此时，肋骨出现升、降运动。肋骨的运动幅度各不相同：第 1 肋骨除深呼吸外，一般不出现运动；自第 2 肋骨起至第 12 肋骨，其运动幅度逐渐增加，由于第 11 和第 12 肋骨无肋横突关节的限制，故运动幅度最大。

五、脊柱的整体观及其运动

（一）脊椎的整体观

脊柱位于躯干背侧部正中，男性脊柱长约 70 cm，女性脊柱长约 65 cm。脊柱长度可因姿势不同而略有差异，老年人的脊柱略短。

从侧面观察脊柱：脊柱呈"S"形弯曲，由 4 个生理弯曲即颈、胸、腰及骶尾弯曲构成。胸弯曲及骶尾弯曲在胚胎期即已出现，出生后保持不变。颈弯曲出现于胚胎晚期，但不明显，出生后 3~9 个月，由于抬头及坐起动作而变显著。颈弯曲突向前方，其范围自寰椎至第 2 胸椎，直立时很明显，但在垂头屈胸时则消失。胸弯曲突向后方，自第 2 胸椎中部至第 12 胸椎中部，胸椎结核患者因后突增加，可形成驼背畸形。腰弯曲突向前方，始于第12胸椎中部，终于骶岬附近，于第3与第4腰椎间最明显。腰弯曲于直立时明显，而当垂头屈胸时曲度略减小。男性的腰弯曲曲度大于女性，妇女妊娠时曲度变小，分娩后即复原。腰弯曲可因髋关节的屈曲畸形或固定而发生代偿性的前凸畸形。骶尾弯曲突向后上方，出现于胚胎第5个月，自骶岬附近至尾骨尖。

人类的脊柱因出现上述弯曲而弹性增加，可减轻走路、跳跃时从下方传到脊柱的震动，从而减轻对头部的冲击。

脊柱侧面还可见到23对椎间孔，呈卵圆形，颈部的最小，腰部的最大，有脊神经通过。

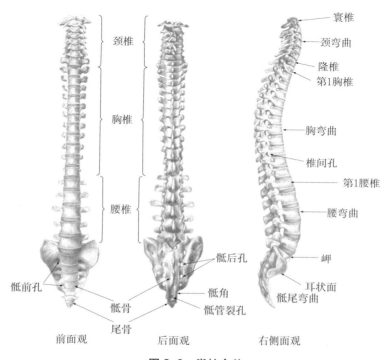

颈椎　胸椎　腰椎

寰椎
颈弯曲
隆椎
第1胸椎

胸弯曲

椎间孔
第1腰椎

腰弯曲

岬
耳状面
骶尾弯曲

骶前孔　骶后孔
骶角
骶骨　骶管裂孔
尾骨

前面观　后面观　右侧面观

图 2-9　脊柱全貌

从前方观察脊柱：可见到各部椎体的宽窄及高低不同。第2颈椎至第1胸椎的椎体逐渐增宽；第2至第4胸椎则轻度变窄；而第5胸椎至骶岬附近的复又变宽，由此向下至尾骨尖，又逐渐变窄。椎体的高度自第3颈椎至第5腰椎逐渐增高。另外，正常人的脊柱可有轻度侧弯。惯用手为右手的人，右侧的肌肉比左侧发达，长期牵引的结果使上部稍突向右侧，下部代偿性地稍突向左侧；惯用手为左手者则相反。有时脊柱侧弯过多，变形导致脊柱侧突畸形。

从后方观察脊柱：于正中线可见由棘突形成的纵嵴。各部椎骨的棘突有各自的特点：颈椎的棘突（除第2及第7颈椎外）一般较短，呈水平位。上部胸椎棘突斜向下方；中部棘突较长，呈垂直方向；下部胸椎及腰椎棘突一般近似水平位。颈椎及腰椎的棘突之间均有间隙；而第2胸椎至中部胸椎，由于棘突逐渐向下方倾斜，因此棘突之间相互接近并逐渐重叠。

棘突纵嵴的两侧各有一浅纵沟，称为脊柱沟，有背部深层的肌肉。颈部及腰部脊柱沟较浅，沟底由椎弓板及关节突构成；胸部脊柱沟宽而深，由椎弓板及横突构成。

各部椎骨横突的位置及长短也不同：颈椎的横突位于关节突的前侧及椎弓根的外侧，胸椎横突位于椎间孔及关节突的后侧，腰椎横突位于关节突的前侧及椎间孔的后侧。第2至第6颈椎横突的长短近似，而第7颈椎的则很长；第1胸椎的横突最长，向下逐渐变短，其中以第12胸椎的最短；第1至第3腰椎者又逐渐增长，其中以第3腰椎的最长，而第4及第5腰椎的又稍变短。

（二）脊柱的运动

相邻两个椎骨间的运动范围很小，但全部脊柱的运动范围则很广，可沿三个轴（额状和矢状轴于颈部均通过椎体，于胸腰部则贯穿椎间盘；垂直轴通过椎体）进行运动，即绕额状轴的屈伸运动，绕矢状轴的侧屈运动和绕垂直轴的旋转运动。另外，脊柱还可做环转运动。脊柱的运动范围各部不同，主要与椎体的宽窄、椎间盘的厚薄、关节突的形状及年龄和性别等有关，分述于下：

1. 颈部　运动范围较大。由于颈椎上关节突的关节面斜向上方，因此，屈伸运动范围较广，前屈运动幅度是全部脊柱中最大的。旋转运动的范围约为90°，比胸上部小，但大于腰部。颈部的侧屈运动常伴随旋转运动。

2. 胸部　由于胸椎的上关节突近似额状位，因此，限制前屈运动；后伸时，由于下关节突的边缘与椎弓板和棘突相接触，也受到限制。胸上部的旋转运动比下部明显。侧屈运动则受肋骨的限制。

3. 腰部　由于椎间盘大而厚，关节突近似矢状位，因此，屈伸运动范围较大，尤以第3与第4腰椎、第4与第5腰椎间最明显。腰部的旋转和侧屈运动范围较小。

4. 腰骶连结、骶尾联合和尾椎间的连结　只能做前后运动。

脊柱的运动，除受上述因素限制外，椎骨间的韧带对脊柱的活动也有影响。如前屈运动可受后纵韧带、黄韧带、棘间韧带和棘上韧带的限制。前纵韧带可防止脊柱过度后伸。横突间韧带有防止脊柱过度侧屈的作用。

六、常见的脊柱变异与畸形

（一）脊柱裂

是一种先天性的椎管闭合不全。多由于胚胎发生时两侧椎弓骨化中心融合不全，脊柱后正中线出现裂隙，即脊柱裂。椎管中的脊髓、脊膜等可由此膨出。脊柱裂多见于腰骶部。

（二）腰椎骶化和骶椎腰化

前者为第 5 腰椎与骶骨相融合，后者为第 1 骶椎不与第 2 骶椎融合，而类似腰椎。

（三）椎骨数目变异

椎骨数目可有异常，如胸椎可增至 13 个或减为 11 个，腰椎可增到 6 个或减为 4 个，骶椎可出现 4～11 个，尾椎可减为 3 个或完全缺如。

（四）半椎体

椎体的一半可完全不发育，另一半受上下椎体的挤压呈楔形，中间为椎体裂，或在两个正常椎体之间有一个多余的半椎体等，均可出现脊柱畸形。

第二节　椎管及其内容物的解剖

一、椎管的组成与形态

椎管由各椎骨的椎孔相连而成，上自枕骨大孔，向下终于骶管裂孔，与脊柱的弯曲一致。椎管各段的形状、粗细各不相同，颈部和腰部呈三角形，较宽，相当于第 7 颈椎及第 5 腰椎处最宽；胸部的呈圆形，较狭窄，因此，此处的结核性脓肿或椎管内肿物比较容易压迫脊髓及神经根。

二、椎管内容

椎管的内容有脊髓、脊髓被膜、脊神经根、血管及少量结缔组织。

（一）脊髓被膜和脊膜腔

脊髓表面有 3 层被膜包裹，由外向内依次是硬脊膜、蛛网膜和软脊膜。脊髓通过这些被膜受到支持和保护，并通过被膜的血管得到营养。

1. 硬脊膜

硬脊膜是脊髓被膜的最外一层。它松松地包绕着脊髓，形成一个长圆筒状的硬脊膜囊。硬脊膜上方附在枕骨大孔的周缘，在此与硬脑膜内层相续，下达第2骶椎，末端变细包裹终丝，附于尾骨背面，在此与骨膜相融合。

硬脊膜主要由致密结缔组织组成。外面粗糙，有纤维束与硬膜外脂肪组织相连，特别在前正中线上与后纵韧带相连；但在后方与椎板和黄韧带之间则无任何联系，而填充着较多脂肪，便于活动。31对脊神经根穿出硬脊膜囊时，硬脊膜也形成一系列鞘状突起，包绕着脊神经根直到椎间孔处，与孔周围的结缔组织紧密连结。枕骨大孔和椎间孔周缘是硬脊膜较坚实的附着点，硬脊膜囊借此保持在一定的位置。根据硬脊膜包裹脊髓和脊神经根的不同，可将其分为脊髓硬膜与根硬膜两部分。根硬膜较脊髓硬膜略薄，但在两者交界处，硬膜稍增厚形成一环状狭窄，此处又称硬膜颈环，在椎间孔附近的根硬膜最薄。根硬膜向外延续为脊神经干的神经外膜。

硬脊膜囊外面与椎管壁（骨膜和韧带）之间的空隙称硬膜外隙。椎管的硬膜外隙与颅的硬膜外隙互不相通。其又可分前、后、侧4个间隙。前间隙位于椎体和后纵韧带之后，前根附着处硬膜的前方。由于硬脊膜与后纵韧带疏松结合，并与C2-C3椎体的骨内膜结合，所以前间隙甚窄小。后间隙位于两侧后根附着于硬膜处之后与椎弓骨膜和黄韧带之间。颈段的后间隙十分狭小，上颈段或可闭锁，自胸椎向下，后间隙逐渐增宽，中胸段宽2~4 mm，L2-L3段可达6 mm。此间隙内容椎内静脉丛。中线区血管较少，故为椎管穿刺的良好入路。侧间隙又称根间隙，成对，居前、后根硬膜与椎管之间。此间隙在脑脊液的吸收、硬膜外麻药的吸收（入血管）和渗透（入神经）等方面十分重要。侧间隙向外经椎间孔与椎旁间隙相通。硬膜外隙中充有疏松结缔组织、脂肪、淋巴管和椎内静脉丛等，略呈负压。硬膜外隙容积约为100 mL，进行硬膜外麻醉，即将麻醉药注入此腔内，以阻滞脊神经根的传导作用。

硬脊膜内面光滑，与第2层被膜脊髓蛛网膜紧密相贴，两者之间的潜在腔隙为硬膜下隙，其中仅有少量起润滑作用的浆液，一些部位有小静脉和结缔组织束穿过。

硬脊膜的血管分布较少，主要来自躯干部呈节段分布小动脉的分支。其神经来自各脊神经的脊膜支。

2. 脊髓蛛网膜和蛛网膜下隙

脊髓蛛网膜是贴在硬脊膜内面的一层薄而半透明的膜，由松散的胶原纤维、弹性纤维和网状纤维组成，呈蛛网状，不伸入脊髓沟裂内。其上方在枕骨大孔处与脑蛛网膜相续，下端在第2骶椎平面成一盲端。蛛网膜内面发出许多纤细的结缔组织小梁连于第3层被膜软脊膜上，此小梁称蛛网膜小梁。

蛛网膜与软膜之间的空隙为蛛网膜下隙，其间充满脑脊液。有蛛网膜小梁和脊髓血管通过。此隙上端与颅内蛛网膜下隙相通。蛛网膜下隙在脊髓周围较窄；但在脊髓末端到第

2骶椎平面处则特别扩大，称终池。此处有大量脑脊液浸泡着马尾，针头刺入时，漂浮的神经根易被推开而不致损伤，容易抽到脑脊液。故常在此处进行腰椎穿刺。

在椎间孔附近，蛛网膜的细胞增生并与软膜融合，从而封闭了蛛网膜下隙。脊神经根周围的蛛网膜下隙稍膨大，又称"墨水套囊"（因向蛛网膜下隙注射墨汁后，墨汁颗粒常集中于该区而得名）。

中央型椎间盘突出常引起梗阻，脑脊液流动缓慢，甚至潴留，会导致蛛网膜炎、粘连、囊肿形成；侧旁型突出，由于神经根受到长期的压迫，局部血液循环和神经组织营养障碍可造成该处水肿、纤维渗出和粘连形成，这种损伤性的炎症反应波及神经根袖处的蛛网膜可引起局部性的蛛网膜炎。此外，胸腰椎手术、脊髓造影、麻醉药物、腰穿损伤出血等均可引起医源性脊髓蛛网膜炎。

3. 软脊膜

软脊膜是一富有血管的膜，可分内、外两层。内层是由网状纤维和弹力纤维形成的致密网，紧贴于脊髓表面，并发出纤维隔进入脊髓。血管沿此小隔进出神经组织，它形成血管周围间隙的外壁。血管周围间隙位于血管外膜和软膜延伸部之间，此间隙可延伸到小动脉、静脉移行于毛细血管的地方。软脊膜内层无血管，由脑脊液来营养。软脊膜外层是由胶原纤维束组成的疏松网，并与蛛网膜小梁相连。此层内有脊髓血管，还有不规则的腔隙与蛛网膜下隙相通，向深部通入血管周围间隙。

在脊髓前正中裂两侧软脊膜外层的胶原纤维形成一条纵贯脊髓全长的软膜带，称为软脊膜前纤维索或辉线。它横跨前正中裂，不伸入裂内。

对着后正中沟处，有一层不完整的纤维组织片将蛛网膜连于软脊膜，称后隔或蛛网膜下隔，此隔在颈区呈筛状，在胸区则形成一较完全的隔板。脊髓圆锥下端的终丝也主要由软脊膜形成。

在脊髓的两侧，软脊膜增厚形成2条约与脊髓等长的齿状韧带。此韧带的内侧缘又称附着缘，与脊髓两侧的软脊膜相续，位于脊髓前、后根之间稍偏后方。其外侧缘形成一列三角形的齿尖，齿尖顶着蛛网膜向外连于硬脊膜，齿尖间的外侧缘是游离的，只稍从脊髓突出。最上1个齿尖在第1颈神经根的上方，附着于枕骨大孔边缘稍上的硬膜，最下1个齿尖常在第12胸神经和第1腰神经穿硬脊膜之间，或在第11、12胸神经穿硬膜之间附着于硬脊膜。其他齿尖一般都在上、下脊神经根穿硬脊膜之间（或偏上或偏下）。因此，每侧齿尖的数目常为21个或20个。但两侧齿尖的附着常常不对称，每侧数目也可在18～24个（或15～22个）之间变动。齿状韧带有固定脊髓，防止震荡和突然移位的作用。脊髓两侧借齿状韧带悬系，浮于脑脊液之中，再加硬膜外隙的脂肪组织形成良好的弹性垫，因此，一般震荡不致损伤脊髓。

由于齿状韧带的附着点偏后，故齿状韧带前方的脊髓约占2/3，其后方的仅约占1/3。副神经脊根在齿状韧带的后方上升。脊髓内部的脊髓丘脑束在齿状韧带附着缘的前方，皮质脊髓侧束在其后方。齿状韧带是行椎管内手术的一个标志。

（二）脊神经根

1. 组成

脊神经根有 31 对，即颈神经 8 对、胸神经 12 对、腰神经 5 对、骶神经 5 对和尾神经 1 对。每一脊神经都由连于脊髓的前根和后根在椎间孔处连合而成。

2. 脊神经根的行程及其与邻近结构的关系

脊神经前根和后根离开脊髓后，即横行或斜行穿过蛛网膜下隙，到达其相应的椎骨平面。在此，前、后根分别穿出蛛网膜囊和硬脊膜囊，然后行于硬膜外隙中。脊神经根在硬膜、蛛网膜囊以内的一段，可称为蛛网膜下隙段，穿出硬脊膜囊的一段，称为硬膜外段。

脊神经根离开脊髓时即包上一层软膜，当穿出蛛网膜、硬膜囊时，又带出蛛网膜和硬膜形成一鞘。有人认为在前、后根合成脊神经处，这 3 层膜与脊神经的神经内膜、神经束膜和神经外膜相延续。

沿神经根周围延伸的蛛网膜下隙一般到脊神经节近端附近即封闭消失，不与脊神经中的神经周围间隙和淋巴管相通。但有时也有变异，可伸展到脊神经节的远侧或脊神经近侧部。这在临床上有一定的重要性，当在脊柱旁注射时，注射药物有可能进入蛛网膜下隙内。

脊神经根蛛网膜下隙段比较松弛，特别在终池内的腰、骶神经根稍呈波形弯曲，允许因脊柱运动而脊髓少许移位时，有一定的伸缩。

脊神经根的硬膜外段较短较直，外面包有蛛网膜与硬脊膜延伸形成的鞘。硬膜鞘紧密连在椎间孔周围，借此固定硬脊膜囊，也保护鞘内的神经根不受牵拉。但此段在椎间孔处最易受压。椎间孔垂直径较长，而水平径则较短。水平径仅比脊神经根鞘大，当有椎间盘退行性变，向一侧突出，椎间关节炎或钩椎关节骨质增生时，可压迫或刺激神经根而产生症状。

3. 脊神经与椎间孔和椎间盘的关系

脊神经前、后根合成一干后，第 1 颈神经穿行于枕骨与寰椎后弓之间，经椎动脉沟，在椎动脉的下侧穿出。第 2 至第 7 颈神经经相应椎骨上侧的椎间孔穿出。第 8 颈神经经第 7 颈椎至第 1 胸椎的椎间孔穿出。第 1 胸神经以下的各脊神经，都由相应椎骨下侧的椎间孔穿出。极少数情况下，1 个椎间孔内可以通过 2 个神经根，这种畸形如果发生在比较窄小的第 5 腰椎至第 1 骶椎间的椎间孔，神经受压的可能性就更大，临床常表现为坐骨神经痛，有时不易与椎间盘突出鉴别。

颈神经穿出椎间孔时，直接经过其穿出平面椎间盘的后外侧面，因颈神经由相应椎骨上方穿出，当颈神经因椎间盘突出而受压时，受压颈神经的序数比突出的椎间盘的序数多 1 位。腰椎间孔垂直径长，腰神经穿出经过椎间盘上方椎体的后面，故椎间盘突出不会压迫同一平面穿出的神经。腰椎间盘向后外侧突出时，硬膜外隙变窄，压迫硬膜内面下行靠外侧的脊神经根。如第 4、第 5 腰椎椎间盘突出，压迫的是第 5 腰神经，或第 5 腰神经和第 1 骶神经，如突出较多，可以压迫更多的马尾神经。

（三）脊髓的血供

1. 动脉　根据脊髓动脉来源及分布的特点，脊髓的血液供应大致可分为3区：① 上区或颈胸区，包括颈髓及上三胸节，血液供应主要来自脊髓前动脉、椎动脉第2段的前髓动脉、来自颈深动脉与第6颈神经根伴行的前髓动脉及起自肋颈干与第8颈神经根伴行的前髓动脉。该区的沟动脉较粗，也较多，故血运较丰富。② 中间区或中胸区，相当于第4～8胸节，血液供应主要来自前髓动脉。此区的沟动脉较细，数量也少。解剖、临床和病理研究证实，中胸区对血管闭塞性病损特别敏感。③ 下区或胸腰区，由下位胸髓至脊髓圆锥，血液供应主要来自大前髓动脉。该区的沟动脉较粗，数量多，与每条马尾神经根相伴的1～2条动脉在脊髓圆锥处与脊髓纵行动脉干相连结。

一般推断，脊髓前动脉的血流方向是自上而下，脊髓后动脉的血流方向因部位而异。根据脊髓血管分布及血流方向，一般认为上胸髓（第1至第4胸节），尤其第4胸节和第1腰节的腹侧面，是脊髓易发生缺血性损伤的部位，故称为危险区。当脊髓血管闭塞时病损区发生缺血坏死，可产生类似脊髓横贯损伤的症状。由于脊髓前动脉供应脊髓大部（约相当于脊髓的前3/4）的血液，当其闭塞时发生的脊髓前动脉综合征，几乎是临床上唯一可识别的典型的脊髓缺血疾患：在闭塞平面以下出现双侧上运动神经元性瘫痪和分离性感觉障碍（痛温觉受损显著而深感觉保存）等主要症状。

2. 静脉　脊髓静脉属于椎静脉系，其分布大致与动脉相似。

在脊髓后面有5～10条后根静脉，在脊髓前面有6～11条前根静脉。后根静脉在后正中沟处形成纵贯脊髓全长的脊髓后正中静脉，在左、右后外侧沟部各形成较细而纵行的脊髓后外侧静脉。各前根静脉同样也形成1条脊髓前正中静脉和1对脊髓前外侧静脉。由静脉冠连结各纵行静脉干，形成软脊膜静脉丛。

脊髓的静脉血主要由椎间静脉汇入椎静脉、后肋间静脉、腰静脉和骶外侧静脉，向上可汇入基底静脉和枕窦。脊髓静脉遭受压迫时，可出现水肿，亦可引起脊髓症状。

（四）脊髓

1. 位置与外形

脊髓位于椎管内，呈前后稍扁的圆柱形。长度为42～45 cm，最宽处的直径仅为1 cm。上端平枕骨大孔处与延髓相连，下端在成人平第1腰椎体下缘（小儿平第3腰椎），有两个膨大处，即颈膨大和腰骶膨大，前者位于第4颈椎至第1胸椎节段，后者位于第2腰椎至第3骶椎节段。末端可见脊髓圆锥，向下成为终丝，包以硬脊膜止于尾骨的背面。脊髓表面可见6条纵行的沟，即前正中裂、后正中沟，将脊髓分为左右对称的两半，前外侧沟和后外侧沟各两条分别有脊神经前、后根的根丝附着。

2. 脊髓节段与椎骨对应关系和临床定位

脊髓节段：脊髓在外形上没有明显的节段性，但每一对脊神经前、后根的根丝附着的范围即是一个脊髓节段，因为有 31 对脊神经，故脊髓也可分为 31 个脊髓节段，即 8 个颈节（C）、12 个胸节（T）、5 个腰节（L）、5 个骶节（S）和 1 个尾节（Co）。

（1）胚胎早期脊髓与脊柱等长，每个节段与其对应椎骨高度一致，脊神经根水平经椎间孔出椎管。

（2）胚胎第 4 个月开始，脊髓生长慢于脊柱，脊髓上连延髓位置固定，因此脊髓比脊柱短，出生时脊髓末端平第 3 腰椎，而成人脊髓末端平第 1 腰椎下缘，脊髓节段与椎骨的对应关系发生变化，脊神经根丝需在椎管内下行一段方达相应椎间孔（参见表 2-1）。与脊髓相连的脊神经前、后根汇合形成脊神经，脊神经根丝需在椎管内下行一段方经相应的椎间孔离开椎管。因为脊髓比脊柱短，腰、骶、尾部的脊神经前后根在脊髓末端下行围绕终丝形成马尾。临床上常选择第 3、4 或第 4、5 腰椎棘突之间进针行蛛网膜下隙穿刺或麻醉术，以免损伤脊髓。

（3）临床检查常用椎骨棘突尖来定位，但由于棘突本身位置与椎体不一致，颈椎棘突、第 1～3 胸椎棘突、腰椎全部棘突尖平其本身椎体下部，第 4～7 胸椎棘突平下一椎体中部，第 8～12 胸椎棘突接近下一椎体下部，定位时要考虑到这一问题，触摸以棘突尖定位。

临床上椎体不能摸到，但在 X 线片上可清楚见到，因此在 X 线片上常用椎体定位。

表 2-1　成人脊髓节段与椎骨对应关系

成人脊髓节	椎骨数（棘突尖）	举例
上颈髓 C1-C4 节	与同序数椎骨相对应	C3 节对 C3 椎骨
下颈髓 C5-C8 节，上胸髓 T1-T4 节	与同序数高 1 个椎骨相对应	C5 节对 C4 椎骨，C8-T1 节对 C7 椎骨，T4 节对 T3 椎骨
中胸髓 T5-T8 节	与同序数高 2 个椎骨相对应	T6 节对 T4 椎骨
下胸髓 T9-T12 节	与同序数高 3 个椎骨相对应	T9 节对 T6 椎骨，T12 节对 T9 椎骨
腰髓 L1-L5 节	平对 T10-T11 或 T12 椎骨上半	L1 节对 T10 椎骨，L2-L3 节对 T11 椎骨，L4-L5 节对 T12 椎骨上半
骶、尾髓 S1-S5 和 Co 节	平对 T12 下半 -L1 椎棘突尖	

脊髓内部结构：脊髓由灰质和白质两大部分组成，在横切面上可见中央管，围绕中央管周围是 "H" 形的灰质，灰质外面是白质。

灰质：后角（柱）、侧角（中间带，灰质连合）、前角（柱），板层结构。

白质：后索、侧索、前索及固有束，长的上、下行纤维束。

第三节　脊柱区体表解剖及软组织

一、脊柱区的体表解剖

（一）棘突

颈椎的上6个棘突因位于项韧带深面，不易触及，但第2颈椎棘突分叉，两侧方可触及。从第7颈椎棘突直至脊柱终端的所有棘突均可触及，第7颈椎棘突作为计数椎骨序数的标志。胸椎棘突斜向后下，呈叠瓦状。腰椎棘突呈水平位，第3腰椎棘突平脐，第4腰椎棘突平髂嵴最高点。骶椎的棘突因退化融合成骶正中嵴，可触及3～4个后结节。脊柱的所有棘突均位于后正中线上（自第7颈椎棘突向下悬一重物，垂线应其经过两臀部的中间沟内）。所有的棘突间隙腰部最宽，其余均窄，但当向前弯腰和屈颈时可使棘突间隙稍增大。

（二）骶管裂孔和骶角

骶管裂孔是沿骶正中嵴向下，由第4、第5骶椎背面的切迹与尾骨围成的孔，是椎管的下口。骶管裂孔两侧向下的突起为骶角，为第5骶椎椎骨的下关节突部分，易触及，是临床骶管麻醉穿刺的定位标志。

（三）尾骨

由4块尾椎融合而成，位于骶骨下方，肛门后方，有肛尾韧带附着，经肛门或阴道检查时均可触及。

（四）脊柱背侧沟

位于棘突两侧，容纳竖脊肌。竖脊肌外侧缘位于胸后壁肋角处，竖脊肌外侧缘与十二肋交角处称脊肋角（肾区），是做肾囊封闭常用的进针部位。

（五）肩胛冈

肩胛冈为背部的骨性标志，两侧肩胛冈内侧端的连线平第3胸椎棘突，外侧端为肩峰，是肩部的最高点。

（六）肩胛骨内上角

肩胛骨内上角平对第2肋。

（七）肩胛骨下角

肩胛骨下角在上肢下垂时可触及，平对第7肋或第7肋间隙，两侧肩胛骨下角连线通过第7胸椎棘突。

（八）髂嵴和髂后上棘

髂嵴为髂骨翼上缘的骨嵴，也是计数椎骨的重要标志，两侧髂嵴最高点连线平第4腰椎棘突。两髂后上棘的连线平第1骶椎棘突，并通过第1、第2骶后孔之间，相当于蛛网膜下隙末端。髂后上棘内侧有一凹陷，相当于骶髂关节，两髂后上棘与第5腰椎棘突和尾骨尖连线，构成一个菱形区（米氏凹），菱形区上下角的连线通过骶正中嵴，其外侧的隆嵴为骶外侧嵴。当腰椎、骶椎、尾骨骨折或骨盆畸形时，菱形区发生变形。

（九）骶正中嵴和骶外侧嵴

骶正中嵴和骶外侧嵴是骶后孔的定位标志，而骶后孔是骶神经阻滞麻醉的主要部位。

（十）第12肋

在竖脊肌外侧可以触及。有的人该肋骨很短，故易将第11肋误认为第12肋，以致腰部手术时切口过高，有损伤胸膜的可能。

二、脊柱区的软组织

软组织由浅入深有皮肤、浅筋膜、深筋膜、背肌和血管、神经等。

（一）皮肤

较厚而致密，移动性小，富含毛囊和皮脂腺。

（二）浅筋膜

厚而致密，含较多的脂肪，有许多结缔组织纤维束与深筋膜相连。

（三）皮神经

均发自脊神经后支，自上而下：项区来自颈神经后支，其中较大的皮支有枕大神经（第2颈神经后支的皮支，分布于枕部皮肤）和第3枕神经（第3颈神经后支的皮支，分布于项区上部的皮肤）；胸背区与腰区分别有来自胸神经后支的皮支和发自腰神经后支皮支，均由棘突两侧浅出，上部水平向外，下部斜行向下，分布于整个胸背及腰部（包括臀部）

的皮内与皮下。其中第1~3腰神经后支的外侧支组成臀上皮神经，行经腰区，穿胸腰筋膜集中浅出，越过髂嵴分布于臀上部，在此处位于竖脊肌外侧缘，当腰部急剧扭转时易被拉伤，导致腰腿痛。骶尾区的皮神经来自骶尾神经后支的皮支，有臀中皮神经（第1~3骶神经后支的皮支）分布于骶尾区的皮肤。

（四）皮下血管

自上而下：项区有枕动脉、颈浅动脉和肩胛背动脉等的分支，胸背区有肋间后动脉、胸背动脉和肩胛背动脉等的分支，腰区有腰动脉分支，骶尾区有臀上、下动脉等分支分布。各动脉均有同名的伴行静脉。

（五）背部深筋膜

在项枕部的深筋膜，包裹斜方肌形成肌鞘，向下形成项筋膜，包裹夹肌和半棘肌，向内附着于项韧带。在胸背区与腰区深筋膜形成的胸腰筋膜，在胸背区的较薄弱，覆于竖脊肌表面，向上续项筋膜，向内附于胸椎棘突、棘上韧带，向外附于肋角；在腰区增厚部分，可分前、中、后三层，分别形成两个肌鞘，即竖脊肌肌鞘和腰方肌肌鞘，向内附于腰椎棘突、棘上韧带、腰椎横突尖、横突间韧带，向外愈合后为腹横肌、腹内斜肌、背阔肌的起始部的腱膜，向下附于髂嵴后份和髂腰韧带。其向上部分附于第12肋与第1腰椎横突之间的部分增厚，形成腰肋韧带。在肾脏手术时，通常要切断该韧带，使切口和肾显露更满意。由于项、腰部活动度大，在剧烈活动时，项筋膜和胸腰筋膜均可被扭伤，导致项部和腰腿疼痛。

（六）背肌和项肌

背肌和项肌在来源和结构上均较为复杂，按其位置可分为三层，即背浅层肌、背中层肌及背深层肌。背浅层肌和背中层肌均是由他处转移而来，如：斜方肌是来自鳃弓的肌肉，背阔肌是发源于肌节腹侧部分的肌肉。背深层肌是背部固有肌，由浅而深可分为四层，按肌的长短又可分为两类，均由脊神经后支支配。

1. **背浅层肌** 分为两层，均作用于上肢带骨及游离上肢骨。第一层包括斜方肌和背阔肌，第二层包括肩胛提肌和菱形肌。

（1）斜方肌：位于项部和背上部皮下，为三角形的阔肌，底向脊椎，尖在肩峰，两侧的斜方肌加在一起，形如斜方形，故名。自上而下，肌纤维以腱膜起自上项线内1/3部、枕外隆凸、项韧带全长、第7颈椎棘突、全部胸椎棘突及其棘上韧带。上部肌纤维斜向下外方，止于锁骨外1/3部的后缘及其附近的骨面。中部肌纤维平向外方，止于肩峰内侧缘和肩胛冈上缘的外侧部。下部肌纤维斜向上外方，止于肩胛冈下缘的内侧部。斜方肌的上部收缩时可上提肩胛骨外侧半；下部收缩则下降肩胛骨内侧半；上下两部同时收缩时，可使肩胛骨向外上方旋动（即肩胛骨下角向外旋转），帮助上肢上举；整个肌肉收缩时，使肩胛骨向脊柱移动。该肌瘫痪时，产生塌肩。若肩胛骨被固定，此肌一侧收缩，则使颈向同侧倾，面向后仰旋向对侧；两侧同时收缩，使头后仰。斜方肌受副神经支配。

（2）背阔肌：位于腰背部和胸部后外侧的皮下，为全身最大的阔肌，呈直角三角形，上内侧部被斜方肌遮盖，以腱膜起自下六个胸椎棘突、全部腰椎棘突、骶中嵴、髂嵴外侧唇后1/3，以3~4个肌齿起自下3~4个肋骨外面，有时有小部分肌纤维起自肩胛骨下角背面。肌纤维斜向外上方，逐渐集中，经腋窝的后壁、肱骨的内侧绕至大圆肌的前面，于大圆肌肌腱外侧移行于扁腱，止于肱骨小结节嵴。在此二肌腱之间有一恒定的滑液囊，即背阔肌囊。此肌收缩时使肱骨后伸、旋内及内收。拉高举的上臂向背内侧移动，例如游泳运动，此肌可得到锻炼。当上肢上举被固定时，则拉躯体向上。背阔肌受胸背神经（C6-C8）支配。

（3）肩胛提肌：位于项部两侧，肌的上部位于胸锁乳突肌的深侧，下部位于斜方肌的深侧，为一对带状长肌。起自上位4个颈椎横突的后结节，肌纤维斜向后下稍外方，止于肩胛骨的内角和肩胛骨脊柱缘的上部。此肌收缩时，上提肩胛骨，同时使肩胛骨下角转向内；肩胛骨被固定时，使颈向同侧屈曲及后仰。肩胛提肌受肩胛背神经（C2-C5）支配。

（4）菱形肌：位于斜方肌的深侧，为一对菱形的扁肌，起自下位2个颈椎及上位4个胸椎棘突，肌纤维斜向外下方，平行经过，止于肩胛骨脊柱缘的下半部（肩胛冈以下）。该肌上部肌束（即起自上位4个胸椎棘突的部分），又称小菱形肌；其下部肌束（即起自上位4个胸椎棘突的部分）叫大菱形肌，两者之间隔以薄层结缔组织。此肌收缩时牵引肩胛骨向内上方，使肩胛骨向脊柱靠拢，并与前锯肌共同作用，使肩胛骨的脊柱缘紧贴于胸廓壁上。若此肌瘫痪，则肩胛骨脊柱缘翘起，从外表看似蝶翼状，称翼状肩。菱形肌受肩胛背神经（C4-C6）支配。

颈椎病时肩胛背神经常常受压迫，引起菱形肌的痉挛，产生背部压迫感，这种症候在临床上甚为常见。

2. 背中层肌 为呼吸肌，包括上后锯肌和下后锯肌。

（1）上后锯肌：位于菱形肌的深面，为很薄的菱形扁肌，以腱膜起自项韧带下部和下2个颈椎棘突以及上2个胸椎棘突。肌纤维斜向外下方，止于第2~5肋骨肋角的外侧面。此肌收缩时，可上提上部肋骨以助吸气。上后锯肌受肋间神经（T1-T4）支配。

（2）下后锯肌：下后锯肌形状与上后锯肌一样，位于背阔肌中部的深侧，较上后锯肌宽阔。借腱膜起自下位两个胸椎棘突及上位两个腰椎棘突。肌纤维斜向外上方，止于下位4个肋骨（第9~12肋）外面，止点适居肋角的外侧。此肌收缩时，可下拉肋骨向后，并固定肋骨，协助膈的吸气运动。下后锯肌受肋间神经（T9-T12）支配。

3. 背深层肌 背深层肌的长肌位置较表浅，而短肌位置较深。将背深层肌按其长短列出，如下：

（1）夹肌：位于项部，该肌分别被斜方肌、菱形肌、上后锯肌和胸锁乳突肌掩盖，为一不规则三角形扁肌。在发生上，属于背深层肌特殊分化出来的一部分，依其部位不同，又分为两部分：

头夹肌：为该肌上方大部分的肌束，起自项韧带的下部（约第3颈椎以下）以及第3胸椎棘突，肌纤维斜向外上方，止于上项线的外侧部分，并于胸锁乳突肌深侧，部分肌束止于乳突的后缘。

颈夹肌：为头夹肌下方的少数肌束，起自第3～6胸椎棘突，肌纤维斜向外上方，在肩胛提肌深侧，止于第2～3颈椎横突的后结节。

夹肌单侧收缩使头转向同侧，两侧共同收缩使头后仰。夹肌受颈神经（C2-C5）后支的外侧支支配。

（2）骶棘肌：又称竖躯干肌，为上起于枕骨，下达骶骨的长肌，在背肌中它最粗大。居上述诸背肌的深侧，填充于棘突与肋角之间的深沟内，以一总的肌腱及肌束起自骶骨背面、腰椎棘突、髂嵴后部及腰背筋膜。肌束向上，在腰部开始分为3个纵向的肌柱，外侧者叫髂肋肌，中间者叫最长肌，内侧者称为棘肌，每个肌柱自下而上又分为3部分。

髂肋肌：位于最外侧，自下而上分为3部分：即腰髂肋肌、背髂肋肌和项髂肋肌，这三部肌肉互相重叠。腰髂肋肌起自骶棘肌的总腱，肌纤维向上，借许多腱束止于下6个肋骨肋角的下缘。同样，背髂肋肌起自腰髂肋肌在下6个肋骨角的止点的内侧，向上分别止于上6个肋骨角的下缘。项髂肋肌起自背髂肋肌在上6个肋骨止点的内侧，止于第4～6颈椎横突的后结节。全肌虽然分为3部分，但纤维互相重叠，外形上是一块肌肉。此肌通过肋骨作用于脊柱：一侧收缩时，使躯干向同侧屈；两侧收缩时，则竖直躯干。髂肋肌受脊神经（C8-L1）后支支配。

最长肌：在髂肋肌的内侧，自下而上也分为3部分：即背最长肌、颈最长肌和头最长肌。除起于总腱外，还起自全部胸椎和第5～7颈椎横突，止于全部胸椎横突和其附近的肋骨、上部颈椎横突和颞骨乳突。一侧收缩时，使脊柱向同侧屈曲；两侧收缩，能竖直躯干。背和颈最长肌受脊神经（C4-L5）后支支配，头最长肌受脊神经（C1-L4）支配。

棘肌：在最长肌的内侧，紧贴棘突的两侧，较前述二肌薄弱，又分为背棘肌和项棘肌。背棘肌位于胸背面的中部，起自总腱和下部胸椎棘突，肌束一般越过1～2个棘突，止于上部胸椎棘突；项棘肌较背棘肌尤为弱小，位于项部。背棘肌伸脊柱胸段，项棘肌伸脊柱颈段。棘肌受脊神经（T2-L1）后支支配。

（3）横突棘肌：由多数斜行的肌束构成，排列于骶骨到枕骨的整个项背部，被骶棘肌所遮盖。其肌纤维起自下位椎骨横突，斜向内上方止于上位椎骨的棘突。由浅而深又分为3层：浅层肌束最长，跨过4～6个椎骨，其纤维方向较直，称半棘肌；中层肌束较短、较斜，越过2～4个椎骨，称多裂肌；深层肌束最短、最斜，位于上、下两个椎骨之间，或越过一个椎骨，称回旋肌。

半棘肌：按其止点和分布位置，分为背半棘肌、项半棘肌和头半棘肌，腰部没有此肌。起自第2颈椎到第12胸椎的横突，肌束斜向上内，按部位分别止于背上部（第1～4胸椎）、项部（第2~7颈椎）和枕部的上、下项线之间的部分。项半棘肌位于头半棘肌的深侧，大部分肌束止于第2颈椎棘突。头半棘肌位于头和项夹肌的深侧，瘦人项部两条纵行的凸隆，即头半棘肌的表面投影。当背半棘肌和项半棘肌两侧收缩时，可伸脊柱胸段和颈段；单侧收缩时，其相应部分的脊柱转向对侧。当头半棘肌单侧收缩时，头伸直并使面部稍微转向对侧。半棘肌受脊神经（T1-T11）后支支配。

多裂肌：位于半棘肌的深侧，形状类似半棘肌，但较短。分布于骶骨到第2颈椎之间，在腰部和颈部比较发达，起自骶骨背面、腰椎横突、胸椎横突和下位4个颈椎关节突，止于全部真椎（寰椎除外）的棘突。多裂肌受脊神经（C3-S5）后支支配。

回旋肌：位于多裂肌的深面，分项回旋肌、背回旋肌及腰回旋肌。肌束似多裂肌，但更短，只连接上、下两个椎体，在胸部比较发达，可越过一个椎体。回旋肌受脊神经（T1-T11）后支支配。横突棘肌两侧同时收缩使脊柱伸直，单侧收缩使脊柱转向对侧。

（4）椎枕肌：包括4对短小、发育良好的肌肉，即两对直肌和两对斜肌。这些肌肉只出现于高等哺乳动物，皆位于头半棘肌的深侧，作用于寰枕及寰枢关节，均由枕下神经（C1-C2）后支支配。将这些小肌肉分述于下：

头后大直肌：呈三角形，起于第2颈椎棘突，肌纤维斜向外上方，止于枕骨下项线的外侧部。一侧收缩使头向同侧旋转，两侧同时收缩使头后仰。

头后小直肌：呈三角形，起于寰椎后结节，肌纤维向上，止于下项线的内侧。其作用是使头后仰。

头上斜肌：呈粗柱状，起自寰椎横突，肌纤维斜向内上方，止于下项线上方外侧部。一侧收缩使头向对侧旋转，使寰枕关节侧屈；两侧收缩使头后仰。

头下斜肌：呈粗柱状，起自第2颈椎棘突，向外上方止于寰椎横突。其作用是使头向同侧旋转，并向同侧屈曲。

（5）横突间肌：起止于相邻横突。此肌在颈部和腰部比较发达，作用是使脊柱侧屈。横突间肌受脊神经后支支配。

（6）棘间肌：位于颈部者最明显，起止于上下相邻棘突的分叉部，项韧带的两侧。有时在背上部和腰部也有发现。其作用为协助伸直脊柱。棘间肌受脊神经后支支配。

（7）肋提肌：呈三角形，位于脊柱的两侧，共有12对。起自第7颈椎和第1~11胸椎横突尖，斜向外下方，止于下位肋骨肋结节外侧的肋骨上缘。其上八对肌肉叫肋短提肌；下四对肌肉的肌束较长，越过一个肋骨，止于下一个肋骨，叫肋长提肌。其作用是协助肋间外肌，增大肋间隙，以助吸气。肋提肌受脊神经（C8-T11）前支支配。

4. 脊柱区的肌肉三角　肌肉三角是由相邻的肌肉及其边缘所围成的三角区。

（1）枕下三角：位于枕下与项区上部的深层，是由枕下肌围成的三角。其内上界为头后大直肌，外上界为头上斜肌，外下界为头下斜肌。三角区浅面有致密结缔组织及夹肌与半棘肌相贴，三角的底为寰枕后膜和寰椎后弓，枕大神经行于其间。三角内有枕下神经和椎动脉经过，颈椎的椎体钩突骨质增生、头部过分旋转或枕下肌痉挛都可压迫椎动脉，使脑部供血不足。

（2）腰上三角：位于背阔肌深面，第12肋下方。其内侧界为竖脊肌外侧缘，外下界为腹内斜肌后缘，上界为第12肋。有时下后锯肌参与构成一边，共同围成一个不等四边形的间隙。三角的底为腹横肌起始部的腱膜，腱膜的前方有肾和腰方肌，腱膜的深面有3条与第12肋平行排列的神经。自上而下为肋下神经、髂腹下神经、髂腹股沟神经。肾手术的腹膜外入路必经此三角。当切开腱膜时，应注意保护上述三神经。腰上三角是腹后壁的薄弱区之一，好发腰疝。

（3）腰下三角：位于腰区下部，腰上三角的外下方，由髂嵴、腹外斜肌，后缘背阔肌前下缘围成，三角底为腹内斜肌，表面仅覆以皮肤和浅筋膜。也是腰疝的好发部位之一。

5. 深部的血管

（1）枕动、静脉：枕动脉是颈外动脉的分支，发出后向后，行于乳突根部内侧，后在斜方肌枕部起点与胸锁乳突肌止点之间穿出，向上分支分布于枕部和头顶部。枕静脉与枕动脉伴行，后与耳后静脉汇合后进入颈外静脉。

（2）椎动脉与椎静脉：椎动脉起自锁骨下动脉第1段的后上部，上行进入第6颈椎横突孔后，继续向上分别穿过第5、4、3、2颈椎的横突孔，后略向外上，再穿过寰椎横突孔，后转向内后，经寰椎侧块后方的椎动脉沟，又转向前内，经枕骨大孔入颅内，穿过蛛网膜在脑桥下缘左、右汇合形成基底动脉。椎动脉按其所处位置和行程可分为4段：自锁骨下动脉发出进入第6颈椎横突孔以前的部分为第1段，穿经上位6个横突孔的这一部分为第2段，位于枕下三角的部分为第3段，进入颅腔内的部分为第4段。由椎动脉发出的进入颅腔前分支有：

肌支：在椎动脉的第2段和第3段发出数小支，分布于半棘肌、头后大直肌、头后小直肌及斜角肌。

脊支：由椎动脉的第2段发出，经椎间孔入椎管分两支：一沿脊神经内行，血液供应相应部位的脊髓及其被膜，且与髓内血管相吻合；另一支在椎体后面相结合，支配椎体及其骨膜，与上下位同名动脉相吻合。

椎静脉由椎内静脉丛和来自颈深部的小静脉汇合而成，在寰椎后弓的上方进入寰椎横突孔，成丛状环绕于椎动脉周围，至第6颈椎横突孔处汇合成单一椎静脉，穿出横突孔后，经锁骨下动脉前方入头臂静脉。

（3）肩胛背动脉：起自锁骨下动脉，向外侧穿过或越过臂丛，经中斜角肌前方至肩胛提肌深面，在菱形肌深面下行，分布于背肌和肩带肌，并参与形成肩胛动脉网。

6. 深部的神经

脊柱区深部的神经主要有31对脊神经后支、副神经、胸背神经和肩胛背神经。

（1）脊神经后支：为混合性，较细，自椎间孔处由脊神经分出后，经相邻椎骨横突之间或骶后孔向后走行，除骶神经外，一般脊神经后支绕上关节突外侧向后行至相邻横突之间再分为内侧支（后内侧支）和外侧支（后外侧支），它们又都分成肌支和皮支。肌支分布于项、背、腰骶部深层肌；皮支分布于枕、项、背、腰、骶、臀部的皮肤。其中第1颈神经后支较粗大，称枕下神经，穿寰椎后弓上方和椎动脉下方，分布于椎枕肌。第2颈神经后支的皮支粗大，称枕大神经，穿斜方肌腱达皮下，分布于枕项部皮肤。第3颈神经后支的内侧支也穿过斜方肌，称为第3枕神经，分布于枕下区皮肤。腰神经后支及其分出的内侧支和外侧支在各自行程中，都分别经过横突、关节突及韧带构成的骨纤维孔，经过腰椎乳突与副突间的骨纤维管或穿胸腰筋膜裂隙。在正常情况下，这些孔、管或裂隙对通行其内的血管、神经有保护作用，但若孔、管周围骨质增生或韧带硬化则对腰神经后支造成压迫，这常是造成腰腿痛的重要原因，可通过压迫缓解术治疗。第1~3腰神经后支的外侧支较粗大，分布于臀上部皮肤，称为臀上皮神经。第1~3骶神经后支的皮支分布于臀中区皮肤，称为臀中皮神经。

骨纤维孔：又称脊神经后支骨纤维孔。位于椎间孔的后外方，开口向后，与椎间孔的方向垂直。其上外侧界为横突间韧带的内侧缘，下界为下位椎骨横突的上缘，内侧界为下位椎骨上关节突的外侧缘。骨纤维孔的体表投影位于同序数腰椎棘突外侧的下述两点的连线上：上位点在第1腰椎平面后正中线外侧约2.3 cm，下位点在第5腰椎平面后正中线外侧约3.2 cm。骨纤维孔内有腰神经后支通过。

骨纤维管：又称腰神经后内侧支骨纤维管。该管位于腰椎乳突与副突间的骨沟处，自外上斜向内下，由四壁构成。前壁为乳突副突间沟，后壁为上关节突副突韧带，上壁为乳突，下壁为副突。管的前、上、下壁为骨质，后壁为韧带，故称为骨纤维管。骨纤维管的体表投影在同序数腰椎棘突下外方的两点连线上：上位点在第1腰椎平面后正中线外侧约2.1 cm，下位点在第5腰椎平面后正中线外侧约2.5 cm。骨纤维管内有腰神经后内侧支通过。

（2）副神经：是运动性脑神经，传统认为由脑根和脊髓根两部分组成。脑根起于延髓的疑核，为特殊内脏运动纤维，自橄榄后沟下部、迷走神经根丝下方出脑后，与副神经的脊髓根同行，一起经颈静脉孔出颅，此后加入迷走神经内，随其分支支配咽喉部肌。目前认为组成副神经颅外段的纤维实则来自脊髓根，副神经的脊髓根也是特殊内脏运动纤维，起自颈脊髓的副神经核，自脊髓前、后根之间出脊髓后，在椎管内上行，经枕骨大孔入颅腔，再与脑根一起经颈静脉孔出颅，此后又与脑根分开，绕颈内静脉行向外下方，经胸锁乳突肌深面分出一支入该肌后，终支在胸锁乳突肌后缘上、中1/3交点处继续向外下后斜行，于斜方肌前缘中、下1/3交点处进入斜方肌深面，分支支配此两肌。

（3）胸背神经（C5-C8）：起自后束，沿肩胛骨外侧缘伴肩胛下血管下行，分布于背阔肌。乳癌根治术清除淋巴结时，注意勿伤此神经。

（4）肩胛背神经（C4-C5）：起自神经根，穿中斜角肌向后越过肩胛提肌，在肩胛骨与脊柱间伴肩胛背动脉下行，分布于菱形肌和肩胛提肌。

第四节　脊神经的解剖及作用

一、脊神经根

每一条脊神经都是由感觉性后根和运动性前根组成，因此，脊神经内含有传入和传出两种纤维，为混合性神经。后根上有一神经节，称为脊神经节。

（一）后根

脊神经的后根或称背侧根，以连续排列成行的根丝附着于脊髓的后外侧沟。人类的后根大于前根，其直径最大比例可达 3∶1 左右，这是由于后根的根丝较多，直径较大所致。后根纤维的数目 5 倍于前根，前根平均含 20 万条纤维，后根则含 100 万条。但第 1 颈神经及尾神经的后根则特别细小，甚至缺如，其脊神经节亦多不存在，所以第 1 对颈神经近似舌下神经。尾神经则属极为细小的神经。

（二）前根

前根或称腹侧根，主要由脊髓前角细胞发出的躯体运动纤维组成，分布于横纹肌。胸部及腰上部的脊神经前根内，有来自脊髓灰质侧柱内的交感性内脏运动纤维。第 2~4 骶神经前根内，有来自脊髓灰质中间带细胞的副交感性内脏运动纤维。交感神经的纤维广泛分布于身体各部。骶部副交感神经纤维分布于盆内脏器、结肠左曲以下的肠管及生殖器。前根内的纤维，主要为粗大的及细小的有髓纤维，并有少量中等大的有髓纤维及较少的无髓纤维。一般在胸神经内有大量细小的有髓纤维，几乎占该部前根纤维的 70%~85%；在第 1 胸神经、第 1 腰神经、第 4 骶神经的前根，细纤维占 50%；其余部分的前根内，粗大的神经纤维占多数。这种粗大有髓纤维为躯体运动纤维。细小的有髓纤维可能有两种不同功能：一种为自主神经的节前纤维，另一种为维持横纹肌张力的运动纤维。而前者仅存在于胸部、腰上部及骶部（第 2~4 骶神经）的前根内。后者为脊髓前灰柱内小卵圆形细胞发出的纤维，经前根及脊神经，分布于横纹肌肌梭的梭内肌纤维。这种纤维有维持肌张力的作用，与粗纤维所产生的横纹肌肌纤维的收缩运动有所不同。

（三）脊神经节

是位于脊神经后根上的神经节，呈纺锤膨大，长 4~6 mm，它的大小常与其所在脊神经后根的粗细成正比。脊神经节一般位于椎间孔内，在后根硬脊膜鞘之外。但骶及尾神经的脊神经节则位于椎管内，骶神经的脊神经节包于硬脊膜鞘向外侧的延长部中，尾神经的脊神经节包于硬脊膜鞘内。第1颈神经节（有此节存在时）与第2颈神经节则各位于第1、第2颈椎的椎弓上侧。

脊神经节的表层包以结缔组织囊，自囊内面发结缔组织小梁进入节内，形成网状结构。由结缔组织小梁引进血管，使该神经得到丰富的血液供应。节内包含许多感觉神经细胞和神经纤维。其中假单极性神经节细胞为数最多，为主要的细胞类型。细胞呈不规则的卵圆形或球形，大小很不一致，可以分为三种：小细胞，直径 15～35 μm；中细胞，直径 35～50 μm；大细胞，直径 120 μm 左右。大细胞发出粗大的有髓纤维，小细胞发出有髓及无髓的细纤维。其中除假单极性细胞外，尚有中等大小的及小型的多极细胞，有 3～8 个突起。双极性细胞则为数甚少。节内假单极性神经节细胞，在胚胎早期原为双极性细胞，在发育过程中演变为假单极性细胞。这种细胞有一个神经突，在离胞体不远处分为两支，形如"T"或"Y"状。其中一支较细，入脊髓内，为中枢突；另一支粗大，为周围突，向周围分布至感受器。神经突根部，近细胞体处呈迂回的盘曲，此盘曲称为小球。神经节内包含有髓纤维及无髓纤维。自假单极性神经节细胞发出的中枢突组成脊神经后根，穿硬脊膜后，由单干分裂成一列根丝。这些根丝垂直排列呈扇状散开，列于脊髓后外侧沟内。每条脊神经后根的根丝先组成内侧及外侧两股，然后入髓鞘。在脊髓内分为长的升支及短的降支，分别上升或下降。它们各终于不同水平灰质内的细胞，与之构成突触；升支有的升达脑干内的神经核（如薄束核、楔束核），然后交换神经元。

二、脊神经的成分

典型的脊神经主要包括 4 种纤维成分：

（一）躯体传入纤维

又称躯体感觉纤维，来自脊神经节中的假单极神经元，其中枢突构成脊神经后根进入脊髓，周围突入脊神经分布于皮肤、皮下组织、骨骼肌、韧带、筋膜和关节等。将皮肤浅感觉（痛、温触觉）和肌、脏、关节的深感觉（运动觉、位置觉等）冲动传入中枢。

（二）躯体传出纤维

又称躯体运动纤维，发自脊髓前角运动细胞，分布于骨骼肌，支配其运动。

（三）内脏传入纤维

也来自脊神经节的假单极神经元，其中枢突构成后根进入脊髓，其周围突分布于内脏、心血管和腺体，将这些结构的感觉冲动传入中枢。

（四）内脏运动纤维

发自胸腰段脊髓侧角（交感中枢）或骶副交感核（副交感中枢），分布于内脏、心血管和腺体，支配心肌、平滑肌的运动，控制腺体的分泌。

三、脊神经的前支

除了第1、2颈神经的前支较小外，一般前支都较后支粗大，分布于躯干前外侧及四肢的肌肉和皮肤。人类胸神经前支保持原有的节段性走行和分布，其余各部脊神经前支分别交织成丛，包括颈丛、臂丛、腰丛、骶丛和尾丛。通过形成神经丛将多对神经根纤维引向不同的周围神经内，所以在一根神经内含有相邻几个节段神经根的纤维。一个神经根的纤维又重新在周围组合，并支配某一皮肤节段区（皮节或皮节区），皮节对应于神经根节段。

（一）颈丛

颈丛由C1-C4神经的前支组成，位于肩胛提肌与中斜角肌前面，被胸锁乳突肌覆盖。可分为浅、深2组。

1. 浅支组　为皮支。

（1）枕小神经（C2-C3）：支配枕部外侧区域、耳廓后上部及乳突部皮肤。

（2）耳大神经（C2-C3）：支配耳廓后面（除外耳廓后上部）、乳突及腮腺区皮肤。

（3）颈横神经（C2-C3）：支配颈前部皮肤，其范围上达下颌骨，下到胸骨。

（4）锁骨上神经（C3-C4）：支配锁骨区、肩部及上胸部皮肤。

2. 深支组　为肌支及其他神经的交通支，分为向后外侧行的外侧组和向前内侧行的内侧组。

（1）内侧组：分交通支与肌支2种。

交通支：包括起自第1、2颈神经到舌下神经、迷走神经的交通支，和起自第1~4颈神经与颈上神经的灰交通支。

肌支：颈神经降支（C2-C3），与舌下神经降支形成袢，自此袢上发支分布于舌骨下肌群（甲状舌骨肌除外）。颈深肌支：C1支配头外侧直肌。C1-C2支配头前直肌。C1-C4支配头长肌。C2-C4支配颈长肌。膈神经（C3-C5）：包括运动纤维、感觉纤维及交通支。

运动纤维：支配膈肌。

感觉纤维：支配心包、膈肌、膈胸膜和肋胸膜的一部分。

由膈神经发出的至舌下神经的交通支：支配颏舌骨肌、肩胛舌骨肌、胸骨舌骨肌、胸骨甲状肌及甲状舌骨肌。

由膈神经发出的至迷走神经的交通支（C1）：支配颅后窝硬脑膜感觉。

（2）外侧组：分交通支与肌支2种。

交通支：起于C2的分支，在行至胸锁乳突肌时与副神经结合；起于C3-C4的分支，在斜方肌深侧与副神经结合，形成斜方肌下丛。

肌支：C2支配胸锁乳突肌，C3-C5支配肩胛提肌，C3-C4支配斜方肌，C3-C4支配中、后斜角肌。

（二）臂丛

臂丛由C5-C8前支及T_1前支的大部分所组成，可分为锁骨上分支和锁骨下分支。臂丛自斜角肌间隙穿出时，锁骨下动脉位于臂丛的前侧；至颈外侧三角的颈根部，其表面被颈阔肌、锁骨上神经及颈深筋膜覆盖；此外，还有颈外静脉的下部、锁骨下神经、颈横静脉、肩胛上静脉、肩胛舌骨肌下腹及颈横动脉，均从臂丛的浅面越过。当臂丛经腋窝入口进入腋窝，在锁骨及锁骨下肌的后侧时，有肩胛上动脉横过臂丛的前面。入腋窝后，三束包围腋动脉，在胸小肌下缘，三束分出终末支进入上肢。臂丛的分支可分为锁骨上及锁骨下分支。

1. 锁骨上分支　分为交通支和肌支。

（1）交通支：① C5-C6前支均接受自颈中神经节来的灰交通支，C7-C8前支接受自颈下神经节来的灰交通支。② 与膈神经的交通支，此交通支可完全缺如，又称副膈神经（膈神经的副根纤维）。

（2）肌支：在锁骨以上起始的，可分为前、后两组。

前组。① 锁骨下神经（C4-C6）：支配锁骨下肌，此神经经常发支与膈神经相连，成为副膈神经。② C5-C8：支配前斜角肌及颈长肌。

后组。① C5-C8：支配中斜角肌及后斜角肌。② 肩胛背神经（C4-C5）：支配菱形肌及肩胛提肌。肩胛上神经（C4-C6）：支配冈上肌、冈下肌、肩关节、肩锁关节。③ 胸长神经（C5-C7）：支配前锯肌。

2. 锁骨下分支　分为外侧束、内侧束和后束。

（1）外侧束。① 胸前神经外侧支（C5-C7）：主要支配胸大肌（C5-T1），部分分支支配胸小肌。② 肌皮神经（C5-C7）：皮支支配前臂外侧面皮肤，肌支支配肱二头肌及肱肌。③ 正中神经（C6-T1）：分为外侧根和内侧根，其中外侧根属于外侧束。正中神经皮支支配手掌面桡侧三个半手指皮肤；肌支支配前臂旋前圆肌，掌长肌，屈指浅肌及桡侧腕屈肌，拇内收肌以外的拇指肌及桡骨侧第2、3蚓状肌，拇长屈肌，指屈深肌的桡骨头，旋前方肌。

（2）内侧束。① 胸前神经内侧支（C8、T1）：主要支配胸小肌（C7-T1），部分分支支配胸大肌。② 正中神经内侧支：分布于手掌中部的皮肤。③ 臂内侧皮神经（C8、T1）：支配臂内侧面下1/3皮肤。④ 前臂内侧皮神经（C8、T1）：支配前臂内侧面皮肤。⑤ 尺神经（C7-T1）：皮支支配手掌面尺侧一个半手指和手背面尺侧两个半指的皮肤，肌支支配尺侧腕屈肌、指屈深肌之尺骨头、尺侧2个蚓状肌、各骨间肌及内收拇肌。

（3）后束。① 腋神经（C5-C6）：皮支支配上臂外侧面皮肤，肌支支配三角肌及小圆肌。② 桡神经（C5-T1）：皮支支配臂和前臂背面、手背桡侧两个半手指皮肤，肌支支配肱三头肌之长头、肘肌、肱桡肌、前臂背侧各伸肌及桡侧各伸肌。③ 肩胛下神经（C5-C6）：支配肩胛下肌、大圆肌。④ 胸背神经（C6-C8）：支配背阔肌。

（三）胸神经前支

共有12对。上11对行于肋间，称肋间神经；第12对经第12肋的下侧，称为肋下神经。除T1参与形成臂丛，部分T12参与形成腰丛外，其余的均不成丛，各自独立经行。

1. 肋间神经 皮支支配胸前和胸部外侧皮肤，第2肋间神经外侧支其皮神经支配上臂内侧面皮肤；肌支支配肋间肌。下6对肋间神经还支配腹肌。

2. 肋下神经 为T12胸神经前支。

（四）腰丛

腰丛由L1~4的前支组成，大部分组成腰神经丛（第12胸神经有分支加入腰丛者占50%）。第4腰神经的小部分与第5腰神经合成腰骶干，参与组成腰骶神经丛。

1. 髂腹下神经（T12、L1） 皮支支配大腿上外侧及耻骨联合附近的皮肤，肌支支配腹肌。

2. 髂腹股沟神经（T12、L1） 皮支支配阴囊、阴茎根的皮肤（女性支配阴阜和大阴唇皮肤）及大腿上内侧皮肤，肌支支配腹肌。

3. 生殖股神经（L1-L2） 皮支支配大腿前侧、腹股沟韧带下方和阴唇皮肤，肌支支配提睾肌。

4. 股外侧皮神经（L2-L3） 支配大腿外侧面皮肤。

5. 股神经（L2-L4） 皮支支配大腿前面皮肤及小腿内侧和足内侧缘皮肤（名隐神经），肌支支配股四头肌。

6. 闭孔神经（L2-L4） 皮支支配大腿内侧面下2/3皮肤和髋关节，肌支支配大腿内收肌群和闭孔外肌。

（五）骶丛

骶丛是由腰骶干（L4-L5）、S1-S3骶神经的前支及S4骶神经前支的一部分组成，分为内脏支、皮支、肌支和混合支。

1. 内脏支 盆内脏神经（S2-S4）：分布于盆腔内脏，为副交感神经。

2. 皮支

（1）股后皮神经（S1-S3）：支配股后部、腘窝、小腿后面上部及会阴部皮肤。

（2）臀下内皮神经（S2-S3）：支配臀大肌下部及内侧部的皮肤。

3. 肌支

（1）S1-S2：支配梨状肌。

（2）臀上神经（L4-S1）：支配臀中肌、臀小肌、阔筋膜张肌。

（3）臀下神经（L5-S2）：支配臀大肌。

（4）L4-S1：支配股方肌。

（5）L5-S2：支配闭孔内肌。

4. 混合支：包括坐骨神经和阴部神经。

（1）坐骨神经（L4-L5、S1-S3）

① 胫神经：起于第4、5腰神经及第1~3骶神经的前股。皮支支配小腿后面及足外侧缘、足跟内外侧及足底的皮肤，肌支支配腓肠肌、跖肌、比目鱼肌、腘肌、胫骨后肌、蹬长屈肌、趾长屈肌及足底部肌肉。

② 腓总神经：起于第4、5腰神经及第1、2骶神经的后股。皮支支配小腿前侧、外侧和足背皮肤，肌支支配胫骨前肌、蹬长伸肌、趾长伸肌、腓骨长肌、腓骨短肌及足背肌肉。

（2）阴部神经（S2-S4）：皮支支配会阴及外生殖器皮层，肌支支配会阴肌。

（六）尾丛

主要由第5骶神经及尾神经的前支组成。尾丛分出肛尾神经，穿骶结节韧带，分布于尾骨附近的皮肤。

四、脊神经的后支

后支为混合性，较细，经相邻椎骨横突之间或骶后孔向后走行。除骶神经外，一般脊神经后支绕上关节突外侧向后行至相邻横突之间再分为内侧支和外侧支，它们又都分成肌支和皮支：肌支分布于项、背、腰骶部深层肌，皮支分布于枕、项、背、腰、骶、臀部的皮肤。

（一）颈神经后支

除C1外，其他颈神经的后支均分为内侧支和外侧支。所有颈神经的后支均支配肌肉，只有第2~4或第5颈神经后支支配皮肤。

1. 第1颈神经后支 称枕下神经，较前支大，于寰椎后弓的椎动脉沟内，椎动脉的下侧，自干分出。向后行，进入枕下三角，于此分支分布于枕下三角周围诸肌（头上斜肌、头后大直肌、头下斜肌）；并发一支横越头后大直肌的后侧，至头后小直肌；还有分支至覆盖着枕下三角的头半棘肌。此外，有分支穿过头下斜肌，或经该肌表面，与第2颈神后支的内侧支（枕大神经）相连结。枕下神经一般属于运动神经，但有时亦发皮支支配项上部的皮肤，或与枕动脉伴行，分布于颅后下部的皮肤。

2. **第2颈神经后支**　此支为所有颈神经后支中最大者，也比该神经的前支粗大。于寰椎后弓与枢椎椎弓板之间、头下斜肌的下侧穿出，发一细支至头下斜肌，并与第1颈神经后支交通。然后分为较小的外侧支及较大的内侧支。外侧支支配头长肌、夹肌、头半棘肌，并与第3颈神经相应的分支连结；内侧支为枕大神经，斜向上升，经头下斜肌和头半棘肌之间，在头半棘肌附着于枕骨处穿过该肌，更穿过斜方肌腱及颈部的颈固有筋膜，在上项线下侧分为几支感觉性终末支，与枕动脉伴行，分布于上项线以上，可达颅顶的皮肤。自枕大神经亦分出一或两支运动性小支，至头半棘肌。有时发一支至耳廓后面上部的皮肤。当枕大神经绕过头下斜肌时，发支与第1及第3颈神经后支的内侧支连结。因此，在头半棘肌下侧形成颈后神经丛。

3. **第3颈神经后支**　比该神经的前支小，比第2颈神经的后支小，但大于第4颈神经后支。绕第3颈椎的关节突向后行，经横突间后肌的内侧，然后分为内侧支及外侧支。外侧支为肌支，并与第2颈神经外侧支相连结；内侧支经过头半棘肌与项半棘肌之间，再穿夹肌及斜方肌，终末支分布于皮肤。当其在斜方肌深侧时，发一支穿过斜方肌，终于颅后下部近正中线处，枕外隆突附近的皮肤，此支称为第3枕神经。此神经位于枕大神经内侧，与枕大神经之间有交通支相连。

4. **其余5对（第4~8）颈神经后支**　绕过各相应的椎间关节后，分为内侧支及外侧支。外侧支均为肌支，支配项髂肋肌、项最长肌、头最长肌及头夹肌。第4、第5颈神经的内侧支经项半棘肌与头半棘肌之间，达椎骨的棘突，穿夹肌及斜方肌，终于皮肤（有时第5颈神经的内侧支的末梢支未达皮肤）。第6~8颈神经的内侧支细小，分布于项半棘肌、头半棘肌、多裂肌及棘间肌。

（二）胸神经后支

胸神经后支分出后，经上下两横突之间、肋横突前韧带及横突间肌之间。上六对胸神经的内侧支经胸半棘肌及多裂肌之间，分布到胸半棘肌、多裂肌、回旋肌、胸棘肌、横突间肌及棘间肌。其终末支为皮支，穿过菱形肌、斜方肌及背深筋膜后，转向外侧，行于背部的浅筋膜内。其分布皮肤的区域，外侧达肩胛线。第2胸神经后支的内侧支最长，向外侧行可远达肩峰。下六对胸神经的内侧支向背侧行经于胸最长肌及多裂肌之间，分布于多裂肌及最长肌。偶尔发出皮支，穿背阔肌、斜方肌及背深筋膜，分布于背部正中线附近的皮肤。上六对胸神经的外侧支由上向下逐渐增大，经胸髂肋肌及胸最长肌之间，支配该肌。下五对或六对胸神经后支的外侧支较大，亦经过髂肋肌与背最长肌之间，支配此二肌后，发出皮支，穿过下后锯肌及背阔肌，分布于肋骨角附近的皮下。第12胸神经后支的外侧支下降越髂嵴，至臀外侧部，分布于该处的皮肤。

（三）腰神经后支

在横突间内侧肌的内侧向后行，即分为内侧支及外侧支。各腰神经后支的内侧支都分布于多裂肌，下三对腰神经还发细支至骶部的皮肤。

上三对腰神经后支的外侧支斜向外方行，发支支配附近诸肌（竖躯干肌）；其皮支穿背阔肌的腱膜，在骶棘肌的外侧缘跨过髂嵴的后部，达臀部皮下，称为臀上皮神经。第1腰神经的外侧支较小，分布于臀中肌表面的上部。第2腰神经的外侧支为三支中最大者，分布于臀中肌表面的下部及臀大肌的浅层，长者可达大转子附近。以上三支的外侧支，尚可与上两对骶神经后支的皮支相结合。第4腰神经的外侧支细小，终于骶棘肌下部。第5腰神经的外侧支，分布于骶棘肌，并与第1骶神经交通。

（四）骶神经后支

由上而下逐渐细小。上四对骶神经的后支，经骶后孔穿出；而第5骶神经后支，在骶尾后韧带之间自骶管裂孔穿出。上三对骶神经的后支穿出之处被多裂肌覆盖，也分为内侧支及外侧支。第4、第5骶神经的后支则无分支。

外侧支：上三对骶神经后支的外侧支相互间及与最末腰神经后支的外侧支之间，在骶骨背面结合成袢。自此袢发支，至骶结节韧带后面，又形成第2列神经袢。自此第2列袢分出2~3支皮支，穿臀大肌及深筋膜，达浅筋膜内，分布于自髂后上棘至尾骨尖端的臀部内侧皮肤。这些皮支统称为臀中皮神经。其浅层的分支可与腰神经后支交通。

内侧支：细小，终于多裂肌。

最后两骶神经的后支，在多裂肌的深层没有分叉。其相互间及与第3骶神经后支、尾神经相互结合形成袢；自此袢发分支，分布于被盖在尾骨部的皮肤。

（五）尾神经后支

在骶管内与前支分开后，经骶管裂孔，并穿过骶骨管下部的韧带外分出。该神经的后支亦不分叉，与最末骶神经后支形成袢，然后自袢发出皮支，分布于尾骨部的皮肤。

五、脊神经病变的定位诊断

脊神经在皮肤的分布有明显的节段性，尤其是颈神经和胸神经的分布。如T2分布于胸骨角平面，T4分布于乳头平面，T6分布于剑突平面，T8分布于肋弓下缘，T10分布于脐平面，T12分布于脐与耻骨联合上缘连线中点或髂前上棘平面，L1分布于腹股沟平面。四肢的皮神经分布也有一定规律。在分布到四肢的神经顺序中，最上、最下者分布于肢体近侧部近躯干处，而中间的神经则分布于肢体的远侧部。如上肢的臂丛中C5和T1分布于上肢较近侧，C6-C8神经分布于上肢远侧及手部。这种分布规律对临床判断损伤的节段定位具有重要的应用价值。周围神经损伤的临床表现是受损神经支配范围内的感觉、运动、反射和自主神经功能异常。其部位及范围因受损神经的分布而异，但有其共同的特性。脊神经受损时，可产生感觉、运动、反射及自主神经（血管、分泌及营养）等方面的障碍。

（一）脊神经病变导致的运动障碍

前根损伤表现为支配节段下运动神经元性瘫痪，不伴有感觉障碍；神经丛和神经干损伤表现为支配区内的运动、感觉、自主神经功能障碍；神经束梢损伤表现为四肢远端对称性下运动神经元性瘫痪。如与呼吸肌有关的脊神经根受累，会出现呼吸肌麻痹引起呼吸困难。运动障碍也可出现刺激性和麻痹性两类症状。

1. 刺激性症状 可表现为肌束震颤、肌痉挛和肌肉痛性痉挛等。

（1）肌束震颤：为肌肉静息时观察到的肌肉颤动，可见于正常人，伴有肌肉萎缩时则为异常。在各种运动神经元损伤性疾病中均可见，尤其多见于运动神经元病。

（2）肌痉挛：为一个或多个运动单位短暂的自发性痉挛性收缩，较肌束震颤缓慢，持续时间长，邻近的运动单位常呈交替性、间断性收缩，如面神经损伤引起的偏侧面肌痉挛。

（3）肌肉痛性痉挛：为一块肌肉或一个肌群短暂的伴有疼痛的收缩，是一种生理现象，病理状态下出现频率增加，常见于活动较多的肌肉如腓肠肌，肌肉用力收缩时可诱发，按摩可减轻。

2. 麻痹性症状 为下运动神经元性瘫痪，可出现肌力减弱或丧失、肌萎缩。

（1）肌力减弱或丧失：四肢对称性肌无力可见于多发性神经病及吉兰-巴雷综合征。前者的肌无力出现在肢体远端，下肢重于上肢；后者的肌无力可出现在肢体和躯干，可伴有呼吸肌麻痹。

（2）肌萎缩：轴突变性或神经断伤时，肌肉失去神经营养作用而发生萎缩。临床上，数周内出现肌肉萎缩并进行性加重，如能在12个月内建立神经再支配，则有完全恢复的可能。多数情况下，肌萎缩与肌无力平行出现；发生脱髓鞘性神经病时，虽有肌无力，但一般无轴突变性（轴索型除外），肌肉萎缩不明显。

（二）脊神经病变导致的感觉障碍

脊神经病变可出现分布区内的感觉障碍，只有当多个相邻神经根损伤时，才会出现能被诊断出具有节段性特征的感觉缺失。由于皮节与脊髓神经根相对应，对确定脊髓和神经根病变的平面有很大的诊断价值。触觉皮节区的重叠较痛温觉皮节区的重叠多，所以当1个或2个神经根受损时，难以查出触觉敏感性异常，却较容易查出痛温觉障碍。因此，当怀疑神经受损时，如果检出痛觉减退或缺失应特别注意。周围神经走行的纤维来自多个神经根节段，如果一条周围神经损伤，这些神经根节段就不再与那些来自相同节段但走行在另外的周围神经内的纤维汇合在同一皮节区。感觉缺失所表现的模式与神经根损伤完全不一样，相邻周围神经支配区的重叠比神经根支配区的重叠小，所以其感觉障碍易于判断。脊神经后根损伤表现为节段分布的感觉障碍，常有剧烈根性疼痛；神经丛和神经干损伤表现为分布区的感觉障碍，常伴有疼痛、下运动神经元性瘫痪和自主神经功能障碍；神经末梢损伤表现为四肢远端对称分布的手套袜套样感觉障碍，常伴有运动和自主神经功能障碍。感觉障碍可出现刺激性和麻痹性两类症状。

1. **刺激性症状**　在其神经所支配的区域内，表现疼痛、感觉异常、幻肢痛、对冷及热觉得反应异常等，以疼痛最多见。但不同神经损伤时，疼痛程度存在差别。有些神经干（如桡神经、前臂及大腿的皮神经）损伤时无明显疼痛，表现为感觉异常；而有些神经（如正中神经、胫神经）损伤时疼痛明显，甚至表现为灼性神经痛。一般来说，神经干不全损伤时，往往表现出剧烈疼痛，而神经干完全损伤时，产生疼痛相对轻微。

2. **麻痹性症状**　表现为痛觉、温度觉、触觉、压力觉及本体感觉的减退或消失，且浅感觉障碍比深感觉障碍更明显。特别是当较小的周围神经或大的周围神经分支损伤时，深感觉障碍可不明显，而浅感觉异常。

（三）脊神经病变导致的反射变化

脊神经损伤时，它所支配的反射消失或减弱。当周围神经病变时，反射弧传出纤维被破坏，导致相关深浅反射减弱或消失。如肌皮神经损伤时，肱二头肌反射消失；桡神经损伤时，肱三头肌反射消失等。早期属于刺激性病变时，偶见深反射亢进。腱反射消失为神经病的早期表现，尤以踝反射丧失为最常见，主要损伤小纤维的神经病可至后期才出现腱反射消失。

（四）脊神经病变导致的自主神经障碍

可出现多汗或无汗、黏膜苍白或发绀、皮温降低、皮肤水肿、皮下组织萎缩、角化过度、色素沉着，皮肤溃疡、毛发脱落、指甲光泽消失、甲质变脆、指甲突起增厚及关节肿大。其他可有性功能障碍、膀胱直肠功能障碍、直立性低血压及泪腺分泌减少等。自主神经症状在病程较长或慢性的多发性周围神经病中较为常见，如遗传性神经病或糖尿病性神经病。

（五）脊神经病变导致的其他症状

1. **动作性震颤**　可见于某些多发性神经病。
2. **周围神经肿大**　见于麻风、神经纤维瘤、施万细胞瘤、遗传性及慢性脱髓鞘性神经病。

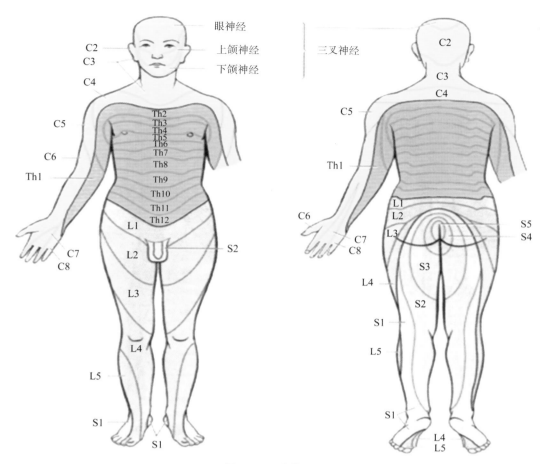

图 2-10　皮节分布

3. **畸形**　慢性周围性神经病若发生在生长发育停止前可致手足和脊柱畸形，出现马蹄足、爪形手和脊柱侧弯等。

4. **营养障碍**　由于废用、血供障碍和感觉丧失，皮肤、指（趾）甲、皮下组织可发生营养性改变，以远端为明显，加之肢体远端痛觉丧失而易灼伤，可造成手指或足趾无痛性缺失或溃疡。

了解脊神经节段的主要支配范围，可以帮助临床医生定位受损神经根，从而避免因为神经支配范围重叠的因素而影响判断。

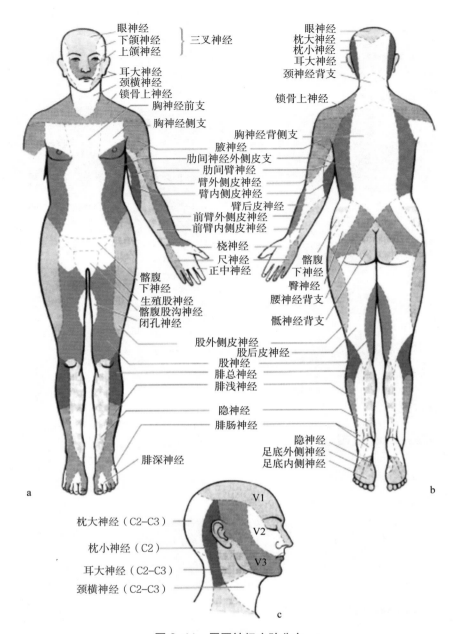

眼神经
下颌神经 } 三叉神经
上颌神经

眼神经
枕大神经
枕小神经
耳大神经
颈神经背支

耳大神经
颈横神经
锁骨上神经
胸神经前支
胸神经侧支

锁骨上神经

胸神经背侧支
腋神经
肋间神经外侧皮支
肋间臂神经
臂外侧皮神经
臂内侧皮神经
臂后皮神经
前臂外侧皮神经
前臂内侧皮神经

桡神经
尺神经
正中神经

髂腹
下神经
生殖股神经
髂腹股沟神经
闭孔神经

髂腹
下神经
臀神经
腰神经背支

骶神经背支

股外侧皮神经
股后皮神经
股神经
腓总神经
腓浅神经

隐神经
腓肠神经

腓深神经

隐神经
足底外侧神经
足底内侧神经

a

b

枕大神经（C2-C3）
枕小神经（C2）
耳大神经（C2-C3）
颈横神经（C2-C3）

V1
V2
V3

c

图 2-11　周围神经皮肤分布

— 48 —

表 2-2 脊髓神经节段主要支配区

脊髓神经节段	皮肤感觉	主要随意肌（受损后表现）	主要深、浅反射
C2–C4	枕部、颈部及耳后、肩胛部	颈部肌、膈肌（肩颈痛，偶有膈肌轻瘫）	无
C5	上臂外侧部（从肩部顶端至肘部）	三角肌（肩外展受限）	肱二头肌反射（C5–C6）
C6	前臂外侧及拇指、食指	桡侧伸腕肌（伸腕偏向尺侧）	肱桡肌反射（C6）、肱二头肌反射（C5–C6）
C7	中指（C6–C8）	肱三头肌（伸肘肌力减弱），桡侧屈腕肌（屈腕力量减弱），伸指肌（伸指受限）	肱三头肌反射（C6–C7）
C8	环指、小指、前臂内侧的远侧一半（小指尺侧最可靠）	屈指肌（五指屈曲无力）	屈指反射（C7–T11）
T1	前臂内侧	骨间肌（手指外展内收受限）	无
T2	上臂内侧	肋间肌	无
T3–T4	T3–T4 肋间	肋间肌	无
T5	乳腺部	肋间肌	无
T6–T7	乳头下区	肋间肌	无
T8	肋弓下缘	腹部肌	腹壁反射
T9	上腹部	腹部肌	腹壁反射
T10	脐平面	腹部肌	腹部反射
T11	下腹部	腹部肌	腹部反射
T12–L1	腹股沟部	腹部肌	腹部反射
L2	股前部	髂腰肌（髋部屈曲与外旋受限）	提睾反射（L1–L2）
L3	膝部	股四头肌（伸小腿力量减弱）	股内收肌反射、膝反射（L3–L4）
L4	小腿前面和踇趾	股内收肌（内收大腿力量减弱）	股内收肌反射、膝反射（L3–L4）
L5	足背部	踇长、短伸肌（踇趾伸展受限）	跟腱反射、跖反射（L5–S1、S2）
S1	足底部	腓肠肌（屈膝力量减弱，跖屈力量减弱）	跟腱反射、跖反射（L5–S1、S2）

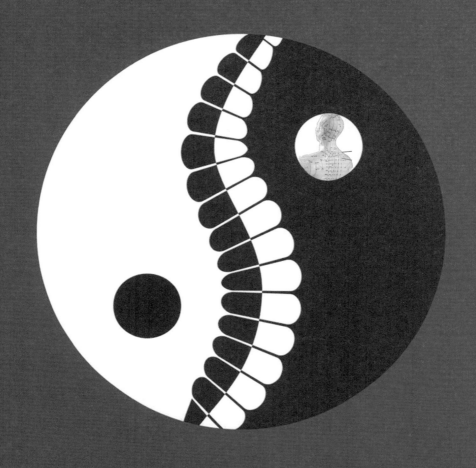

第3章

脊柱影像学

中医整脊手法治疗前，脊柱影像检查是必不可少的环节。

第一节　脊柱影像解剖

一、脊柱结构、功能及发育

（一）脊柱的组织形态结构和生理

脊柱（vertebral column）是由椎骨及其连结而构成的有机整体结构。椎骨包括颈椎7个、胸椎12个、腰椎5个、骶椎5个和尾椎4个。颈、胸、腰椎各椎骨间都可相对活动，而骶椎与尾椎则分别连合成骶骨和尾骨。第1颈椎椎体呈环状称寰椎，第2颈椎有齿状突，又称枢椎，除第1、第2颈椎外，每个椎骨由椎体及椎弓两部分组成，两者围成椎孔，各个椎孔连接构成椎管，其内容纳脊髓。椎弓由一对椎弓根和一对椎板组成，椎弓根的上下缘各有一切迹与相邻的椎弓根上下缘切迹构成椎间孔，为神经根通过的部位。椎弓发出7个突起，分别为一个棘突、2个横突和2对上下关节突。

骨髓（marrow）封闭在髓腔内，其主要成分包括脂肪组织、造血细胞、血管、神经、骨性成分和结缔组织。脂肪细胞是构成骨髓的主要成分，约占成人骨髓重量的75%，造血细胞广泛充填在血窦（亦称静脉窦）之间，是骨髓造血组织的重要支架，它们彼此连接成网，最后汇入中央静脉，经营养孔穿出髓腔；骨髓的骨性成分是骨松质，它起着支撑骨骼和贮积矿物质的作用。骨髓依其功能及化学成分不同可分为红骨髓和黄骨髓：红骨髓含水40%、脂肪40%、蛋白质20%，其脂肪比例随年龄的增加而升高，具有造血功能；黄骨髓含水15%、脂肪80%、蛋白质5%，可为血细胞的生成提供营养和能量。红、黄骨髓的分布由婴儿至成人有生理性转换（physiological conversion），这种生理性转换在男性和女性中也不一样，但有共通的规则。胎儿期骨髓全为红骨髓，出生后不久逐渐从外周骨向中轴骨以基本对称的形式向黄骨髓转换，约25岁时转换为成人型骨髓（图3-1）。一般而言，骨髓生理性转换的快慢与刺激密切相关，经常受到刺激的骨髓其转换也较慢。

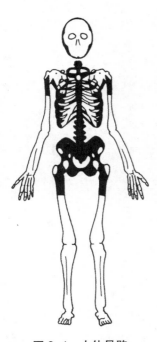

图 3-1　人体骨骼

脊柱的连结包括椎骨间连结、颅椎连结、肋椎连结及椎骨和骨盆环的连结。相邻两个椎骨的椎体部分靠椎间盘及其前纵韧带、后纵韧带连接加强，脊柱全长的 3/4 为椎体，1/4 由椎间盘所构成。椎间盘由纤维环、髓核及其上下的软骨板构成（图 3-2）。纤维环由纤维软骨和多层胶原纤维组成；髓核为黏液胶冻样物质构成，水分含量为 80%～90%，水分随着年龄的增加而逐渐减少，并为纤维样物质所取代。前、后纵韧带在椎间隙处与椎间盘和椎体边缘连接紧密，但在静脉丛部位与椎体表面的连接较松，特别是后纵韧带。后纵韧带位于椎体后椎管前的硬膜外间隙中，颈段较厚，而胸腰段较薄。椎骨的椎弓部分由寰枢关节、关节突关节、连接椎板的黄韧带、棘突之间的棘间韧带、棘突尖部的棘上韧带（颈部为项韧带）、横突之间的横突间韧带以及

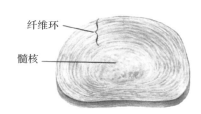

纤维环

髓核

图 3-2　椎间盘

寰椎横韧带连接。黄韧带的组成与其他韧带有所不同，它由弹力纤维构成，颈部薄，向下逐渐增厚。颅椎连结由寰椎上关节面与枕骨髁构成的寰枕关节及其周围的翼状韧带和结缔组织膜组成，胸椎椎体和横突分别与肋骨形成肋椎关节和肋横突关节（第11、第12肋除外），骶骨和骨盆环形成骶髂关节，使脊柱形成一个有机的整体。

椎管（vertebral canal）由椎孔连结而成，上接枕骨大孔和颅腔相通，下延续为骶管而止于骶管裂孔。椎管的前壁由椎体后部、椎间盘后缘和后纵韧带构成，后壁是椎板和黄韧带，两侧壁为椎弓根和椎间孔。每个椎孔可分为中央区、侧区和后区，侧隐窝（又称神经管）位于侧区，是椎管内神经根通向椎间孔的部位，其前界是椎体后缘，外界为椎弓根内缘，后界是上关节突前内缘和黄韧带，侧隐窝向下外续于椎间孔。椎管内容脊髓、马尾、脊神经根、脊髓的三层被膜、膜间隙及其内的脑脊液等。

脊髓（spinal cord）为扁圆柱形，上与延髓相续，下端终于脊髓圆锥（第1腰椎下缘至第2腰椎上缘），并以终丝固定于尾骨背面，在第4颈椎至第1胸椎节段形成颈膨大，在第10胸椎至第1腰椎节段形成腰膨大。与脊神经相连的脊髓段成为脊髓节段，左右成对：颈段8对、胸段12对、腰段5对及骶尾段。脊髓节段与相应椎骨水平关系如下：上颈髓（C1-C4）与同序数椎骨对应，下颈髓（C5-C8）和上胸髓（T1-T4）较同序数椎骨高1个椎体，中胸髓（T5-T8）较同序数椎骨高2个椎体，下胸髓（T9-T12）较同序数椎骨高3个椎体，腰髓（L1-L5）平对第10、第11胸椎椎体，骶尾髓平对第12胸椎椎体和第1腰椎椎体。脊神经在椎管内部分称神经根（前根和后根），由被膜形成神经根鞘，出椎间孔后到分支前称为脊神经。脊神经根与椎间孔的对应关系如下：C1神经通过寰椎与枕骨之间出椎管，C2-C7神经在同序数颈椎上方的椎间孔出椎管，C8神经从第7颈椎椎体下方的椎间孔穿出，T1-L5神经通过同序数椎体下方的椎间孔穿出，S1-S4神经由同序数的骶前后孔穿出，S5和尾神经经由同序数的骶管裂孔穿出。

（二）脊柱的功能

脊柱具有支持人体、传导负荷、运动、维持稳定与保护脊髓的功能。脊柱的生理曲度在婴儿时只有一个后凸的弯曲。能站立时，脊柱即显示四个弯曲，即：颈段前突，以第5颈椎椎体明显；胸段后突，以第7胸椎椎体明显；腰段前突，以第4腰椎椎体明显；骶尾段明显后突，尤以女性为甚。脊柱的载荷作用主要是通过人体的3个倒三角完成（图3-3）。上三角指头颈部的负荷集中于下颈部，以第5、第6颈椎所受应力最大；中三角将头颈、躯干负荷集中至腰骶椎；下三角则将头颈、躯干和盆腔的负荷沿身体中部向下传递。

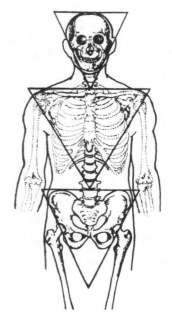

图 3-3　人体三个倒三角

没有脊柱的稳定性也就没有脊柱的正常功能，维持脊柱稳定性的最基本单位是脊柱功能单位（functional spinal unit, FSU），也称运动节段（motion segment），它包括相邻椎体及连接它们的椎间盘、小关节和韧带，亦是能够反映脊柱生物学特征的最小单位。脊柱作为一个柔性负荷结构，其运动的形式是多样的，空间范围也是很大的，有前屈后伸、左右侧弯、左右旋转的角度运动以及上下、左右和前后的线运动6个自由度。但脊柱运动的基本单位运动节段的活动幅度却相对较小，一般认为，制约运动节段稳定性的因素（亦称运动节段稳定器）有以下4种：① 结构性稳定器，包括椎体的大小、形态，关节面的大小、形态和方向；② 动力性稳定器，包括韧带、纤维环、关节面软骨；③ 随意性稳定器，包括运动肌和位置肌；④ 流体力学稳定器，指髓核的膨胀度。在诸稳定器中，流体力学稳定器对于维持运动节段的稳定性具有第一位的作用，布林克曼认为一个高的椎间盘内压是维持生理状态下力学功能的先决条件。

胸腰椎是人体的中枢支柱，胸腰椎交界处活动较多，随着临床研究的进展，其稳定性的研究出现了三柱分类学说。1983年丹尼斯最早提出三柱分类概念。三柱分类即将胸腰椎分成前、中、后三柱：前柱包括前纵韧带、椎体与椎间盘的前1/2，中柱包括椎体与椎间盘的后1/2、后纵韧带，后柱包括椎弓、黄韧带、关节突关节和棘间韧带（图3-4）。1984年弗格森进一步完善了三柱概念，认为前柱包括前纵韧带、椎体与椎间盘的前2/3，中柱包括椎体与椎间盘的后1/3、后纵韧带，后柱包括上下棘间韧带、黄韧带、关节突和关节囊（图3-5）。罗伊-卡米尔的三柱概念略有不同，主张椎体前2/3是前柱；而中柱除椎体与椎间盘的后1/3以外，尚包括椎弓根、关节突；后柱则指关节突后方的椎弓，包括椎板、横突、棘突，并且其概念较广泛，包括颈椎在内（图3-6）。三种分类一致认为脊椎稳定性的关键是中柱。

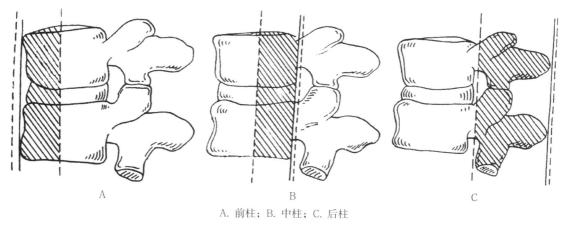

A. 前柱；B. 中柱；C. 后柱

图 3-4　丹尼斯的三柱结构

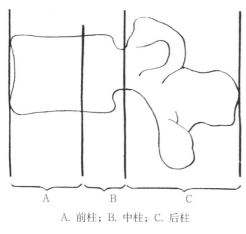

A. 前柱；B. 中柱；C. 后柱

图 3-5　弗格森的三柱结构

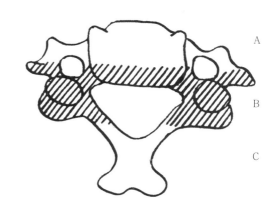

A. 前柱；B. 中柱；C. 后柱

图 3-6　罗伊－卡米尔的三柱结构

（三）脊柱的发育与变异

在胚胎早期，从每个体节的腹内侧面分出一群间叶细胞，叫生骨节。这些间叶细胞逐渐从两侧向脊索移动，并包绕四周，以后形成脊柱。而作为原始体轴支柱的脊索则逐渐退化，为脊柱所代替。每个颈椎椎体有一个原发骨化中心，两侧椎弓各有一个原发骨化中心，向侧面扩展成横突，超过椎骨背侧连合处形成棘突，在生长过程中，1 岁时，椎弓两半骨质即结合。3～6 岁时，椎体与椎弓结合（图 3-7）。9～12 岁时，椎体上下缘的软骨中各出现一个骨化中心。椎体的环状软骨于 12 岁开始骨化，最初在椎体上下缘呈细线状影像，与椎体之间界以透亮带。椎体前缘上下角的环状软骨较厚，呈三角形。环状软骨亦称环状骺，于 15 岁开始与椎体融合，于 25 岁完全融合而消失，但亦可终生不融合，多见于第 4～5 腰椎。约 16 岁时，每个横突、棘突尖端和每个关节突各出现一个骨化中心。这些骺核逐渐增大，约在 25 岁时与相应的骨结构结合，形成成年脊柱（图 3-8）。

婴儿椎体侧位像如横卧的卵圆形，窄的部分向前，椎体的前、后面中央可见一透光凹陷或沟槽。前切迹又称哈恩（Hahn）氏裂隙，系椎体内残存的较大窦状隙；后者系椎体静脉及动脉的出入部位。

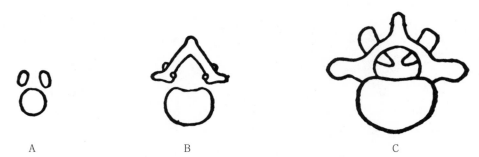

A. 出生时的 3 个骨化中心；B. 1 岁时，椎弓两半骨质已连合；C. 3~6 岁时，椎体与椎弓也已连合

图 3-7　脊柱各阶段的发育

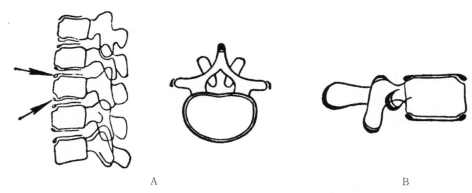

A. 9~12 岁时，椎体上下缘的软骨中各出现 1 个二次骨化中心；
B. 16 岁时，每个横突、棘突尖端和每个关节突各出现 1 个二次骨化中心

图 3-8　椎体继发骨化中心

脊柱常见的解剖变异有：

1. 椎体永存骨骺（图 3-9A），亦称椎体额外骨突或椎缘骨，系椎体前上缘多余的圆形小骨块，须与骨折区别。

2. 棘突、横突和上下关节突的永存骨骺，在上述骨突处可见到分离小骨。椎体数目的变异，常见为腰椎骶化或骶椎腰化。

3. 第 7 颈椎的横突可以较长，但不是颈肋。如果一侧横突长达第一胸椎横突水平，且突端向下，也可产生与颈肋一样的神经压迫症状。

4. 第 4、5 腰椎和第 1 骶椎椎弓部常不愈合，有时可见游离棘突（图 3-9B）。

5. 骶髂关节旁沟即解剖学上的耳前沟，位于小骨盆腔后缘、骶髂关节下方髂骨侧，表现为半圆形或浅弧形切迹，为骶髂韧带附着处，也是女性骨盆特征之一。此切迹有时也可出现在骶髂关节的骶骨侧（图 3-10）。

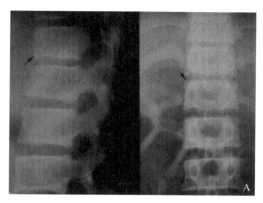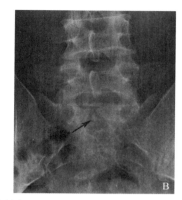

A. 椎体永存骨骺；B. 游离棘突

图 3-9　解剖变异（箭示）

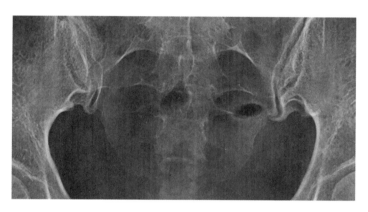

图 3-10　骶髂关节旁沟（白箭示）

二、脊柱各段 X 线解剖

脊柱包括颈、胸、腰、骶尾段，一次成像难以囊括诸段，故按部位分述其影像解剖，影像解剖主要观察其形态结构和稳定性两个方面。

（一）颈段

正位片　第 1~2 颈椎与下颌骨重叠，显示不清。第 3~7 颈椎椎体呈鞍形，自上而下逐渐增大。周围为一层致密的细线样骨皮质，密度高且均匀，轮廓光整，其内为松质骨，纵形骨小梁比横形的骨小梁明显。椎体上缘两侧端可见斜面向内的三角形突起，称为钩突，椎体下缘两侧端圆钝的斜面为斜坡，两者形成颈椎特有的钩椎关节（Luschka 关节）。正常钩突表面为一薄层均匀光滑的骨皮质，其间为骨松质，这种类型的钩突虽伸长变尖，不能认为是病理现象，如钩突尖端及其下方密度增高且不规则，并伴有相对应斜坡关节面的增生，则是钩突骨质退变的可靠征象。椎间隙包括软骨终板和椎间盘，为弧形低密度影。椎弓部分的椎弓根短而细，与椎体外后缘呈 45° 相连接，投影于椎体侧外方呈内缘清楚外缘模糊的圆形致密影，椎弓根间距离自第 2 颈椎向下逐渐增大，止于第 5、6 颈椎，其平均宽度为 29 mm。椎体与椎弓根侧方为横突投影，短而宽。在椎弓根的上下方为上下关节突的投影。椎弓根向后内下延续在中线处联合成棘突，投影于椎体中央偏下方，颈椎棘突除第 1 颈椎外多数均有分叉，呈"八"字形，第 7 颈椎的棘突分叉率低，多为类圆形线状致密影（图 3-11A）。

张口位片 主要观察寰椎、枢椎及其形成的寰枢关节。枢椎齿状突位于寰椎两侧块之间，寰枢关节包括寰齿关节与两个关节突关节。齿状突两侧缘与寰椎间的关节间隙，两侧一般是对称的，但亦可一侧较宽，这是由头的旋转和颈椎侧弯等原因引起。仅在前后位像上根据齿状突两侧间隙的变化不能诊断有无脱位，需加照动力位片（图 3-11B）。

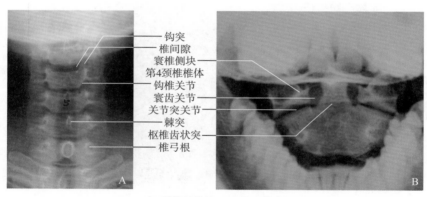

A. 颈椎正位片；B. 张口位片

图 3-11 颈椎正位与张口位片

侧位片 第 1~7 颈椎呈连续而和谐的前凸弧线排列形成正常生理曲度，从前到后有 4 条连贯的弧线，即椎体前缘、椎体后缘、椎板线、棘突后线。它的弧度按 Borden 法测量，弧的顶点在第 5 颈椎椎体后上缘，弧的高度为（12±5）mm。弧顶位置在第 5 颈椎椎体后上缘以上者为上移，以下者为下移；弧顶高度在 17 mm 以上者为曲度增大，小于 7 mm 者为变直，如为负值是反曲。椎体居前方，寰椎无椎体，前端见前弓的前结节，前弓的后方为枢椎齿状突，下有枢椎椎体，枢椎有 4 个或 5 个化骨中心。即齿状突、椎体和左右椎弓各有 1 个化骨中心（齿状突有时可出现 2 个化骨中心）。这些化骨中心于 3～6 岁时彼此融合。融合前齿状突和椎体间软骨形成的裂隙状影像，可被误诊为骨折。齿状突顶端的二次化骨中心于3～6岁出现，12岁融合，如不融合即称为第三髁。第3～7颈椎椎体后部均重叠着横突，椎体后上角稍尖耸，与上面椎体后下角相重叠，此部相当于钩椎关节。椎弓居后方，第2～7颈椎的上下关节突构成椎小关节，上关节突位于前方，下关节突位于后方，关节面由前上斜向后下（接近40°～45°）以保持脊柱的稳定，小关节间隙为均匀的透明影。椎板位于椎弓根与棘突之间，第2颈椎棘突又宽又大、第7颈椎棘突最长，两者均为计数标志。由于人体身材差异和X线片放大系数等因素的影响，颈椎管的测量多用比值法来判断有无椎管狭窄，其公式为：颈椎管比值＝椎管矢径/椎体矢径，正常比值在0.75以上，低于0.75者为椎管狭窄（图3-13B）。椎间隙呈宽度均匀的横行透亮带，成人颈段椎间隙的最大平均高度为4～5 mm。寰齿关节间隙系寰椎前弓背面到齿状突前缘之间的最短距离，正常为0.7～3.0 mm，超过3 mm为寰齿关节脱位。正常寰枕线通过齿状突，齿状突后缘恰好位于寰枕线（枕骨大孔后缘至寰椎前结节下缘连线）的前1/3，寰枕线与齿状突轴线交角正常值为70°～80°，若小于此值或齿状突后移超过前1/3为寰枢关节脱位（图3-12A，图3-13A）。

动力位片 颈椎的屈伸活动是上一椎体下面在下一椎体上面的前后滑动，并受前、后纵韧带和椎间盘制约而呈现的均匀协调一致的运动。从过伸、过屈位动力位片中可观测颈椎活动情况与活动度，从而对椎节的稳定性做出判断。

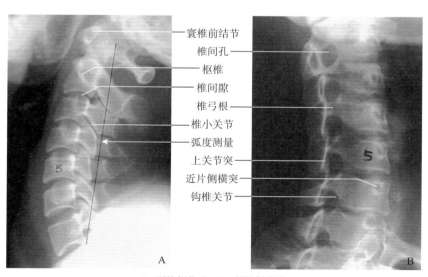

A. 颈椎侧位片；B. 颈椎斜位片

图3-12 颈椎侧位片与斜位片

斜位片 主要观察椎间孔、钩椎关节、关节突关节及椎弓根，常需左右两侧对比观察。第1～7颈椎椎体呈斜位相，椎弓根投影于椎体正中，近片侧横突投影于椎体前方，远片侧横突可部分投影于椎间孔内。椎间孔呈边缘清晰锐利的卵圆形透亮影，上缘为上一椎弓的下缘，下缘是下一椎弓的上缘，前缘是椎体与椎间盘，后缘为上下关节突及关节。左前斜位显示右侧椎间孔，右前斜位显示左侧椎间孔。斜位片也能清楚显示颈椎钩椎关节与椎间孔的关系：钩突朝向后上方指向椎间孔，正常时不突入椎间孔内（图3-13B）。

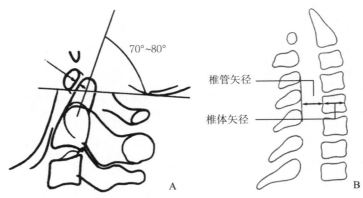

A. 寰枢关节测量线图；B. 颈椎椎管测量线图

图3-13　寰枢关节测量与颈椎椎管测量

（二）胸段

正位片　主要观察胸椎的正位形态、椎旁软组织情况。胸椎由12块椎骨组成，椎体呈四方形，自上向下排成一直线，椎间隙上、下缘相互平行，邻近的椎间隙大致相同。椎弓部分的椎弓根显示为对称于中线的长卵圆形影，椎弓根间距离自第7颈椎向下急剧减小，止于第3胸椎，自第4胸椎至第10胸椎为最窄，其宽度上下一致，平均为17～18 mm。棘突居中，呈卵圆形或水滴状。两对关节突的关节面呈冠状位，正位片不能显示关节间隙。每块椎骨两侧是一对横突。胸椎两旁有12对肋骨，每根肋骨的肋小头与胸椎椎体的肋凹构成肋椎关节，同时肋结节和横突肋凹构成肋横突关节（第11、第12肋无此关节）。胸椎旁的纵隔胸膜等组织形成胸椎旁线，胸椎旁线是纵隔后部结构与含气肺的分界面，左侧显示率可达84.5%，右侧少见，显示率仅为25.5%（图3-14A）。

侧位片　主要观察胸椎的排列曲度、侧位形态及关节突关节等。胸椎侧位可见自然弧线的生理性后凸，椎体呈四方形，后缘略高于前缘，以第11、第12胸椎最明显，上部胸椎与肩胛骨等重叠，膈下部胸椎与腹部脏器重叠，显示不理想。椎间隙前后宽度随生理弯曲而变化，胸段前窄后宽。顺延椎体中后部为双侧椎弓根重叠影，相邻椎弓根上下切迹之间的透亮间隙为双侧椎间孔，其形状近似圆形，胸段的关节突关节面呈冠状排列，双侧重叠的关节突关节及纵行的关节间隙可见。横突与椎体重叠显示不清。棘突较长，斜向后下方，相邻棘突依次覆盖呈叠瓦状。棘突前缘到椎体后缘的距离为椎管前后径，其下限为14 mm（图3-14B）。

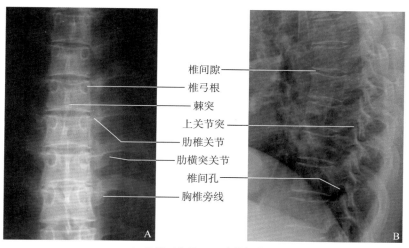

A. 胸椎正位片；B. 胸椎侧位片

图 3-14　胸椎正、侧位片

标注（从上到下）：椎间隙　椎弓根　棘突　上关节突　肋椎关节　肋横突关节　椎间孔　胸椎旁线

（三）腰段

正位片　主要观察腰椎正位形态、骨质结构、关节和腰椎两侧软组织概况。椎体呈长方形，从上向下依次增大，周围为一层致密的骨皮质、密度均匀，轮廓光滑，其内为骨小梁结构。相邻的上下椎体间的透亮间隙为椎间隙，上下缘平行，邻近椎间隙宽度大致接近。椎弓、椎体两侧有横突影，以第 1 腰椎最短，第 3 腰椎最长，第 4 腰椎上翘，第 5 腰椎最宽。在横突内侧可见椭圆形环状致密影，为椎弓根横断面影像，称椎弓环，两侧对称呈"猫眼征"。椎弓根间距离自第 11 胸椎至第 1 骶椎逐渐增大，平均为 35 mm。椎弓根的上下方为上下关节突，上关节突在外，下关节突在内，关节间隙呈矢状纵行透亮影。椎板由椎弓根向后内下延续，于中线联合成棘突，投影于椎体中央偏下方，呈尖向上的类三角形线状致密影。以棘突为中心向两旁观察椎弓各部分的影像如一只展翅的蝴蝶：棘突像蝴蝶体部；椎板、上下关节突、横突等对称分居两旁，像蝴蝶的双翼（图 3-15A）。

侧位片　观察腰椎侧位形态、骨质结构、椎间盘变化、棘突、椎间孔、关节突关节。腰椎生理曲度向前，以第 4 腰椎明显。椎体也呈长方形，其上下缘与后缘成直角。椎弓居其后方。在椎体后的椎管显示为纵行的半透明区，椎板位于椎弓根与棘突之间。上下关节突分别起于椎弓根与椎板连接之上、下方，下关节突在下一个脊椎上关节突的后方，以保持脊柱稳定，不向前滑。椎间盘为软组织，故呈宽度匀称的横行透明影，称之为椎间隙。正常椎间隙宽窄的判断标准：下位椎体上关节突不超过上位椎体下缘水平线；椎间孔居于相邻椎弓、椎体、关节突及椎间盘之间，呈半透明影，呈类圆形（图 3-15B）。

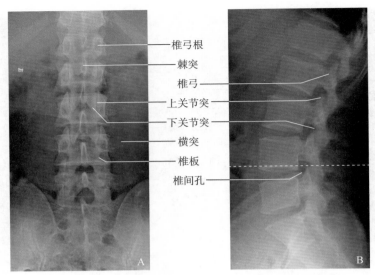

A. 腰椎正位片；B. 腰椎侧位片（白虚线示椎体下缘水平线）

图 3-15　腰椎正、侧位片

动力位片　由于骶棘肌的紧张及运动节段的静止，一般平片很难将节段椎体间后缘相互位置的变化表现出来。Kauttson 首先采用腰椎完全屈曲和伸展时动力学观察，在正常运动节段上，Luschka 关节遗迹的位置在活动时是保持不变的；而当运动节段不稳时，它们相互之间的关系就会发生改变。后移用 RO 表示，前移用 AO 表示，并测量上一椎体的矢状径 W，其位移值 = RO（或 AO）/ W × 100%，当仰卧位位移值 >9% 或俯卧位位移值 >6% 可辅助诊断（图 3-16）。

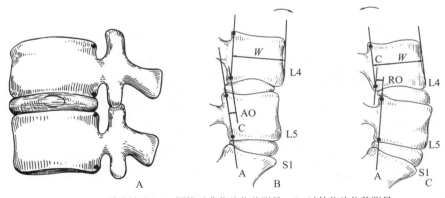

A. Luschka 关节遗迹；B. 腰椎过曲位片位移测量；C. 过伸位片位移测量

图 3-16　腰椎动力位片

斜位片　观察腰椎椎弓峡部、上下关节突及其关节间隙、椎体的斜位影像。腰椎峡部系上、下关节突连接部，正常腰椎有生理性前凸，骶椎呈生理性后凸，腰、骶椎交界处成为转折点，上方腰椎向前倾斜，下方的骶骨则向后倾斜，因此腰、骶椎的负重力自然形成向前的分力，使第5腰椎有向前滑移的倾向，但正常受到第5腰椎下关节突和周围关节囊、韧带的限制，峡部正处于两种力量的交点，因此峡部容易发生崩裂，也是第5腰椎峡部崩裂最多的理由。在腰椎后斜位片上，那侧靠片检查那侧。第1~5腰椎及骶髂关节呈斜位投影在照片正中，椎弓根投影于椎体正中，由于腰段的关节突关节面呈45°倾斜，被检侧椎间关节间隙恰好呈切线位投影于椎体后1/3处。在此位置上，椎弓的X线投影可形象地比喻为狗的形态，近片侧横突相当于"狗嘴"，椎弓根为"狗眼"，上关节突相当于"狗耳"，下关节突是"狗前腿"，"狗耳"与"狗前腿"间的间隙为近侧的小关节间隙，椎板相当于"狗腹"，峡部相当于"狗颈"；远片侧横突相当于"狗尾"，下关节突相当于"狗后腿"（图3-17）。

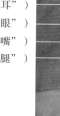

上关节突（"狗耳"）
椎弓根（"狗眼"）
近片侧横突（"狗嘴"）
下关节突（"狗前腿"）

近侧小关节间隙
椎板（"狗腹"）
峡部（"狗颈"）
远片侧横突（"狗尾"）
远侧下关节突（"狗后腿"）

骶髂关节

图 3-17　腰椎斜位片

（四）骶尾段

正位片　骶骨类似尖朝下的三角形，底宽在上方，由中间的骶骨体及两侧骶骨翼的上缘构成。体的上缘两侧有一对上关节突和第5腰椎下关节突构成腰骶关节，关节面常为矢状位，但也常见一侧为矢状位而另一侧为冠状位。骶骨体上终板和第5腰椎下终板之间有椎间盘形成的间隙，此椎间隙因倾斜关系，正位片上不能显示。骶骨中线部有骶中嵴及骶管，两旁可见四对骶前孔。骶骨的两侧缘上部斜向外方，和髂骨构成骶髂关节。骶髂关节的下1/3可以显示，宽度约3mm。骶髂关节中上部能见到两条分开的致密线，中间无透亮间隙可见，外侧的一条为关节前部线，内侧的一条为关节后部线，其间为耳状关节面重叠影。耳状关节面的后方是髂骨，前方为骶骨翼。从骶髂关节向下，骶骨侧缘急剧内斜，在中线处与尾骨构成骶尾关节。骶尾关节间隙可以显示出来，同时可见骶角和尾骨角。尾骨有4节，亦可为3节或5节，不一定位于中线上，可偏斜于一侧（图3-18A）。

侧位片　骶尾骨呈生理性后凸，女性骶骨下部后凸更明显。骶骨前缘与尾骨前缘应是一连续弧形线。骶骨体上缘前突称为骶岬。骶骨上缘延长线与水平线在前方成34°夹角，称为腰骶角（见图3-18B白虚线夹角）。角度增大表示脊柱不稳。从第3腰椎椎体下缘中点作垂线应通过骶骨上面，此线为承重线。承重线如果在骶岬前方12.5 mm以上，表示腰骶部不稳。骶骨后缘与椎板间条形透亮影为骶管，其下部开口为骶管裂孔。裂孔后方的角状致密物为骶骨角。骶尾关节前面平滑、连续，后部不整齐，有骶角及尾骨角。18岁后骶尾关节下方见到尾骨4节尾椎，上部大下部小，4块尾椎由软骨连接，共同排列成前凹弧形，前曲弧度变异很大（图3-18B）。

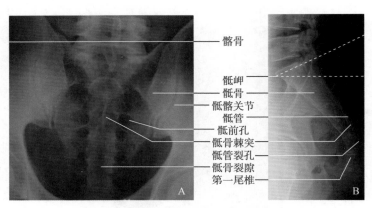

髂骨

骶岬
骶骨
骶髂关节
骶管
骶前孔
骶骨棘突
骶管裂孔
骶骨裂隙
第一尾椎

A. 骶尾椎正位片；B. 骶尾椎侧位片

图3-18　骶尾椎正、侧位片

三、脊柱各段断面解剖

（一）颈段

1. 颈段CT解剖

颈段CT一般需骨窗位观察椎体、椎弓及小关节等骨性部分，软组织窗位观察椎间盘、硬膜囊、神经根、韧带等软组织部分。

骨性部分：除第1、第2颈椎椎骨比较特殊外，第3~7颈椎椎骨均由椎体、椎弓、椎板、棘突、横突及上、下关节突所组成。寰椎由两个侧块和前后弓组成。侧块有上下关节凹分别与枕骨髁和枢椎上关节突形成关节，前后弓中线部有前后结节。横突短小，有横突孔，左右各一。枢椎齿状突前与寰椎前弓，后与寰椎横韧带形成寰枢关节（图3-19），枢椎横突小，内有横突孔。第3~7颈椎椎体自上而下体积逐渐增大，横断面上呈卵圆形，其后缘略平直或凹陷，钩突构成椎间孔前壁的一部分。椎弓部分的椎弓根短，与矢状面约成 45° 角。横突亦较短且宽,第 3~6 颈椎横突上可见椎间孔。由上、下关节突构成的关节突关节,关节面近于水平,在 CT 横断面上不易显示其间隙。颈段椎管近似三角形,前后径短,横径长,前后径测量意义较大,正常值的下限为 12 mm。在椎弓根层面,由椎体、椎弓根、椎板、棘突基部构成完整的椎管骨环;在椎间孔或椎间盘层面,此层面椎体、椎间盘与后方的椎弓部断开,断开的部位呈裂隙状低密度影,构成不完整的椎管骨环(图 3-20A)。椎间孔位于上下椎弓根之间,为长约 4~5 mm 的骨性管道,其前内壁为钩突的后面、椎间盘和椎体下部,后外侧壁为关节突关节的内侧部。颈椎钩突、横突和关节突全体构成一个复合体,简称 UTAC。通常将颈椎椎间孔分为上下两部,上部较大,含神经根,其前为椎体,后为椎板和关节突;下部较小,前为钩突,后为关节突。

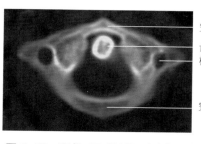

图 3-19　颈椎 CT 横断面(寰枢关节层面)

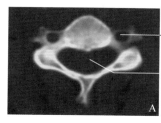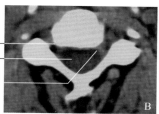

A. 骨窗位;B. 软组织窗位

图 3-20　颈椎横断面 CT

软组织部分:从第 2 颈椎到第 7 颈椎,每个椎体之间均有椎间盘,其形状宛如椎体横断面的圆形,CT 值为 50~110 HU。椎间盘厚度不一,由于颈段的椎间盘较薄,仅为 3~5 mm,因此检查颈椎间盘需用薄层扫描(层厚 1~2 mm)。除第 1、第 2 颈椎外,其余各部硬膜外均充以低密度的脂肪和结缔组织,把硬膜囊显示出来。正常硬膜囊内含蛛网膜、脑脊液、软脑膜和脊髓,表现为边缘光整、规则的椭圆形影,CT 值为 30~50 HU。颈段的蛛网膜下腔从枕骨大孔至第 2 颈椎逐渐变小,但从第 3 颈椎至第 7 颈椎其前后径大致相同,平均约 12 mm,其内脑脊液的密度 CT 值为 0~20 HU。骨性椎管和硬脊膜之间为硬膜外间隙。此间隙内含有神经、血管、脂肪和结缔组织。椎内静脉丛密布于椎管的骨膜和硬脊膜之间，可分为前后两部。前部位于椎体、椎间盘的后面及后纵韧带的两侧，其后部位于椎弓及黄韧带的前面。CT 平扫时椎内静脉丛不能与其周围组织相区别，增强扫描可见硬膜外间隙明显增强。脊神经根呈条索状或圆点状软组织影，位于椎间孔部位并可向前外方延伸 1~2 cm。前纵韧带和后纵韧带除了出现钙化，一般在 CT 上无法与椎体及椎间盘结构相区分。在关节突关节和椎板内侧缘见到黄韧带影，为尖端向后的"V"形软组织密度影，宽度为 2~3 mm，向下逐渐增厚，后缘紧贴椎管内缘，前方与硬膜囊之间隔以低密度的脂肪组织（图 3-20B）。

2. 颈段 MRI 解剖

脊柱颈段的 MRI 解剖可在任意方位多层面显示，由于脊柱生理曲度的存在，冠状面成像难以反映各段全貌，故扫描时需以一定的角度倾斜。

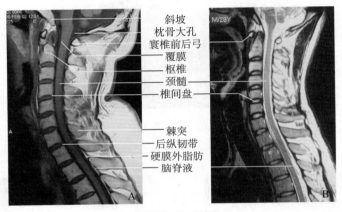

斜坡
枕骨大孔
寰椎前后弓
覆膜
枢椎
颈髓
椎间盘

棘突
后纵韧带
硬膜外脂肪
脑脊液

A. T1WI；B. T2WI

图 3-21　颈椎 MRI 正中矢状面

矢状面：生理曲度前凸，椎体呈方形，寰椎前后弓为小的纵条状影，枢椎齿状突为三角形影并位于枢椎椎体之上，齿状突与基底部结合处以条状低信号的软骨连接。椎弓各个部分在正中矢状面和旁矢状面可以分别显示。致密的骨皮质区无信号；正常骨髓内的脂肪在 T1WI 呈现分布均匀的高信号，在 T2WI 上则呈中等信号。椎间盘由外周部的纤维环及中央部的髓核组成，其厚度介于胸椎间盘和腰椎间盘之间，T1WI 两者呈中等信号，T2WI 上纤维环信号降低、髓核信号提高。韧带包括前纵韧带、后纵韧带、黄韧带、棘间韧带、棘上韧带和寰枢韧带复合体。韧带由胶原纤维构成，在 T1 和 T2 加权像和梯度回波像上均呈条带状低信号，难与骨皮质、椎间盘的外纤维环分开，后纵韧带向上延续覆盖于齿状突后方附着于枕骨斜坡形成覆膜，有防止齿状突后移从而保护脊髓的作用。黄韧带中由于弹力纤维成分较多，在 SE 序列 T1 和 T2 加权像上通常为中等信号，高于骨皮质，在梯度回波像上为高信号。硬膜外间隙为硬膜外与椎管壁之间较窄的腔隙，主要包含血管组织、少量的脂肪与结缔组织，脂肪组织在T1WI呈高信号，在T2WI呈较高信号。硬脊膜与蛛网膜难于分辨，统称鞘膜，鞘膜将硬膜外间隙与蛛网膜下隙分开，蛛网膜下隙的脑脊液呈条管状分布，在T1WI呈低信号，在T2WI呈高信号。颈髓位于椎管内蛛网膜下隙的中央，为一圆锥状结构，在颈膨大稍粗些，在T1加权像及T2加权像上均为中等信号。椎间孔在45°斜矢状面显示较好，呈卵圆形，在T1WI上，中等信号的神经根在周围高信号脂肪组织的对比下显示清楚；在T2WI上，两者信号对比稍差（图3-21）。

横断面：椎体与椎间盘呈卵圆形，自上而下逐渐增大。在T1WI上，两者均呈中等信号，低信号的钩突位于椎间盘侧方；在T2WI上，椎间盘的髓核表现为椭圆形高信号，周围是低信号的纤维环。在椎体与椎间盘侧方对称显示椎动脉，由于血管的流空效应，在T1WI上呈低信号，在T2WI上表现为高信号。椎管中央为扁圆形的颈髓，周围环以相对宽大的蛛网膜下隙，内充脑脊液（图3-22）。

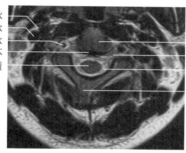

图3-22　颈椎MRI横断面椎间盘层面T2WI

（二）胸段

1. 胸段CT解剖

骨性部分：胸椎椎体呈心形，横径和前后径大致相等，后缘前凹。椎弓部分的椎弓根长且更近于矢状，上、下关节突的关节面近似近冠状位，在横断面CT上表现为横行的透亮间隙，椎板、横突、棘突均较长，椎体、横突均有关节面与肋骨相关节。胸段椎管呈圆形，其前后径除第12胸椎稍大外，其余为14～15 mm。椎间孔前壁为椎体、椎间盘后外缘，后壁为关节突关节，前外侧有下位椎骨的肋骨颈和肋椎关节毗邻（图3-23A）。

软组织部分：椎间盘厚度最薄，故须薄层扫描，其形状似心形，后缘凹陷，大小与椎体一致，CT值为50～110 HU。因肋骨头平对胸椎椎间盘，故可作为显示胸椎椎间盘的重要标志。硬膜囊表现为边缘光整、规则的类圆形影，CT值为30～50 HU。脊神经根呈条索状或圆点状软组织影，位于椎间孔部位并可向前外方延伸。在关节突关节和椎板内侧缘可见到"V"形黄韧带影（图3-23B）。

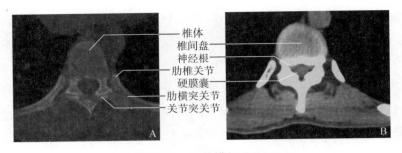

图 3-23　胸椎横断面 CT

A. 椎体层面　B. 椎间盘层面

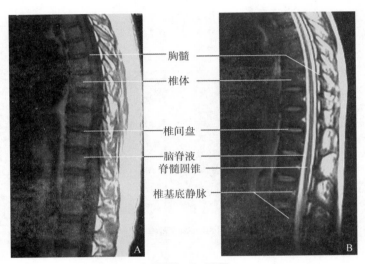

A. T1WI；B. T2WI

图 3-24　胸椎 MRI（正中矢状面）

2. 胸段 MRI 解剖

矢状面：生理曲度后凸，椎体呈方形，自上至下逐渐增大，骨松质由薄的骨皮质包绕。椎体侧后方有一对肋凹和肋骨头形成肋椎关节。椎弓各个部分在正中矢状面和旁矢状面可以分别显示。每个椎间盘前后厚度均匀一致。前、后纵韧带坚实地固定着椎间盘的位置，故胸段较少发生髓核突出。硬膜外间隙脂肪比腰、骶段要少些。脊髓位于蛛网膜下隙的中央，由于在 T1WI 和 T2WI 中脊髓和其周围的脑脊液呈现不同的信号强度，因此两者可清楚地加以区别。脊髓在 T1WI 上与脑脊液相比，呈现为较强信号，在 T2WI 上，脑脊液的信号强度高于脊髓。脊髓在第 12 胸椎处形成腰骶膨大，然后迅速缩小为脊髓圆锥。椎间孔在旁矢状面可以很好地显示，呈卵圆形，在 T1WI 上组织对比显示清楚（图 3-24）。

横断面：椎体与椎间盘呈心形。在 T1WI 上，两者均为中等信号；在 T2WI 上，椎间盘的髓核表现为椭圆形高信号，周围是低信号的纤维环。椎体两侧有关节面与肋骨形成肋椎关节。横突上每侧有一个横突肋凹与肋骨构成肋横突关节。椎管中央为圆形的脊髓，在第11、12胸椎水平形态变异较大，为卵圆形或圆形的脊髓圆锥。椎间孔走行的神经根鞘及神经根较长。黄韧带在T1WI及T2WI上均呈中等信号。

（三）腰骶段

1. 腰段CT解剖

在腰段，具有代表性的图像层面为椎弓根层面、椎间孔层面和椎间盘层面（图3-25～图3-27）。

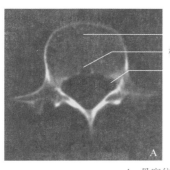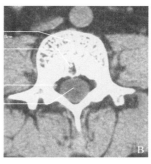

椎体
椎基底静脉
侧隐窝
神经根
硬膜囊

A. 骨窗位；B. 软组织窗位

图3-25 腰椎CT横断面完整骨环（椎弓根）层面

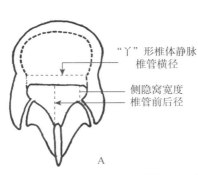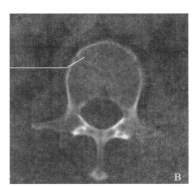

"丫"形椎体静脉
椎管横径
侧隐窝宽度
椎管前后径

A. 椎管测量示意图；B. 骨窗位

图3-26 腰椎横断面CT

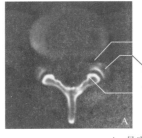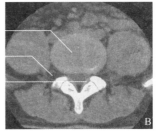

椎间盘
椎间孔
神经根
上关节突
黄韧带
下关节突

A. 骨窗位；B. 软组织窗位

图3-27 腰椎CT横断面不完整骨环（椎间盘）层面

骨性部分：椎体为呈肾形，其后缘略凹陷，椎体中部前面和后面都有椎体静脉通过的小孔，CT 上表现为后缘骨皮质不连续，并向松质内延伸呈"丫"形的低密度影，不要误认为骨折。椎体后方的静脉孔常有垂直的骨质间隔，在横断面上表现为一游离的致密骨，有时还略向外凸，不要误认为骨质增生或后纵韧带骨化（图 3-26B）。椎弓部分的上段腰椎关节突关节与矢状面约成 45° 角，向下角度逐渐增大，呈矢状位。前外方是下位椎骨的上关节突，后内方是上位椎骨的下关节突，其关节间隙清楚，表现为近于纵行的透亮影，宽 2~4 mm，包括关节软骨和真正的关节间隙（图 3-27）。椎管形态不一，上腰段（第 1、2 腰椎）断面多呈圆形或卵圆形，越往下越呈三角形，第 3、第 4 腰椎断面多呈三角形，约 10%~20% 第 5 腰椎平面的骨性椎管呈三叶形。椎管前后径的下限为 15 mm，横径（椎弓根间径）为 20 mm。在完整骨环的椎弓根层面（图 3-25），位于椎管侧区的侧隐窝（lateral recess）是椎管内腰神经根通向椎间孔的通道，主要存在于三叶形椎管，即下位两个腰椎处，其前壁是椎体后外侧部，外侧壁为椎弓根内面，后壁是上关节突前内缘和黄韧带。侧隐窝宽度是椎体后缘到上关节突前内点的距离，其下限为 5 mm（图 3-26A）。在不完整骨环的层面（图 3-27）显示裂隙状的椎间孔，是腰神经离开硬膜囊穿出的一条狭窄的骨性纤维性管道，统称为腰神经通道。此通道分为两段，第一段称神经根管，是从硬膜囊穿出点至椎间管内口段，此段虽然不长，但有几个狭窄的间隙，即盘黄间隙（椎间盘与黄韧带之间）、侧隐窝、上关节突旁沟与椎弓根下沟，这些结构的异常可致腰神经受压。第二段称椎间管，其前为椎体及椎间盘后面，后为黄韧带和关节突关节，上下分别是椎弓根上下切迹，此段可由纤维隔分为上下两部，上部有腰神经根、腰动脉椎管内支和椎间静脉上支通过，下部有椎间静脉下支通过，故椎间管下半狭窄并不压迫腰神经。

软组织部分：椎间盘的形态近似肾形，后缘内凹，但第 5 腰椎、第 1 骶椎水平椎间盘后缘平直或稍凸，腰段椎间盘最厚，可达 15 mm，CT 值为 50~110 HU。硬膜囊由脊髓、被膜及其膜间隙组成。在 CT 横断面上表现为边缘光滑、规则的类圆形软组织密度影，CT 值为 30~50 HU。腰段椎管内脂肪组织较多，常见于：① 硬膜囊前方；② 硬膜囊与两侧椎板黄韧带之间；③ 两侧隐窝内，由于脂肪衬托，能清楚显示硬膜囊与椎间盘的关系。神经根呈直径 2~3 mm 的圆点状软组织影，第 1~4 腰神经根自椎间盘下缘或下位椎体上缘离开硬膜囊，第 5 腰神经根、第 1 骶神经根在椎间盘上缘离开。腰神经由内口向外口斜行穿过椎间管，越向下越倾斜。韧带部分的前、后纵韧带分别从前面和后面连接各椎体，在椎间隙处与椎间盘和椎体边缘紧密相连，但在静脉丛部位与椎体表面的连接较松，特别是后纵韧带，该韧带中间厚，向两侧逐渐变薄。椎管后壁上下椎板间为黄韧带，下腰部可厚达 2~4 mm。一般认为成年后黄韧带不会再增长，其增厚是脊柱缩短所致，引起椎管变窄。黄韧带肥厚或骨化可压迫硬膜囊引发相应症状（图 3-25B，图 3-27B）。

2. 骶尾段 CT 解剖

骨性部分：骶骨呈倒置的三角形。在第 1、第 2 骶椎平面中，前为骶骨岬，后方为骶管。第1骶椎水平骶管为三角形，位于中线后部，骶管的两侧方为椎间孔，椎间孔向前与骶前孔相通，向后外与骶后孔相连。骶前孔位于骶管前外，两侧对称，较大；骶后孔位于骶管后外，较小。自第2骶椎水平向下，骶管变小、变扁。第2骶椎前后孔位置与第1骶椎相仿。第3、第4骶椎水平骶孔不易显示。第4骶椎水平可见骶裂并仅见骶骨前外侧壁。骶骨的两侧部为骶骨翼，其外侧的关节面与髂骨形成骶髂关节，骶髂关节间隙正常宽度为2～3 mm（图3-28）。

软组织部分：第1骶椎水平，骶前孔内可见圆形软组织密度神经根鞘影；自第2骶椎水平向下，骶管变小、变扁，其内可见多支骶神经鞘影。

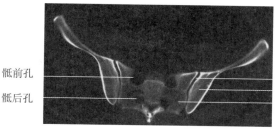

骶前孔 　　骶髂关节
骶后孔 　　髂骨
　　　　骶骨

图3-28　骶椎横断面CT

（三）腰骶段MRI解剖

矢状面：显示脊柱的连续解剖结构，腰段呈生理曲度前凸，骶尾椎则呈生理性后凸。腰椎椎体大致呈矩形，正常椎体内的信号比较均一，其内的骨小梁显示不明显，主要是因为骨小梁呈较少的低质子密度信号，由于部分容积效应，占明显优势的骨髓信号将骨小梁叠盖。椎体边缘的骨皮质在T1WI和T2WI上均呈低信号。椎体后缘的中间部位有短的条状凹陷，为正常椎基静脉所致。椎弓各个部分，包括椎弓根，椎板，棘突，横突和上、下关节突等的骨皮质在T1WI和T2WI上均呈低信号；松质骨因其内含有骨髓，在T1WI上呈略高信号，在T2WI上呈中等信号（图3-29）。椎体和椎弓信号强度的高低与骨髓内脂肪含量、造血成分多少有关。随着年龄的增长，椎体内大量脂类或脂肪成分堆积可形成局灶或弥漫性脂肪沉积改变（图3-30）。MRI图像还可以清楚地显示关节突关节的间隙，关节软骨和关节内的液体在T1WI上呈低至中等信号，在T2WI上软骨表现为低至中等信号，液体表现为高信号。椎间盘在MRI上的表现为在T1WI上呈较低信号，分不清髓核和纤维环，在T2WI上除周边穿通纤维呈低信号外，均呈高信号，这反映了椎间盘内含水量较高，以及与其邻近骨髓组织相比，椎间盘有较长的弛豫时间。随着其含水量的减少，正常椎间盘在T2WI上可见信号强度降低。椎体前缘和后缘分别可见条状的前纵韧带和后纵韧带，在T1WI和T2WI上均呈低信号，一般不能与骨皮质及其他纤维组织完全区别。脊髓圆锥末端在第1腰椎椎体水平稍靠后方。腰、骶、尾部脊神经根围绕着脊髓圆锥和终丝，称为马尾，马尾神经与脊髓圆锥相比呈低信号。卵圆形的椎间孔在旁矢状面显示，中等信号的神经根位于神经孔的上部，在周围高信号脂肪组织的对比下显示清楚（图3-29C）。

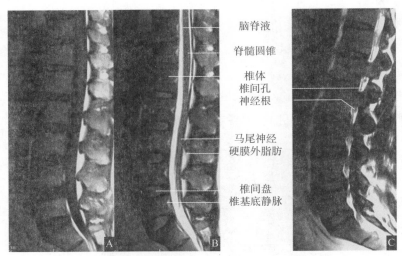

A、B. 正中层面 T1WI、T2WI；C. 椎间孔层面 T2WI

图 3-29　腰椎矢状面

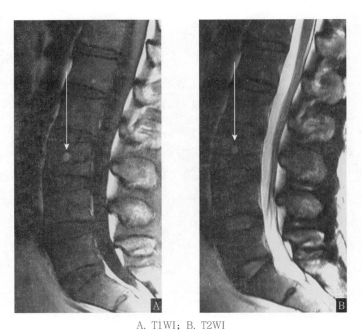

A. T1WI；B. T2WI

图 3-30　局灶脂肪沉积（箭示）

横断面（图3-31）：椎体与椎间盘呈肾形。在 T2WI 上，椎间盘的髓核表现为椭圆形高信号，周围是低信号的纤维环。脊髓圆锥末端位于椎管中线偏后方，周围可见神经根围绕，这些神经根在蛛网膜下隙内围绕圆锥和终丝，前部的腹侧神经根常呈"V"形，后部的背侧神经根多为"W"形，越到下腰椎层面，神经根越少且越分散。椎间孔走行的神经根鞘及神经根与周围脂肪组织对比显示较好。黄韧带不同于其他韧带，由于含有大量的弹性纤维，在 T1WI 及 T2WI 上均呈中等信号。关节突关节为滑膜关节，其间隙、关节软骨及关节内液体均可显示，关节软骨和关节内的液体在 T1 加权图像上呈低至中等信号，在 T2WI 上软骨表现为低至中等信号，在梯度回波上呈高信号，其厚度为 2 ~ 4 mm。

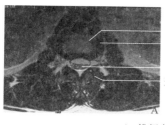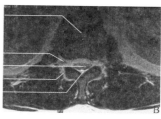

椎体
髓核
纤维环
神经根
马尾神经
关节突关节
黄韧带

A. 椎间盘层面；B. 椎体层面

图 3-31　腰椎 MRI 横断面 T2WI

第二节　脊柱影像检查（X 线、CT、MRI）

一、检查方法

（一）X 线检查方法

1. **透视和摄片**　骨与关节的 X 线检查主要依靠摄片，并应注意下列几点：脊柱一般采用正、侧两个投照位置，此外，根据需要可摄左、右斜位，张口位，过伸位，过屈位。X 线片检查通常为放射诊断的初步手段，因此，熟悉正常脊柱的 X 线表现，识别和分析病变的基本 X 线征象是诊断的关键。

2. **特殊检查**　指在普通 X 线摄片的基础上，通过某种特殊的摄影技术使脊柱及其周围的软组织显示出一般平片难于显示的征象，如断层摄片等。因为有了无创伤性检查方法，椎管脊髓造影和关节造影现在很少做。

（二）CT 检查方法

1. 位置 常规仰卧位。为了减少脊柱正常弯曲造成的影响，颈段采取头屈曲位，腰段采取双膝屈曲位。

2. 定位 普通 X 线正侧位片和常规脊髓造影片对病变的定位很重要。扫描前仍需做 CT 定位片，以决定扫描架的倾斜角度，并在扫描时随时调整，保持层面与脊椎长轴垂直；还可以把扫描层次标在定位片上，以明确各层面的位置。

3. 层厚与间距 依扫描部位和所要观察的病变而定。检查颈和胸椎间盘用 1～3 mm 层厚，腰椎间盘用 3～5 mm 层厚，对其他病变一律用 5 mm 层厚，连续扫描。

4. 方位 均为横断面成像，可行薄层扫描行矢状面及冠状面图像重建。

5. 对比剂 一般平扫即可，若要诊断颈椎间盘脱出或鉴别椎管内占位病变时，可应用静脉注射造影剂进行增强扫描，也可向硬膜囊内注射造影剂，称为 CT 脊髓造影（CTM）。

（三）MRI 检查方法

脊柱和脊髓 MRI 检查，一般采用矢状面和横断面成像，必要时辅以冠状面成像，以鉴别髓内外病变及了解病变侵及的范围，显示病变的全貌。层厚为 5～10 mm，常用自旋回波序列 T1 加权像、T2 加权像、质子加权像，必要时辅以脂肪抑制技术、MRI 血管造影、梯度回度等等。

应用 MRI 造影剂可提高脊髓病变的检出率和诊断正确率，可用静脉注射 Gd–DTPA 0.1 mmol/kg 或 0.2 mL/kg，在 1 小时内做增强扫描，最佳增强效应在扫描后 20 分钟左右。

二、正常影像表现

（一）正常 X 线表现

脊柱由脊椎和其间的椎间盘所组成。

脊椎顺列曲度在婴儿时只有一个后突的曲度，能站立时，脊柱即显示 4 个弯曲，近于成年的曲度。成年时，颈椎段前突；胸椎段后突，第 7 胸椎较明显；腰椎段前突，第 4 腰椎较明显；骶骨及尾骨则明显后突，尤以女性为甚。

成年脊椎椎体呈短的圆柱状，上下面平直。椎弓由两个椎弓根和两侧椎弓板构成，椎弓板后方联合成棘突。每侧椎弓都附有一个横突和上、下关节突。各个椎体与椎弓围成椎管，容纳脊髓。椎间盘居椎体之间，椎体上下面附有一层纤维软骨板，似长骨骨端的关节软骨，椎间盘中心包含一个腔样、富有弹性的髓核，似关节腔，其周围为一纤维环包绕，似一关节囊。椎间盘弹性强，有缓冲压力、保护椎体和支持脊柱活动的作用。

在正位片上，椎体呈长方形，从上向下依次增大，主要由骨松质构成，纵行骨小梁比横行骨小梁明显，周围为一层致密的骨皮质，密度均匀，轮廓光滑。椎体两侧有横突影。在横突内侧可见椭圆形环状致密影，为椎弓根横断面影像，称椎弓环。在椎弓根的上下方为上下关节突的影像。椎弓板由椎弓根向后内延续，于中线联合成棘突，投影于椎体中央偏下方，是尖向上类三角形的线状致密影，大小与形状不同。

在侧位片上，椎体也呈长方形，其上下缘与后缘成直角。椎弓居其后方。在椎体后方的椎管显示为纵行的半透明区。椎弓板位于椎弓根与棘突之间，棘突在上胸段斜向后下方，不易观察，于腰段则向后突，易于显示。上下关节突分别起于椎弓根与椎弓板连结之上下方，下关节突在下个脊椎上关节突的后方，以保持脊椎的稳定，不向前滑。脊椎小关节间隙为匀称的半透明影。颈、胸椎小关节侧位清楚，腰椎正位清楚。椎间盘的纤维软骨板、髓核及周围的纤维环系软组织密度，呈宽度匀称的横行半透明影，称为椎间隙。椎间孔居相邻椎弓、椎体、关节突及椎间盘之间，呈半透明影，颈椎斜位显示清楚，胸、腰段侧位清楚，呈类圆形。

脊柱各段正常 X 线解剖表现见图 3-32 至图 3-37。

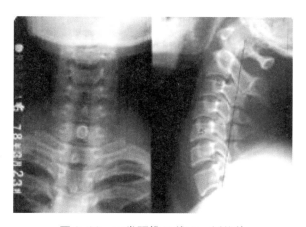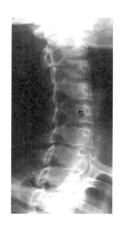

图 3-32　正常颈椎 X 线正、侧位片　　　　图 3-33　正常颈椎斜位片

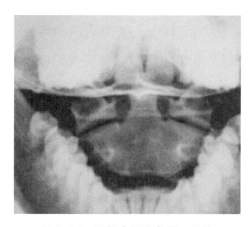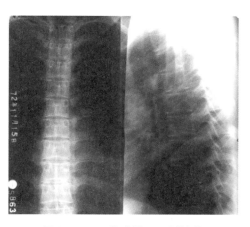

图 3-34　颈椎寰枢关节张口位片　　　　图 3-35　正常胸椎正、侧位片

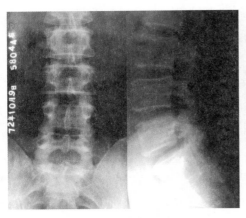
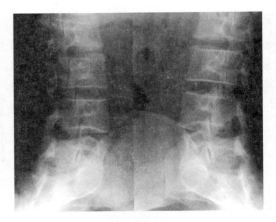

图 3-36　正常腰椎正、侧位片　　　　　　　图 3-37　正常腰椎斜位片

脊柱 X 线分析方法：

1. **脊柱曲度**　脊柱在前后位像上呈直线排列，无侧弯，在侧位像上有生理性弯曲。

2. **椎体形状**　椎体为长方形，高径小于横径和前后径。先天性发育异常可有半椎体或椎体融合畸形等。

3. **附件**　包括椎间隙、椎弓根、椎间孔、椎板与棘突、横突与邻近肋骨和椎旁组织，椎间隙呈宽度匀称的横行半透明影；横突内侧可见椭圆形环状致密影则为椎弓根；椎间孔界于相邻两个椎弓根、椎体后面，椎间盘与上下关节突之间，多呈圆形或椭圆形，边缘光滑；两侧横突大小及形状多不对称；颈椎前软组织厚度随年龄而变化。

（二）正常 CT 表现

1. **脊髓**　脊髓位于椎管的中央，由于脊髓周围蛛网膜下隙内脑脊液的衬托可在 CT 上显示脊髓的形态结构。颈髓在横断面上呈椭圆形，前后径 6 ~ 7 mm；胸髓呈圆形，前后径 7.5 ~ 8.5 mm；在第 9 ~ 12 胸椎椎体节段胸髓其前后径可相对稍增粗。脊髓圆锥向下逐渐变小，约至第 1 腰椎或第 2 腰椎平面，其下方形成终丝止于第 2 骶椎平面。高分辨率 CT 有时可显示脊髓内灰白质结构及蛛网膜下隙内点状的马尾神经。

2. **蛛网膜下隙**　颈段的蛛网膜下隙从枕骨大孔至第 2 颈椎逐渐变小，但第 3 ~ 7 颈椎其前后径大致相同，平均约 12 mm。胸段蛛网膜下隙的前后径平均为 12 ~ 13 mm。蛛网膜下隙在腰段较为宽大，其下端约终于第 2 骶椎平面。椎管内碘液造影 CT 扫描可清楚地勾画出脊髓、神经根和终丝等的形态，并可对脊髓及蛛网膜下隙等进行准确测量。

3. **硬膜外间隙**　CT 平扫时椎内静脉丛不能与其周围组织相区别，增强扫描可见硬膜外间隙明显增强，此间隙内含有神经、血管、脂肪和结缔组织。椎内静脉丛密布于椎管的骨膜和硬脊膜之间。

4. **骨性脊柱**　椎体自上而下体积逐渐增大，矢状面或冠状面图像上略呈矩形，横断面上呈卵圆形，其后缘略平直或凹陷。椎管前后径测量意义较大，颈段椎管平均为 18 mm，胸段为 14～15 mm，腰段为 15～25 mm。在 CT 横断面上，骶骨的上部相对较宽，向下逐渐变小，女性的骶骨要较男性为宽。

5. 椎间盘　颈段椎间盘在横断面上的形态要较胸、腰椎间盘为小，其厚度介于胸椎间盘和腰椎间盘之间。腰椎间盘的厚度在 8～12 mm，但腰骶连结部的椎间盘高度通常低于 10 mm，常可低于 5 mm。第 1、第 2 腰椎至第 4、第 5 腰椎椎间盘形态大致相似，呈肾形，年轻人其后缘略凹，凹陷部与后纵韧带的走行一致。随着年龄的增加，椎间盘后缘可变平直。

6. 椎间小关节及韧带　关节突关节在 CT 上表现为相邻关节突皮质间的狭窄间隙。正常关节突关节的间隙为 2～4 mm，包括其间的关节软骨和真正的关节间隙。黄韧带上起自上一椎板下缘的前部，向下附着于下一椎板上缘的后面及上关节突前上缘的关节囊，CT 值与肌肉相似。在腰椎节段，黄韧带的厚度为 3～5 mm（图 3-38，图 3-39）。

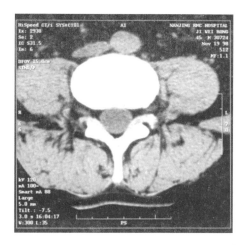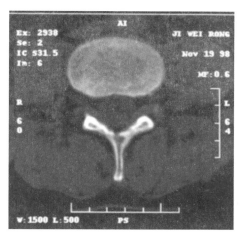

图 3-38　正常腰椎间盘平面 CT 片

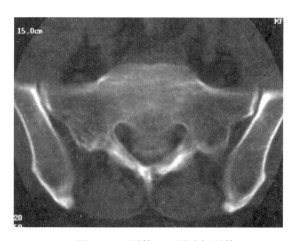

图 3-39　骶椎 CT 骶孔与骶管

（三）正常 MRI 表现

1. 脊髓 脊髓为一圆锥状结构，在颈膨大及圆锥部稍粗些，成人脊髓下端常位于第 1 腰椎或第 2 腰椎椎体平面。在 T1 及质子密度加权像上灰质信号强度较周围白质高，在 T2 加权像上灰质的信号强度比周围白质低。

2. 蛛网膜下隙 椎管容积的一半为蛛网膜下隙所占据，脊髓前后方蛛网膜下隙容积大致相等，在圆锥下方蛛网膜下隙内，可见马尾。在 T1 加权像及质子密度加权像上脑脊液的信号强度比脊髓低，在 T2 加权像上脑脊液的信号强度比脊髓信号高。

3. 硬膜外间隙 T1 加权像增强扫描可呈高强度信号，自旋回波序列平扫时脊膜显示不清。静注 Gd-DTPA 或梯度回波序列扫描，硬膜外静脉丛呈高强度信号。

4. 脊柱 椎体脊髓内的脂肪在 T1 加权像上呈中等强度信号，致密的骨皮质区无信号。在 T2 加权像上，椎骨信号强度降低、模糊。椎间盘 T1 加权像上纤维环和髓核呈中等强度信号，T2 加权像上纤维环信号强度降低、髓核信号强度提高。在蛛网膜下隙内脊神经纤维汇合成前根与后根，由硬膜根袖包裹，经神经孔突出，高强度信号的脂肪包绕着神经根袖（图 3-40 至图 3-42）。

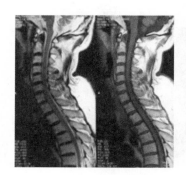 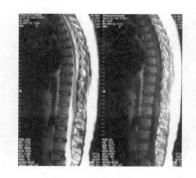 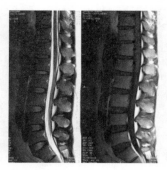

图 3-40　正常颈椎 MRI　　　图 3-41　正常胸椎 MRI　　　图 3-42　正常腰椎 MRI

（四）各种影像学检查方法的评价

1. X 线平片 方法简单易行，易普及又经济，空间定位好，对大多数常见病可做出诊断，但不能横断摄影，密度分辨力低，不适用对软组织病变进行分析。

2. CT 易得到横断位像，还可重建矢状或冠状图像，故可得到三维信息，对局部密度分辨率高，有利于明确骨关节及软组织病变的大小、范围和密度变化，以及骨病变、病变组织向相邻组织的侵袭情况，外伤时是否有碎骨片进入椎管内，是否有椎间盘病变（膨出、脱出、脱垂等）。但 CT 空间分辨率低，难以反映出骨微细结构的变化。

3. MRI 无损伤性检查，可于任何层面、轴面成像，密度分辨率高，可较准确地划分同一解剖部位各种组织、脏器的轮廓和它们之间的界限。MRI 所特有的流空效应为其优点，有利于观察软组织及软骨病变（如髓核脱出、半月板损伤等）的范围及内部结构，以及病变向邻近组织侵袭的情况。MRI 对软组织层次的分辨力优于 CT，但它对钙化（包括骨皮质改变，骨质增生等）的识别力则不及 CT，同样也不能显示出微细结构，此外成像时间长以及检查费昂贵，更不易普及，皆为其不足之处。

4. ECT 一次扫描可得到全身骨骼的图像，适于做全身性筛选检查，ECT 的敏感性高，可早期发现病变，有利于定量、定位检查。但 ECT 特异性低，不适于定性诊断为其突出缺点，如很难区分外伤、炎症、肿瘤或代谢性疾病。

三、脊柱外伤的影像学表现

脊柱是全身骨骼的支柱，附挂着胸腹腔各种内脏器官，是脊神经的保护器。还担负着日常生活负重、运动、缓冲吸收震荡和维持平衡等作用。脊柱外伤，尤其是脊髓外伤是一种很严重的损伤。闭合性脊髓外伤主要来自椎骨压缩性骨折与脱位的椎体及骨碎片压迫，外伤性椎间盘的压迫和末梢穿动脉的阻塞也是脊髓损伤的原因。病理上按损伤程度分为脊髓震荡、脊髓挫裂伤、脊髓压迫或横断、椎管内血肿。临床上，脊髓损伤的早期主要表现为脊髓休克，如为脊髓震荡则短期可恢复，脊髓挫裂伤则以后功能不可完全恢复，完全横断时其损伤平面以下的运动与感觉均消失。

脊柱一旦受到外力损伤，最易受损的是脊柱活动较大部位，如第 5、第 6 颈椎及第 12 胸椎、第 1 腰椎等。

【损伤分类】

1. 按暴力性质分为直接、间接暴力和肌肉收缩所至骨折。

2. 按脊柱损伤机制分为屈曲型、后伸型和侧压型。

3. 按骨折稳定程度分为稳定型和不稳定型。

4. 按解剖部位分颈、胸、腰和附件骨折。

【临床表现】

有明确的外伤史，局部剧痛，局部压痛，叩击痛明显，活动障碍，咳嗽加剧，严重的有截瘫等。

【影像学表现】

脊柱的 X 线平片能直接观察脊柱的骨结构。CT 则能进一步观察椎间盘内外的一些软组织结构，例如脂肪、神经节等。MRI 检查则不仅无创伤，还能直接观察脊髓本身、蛛网膜下腔、骨、椎间盘等结构。

（一）脊柱骨折和滑脱

1. X 线表现

（1）椎体压缩性骨折：以椎体楔形变为常见 X 线征象。还可见椎体前缘或两侧骨皮质皱褶、中断、嵌入、断裂，皮质呈台阶状隆起，椎体内出现致密骨小梁嵌压带，椎体前上角骨折块等（图3-43）。椎间隙正常是与脊椎结核的主要鉴别点。

（2）**曲度改变**：脊柱后突成角。

（3）**脱位**：重者，上一椎体向前脱位，发生截瘫。

（4）**椎体附件骨折**：发生椎体骨折后，还必须注意各附件是否有骨折。

2. CT表现　高精度CT扫描可清楚地显示脊柱骨折的类型。

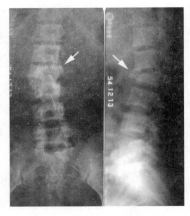

图3-43　第2腰椎椎体压缩性骨折X线表现

（1）**压缩性骨折**：此型常见，胸腰段好发。是过屈性骨折，为压力作用于椎体的前上部导致，椎体呈楔形变。CT横断位示椎体前半部骨折块被挤压向周边移位，椎体上部骨皮质不完整，骨松质因压缩而增密，骨小梁排列紊乱。老年性压缩性骨折有时可误诊为转移瘤，检查结果应密切结合临床和随访。

（2）**粉碎性骨折**：CT可显示普通X线和MRI不易发现的骨折线和碎骨片。该类型骨折常使椎管结构不完整（图3-44），常有碎骨片破入椎管内，与压缩性骨折截然不同，几乎均有神经症状。平扫显示椎管内出血。CIM显示硬膜囊脊髓受压情况。

（3）**骨折错位**：骨折块向后移位或脊柱脱位可压迫硬膜囊和脊髓。CT可显示寰椎、枢椎骨折及其与寰枢关节关系，对该关节有否半脱位亦可清楚显示。骨折错位常伴发脊髓和神经根损伤。CT可清楚显示椎钩突、椎小关节骨折及脱位。

3. MRI表现　MRI可清楚显示脊柱骨折和滑脱的多种征象。椎体骨折在急性期发生骨髓水肿，在MRI上呈长T1长T2信号，形态改变可不明显，有时中央可见带状异常信号区，为骨折线。陈旧性骨折，椎体信号基本恢复正常，骨折线更加清晰。脊柱骨折伴滑脱时，MRI的直接矢状面和冠状面成像可显示椎体及附件排列异常，诊断较易（图3-45）。

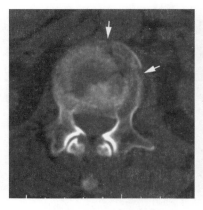

图3-44　腰椎椎体粉碎性骨折CT

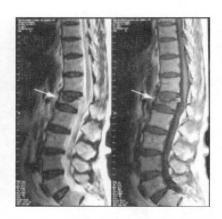

图3-45　第1腰椎椎体压缩性骨折MRI

（二）脊髓损伤

脊髓创伤：脊柱骨折伴发骨髓损伤者约占 20%。脊髓损伤程度取决于原发损伤的部位、轻重程度及合并症，病理改变分为：① 脊髓震荡，② 脊髓挫裂伤，③ 脊髓内出血，④ 硬脊膜撕裂。

1. CT 表现 CT 对脊柱创伤的应用价值：提供脊柱创伤的准确诊断和解剖类型；提供椎管内结构的创伤的病因和病理依据，显示椎管与脊髓的关系；用于指导手术和随访。CT 应用于脊髓震荡患者多无阳性发现；脊髓挫裂伤 CT 表现为脊髓增粗，边缘模糊，其内密度不均，有时可见点状高密度区；脊髓内血肿 CT 表现为髓内高密度软组织影；髓外血肿常可使相应脊髓受压、移位。CT 通常很难区分硬膜下血肿与硬膜外血肿。

2. MRI 表现 脊髓外伤特别是骨碎片突向椎管内或伴有滑脱时，常同时存在脊髓损伤的改变。MRI 在显示脊髓受压，椎间盘损伤、髓内病变和椎管内出血方面明显优于 CT。无出血型脊髓损伤，T1 加权像上可呈正常信号，T2 加权像上呈高信号，境界欠清，可向上下延伸，信号常于 1～3 周内恢复正常，系轻度脊髓损伤造成局限水肿所致。出血型脊髓损伤亚急性期局部脊髓呈高信号，少量出血时急性期亦常呈高信号。脊髓横断损伤时 T1 加权像可清晰显示横断的部位、形态及脊髓损伤的程度。脊髓损伤晚期，MRI 可显示局部脊髓空洞形成，呈长 T1 长 T2 囊样影，以及不同程度的脊髓萎缩、蛛网膜粘连等。

（三）脊柱滑脱症

脊柱滑脱症是指因椎弓狭部的缺损或断裂而引起的椎体向前滑脱，多与先天性发育不良和创伤有关。绝大多数脊柱滑脱症发生在第 4、第 5 腰椎，累及第 5 腰椎者占 80% 以上。

1. X 线表现 X 线检查除拍摄常规腰椎正侧位，还需拍摄腰椎左右斜位片。直接征象为椎弓狭部出现裂隙。根据椎体向前滑动的程度，一般将其分为 Ⅲ 度，即第 5 腰椎椎体向前滑动超过骶椎上面 1/4 者为 Ⅰ 度，超过 1/2 者为 Ⅱ 度，超过 3/4 为 Ⅲ 度（图 3-46）。

2. CT 表现 CT 可显示上方椎体向前移位。

3. MRI 表现 MRI 矢状位可观察脊椎的移位（图 3-47）。

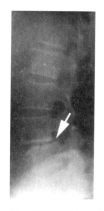

图 3-46 腰椎滑脱 X 线表现

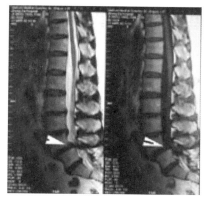

图 3-47 腰椎滑脱 MRI

（四）脊椎骨软骨病

原因不明，可能因外伤，椎体血运障碍导致无菌坏死，发生于原骨化中心者称椎体骨软骨病（卡尔夫病，或扁平椎），以单发、累及下胸椎多见，受累椎体明显变窄，前后径增大，密度增高，但椎间隙正常或增宽。发生于椎体继发骨化中心者称椎体骨骺骨软骨病［青年性驼背、舒尔曼（Scheuermann）病］常累及胸腰椎的数个椎体，椎体骨骺出现延迟，密度增高，边缘不整齐，有时伴发圆形软骨疝而形成施莫尔（Schmorl）结节，椎间隙变窄，椎体呈楔形。此病需与脊椎结核鉴别。

四、脊柱炎症的影像学表现

脊柱炎症包括脊柱结核、化脓性脊柱炎、椎间盘感染、脊髓炎、蛛网膜炎和类风湿性关节炎等。传统放射学检查可提供十分可靠的诊断信息，而 CT、MRI 检查则更敏感。

（一）脊柱结核

脊柱结核发病率居全身骨关节结核的首位，其发病率据文献报道，国外 37%～53%，国内 47%～60%，95% 继发于肺结核，任何年龄可发病，以青少年多见，35 岁以上发病者较少。可发生于脊柱任何部位，其中以腰椎为最多，其次为胸椎，颈椎较少，骶椎极少。可累及两个相邻椎体或更多，据文献报道，最多同时累及 18 个椎体，可间隔发生，单个椎体发病较少。据尸检报告，仅累及一个椎体往往不是结核。儿童脊柱结核始发于椎体中心骨松质，成人脊柱结核往往始发于椎体边缘。椎间隙也常被破坏。病变发生于相隔的两个部位者占 2%～7%。多侵犯椎体，而侵犯附件者只占 1% 左右。骨的破坏通常 2～4 个月后才在 X 线片上显示出来。

结核杆菌进入机体后，能否发生骨与关节结核取决于：① 结核杆菌数量；② 结核杆菌毒力；③ 机体抵抗力、免疫力的好坏和过敏反应状态；④ 局部有否损伤、劳损等诱发原因。目前认为结核杆菌中的蛋白质、类脂、多糖等有机物质中，类脂是机体产生免疫力的主要成分，大量单核细胞和多核巨细胞吞噬和包围结核杆菌，从而使结核杆菌不易繁殖。而蛋白质使机体产生或轻或重的过敏反应，表现为渗出、组织坏死，病灶扩大和结核杆菌扩散，有利于结核杆菌繁殖。结核在病理上分为增生（肉芽）型与干酪（渗出）型两型，两者常混合存在，仅以某一型为主。增生型，病灶以肉芽增生为主；干酪型，病变进展急剧。骨内可形成富有蛋白的渗出物，常迅速发生广泛的干酪性变并形成骨疡，破坏关节软骨及椎间盘，导致椎间隙狭窄，并穿破关节形成周边脓肿，甚至形成窦道。

【临床表现】

1. 脊柱活动障碍　呈强迫姿势，此症状出现最早，主要是患椎周围肌肉痉挛所致。

2. **疼痛** 疼痛性质与程度不一。可为酸痛、钝痛，持续性或间歇性，劳累后或睡前明显，咳嗽等可加剧疼痛。影响神经根时可出现放射性疼痛（颈椎结核向枕部、上肢放射，胸椎结核向胸壁、腹壁或腹腔内放射，腰椎结核向下肢放射等）。

3. **脊柱畸形** 侧弯或后突畸形。

4. **冷脓肿及窦道形成。**

5. **脊髓受累症状** 包括肢体震颤、行走无力、瘫痪等。

6. **其他** 全身结核中毒症状。

【X线表现】

主要表现为骨质破坏 椎体破坏程度有轻有重，重者可呈楔形变形，甚至可以消失或彼此嵌入，椎间隙变窄消失，脊柱侧弯或后突畸形。椎旁可见冷脓肿：一般认为脓肿的发生与椎体破坏程度成正比，但亦可早于骨破坏。冷脓肿最常见于胸椎结核（图3-48），出现率为90%左右；颈椎结核，咽后壁软组织影增厚的出现率约50%。腰椎结核则表现腰大肌脓肿，约占半数，表现为腰大肌影模糊，饱满，增宽，以至膨隆。脓肿形状常呈梭形、三角形、半圆形、长带形或波浪形等。摄片复查时脓肿影加宽，增长，弧度加大，密度增高常表示病变为活动性，在进展；若脓肿变窄，缩短，弧度缩小变浅，密度变淡，则表示病变有吸收好转和病灶较稳定。椎体融合通常出现于椎间盘完全破坏后，两个相邻椎体的相对面骨质部分或大部分破坏，两个残余的椎体相互嵌顿融合在一起的愈合阶段，多见于腰椎结核。

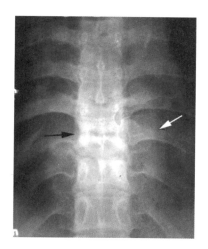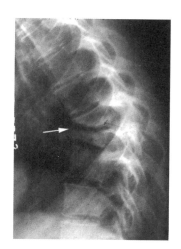

图3-48　胸椎正侧位示第6~7胸椎结核

【CT表现】

脊柱结核多起于椎体的前2/3及上下缘，少数侵犯椎弓和附件，椎体呈溶骨性破坏。椎前、椎旁常形成寒性脓肿（图3-49）。脓肿密度低于邻近软组织。增强扫描有助于显示脓肿边缘和范围。

　　CT在脊柱结核诊断中的应用价值：① CT密度分辨率高，可显示普通平片难以发现早期轻微的骨质破坏，显示隐蔽的脓肿，有利于早期诊断；② 显示病变范围及其对椎管内的累及程度；③ 用于术前手术方案的制定和疗效观察。

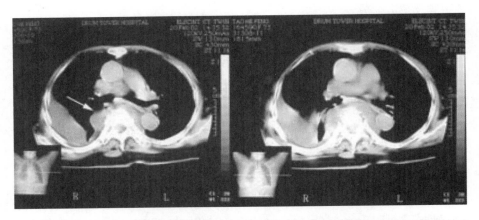

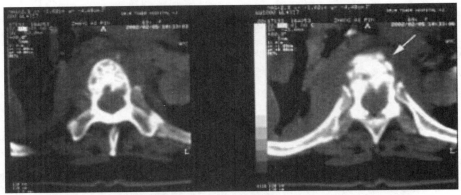

图3-49　CT示第7~8胸椎结核

【MRI表现】

　　显示椎体（中心型），椎体上、下缘（边缘型）和附件（附件型）的骨质破坏，呈长T1长T2信号，常累及椎间盘，使椎间隙变窄，椎间盘信号强度降低，常于椎旁及腰大肌形成椎旁脓肿，脓肿、干酪样坏死及肉芽组织、碎骨片常压迫脊髓或脊膜囊（图3-50，图3-51）。静注Gd-DTPA，累及的椎体及椎间盘异常强化，寒性脓肿的周边亦可见异常强化。

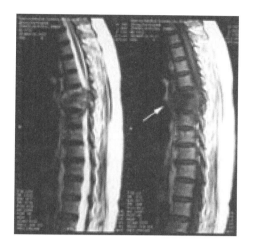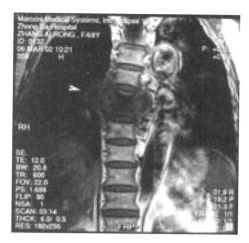

图 3-50　MRI 示第 7~8 胸椎结核

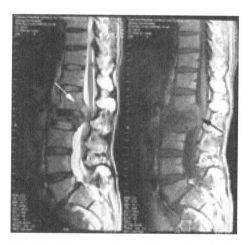

图 3-51　腰椎 MRI 示第 1~2 腰椎结核伴椎管狭窄

【鉴别诊断】

脊柱结核椎间盘易受累狭窄，有椎旁寒性脓肿为其特点。

（二）化脓性脊柱炎

脊柱化脓性骨髓炎属于非特异性细菌性感染疾病，比四肢与关节化脓性病变少见，绝大多数为血源性，少数为外源性（即局部软组织感染直接侵犯相应部位脊柱）。多数发病急，症状严重，甚至中毒休克而危及生命。颈、胸、腰椎均可发生，可有两处或多个椎体受累，也可单发于椎体或附件。

72%~85% 为金黄色葡萄球菌感染，其他病原菌如链球菌、大肠杆菌、肺炎双球菌等（如疖肿、毛囊炎、扁桃体炎、咽喉炎、麻疹、上呼吸道感染等原发病灶）。外伤、扭伤、压伤等常为诱因。有了病因、诱因后也不一定会发病，是否发病还与病原菌种类、毒性大小、病菌数量、机体对感染的敏感性、机体抵抗力、机体免疫力等因素有关。

【临床表现】

急性发病者起病突然，神志模糊，个别病例出现脱水、酸中毒、胸痛、肠麻痹现象，局部剧痛，脊柱运动受限及棘突明显叩击痛，甚至合并肺炎、肺脓肿、化脓性心包炎等。急性感染期可出现全身脓毒血症，持续十数日甚至十个月以上。与脊柱结核不同，化脓性脊柱炎需要一年左右症状方可消失。如椎管内形成脓肿，经肉芽组织吸收，可形成疤痕或压迫脊髓引起截瘫，或造成顽固性下肢神经根痛。

【X线表现】

脊柱化脓性骨髓炎可导致椎体骨质破坏、椎间隙变窄、椎旁脓肿，与脊柱结核极为相似。但脊柱化脓性骨髓炎临床发病急，症状重，骨质破坏进展迅速，骨质增生出现早，X线随诊观察变化大，这些都与脊柱结核不同。椎体化脓病变广泛者，不但发病急，症状重，且易形成窦道或发生截瘫。椎体化脓性病变比较局限者，发病慢，症状轻，骨破坏轻微，预后也较好。晚期，病变椎体间可形成骨桥连接。椎间隙变窄者上下椎体骨质增生硬化，椎间盘完全破坏者可发生椎体骨性融合。

【CT表现】

CT可见脊椎骨质破坏（主要位于松质骨）以及脊椎周围软组织肿胀或脓肿形成。骨质破坏开始时边缘模糊，数周以后边缘渐清楚，周围常出现骨质硬化。

【MRI表现】

椎体和椎间盘分界模糊不清，T1加权像呈低信号，T2加权像呈高信号，椎间盘正常髓核内裂隙消失，因破坏、碎裂、变小或消失，残留部分信号不均匀。静注Gd-DTPA 15 mL，椎体受累部中等异常强化。

【鉴别诊断】

脊柱化脓性骨髓炎发病突然，有急性感染症状，骨质破坏处周围有骨质硬化改变，借此可与脊柱结核等鉴别。

（三）硬膜外脓肿

一般指椎管内急性化脓性感染，病菌以金黄色葡萄球菌为多。病原菌在硬膜外间隙内扩散，形成蜂窝织炎，最终形成脓肿，上下可延及数个脊髓节段，蛛网膜和脊髓实质亦有不同程度的炎症反应。

【CT表现】

CT扫描可见硬膜囊与硬膜外间隙的对比降低，硬膜外密度增高，正常血管、神经结构变模糊，硬膜外脂肪组织被脓肿替代。

【MRI 表现】

MRI T1 加权像见感染组织呈与肌内组织相仿的等信号影，可累及数个椎体及椎间孔。T2 加权像脓肿聚集区呈高信号。张力较高时可见脓肿凸面压向脊髓，相应蛛网膜下隙变窄。在硬膜囊和脓肿之间常常有细线状低信号影，为脓肿壁。

【鉴别诊断】

CT 平扫显示硬膜外密度增高，在 MRI T1 加权像上呈等或低信号，T2 加权像呈高信号，沿硬膜外腔或周围脂肪间隙分布，椎管内结构多受压，诊断多不难。

（四）类风湿关节炎

类风湿关节炎是一种慢性全身性免疫性疾病，主要侵犯各处关节，受累关节多呈对称性，同时机体其他器官或组织亦可受累。

【X 线表现】

骨关节的 X 线改变大多出现在发病 3 个月以后，主要有：① 关节软组织梭形肿胀，早期可无明显的 X 线表现，随后关节积液，周围软组织炎症，常表现为软组织密度增高，梭形肿大，以手、足小关节最为明显。② 关节间隙早期因关节积液而增宽，待关节软骨破坏，表现为骨性关节面出现虫蚀样毛糙不整齐，以致关节间隙变窄。若发生在承重大关节，常以非持重点，即关节边缘或肌腱、韧带附着处多见。③ 关节面骨质侵蚀多见于边缘，也可累及邻近骨皮质。骨质囊状破坏是特征性表现，特别在手骨最为常见。④ 关节邻近的骨骼发生骨质疏松，病变进展则延及全身骨骼。⑤ 晚期可见四肢肌肉萎缩，关节半脱位或脱位，骨端破坏后形成骨性融合。

【MRI 表现】

MRI 对类风湿关节炎有较好的诊断价值，可早期显示关节积液、滑膜和关节软骨的改变。

【鉴别诊断】

本病为一种全身多发性、对称性慢性关节炎。影像学表现虽有一些特点，但对定性诊断多无特殊意义，必须结合临床和实验室检查做出诊断。

（五）强直性脊柱炎

强直性脊柱炎又称竹节状脊柱，为骶髂关节和脊柱慢性炎症性疾病。病变自骶髂关节下 1/3 开始，逐渐向上蔓延，最后形成脊柱强直。多发生于 30 岁以下男性，女性亦不少见。

【X 线表现】

强直性脊柱炎最先侵犯两侧骶髂关节，早期 X 线表现为关节边缘骨侵蚀和关节面破坏，继而出现关节软骨下骨硬化、关节间隙狭窄，逐步形成骨性强直。脊柱病变常由下部腰骶椎开始，很快累及全部脊椎，表现为：椎体上或下角局限性骨质破坏；椎弓小关节突骨质破坏，关节面毛糙、硬化，关节间隙狭窄，发展到骨性强直；前纵韧带、后纵韧带、黄韧带、棘间韧带和棘上韧带等相继骨化，椎间盘纤维环骨化后，在椎间隙边缘形成垂直走行的骨桥，广泛的韧带骨化和脊柱两侧的骨桥使脊柱呈竹节样改变（图3-52）；脊柱广泛骨质疏松。

【CT表现】

CT对骶髂关节及脊椎小关节的关节面有无骨质侵蚀、韧带钙化及椎管的显示较为敏感（图3-53）。

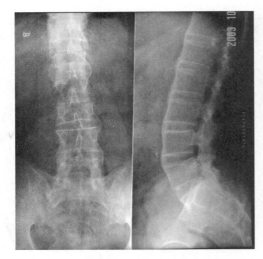

图 3-52 腰椎正侧位平片示腰椎竹节样改变

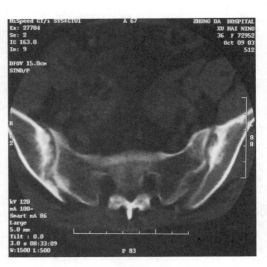

图 3-53 CT扫描显示骶髂关节炎改变

五、骨关节退行性变的影像学表现

骨关节退行性变又称退行性骨关节病、增生性关节炎、骨性关节炎、畸形性关节炎。其特点为关节软骨退行性变化及骨增生肥大，而不是真正的炎性病变。骨性关节炎分原发性与继发性，前者查不出病因，多见于中、老年人；后者继发于外伤或炎症等。本病病因尚不十分明确，可能由多种原因引起，一般认为与衰老、外伤、关节结构失稳、内分泌失调等因素有关。

主要病理变化为关节软骨的退行性变，尤以承重部为著，起初，关节软骨表面不光滑、变脆、变薄，甚至承重部位完全消失，暴露出关节软骨下骨质。关节软骨碎裂，与关节皮质面分离，碎裂的软骨可游离在关节腔内。同时，软骨下骨小梁可能坏死伴假囊肿形成。在关节软骨非承重面部位，软骨的损伤刺激软骨及软骨下骨内血管增殖，导致骨关节皮质面骨质硬化以及关节边缘骨刺形成。

【临床表现】

本病发病缓慢，好发于髋关节、膝关节、指间关节、脊椎等关节。以关节活动不灵便、疼痛为主要症状。关节活动时可有摩擦音，症状随着年龄增长而逐渐加重。

【影像学基本表现】

本病在各个关节的表现不尽相同，但其基本改变包括关节间隙变窄或消失、骨端硬化、软骨下假囊肿、边缘性骨赘、关节面塌陷、存在游离体、关节变形及排列不良等。

1. 指间关节 常最先累及远侧指间关节，即第2节指骨远端与末节指骨近端可见骨刺形成，关节间隙变窄，末节指骨基底部增宽，远侧指间关节旁软组织内边缘光滑，存在小圆形或椭圆形游离小骨。

2. 髋关节 早期在股骨头边缘有骨刺形成。骨质增生以髋臼上、下缘明显。髋臼顶部及股骨头边缘可见假性囊肿样改变。关节间隙变窄，在髋关节内侧或上外侧。

3. 膝关节 为好发部位。关节间隙变窄，只限于内侧或外侧，如同时发生，则以内侧为重，常使胫骨向侧方移位。关节边缘、髁间隆突、髌骨有骨刺。

4. 脊柱 椎间隙变窄，椎体见有骨赘增生，小关节间隙模糊，关节面不光整，有骨质增生、硬化、变窄。

脊柱退行性病变是常见的脊柱疾患，包括椎间盘变性、膨出、脱出，椎体小关节突骨质增生、韧带肥厚、钙化、骨化所引起的椎管狭窄以及脊柱和椎间盘退行性病变所引起的脊椎滑脱。

（一）颈椎退变与颈椎病

无论是原发还是继发性，均可导致椎体、小关节、间隙、韧带等退变，而无症状的称为退行性变；一旦出现症状，则称为颈椎病。颈椎退变与颈椎病最常见于中老年人。据统计41岁以上无症状退变的人中，数年间有1/3的人可出现症状。

由于椎间盘变化，椎间小关节软骨坏死，而后引起椎体周围骨质增生、椎旁和椎管内韧带增生、肥厚、骨化。退变与坏死为原发性病理改变，增生与骨化为继发性病理改变。当增生和骨化压迫或刺激颈神经根、交感神经、椎动脉或压迫脊髓产生相应系列临床症状时，称为颈椎病。

【临床表现】

颈椎病临床表现各异，根据不同解剖结构受压迫的程度，临床分为：

1. 神经根型 主要因钩突和小关节骨质增生所致。表现为肩颈疼痛，向枕部和肩部放射或引起单侧、双侧上肢麻木、感觉障碍、肌力减退等。

2. 椎动脉型 主要由横突孔周围及钩突骨质增生所致。表现为经常发生头昏、头晕等不适。好发部位为第4、第5颈椎，占70%左右。

3. 脊髓型 主要有椎间盘突出和骨性赘生物。上、下肢麻木，感觉异常，腱反射亢进，运动障碍为其特征。

4. 交感神经型 常出现心跳加速或缓慢、多汗或少汗、肢体发凉等。

5. 混合型　严重病人可出现综合症状。

【影像学表现】

可出现多种征象：① 颈椎序列变直、后突成角，占绝大多数；② 钩突骨质增生（图 3-54）；③ 骨质增生，发生率可达 60%～70%，特别是椎体后缘骨质增生比前缘骨质增生影响更大；④ 椎间隙狭窄，以第 5、第 6 颈椎占大多数，其次为第 6、第 7 颈椎；⑤ 项韧带钙化；⑥ 椎间小关节面模糊、中断、消失或硬化（图 3-54，图 3-55）；⑦ 颈椎椎体不稳（图 3-56）。诊断颈椎病（尤其是脊髓型、椎动脉型颈椎病）最准确、最可靠的方法是 MRI 检查（图 3-57～图 3-59）。

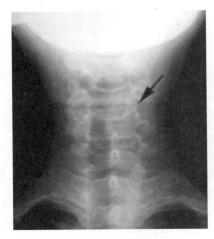

图 3-54　颈椎钩突增生

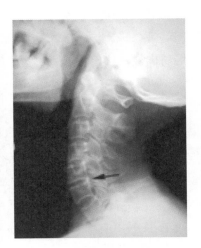

图 3-55　颈椎椎间关节面模糊

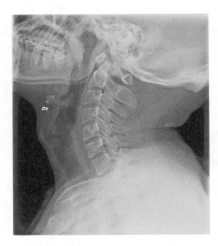

图 3-56　第 3~4 颈椎呈阶梯样改变

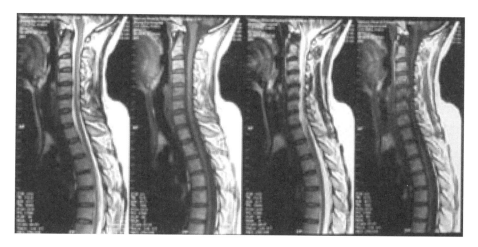

图 3-57　MRI 示颈椎病

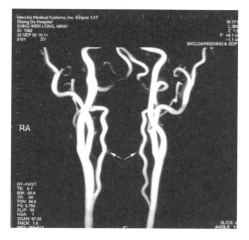

图 3-58　MRI 示椎动脉型颈椎病两侧椎动脉迂曲

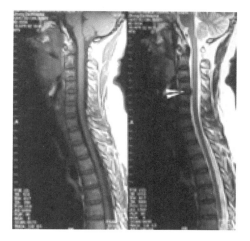

图 3-59　MRI 示第 4~5 颈椎椎间盘突出

（二）腰椎退变与腰椎间盘突出

腰腿疼痛大多数是腰椎间盘突出所引起，其发病机理主要是腰椎间盘及小关节退变，外伤是腰椎间盘突出的诱因。腰椎间盘突出大多数发生在下部腰椎，发生于第 4~5 腰椎间隙者最多。

【影像学表现】

X 线平片有下列征象者提示椎间盘突出：① 顺列改变平直或侧弯，甚至后突畸形；② 椎间隙左右不等宽，侧位像上出现椎间隙前窄后宽；③ 椎体后缘骨赘增生，呈唇状突起（图 3-60 ）。

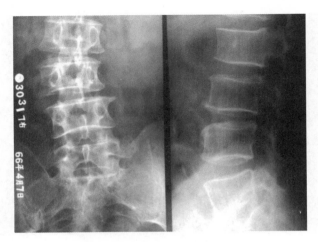

图 3-60　腰椎正侧位示腰椎退变

腰椎间盘突出以 CT 检查最为理想，准确、可靠。椎间盘为软组织密度，正常腰椎间盘后不超过椎体的后缘。椎间盘突出时，其后缘自中央向后突入椎管内并向一侧突出，使硬膜外脂肪和硬膜囊受压。椎间盘病变根据其病理改变有以下影像学改变：

1. 椎间盘变性

20 岁以下的正常人椎间盘内髓核的含水量为 85%～90%。随着年龄的增长，椎间盘含水量减少，产生变性改变。

【CT 表现】

CT 扫描往往不能显示椎间盘变性的直接征象。

【MRI 表现】

在 T2 加权像上信号降低，椎间盘变薄，夹层状的正常结构发生紊乱。变性的椎间盘可出现真空现象或钙化，使信号降低。椎间盘变性不一定都伴有椎间盘脱出，而椎间盘脱出可发生变性。

2. 椎间盘膨出

变性的纤维环松弛，但尚完整，纤维环超出椎体终极边缘。

【CT 表现】

CT 表现为在椎体边缘之外出现对称的、规则的环形软组织影。外圈可以发生钙化，椎体边缘也可以发生唇样骨赘。

【MRI 表现】

MRI 表现为凸面向后的弧形改变。两侧对称，硬膜囊前、两侧椎间孔示对称的光滑压迫，椎间盘无局部突出。

3. 椎间盘突出及脱垂

后纵韧带较前纵韧带薄弱，所以椎间盘较易向后外侧突出，压迫脊髓、神经根。突出的椎间盘可以不突破纤维环，亦可撕破纤维环。突出的髓核还可与变性的椎间盘分离，形成游离碎片，位于后纵韧带前或后方，可离开原椎间盘平面，向上、下迁移，称为脱垂。

【CT 表现】

① 间盘边缘局部凸出。② 椎管内、椎间孔及椎间孔外异常突出的软组织影，边缘多不规则，密度高于硬膜囊（图 3-61，图 3-62）。③ 硬膜外脂肪层消失、移位。④ 硬膜囊、神经根受压移位，神经根膨大。⑤ 椎间盘突出部分钙化。⑥ 施莫尔结节及真空现象。⑦ 椎体边缘骨质增生，骨赘形成。⑧ CTM 示局部充盈缺损。

【MRI 表现】

MRI 表现为突出的髓核呈扁平、圆形、卵圆形或不规则形，MRI 表现为可形成团块样影，T1 加权像、质子密度加权像、T2 加权像信号递减（图 3-63 ～ 图 3-65）。静脉注射 Gd-DTPA 后椎间盘无强化或轻度延迟增强，周围的纤维组织及静脉丛可以增强。

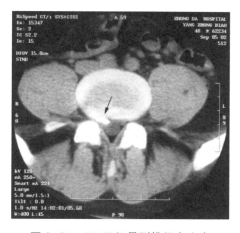

图 3-61　CT 示经骨型椎间盘突出

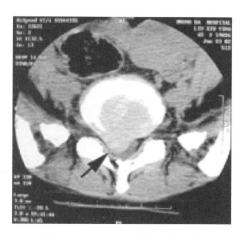

图 3-62　CT 示腰椎间盘突出

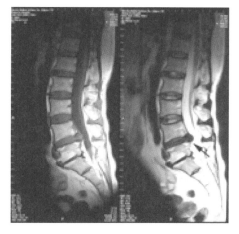

图 3-63　MRI 矢状位示第 4~5 腰椎椎间盘突出

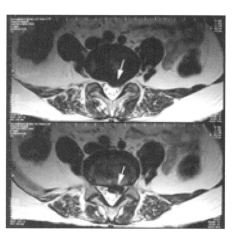

图 3-64　MRI 横断位示第 4~5 腰椎椎间盘左突

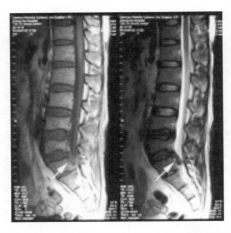

图 3-65　MRI 示第 5 腰椎、第 1 骶椎椎间盘脱垂

（三）椎管狭窄

椎管狭窄指椎管、侧隐窝和椎间孔均窄，常见于颈、腰段，压迫硬膜囊、脊髓或神经根，临床表现为相应的神经功能障碍。其致病因素有脊柱发育异常、椎间盘突出、肥大性骨关节病、韧带肥厚及钙化等。

【CT 表现】

正常 CT 平扫横断面上，颈段椎管呈三角形，胸段及上腰段椎管呈圆形，下腰段近三角形。但有椎管狭窄时，上述正常形态消失，典型的可呈三叶形改变。CT 可清晰显示椎管狭窄的部位，便于测量骨性狭窄的程度，还可观察到椎管内结构的受压、变形等改变，对继发性椎管狭窄的表现如黄韧带肥厚、后纵韧带钙化及骨化、椎小关节退行性病变等也能明确显示。

【MRI 表现】

MRI 多方位扫描显示椎管狭窄较 CT 更为简单、清晰。可见蛛网膜下隙变窄，甚至闭塞，脊髓受压、变形。T2 加权像上脑脊液信号明显提示，对显示增厚的韧带、骨刺及突出的椎间盘较 T1 加权像更加清晰。当脊髓受压严重时，可出现水肿、软化，相应部分 T1 及 T2 延长。

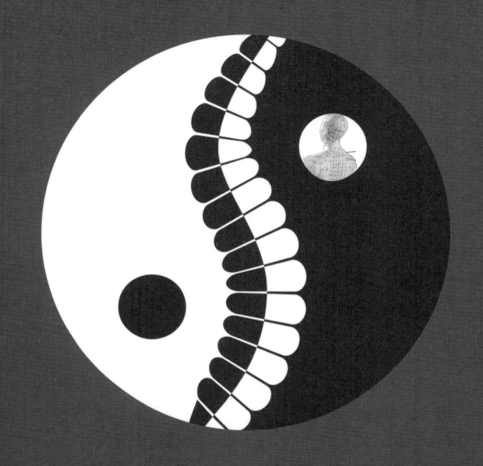

第4章

脊柱及关节临床检查

　　临床上疾病的诊断往往需要依据病史、临床检查、辅助检查来进行综合判断。只有做出正确的诊断，治疗才能有的放矢。对脊柱及关节疾病进行诊断，应该熟练并掌握人体解剖及各种脊柱与关节疾患的特点，以提高诊断符合率。临床上造成误诊、漏诊的原因往往是知识面不全或检查不仔细，因此，脊柱及关节临床检查是诊断骨关节疾病所必须掌握的技术。

第一节　脊柱及关节临床主要检查方法

在临床上，对脊柱及关节常采取的检查方法有望诊、触诊、叩诊、听诊、量诊及一些特殊检查。望诊主要观察患者的营养、意识状态、步态、姿势、畸形、皮肤色泽等；触诊通过手的感觉对骨、关节、肌肉、肌腱、韧带、肿块及压痛部位进行检查，以发现疾病的所在部位；叩诊包括检查纵轴叩击痛、棘突叩击痛，进行头部叩击试验等；听诊包括检查关节活动时的响声、肌腱摩擦音、骨摩擦音、骨传导音等；量诊是对肢体长度、周径、关节活动范围、轴线等进行测量。

检查的目的是客观地发现患者的阳性体征，判断有无骨、关节、软组织病变和病变性质，做出正确诊断，以利于治疗。

在临床检查时，应注意下面几点：① 医生对待病人，态度要和蔼，要有同情心，要注意力集中，认真仔细、实事求是地进行检查。② 在检查过程中，手法要熟练轻巧，除应尽量减少由操作而引起患者的不适外，应力求检查结果准确，某些阳性体征常有重要临床意义，不可忽视。③ 检查要在合适的光线、室温及安静舒适的环境下进行。④ 检查时应充分显露被查部位，操作细致、正规、轻柔，检查系统、全面而有重点，避免误诊、漏诊。女性患者应在家属或护士陪同下进行检查。⑤ 检查时还要与健侧相对比，不可忽视邻近关节或其他有关部位的检查，应结合全身检查，要有整体观念。⑥ 检查时应首先从病变处以外的区域开始，由健康处向病变处进行。⑦ 检查体位：通常情况下，上肢及颈部检查采取坐位或立位，下肢及腰背部检查取卧位或蹲位。⑧ 检查时以形态姿势、运动功能、神经血管检查等为重点，应结合具体部位仔细询问患者在行、站、坐、卧、蹲等日常活动时症状的变化。⑨ 颈肩腰腿痛检查应按一定的顺序进行，一般顺序为望诊、触诊、叩诊与听诊、特殊试验检查、功能活动检查、肢体长度与周径测量、肌力检查、神经系统检查。⑩ 实验室检查及影像检查等检查结果应与临床症状联系起来，进行综合分析，才可做出正确的诊断，孤立地依靠实验室检查或影像学检查等做诊断，常会造成误诊。

第二节　脊柱及关节的基本检查项目

一、望诊

（一）望诊的方法

1. 充分显露　这是检查的第一步，必须充分显露所要检查的部位，以便全面观察，不至遗漏。需要注意的是在显露患侧的同时，也要显露对侧，以做对比。医生往往未能坚持让患者适当脱去某些部位的衣服，显露出足够的观察范围，以致不能恰当地检查，从而出现误诊、漏诊。检查脊柱要从头至臀完全裸露，检查肩部要脱去上衣，检查下肢则只穿短裤。

2. 适当体位　在望诊检查时，需采取适当体位。检查脊柱、骨盆时取直立位；检查下肢时可取立位或取平卧位，但取平卧位时必须是在平坦的硬板床上，不宜在沙发上或软床上检查，以防掩盖畸形；检查上肢时取坐位，双手放于膝上。

3. 良好光线　望诊检查时，需要在良好的光线下进行，以便于观察皮肤色泽、湿度及创、损伤时的真实改变。

4. 健、患侧对比　在观察患侧异常改变的同时，也要注意与健侧相应部位对比，这对检查患部改变不明显的疾患更为重要。

5. 动、静观察　只有使用动态与静态相结合的望诊方法，才能观察到对诊断和治疗均有重要价值的全面而可靠的临床资料。静态望诊是指观察患者的异常姿势形态、肢体的轴线和夹角、局部异常外观等，动态望诊是指观察患者的四肢、脊柱等各关节的运动机能以及其他各种特殊检查。

6. 整体观念　在望诊过程中，一定不要只顾局部而忽略周身情况。这是因为局部疾患的功能障碍常常引起身体其他部位的代偿性改变。

（二）望诊的内容

首先要观察患者的营养、发育、神志、面色、体型、皮肤色泽等，肌肉有无萎缩或肥大、松弛或挛缩、痉挛和震颤等。然后对躯干及肢体进行不同角度、不同方位的观察，了解躯干及肢体的轴线、夹角、生理弯曲有无异常，两侧是否对称。对于躯干及下肢，应观察其运动时的姿势及步态。

1. 望体型 体型指身体各部位发育的外观表现，包括骨骼、肌肉的成长与脂肪分布的状态等。不同体型与某些疾病的发生有一定关系。如瘦长型的人易患脊柱侧弯症、圆背及第3腰椎横突综合征，矮胖型的人多患棘突肥大症、腰骶间韧带损伤及下腰段椎管狭窄症等。

2. 望姿势 正常人体的姿势差异很大，与个人的身材、习惯以及职业等有着密切关系。健康成人躯干端正，肢体动作灵活适度。立位后面观，两肩平，胸廓对称，两肩胛骨下角在同一水平线，骨盆平整无倾斜，脊柱正直，全部棘突成一直线并垂直于两髂后上棘之间的连线；立位侧面观，耳、肩、髋关节和踝关节的中心应在一条直线上，立位时其持重线与地平面垂直。

不同的损伤或疾病都有各自不同的病理性姿势，在临床上有一定的诊断意义。

（1）疼痛：疼痛是临床上的主要症状，可迫使患者采取一定的保护性姿势，如：腰椎间盘突出症，下腰段侧弯，患者双手叉腰以缓解坐骨神经疼痛；颈椎病患者头多向健侧偏斜；髂腰肌炎患者腰多向前弯，髋关节屈曲不能伸直。

（2）代偿性改变：身体的某个部位发生病变，产生功能障碍，可引起其他相关部位的代偿性改变。如腰椎侧弯可引起胸段侧弯，髋关节内收位畸形可引起膝关节外翻、踝关节内翻改变，髋关节后脱位可引起腰前凸增大。

（3）肌肉、筋膜挛缩：临床上一些患者姿势的改变为肌肉、筋膜挛缩而致。如患者大腿外展、外旋位且下蹲功能障碍可见于臀大肌挛缩等；患者髋关节不能伸直，出现屈曲，行走时腰不能伸直可见于髂腰肌挛缩等。

（4）关节脱位：临床上最典型的是肩关节脱位，除方肩畸形外，还可见患者身体前倾，并用健侧手托患肢前臂的姿势。

（5）神经损伤：无论是中枢神经还是周围神经损伤，均可见到不同的姿势改变。如C7脊髓节段损伤可见患者仰卧，上臂外展，肘关节屈曲，前臂置于前胸上，手指微屈；臂丛神经损伤多属产伤引起，可见上臂内收、内旋。

（6）发育异常：发育异常亦可造成人体多种不同的病理姿势。如椎软骨发育不良，可出现脊柱侧弯或弧形后凸。

（7）创伤骨折：不同部位的骨折可出现不同的姿势形态。如锁骨骨折，可见患肩低落，头向患侧倾斜，以健侧手托患侧肘部；股骨颈骨折，患肢短缩并呈典型的外旋位。

3. 步态检查 步态是指患者在行走时的姿势、步伐、足印的形态等。步态检查，不仅能辨明下肢是否正常，也能反映全身运动是否协调。所以步态与运动系统、神经系统及血管系统等有密切关系。步态检查的内容有：

（1）步行方向：是指左右足印之间中点的连线，观察此线是否与检查者指定的方向一致，有无偏斜，在前庭系统疾患、小脑共济失调时，此线偏斜或不成直线。应分别检查前进、后退、闭眼、睁眼时的步行方向。

（2）步行宽度：即足印的足跟内侧缘至步行方向的距离。髋关节后脱位、膝内翻时，此距离变大；膝外翻、偏瘫等病变时，距离变小。

（3）步行角度：即足印与步行方向之间所成的角度，正常人约为15°。角度过大，称"外八字脚"，可见于膝外翻、股骨头骺滑脱等；角度过小，称"内八字脚"，可见于膝内翻、髋关节后脱位、平足症、偏瘫步态、剪刀步态等。

（4）步行长度：即同一足前后两足印足跟之间的距离。在一侧下肢短缩、偏瘫等步态时，此长度缩小；在感觉性共济失步态及小脑共济失调时，此长度变长。

步态检查时嘱患者以自然的姿态和速度来回步行数次，观察其全身姿态是否协调，步行周期各阶段、下肢各关节和动幅是否正常，速度是否匀称，骨盆摆动、腰椎活动的重心转移和上肢摆动是否协调。嘱患者做闭眼步行可观察出轻度异常步态。对使用手杖或拐杖者，要测不用手杖或拐杖时的步态。

临床上常见的非正常步态如下：① 疼痛性跛行：为一种保护性跛行。患肢迈步较小，健肢迈步大，步态急促不稳。② 平足步态：患者行走时，足呈外翻位拖行，见于严重扁平足。③ 感觉性共济失调步态：走路时总是两眼注视地面，步行长度不一，举足过高，整个足底同时踏地，步态蹒跚左右摇晃。若闭眼或在暗中，则步态更加不稳，甚至跌倒。脊髓后索或其他部位感觉传导障碍者，如多发神经炎、脊髓癌等疾病患者，不了解自己双腿的位置和运动情况，走路有踩棉花感，便出现此种步态。④ 剪刀步态：因双下肢痉挛性瘫痪，股四头肌与股内收肌群痉挛，步行时双膝僵硬伸直，足跖屈内收。跨步时，两膝相互交叉，两腿牵曳而行；足迹各呈半圆形；踏地时与正常人相反，先以足尖着地。⑤ 偏瘫步态：又称弧形步态，由于患侧髋关节处于外旋位，膝僵直，足跖屈内收，各趾跖屈，所以患者行走时首先靠躯干抬高患侧骨盆，提起患肢，而后以髋关节为中心直着腿，足趾擦地，向外画半个圆圈跨前一步。⑥ 臀大肌瘫痪步态：步行时，以手扶持患侧臀部挺腰并使上身稍后倾，为臀大肌瘫痪、髋关节后伸无力所致。⑦ 醉汉步态：又称横行步态、运动性共济失调步态、小脑性共济失调步态，患者行走时，重心不稳，左右摇摆，步态紊乱不准确，形如醉汉。这是由小脑疾病使四肢肌张力减低或前庭系统疾病使躯干运动失调所致。⑧ 摇摆步态：臀中肌无力时，不能固定骨盆及提起、外展和旋转大腿。因此，当患肢负重时，躯干向对侧倾斜，呈摇摆步态。由股骨头坏死、股骨头滑脱、股骨颈骨折、髋关节脱位等病变引起的大粗隆上移，使臀中肌的作用支点或杠杆臂发生改变，从而导致臀中肌肌力的相对不足，同样可呈现此种步态。若为双侧无力，行走时则骨盆这样左右交替起伏，躯干交替向左右侧倾斜摆动，如鸭行，称"鸭步"。⑨ 跨阈步态：可见于腓总神经损伤、下肢畸形、外伤、关节损害等，由于踝部肌肉、肌腱松弛，足尖下垂，形成尖足畸形，患肢相对延长，健肢相对短缩。行走时为避免足尖擦地，骨盆向健侧倾斜，使患肢抬高，但跨步小，似跨越门槛状。⑩ 跟足步态：由于胫神经麻痹、跟腱断裂、小腿跖屈肌群瘫痪等，足不能跖屈，足弓增高，在行走时只能以足跟着地，步态不稳。

临床上步态异常的常见病因可归纳为：① 骨盆或下肢力学结构改变，如下肢不等长、关节强直、脱位、畸形等。② 肌肉疾患，如进行性肌营养不良、重症肌无力，或下肢局部肌肉外伤、炎症、断裂等。③ 脊柱、骨盆或下肢的某些疼痛。④ 中枢神经或周围神经疾患所致的瘫痪或共济失调。如锥体系损害引起的下肢痉挛性瘫痪，以下肢的内收肌和伸肌占优势，出现剪刀式步态或弧形步态；锥体外系疾患引起的下肢强直，可以屈肌占优势。脊髓或周围神经损伤，可能出现某个肌群或数块肌肉软瘫等。

4. 局部望诊 局部望诊在临床诊断中也占有重要位置，尤其是创伤、骨折等疾患，往往能起到正确诊断及指导治疗作用。如桡骨远端损伤后，若呈餐叉样畸形，可诊断为桡骨远端伸直型骨折（克雷氏骨折）；若皮下出现瘀血，则为瘀斑，是软组织损伤或骨折、脱位后血肿溢于皮下所致。根据瘀斑的颜色可以判断出损伤的时间和性质。如瘀斑呈紫红色，说明损伤刚刚发生，为新鲜损伤；如果呈青紫色，说明皮下瘀斑开始吸收；如果呈逐渐发黄趋势，则表明瘀斑处在消退期，其损伤为陈旧性的；如果瘀斑紫黑，则应考虑组织坏死。

二、触诊

触诊是医生用手在患者躯体上的某些部位触摸、按压，以发现并了解疾病在体表反应的一种诊断方法。触诊包括脊柱触诊和四肢肌肉关节触诊。

（一）脊柱触诊

主要是检查脊柱的形状、位置和脊柱周围软组织的性状。通过触诊看棘突有无偏歪，有无脊柱侧弯、凹陷、后凸畸形；脊柱周围软组织有无隆起、紧张、松弛、肿块，局部皮肤的温度、湿度、硬度、弹性有无改变，有无垂直于脊柱的条索状反应物和平行于脊柱的条索样反应物等。触诊的结果往往是脊柱内在病变在脊柱周围或体表的直接反映，也是需要纠正和治疗的地方。治疗时常常根据触诊的结果来制定治疗方案。触诊的结果应与其他临床检查结果相结合。

（二）四肢肌肉关节触诊

检查四肢肌肉关节时要注意两侧对比，主要看有无肌肉的萎缩、松弛、痉挛，对比局部皮肤的温度、湿度、硬度、弹性，有无凹陷性水肿，关节的畸形、增生等。

三、叩诊

（一）局部叩诊

局部叩击能引起疼痛处，常为病变所在部位。例如棘突出现叩击痛时，则相应部位有骨折或炎症。根据叩击痛也可判断病变的深浅：浅层软组织损伤压痛明显，而叩击痛不一定明显；反之深部骨关节病变压痛不明显而叩击痛却较明显。

（二）纵向叩击痛

远端伤处沿纵向叩击能诱发出伤处疼痛，表示该处有病变。如叩击患者头顶部，颈部出现疼痛或上肢放射痛，见于颈椎病或颈椎损伤；叩击患者足跟部，髋关节处出现疼痛，则怀疑髋关节的急性损伤或炎症病变。

（三）骨突起点叩击

当软组织病变或骨组织病变一时不能肯定（不好鉴别）时，根据软组织和骨组织的震动痛性质不同，在骨突起点叩击以帮助鉴别，常叩击的部位在上肢有锁骨前外端、肱骨外上髁、尺骨茎突、桡骨茎突，在下肢有髂前上棘、股骨髁部及内踝、外踝等。

四、听诊

（一）检查中的声音

肢体活动中发出异常的响声，若伴有相应的临床症状，则有诊断意义。响声可来自：

1. **肌腱**　腱鞘发生炎症时增厚与变得粗糙，在肌腱活动时就会产生摩擦音。若形成纤维骨管的腱鞘增厚，在肌腱活动时可发生弹响。最常见于屈肌腱狭窄性腱鞘炎，手指伸或屈时皆可听到一声清脆的响声，称为"弹响指"或"扳机指"。

2. **关节**　正常关节可有生理性关节响声但无症状。若关节内和邻近组织产生不正常响声并伴有相应的临床症状，则应视为异常响声而引起注意。如半月板、盘状软骨破裂时，会发出一两声清脆的响声；髌骨软化症发出碾米样响声；膝关节慢性滑膜炎产生捻发样响声；伸屈髋关节时，阔筋膜在股骨大粗隆部前后滑动引起弹响，通常谓之"弹响髋"。

3. **骨骼**　对于骨折病人，用手指轻压骨折局部，逐渐加重再逐渐放松，即可听到骨折端粗糙的摩擦音或触到摩擦感，此为诊断骨折的可靠体征。

（二）听诊器听诊

当怀疑有四肢长管状骨骨折时，可进行听诊，借骨传导音判断有无骨折；当有动脉瘤、动脉瘘、骨肉瘤、血管瘤等时，可于局部听到血流杂音。

五、关节运动功能检查

主要检查关节、肌肉在主动运动和被动运动中的功能状况，观察病人活动时的姿势、活动范围以及肢体活动与疼痛的关系，以便及时发现疾患的部位。

（一）关节运动的形式及命名

关节的主要功能是运动，各个关节的运动形式是多种多样的，与关节面的形态有着密切关系。其运动形式基本上可依照关节的三个轴或三个面分为三组拮抗性的动作。三轴之间相互垂直。关节沿着冠状轴进行的运动称屈或伸，关节沿着矢状轴进行的运动称为外展或内收，关节沿着垂直轴进行的运动称为内旋或外旋（在前臂称为旋前或旋后）。

（二）关节运动功能的检查

关节运动功能检查包括主动运动和被动运动，检查时应两侧对比，无论关节活动范围的增大或减小，还是临床症状的出现均为不正常。临床上一般先检查主动运动后检查被动运动，并做好记录。

1. 主动运动功能的检查　正常人体的各关节有其各自的运动方式及活动范围，由于个体差异，关节活动范围不尽相同。如儿童的关节活动范围较成人为大，老年人又有所减小。同时，相邻的关节运动范围也互相影响或互相补偿，因此不可忽视相邻关节的检查和测量。

2. 被动运动功能的检查　分为两类：① 与主动方向相同的活动。正常时其活动范围比主动运动的范围大。当关节强直时主动及被动活动均有障碍；肌肉瘫痪时，不能主动活动，但是被动活动正常，甚至超过正常的范围。② 与主动运动方向不同的活动。包括沿躯干、肢体纵轴的牵拉、挤压及侧方牵挤活动，注意是否有异常活动及疼痛。被挤压的组织主要是骨与关节，以及椎间盘与神经根等；被牵拉的组织主要是韧带、肌肉、筋膜、肌腱、关节囊及椎间盘等。许多骨科的特殊动诊检查均属此类。

3. 关节活动异常　① 肌肉痉挛：急性外伤或关节炎时，由于疼痛，主动及被动运动受限，甚至完全停止运动。局部肌肉有压痛、紧张、僵硬。痉挛解除后，功能就恢复正常。② 挛缩：多见于长时间痉挛、拮抗肌力失衡、肢体长期制动，或因瘢痕引起关节囊、韧带、筋膜、肌肉、肌腱结构上的变化，使活动受限。多是混合因素所致。③ 关节强直：亦称纤维性强直，强直的关节仅有微小活动，故常有症状存在。多由于关节内纤维性粘连或关节周围大量瘢痕组织的形成所致。引起关节强直的病理性改变的原因很多，但以损伤和炎症多见。④ 关节活动范围超常：亦是一种病态表现，见于关节囊被破坏、关节囊及支持韧带过度松弛或断裂。⑤ 假关节活动：指肢体（骨干）在设有关节的部位出现类似关节的异常活动，见于骨折不愈合或骨缺损。

4. 疼痛、摩擦音或摩擦感　在关节运动功能检查时若出现疼痛、摩擦音或摩擦感，应注意它们与活动的关系，对疾病诊断有着重要的临床意义。如冈上肌肌腱炎时，肩关节外展 60°～120° 时出现疼痛；腰椎间盘突出症早期，在直腿抬高试验中，下肢抬至 30°～70° 范围内出现疼痛；慢性滑膜炎时可出现捻发音等。

六、肌肉运动功能检查

（一）肌肉容积的检查

1. **肌萎缩** 肌肉容积比健侧或伤病前缩小称为肌萎缩。检查时以望诊为主，必要时可用皮尺测两肢体相对应的同一水平，并与健侧对比。肌萎缩的原因：① 下运动神经元损伤或病变。② 长期用石膏等固定，肢体缺乏功能锻炼，易造成失用性肌萎缩。③ 继发于某些骨关节病变。如膝关节病患可引起股四头肌萎缩；神经根型颈椎病、前斜角肌综合征可引起手部大、小鱼际肌或骨间肌萎缩。

2. **假性肥大** 肌肉容积明显增大，质硬，肌力减弱，多见于腓肠肌，为进行性肌营养不良所致，部分病人可合并翼状肩胛等。

（二）肌张力的检查

肌张力是指在静止状态下，肢体肌肉完全松弛时肌肉仍保持着一定的紧张度。检查时让病人静止并放松患肢，观察肌肉的外形并触摸其张力情况。肌张力减低时，肌肉不能保持正常外形，触诊时松软无弹力，被动活动时阻力减小或消失，关节活动幅度增大，常见于下运动神经元损害、低血钾、肌肉疾患及深昏迷等。肌张力增高时肌肉坚硬，被动活动时阻力加大，关节活动幅度减小，常见于上运动神经元损害。如将患侧上肢被动举高，然后使其自然下落，如软若鞭状则为肌张力下降，若在高处停留的时间较久，两侧对比，后落下的肢体则为肌张力增高。也可用同样方法测量下肢肌张力。

（三）肌力的检查

肌力是患者在主动活动时肌肉收缩的力量。检查时需望、触、动三者结合进行检查，从而了解随意肌的功能状态。检查的目的在于判断下运动神经元或肌肉损伤的程度、范围及其分布的情况，对疾病的治疗和预后均有一定的临床意义。

1. **肌力分级标准**
临床一般采用各国学者所公认的 Code 氏分级标准记分法。
① 0 级：肌肉无收缩力量，关节无活动，肌肉完全瘫痪。
② 1 级（微弱）：可见到肌肉轻微收缩，但不能带动关节和肢体任何活动。
③ 2 级（差）：肌肉收缩可带动关节活动，但不能对抗肢体自身重力（地心引力）活动关节。
④ 3 级（较好）：肌肉收缩能对抗肢体自身重力，但不能对抗任何阻力。

⑤ 4级（好）：肌肉收缩可以对抗一定的阻力，使关节活动，但关节不稳定。

⑥ 5级（正常）：肌肉收缩在对抗肢体自身重力的情况下，能对抗阻力，关节活动稳定，肌力正常。

有时，为了满足临床需要，也可更细致地分为0+、1-、1+、2-、2+、3-、…、5- 等级。例如2+表示稍大于2级，明显弱于3级；3-即明显大于2级，稍弱于3级。其他类推。

2. 肌力的测定方法

肌力的测定可用握力计，也可用肌电图、电变性反应等，但临床上常采用对病变的关节运动给予阻力，使患者做抗阻力运动的方法，大致估计肌力的强弱，同时可触摸该肌收缩的情况，并注意有无其他肌肉代偿。检查时注意观察肢体活动有无肌力改变或瘫痪，对某些肌群或肢体肌力轻度减弱要仔细检查，这些可能是某些颈肩腰腿痛疾病的早期表现，不仔细检查，容易延误诊治。

七、与脊柱及关节有关的神经系统检查

在临床上，脊柱及关节疾病往往伴有神经系统的损害，因此神经系统检查在本类疾患的诊断中占有重要地位。

（一）感觉检查

患者神志清楚，能与医生合作，医生应向被检查者讲清检查方法。检查时充分显露被检查部位，由感觉障碍区至正常区逐步进行，若感觉过敏，也可由正常区向感觉障碍区进行检查，并要进行两侧对比，检查时不要留空白区，查清感觉障碍的性质、程度（减退、消失、过敏）及范围。

1. 检查法

（1）浅感觉

① 痛感：用针尖以均匀的力量、强度刺激被检查者的皮肤，让被检查者说出具体的感觉。检查时要有系统，自上而下，注意两侧对比。

② 触觉：嘱被检查者闭目，以棉絮轻轻触及皮肤，询问被检查者的感觉，若有异常，在感觉记录图上标明其范围。正常人对轻触觉敏感（表4-1）。

表 4-1　皮肤感觉的节段分部

C2-C3——枕部、颈前部	T7——肋弓下缘
C4——肩和三角肌部	T9-T10——脐部
C5——上臂、肘外侧	T12-L1——腹股沟部

C6-C7——前臂、手桡侧	L2——大腿中前部
C8-T1——前臂和手尺侧	L3——膝前部
T2——上臂尺侧及腋窝	L4——小腿内侧
T3——胸骨体上部	L5——小腿外侧，足背及踇趾
T5——乳头部	S1——小趾、足底外侧
T6——剑突部	S2-S5——臀、外生殖器、会阴、肛门

③ 温度觉：以盛有冷水（5~10 ℃）及热水（40~50 ℃）的两试管分别接触患者皮肤，检查是否能辨别冷或热。

（2）深感觉（本体感觉）

① 位置觉：嘱被检查者闭目，检查者将患者末节指（趾）关节被动背屈或跖（掌）屈，询问是否能辨别该关节的活动及其方向。

② 震动觉：将震动的音叉脚置于骨突上，检查有无震动觉及持续时间。

2. 神经恢复征象

神经恢复时感觉消失区开始缩小，并逐渐由近端向远端扩展，感觉较运动恢复快。感觉又按温度觉、痛觉、触觉的先后顺序恢复。

蒂内尔征（Tinel sign）。检查者用手压迫或轻叩神经干损伤部以下部位，并自远侧段向近侧段试验，如该神经分布区有麻刺感或蚁行感，即为神经有再生征象。

3. 常见感觉障碍

① 神经末梢损害：感觉障碍区在上肢呈手套状，在下肢呈袜状，各种感觉皆减退或消失，多为很多周围神经末梢同时受损所致，常见于多发性神经炎。

② 干性神经损害：可见相应的神经分布区浅、深感觉障碍。如正中神经损伤。

③ 神经丛损伤：该神经丛分布区的浅、深感觉均受影响，感觉减弱或消失，常伴有疼痛。

④ 根性神经损害：浅、深感觉均受影响，其范围与脊髓节段分布区相一致。有相应的根型分布障碍区。如椎间盘突出症，有相应的根型分布的感觉障碍部位。

4. 脊髓损害

① 脊髓横断性损害：在损害水平面及其以下所有感觉均消失，损害水平面以上皮肤感觉可有一段过敏带。

② 脊髓半侧损害：在受伤的节段水平以下有对侧的皮肤痛、温觉障碍，同侧的深感觉和运动障碍，即布朗－塞卡（Brown-Sequard）综合征。

③ 内囊型偏身感觉缺失伴有偏瘫者，为大脑内囊损伤所致，见于脑出血、脑血栓形成等。

（二）反射检查

反射是神经系统活动的一个基本形式。外界刺激经感受器传入中枢神经，再由中枢神经传至运动器官，产生动作，这个过程称为反射。根据感受器的深浅不同，临床上将其分为浅反射和深反射。感受器在皮肤、黏膜和角膜等浅表组织的称浅反射，感受器在比较深部的肌腱和骨膜等组织的称深反射。浅、深反射在正常人体均可引出，疾病可使之亢进、减弱或消失。还有一些反射不出现于正常人体，仅在某种疾病的患者身上出现，称病理反射。检查神经反射时，应使被检查者体位适当，肌肉放松，避免精神紧张。检查者叩击位置要准确，用力均匀，并注意两侧对比。

1. 生理反射

（1）浅反射：是刺激体表感受器所引起的反射。临床上常用的浅反射及其相应的神经节段为：

① 腹壁反射：患者仰卧，下肢屈曲，放松腹部肌肉，医师用棉签等由外向内分别轻划腹壁两侧上、中、下部，两侧进行对比。正常时可引出该部腹肌收缩。引起上部腹壁收缩的是腹横肌，由肋间神经支配，脊髓节段定位为T7-T9。引起中部腹壁收缩的肌肉为腹斜肌，由肋间神经支配，脊髓节段定位为T9-T10。引起下部腹壁收缩的肌肉为腹直肌，由肋间神经支配，脊髓节段定位为T11-L1。一侧腹壁反射消失见于锥体束损害，某一水平的腹壁反射消失见于相应的周围神经和脊髓损害。应注意的是在老年人、肥胖人群及腹壁松弛的经产妇中会出现腹壁反射减弱或消失，这需要与病理性的相鉴别。

② 提睾反射：检查时医师用棉签棒轻划病人大腿内侧皮肤，由下向上，正常时可引起同侧提睾肌收缩，睾丸上提，然后再检查另一侧，两侧对比。提睾肌由生殖股神经支配，脊髓节段定位为L1-L2。提睾反射消失见于锥体束损害，或相应的周围神经或脊髓损害。对于老年人及有阴囊水肿、睾丸炎、斜疝或精索静脉曲张的病人，该反射的出现也可受影响。

③ 肛门反射：检查时医师用钝器轻划肛门旁的皮肤，正常时可引起肛门括约肌收缩，肛门收缩。肛门括约肌由肛门神经支配，脊髓节段定位为S4-S5。

④ 跖反射：检查时医师用钝尖物轻划足底外缘皮肤，正常时可引起屈趾肌等收缩，足趾及足向跖侧屈曲。屈趾肌等由坐骨神经支配，脊髓节段定位为S1-S2。

当反射弧中断或受抑制时，或上运动神经元损伤时，均可引起浅反射减弱或消失。

（2）深反射：是刺激肌肉、肌腱、关节内的本体感受器所产生的反射。临床上常用的深反射及其相应的神经节段包括：

① 肱二头肌反射：检查时嘱病人屈曲肘关节，医师以左手托住病人的肘部，左拇指置肱二头肌腱上，病人前臂旋前搭在医师的左前臂上，然后用叩诊锤叩击医师自己的左拇指，正常时可引起肱二头肌收缩，肘关节屈曲。肱二头肌由肌皮神经支配，脊髓节段定位为C5-C6。

② 肱三头肌反射：检查时嘱病人屈曲肘关节，医师用左手托住病人肘部，让患者将前臂搭在医师的左前臂上，然后用叩诊锤轻轻叩击病人尺骨鹰嘴突上方约 1 cm 处的肱三头肌腱，正常时可引起肱三头肌收缩，肘关节伸展。肱三头肌由桡神经支配，脊髓节段定位为C6–C8。

③ 桡骨膜反射：检查时嘱病人屈曲肘关节，前臂半旋前，腕关节下垂，医师一手托住腕部，然后用叩诊锤叩击桡骨茎突，正常时可引起前臂的屈曲及外旋，脊髓节段定位为C7–C8。

④ 尺骨膜反射：检查时嘱病人肘关节半屈，并前臂半旋前位，然后用叩诊锤叩击尺骨茎突，正常时可引起前臂旋前，脊髓节段定位为 C8–T1。

⑤ 膝腱反射：检查时病人坐于床沿，下肢自然下垂，或仰卧位，双膝半屈曲，医师以手托住腘窝，放松股四头肌，用叩诊锤轻叩击髌骨下缘与胫骨粗隆之间的髌韧带，正常时可引起股四头肌的收缩，伸膝关节。股四头肌由股神经支配，脊髓节段定位为L2–L3。

⑥ 跟腱反射：检查时病人仰卧，髋膝关节半屈曲状，小腿外旋位，医师用手握住其前半足，使踝关节轻度背伸，用叩诊锤叩击跟腱，正常时可引起腓肠肌收缩，踝关节跖屈。腓肠肌由胫神经支配，脊髓节段定位为 S1–S2。

当反射弧中断或受抑制时，可见深反射减弱或消失，而在上运动神经无损伤时，使脊髓反射弧的抑制释放，深反射亢进，但也可发生超限抑制使深反射消失。

2. 病理反射

正常人引不出病理反射，仅在中枢神经损害时才出现，其主要原因是锥体束病变时失去对脑干和脊髓的抑制作用。

① 霍夫曼（Hoffmann）征：即弹手指征。检查时嘱患者将腕关节轻度背伸，医师用一手握住患者的腕部上方，另一手以示、中二指夹住患者之中指，并用拇指轻弹患者中指指甲，出现拇指或示指屈曲为阳性，可见于锥体束损害。

② 巴宾斯基（Babinski）征：即划跖试验。检查时病人仰卧，双下肢伸直，医师用钝器划足掌外缘，到跖趾关节处再转向内侧。正常反应是足趾向跖面屈曲。如踇趾伸直背屈，其他四趾呈扇形散开，即为阳性，可见于锥体束损害。

有锥体束损害时，可用不同方法引出与巴宾斯基征相同的病理反射。以钝器沿足背外缘划过引出者，称查多克（Chaddock）征；以拇、示二指沿胫骨前缘向下推时而引出者，称奥本海姆（Oppenheim）征；用力挤压腓肠肌引出者，称戈登（Gordon）征（表4–2）。

表4-2 病理反射检查

名称	检查法	反应
巴宾斯基征	以针在足底外缘自后向前划过	踇趾背伸，其余趾呈扇状散开
查多克征	以针划过足部外踝处	踇趾背伸

名称	检查法	反应
奥本海姆征	以拇指用力沿胫骨从上而下擦过	踇趾背伸
戈登征	用手捏压腓肠肌	踇趾背伸
罗索利莫（Rossolimo）征	急促地叩击足趾的跖面	足趾跖屈
霍夫曼征	将病人前臂旋前，向掌侧弹拨中指远端指甲	拇指及其余四指快速屈曲

③ 踝阵挛：检查时病人仰卧，医师一手托住腘窝，稍屈膝关节，一手握足，用力使其踝关节突然背屈，然后放松，并保持一定推力，若出现踝关节连续的交替的伸屈运动则为阳性。

④ 髌阵挛：检查时病人仰卧，伸直下肢，股四头肌放松，医师以一手的拇、示二指抵住髌骨上缘，用力向下快速推动数次，然后放松，并保持一定推力，若出现髌骨连续交替的上下移动则为阳性。

病理反射见于椎体束病变时，但 2 岁以下的小儿由于锥体发育不完善，可引起上述反射，少数正常人可见双侧霍夫曼征阳性。

3. 共济运动

正常人能精确地完成随意运动，有赖于很多功能单位相互协调。协调动作发生障碍称共济失调。检查共济运动功能的常用方法有三种：

① 指鼻试验：指导病人伸直前臂，随即屈臂用手指触自己的鼻尖，先练习二三次，再让病人闭眼重复同样动作，观察动作是否稳准。共济失调的病人，病变同侧手指指鼻时摇晃不稳，不能一下准确地触到鼻尖。

② 跟-膝-胫试验：让一侧下肢抬高，然后屈膝将脚跟放在另一侧膝部，并沿胫骨前缘下滑，观察动作是否稳准。动作稳准为共济运动正常，否则为共济失调。

③ 闭目直立试验（又称闭目难立征）：让病人闭目并足直立，如病人左右摇摆，甚至将要倾倒，称龙贝格（Romberg）征，为共济失调的表现。共济失调见于小脑病变。

（三）自主神经功能检查

可确定脊髓损伤节段、周围神经损伤及其性质。

1. 皮肤、毛发、指甲营养状态

自主神经功能受到损害后，皮肤萎缩、变薄、粗糙、多汗或无汗，失去正常光泽。毛发干燥、粗糙，易脱落。指甲失去正常的光泽，变薄，有沟纹且易脆断。

2. 皮肤划纹征

① 白色划纹征：用钝针轻而快地在皮肤上划过，在 8～20 秒内，划过之处出现白色划

纹，正常人持续 1~5 分钟。这是血管收缩所致，若持续时间较长，为交感神经兴奋性增高所致，该征在下肢皮肤表现得比较明显。② 红色划纹征：用钝针慢而重地在皮肤上划过，在 3~5 秒内，划过之处出现红色划纹，正常人持续 8~30 分钟。这是血管扩张之故，一般是正常现象，当持续较久，红纹甚宽时，才有相对的意义，为副交感神经兴奋性增高所致。

3. 霍纳（Horner）综合征

霍纳综合征又称交感神经麻痹综合征，表现患侧眼睑下垂，瞳孔缩小，眼球轻度内陷，面部无汗，表示颈交感神经节或脊髓（C8、T1）病变。

（四）周围神经功能检查

在临床上颈肩腰腿痛尤其是腰腿痛的疾病多与神经受到刺激有关，其中椎间盘突出是引发疼痛的主要原因之一，现将颈、腰椎间盘突出的临床表现列表（表 4-3，表 4-4）如下：

表 4-3　颈椎椎间盘突出症的临床表现

临床表现	C5 受到刺激	C6 受到刺激	C7 受到刺激	C8 受到刺激
感觉异常	臂外侧，C5 神经节段区痛觉减退	前臂桡侧、拇、示指，C6 神经节段区感觉减退	中指及手背，C7 神经节段区感觉减退	前臂尺侧，环、小指，C8 神经节段区痛觉减退
肌力减弱	三角肌 肱二头肌	肱二头肌、腕伸肌、指伸肌	肱三头肌 腕屈肌	手内侧肌 指屈肌
反射	肱二头肌反射减弱	肱桡肌反射减弱	肱三头肌反射减弱	

表 4-4　腰椎椎间盘突出的临床表现

临床表现	L4 受刺激	L5 受刺激	S1 受刺激
感觉异常	小腿前、内侧 L4 神经节段区	小腿外侧、足背内侧、姆趾 L5 神经节段区	足背外侧、小趾 S1 神经节段区
肌力减弱	股四头肌	股骨前肌、趾伸肌	腓肠肌、比目鱼肌、趾屈肌
试验	股神经牵拉试验阳性	直腿抬高试验阳性	直腿抬高试验阳性
反射	膝腱反射下降	大多正常：膝反射、跟腱反射可减弱	跟腱反射减弱或消失

八、肢体测量

肢体测量不仅是骨伤科临床检查法中的重要内容，其目的是了解人体各部位的尺寸大小，以便对人体的结构规律、病理变化进行数量上的分析。测量肢体的长度、周径及轴线，对诊断、治疗及疗效观察有重要的意义。

1. 常用的测量标志

（1）骨性标志：① 枕外隆凸点：枕外隆凸是位于枕骨外面正中的最突出的隆起。② 耳下点：人体于解剖位时，耳垂的最低点。③ 颏下点：人体于解剖位时，下颌部在正中线上的最下点。④ 颈点：颈部第7颈椎棘突尖端最突出之点。⑤ 脐点：脐中央之点。⑥ 肩峰点：肩胛骨肩峰上缘最向外突出之点，可沿锁骨或肩胛骨的肩胛冈向外触及。⑦ 肱骨外上髁点：肱骨外上髁最尖端之点。屈肘时更为明显。⑧ 茎突点：桡骨茎突最尖端之点。拇指外展时，拇长展肌、拇长伸肌腱之间形成一三角形深窝，在此窝之底易寻得此点。有时还可用到尺骨茎突点，在尺骨茎突尖端。⑨ 指尖点：当手臂下垂，掌面朝内靠拢大腿外侧面时，指尖向下之点。以中指指尖点最为常用。⑩ 髂前上棘点：髂前上棘向前突出之点，可用手指沿着髂嵴向前触及此点。⑪ 胫骨上点：胫骨内髁的内侧缘最高点。⑫ 外踝下点：外踝最下之点。⑬ 内踝下点：内踝最下点。

（2）皮肤皱纹标志：如臀横纹、大腿皱纹、腘横纹等。

（3）身体标志线：如前正中线、锁骨中线、腋中线、腋后线、后正中线等。

2. 长度的测量

（1）目测法：方法简便、迅速，但有一定的误差。粗略比较两侧肢体的长短，上肢可屈肘，上臂紧贴胸壁，从后面观察并比较两上臂的长度，或双手合掌，两前臂并拢，肘部支撑于水平桌面上，可从两手指尖的高度差比较两前臂的长度。下肢长度测量，可嘱患者仰卧，屈髋、膝关节成90°，从两膝盖的高低比较两大腿的长度，或双足并齐，平放于检查床上，从两膝盖的高比较两小腿的长度。

（2）尺测法：简便准确，临床上最常用。应用皮尺，两侧肢体应放于对称位置上，以骨突标志作基点。① 上肢总长度：第7颈椎棘突至桡骨茎突尖部或中指指尖的长度。或自肩峰至桡骨茎突尖中部或中指指尖的长度。② 上臂长度：自肩峰至鹰嘴突的长度，为相对长度。或自肩峰至肱骨外上髁的长度，为绝对长度。③ 前臂长度：自肱骨外上髁至桡骨茎突的长度，此为相对长度；或自尺骨鹰嘴至尺骨茎突的长度，此为绝对长度。④ 下肢总长度：自髂前上棘至内踝下缘的长度，为相对长度；或自脐（或剑突）至内踝下缘之间的长度。相对长度表示下肢与骨盆的位置关系。临床上，脊柱生理弯曲的改变，骨盆的倾斜，髋关节的位置变化往往会影响其测量长度。因此，测量时应注意上述变化，以免发生误差。绝对长度为自股骨大粗隆顶点至外踝下缘的长度。检查时，应对比相对长度和绝对长度这两种检查结果，以明确出现患肢短缩的真正位置。⑤ 大腿长度：相对长度为自髂前上棘至股骨内外上髁（或膝关节内侧间隙或髌骨上缘）之间的长度，意义与下肢相对长度相同；绝对长度为自股骨大粗隆顶点至膝关节外侧间隙的长度。⑥ 小腿长度：胫骨内髁上缘至内踝的长度，或腓骨小头至外踝下缘的长度。

3. 周径测量

测量平面应两侧对称，并于肌腹最丰满处测量；测量肿物时则取最肿处，并两侧对比。周径的测量，周径增大的实际应用并不多，但周径萎缩的程度在临床诊断中十分重要。肌肉萎缩的程度，反映出患肢使用量的减少，表明疾病或损伤对神经机能和营养的影响程度。肌肉萎缩一般在外伤后或发展两周以后才能出现，如果在两周内测量肌萎缩，其诊断意义并不大。常用测量平面如下：

（1）肩关节：自肩峰至腋窝环绕一周。

（2）上臂：于肱二头肌中部环绕一周。

（3）肘关节：自鹰嘴突经肱骨内、外上髁至肘皱襞环绕一周。

（4）前臂：于肱骨内上髁下约 6 cm 处环绕一周。

（5）腕关节：经尺、桡骨茎突尖端环绕一周。

（6）大腿：于髌骨上缘 10 cm 处环绕一周。

（7）膝关节：于髌骨上缘、中间和下缘处各环绕一周。

（8）小腿：膝关节下 10 cm 处环绕一周。

（9）踝关节：于跟骨结节上方，经内、外踝至踝前方环绕一周。

九、肌电图检查

肌肉为运动单位的组成部分，肌肉电位活动的变化，不仅反映肌肉本身的功能状态，还可反映运动单位的其他组成部分如神经肌肉接头、外周神经或神经元的功能状态。因此通过放大描记神经、肌肉单位活动的肌电图，可判断所检查的神经、肌肉的机能状况及有无损害；测定神经传导速度，能更直接地反映神经功能和损害情况。它可记录数值，能定量，结果较客观，且不受条件限制，对手术、昏迷、儿童及不合作者尤适用，但不能做病因诊断。

1. 正常肌电图

（1）插入电位：正常肌纤维在插入导针时，因刺激产生短暂的电活动，称插入电位。当针极停止移动时，此电位迅速消失，时间约 1 秒。在兴奋性高时，时间可延长。

（2）电静息：正常肌肉完全松弛状态时，无动作电位出现，在图形上呈一直线，称电静息。

（3）运动单位动作电位：系一个脊髓前角细胞及其轴突和所支配的一群肌纤维（约 3～300 根）收缩时，产生的肌电图。临床上有三种：① 单纯相。意念上肌肉收缩，但看不出肌肉活动，称轻度收缩。图形上可出现单相、双相及三相动作电位，后两种多见，时间为 5～12 ms，波幅（电压）为 100～5 000 μV。因描述图上各电位互相分离，故称单纯相。② 混合相。当肌肉中度收缩时，运动单位及放电频率增多，各电位间互相重叠，基线不完全清晰，称混合相。③ 干扰相。当肌肉强力收缩时，运动单位及放大频率达最大值，以致互相重叠干扰，基线不能分清，称干扰相。

2. 病理性肌电图

（1）电位延长：当电极插入肌肉时，出现一电位序列，针电极移动停止后，电位数量、频率逐渐减少，但仍持续一段时间才停止，超过正常的 1 倍以上，称电位延长。见于肌肉失神经支配后的 1~2 周，也可见于神经再生期。

（2）纤颤电位：失神经支配的肌肉对体内乙酰胆碱敏感性提高，会产生自发性兴奋和震颤运动，在受到电极插入的刺激或静息时出现短时限、低电压电位。波幅为 50~500 μV，大部分小于 300 μV，时限为 0.5~4 ms，大部分在 2 ms 以下。

（3）束颤电位：为肌肉放松时出现的自发运动电位。波幅为 100~6 000 μV，时限为 5~15 ms，频率为 1~3 次 / 秒。多见于运动神经元不全损害，但也可见于无神经系统器质性改变的肌肉，故仅供参考。

（4）正尖波（或正锐波）：常与纤颤电位相伴出现的正相波，称正锐波。此波开始为一正相峰值的锐波，以后为一缓慢的负压电位，但多回不到基线，形状为一"V"字，时限为 10~100 ms，电压为 100 μV，频率为 4~10 次 / 秒，最高可达 100 次 / 秒，多出现在失神经变性的晚期，肌原损伤有时也出现正锐波。

（5）多相电位：正常肌肉多相电位不超过 5%，但在部分失神经肌肉收缩时，出现大量的多相运动电位，超过 20% 时肯定为异常。此种现象多见于下运动神经元疾病及肌病，在神经损伤后的恢复期也可出现。

（6）单纯相：正常肌肉收缩时为干扰相，当下运动神经元发生损伤时，即使大力收缩，能被激活的运动单位也不多，不致互相干扰，因而出现单纯相。

（7）肌强直电位：由肌肉的过度兴奋和收缩引起，当针电极插入时，可爆发强大、高频率的动作电位。

3. 不同病变部位可能出现的异常肌电图

（1）脊髓病变：脊髓肿瘤、各种椎管狭窄、进行性肌萎缩等，椎间盘突出、后纵韧带骨化等都可导致脊髓前角细胞损害。此时肌电图的主要表现为病损区所支配的肌肉出现纤颤电位、束颤电位，病变程度轻者仍可出现干扰相，重者大力收缩，仍出现单纯相。

（2）神经损伤：患钩椎关节病、椎间孔狭窄时，都可压迫神经出现病损。当神经部分损伤时，其支配的肌节松弛，可出现纤颤及束颤电位；随意收缩时出现多相运动单位电位；大力收缩为单纯相；完全损伤，则所支配肌肉在松弛时出现纤颤电位。配合不同节段传导速度检测，可探寻神经损伤部位。

（3）肌源性损害：肌肉本身及其附属组织病变引起的肌肉病变，在肌电图上出现肌强直电位，运动单位时限缩短，电压降低，出现短波多相电位，大力收缩出现干扰相（表 4-5）。

表 4-5　正常及神经不同部位损伤肌电图

肌电图	正常	脊髓前角损害	周围神经疾病	肌原性疾病
插入电位	不延长	可延长	延长	肌强直及强直样电位
纤颤相电位	无	常见	常见	少见
运动单位电位电压	正常	增高	正常或降低，慢性可增高	降低
运动单位电压时限	正常	增长	正常或降低，慢性可增长	缩短
多相电位	小于22%	稍增多	显著增多	短棘波多相电位
电位同步	无	多见	偶见	偶见
大力收缩波形	干扰相	单片、混合或高频单片相	单片或混合相	病理干扰相

第三节　脊柱及骨关节检查

一、颈部检查

（一）望诊

1. **头颈部形态**　颈部强直，不能转头、仰头和点头，呈斜颈外形，见于落枕。头、颈部向一侧偏斜，面部不对称，患侧胸锁乳突肌明显突起，见于先天性斜颈。下颌偏向一侧，头部似沉重，必须用一手或两手支持头部，见于寰枢关节脱位。颈部强直，头部转动不灵，表情不自然，见于颈椎病、颈筋膜炎、颈椎结核、骨折、脱位或扭伤等。

2. **头颈部畸形**　常见有斜颈畸形，即头颈部处于不正常位置，表现为头颈部偏向一侧。临床上分为先天性和后天性两类。

（1）先天性斜颈：在幼儿斜颈中，主要见于先天性肌性斜颈。① 先天性肌性斜颈：由一侧胸锁乳突肌肌纤维变性及挛缩所致。面部转向健侧上方，头面部倾向患侧，患侧面部平坦，对侧长而隆起，两眼倾斜，不在同一平面，鼻梁弯曲，患侧锁骨及肩部较健侧升高，脊柱上胸段可出现侧凸等继发性畸形。② 先天性骨性斜颈：为颈椎发育异常所致。见于颈椎融合、枕颈融合、半椎体等畸形。

（2）后天性斜颈：引起原因较多，主要见于：① 颈椎自发性脱位：颈部软组织炎性病变，常易诱发第 1、第 2 颈椎自发性脱位。② 颈部炎症：如颈部淋巴结炎，蜂窝织炎等。③ 颈部软组织疾病：颈部软组织瘢痕挛缩。④ 颈椎结核：颈部各方向运动都受限制，并伴有肌肉痉挛。⑤ 颈椎损伤：颈椎骨折或脱位。⑥ 痉挛性斜颈：副神经受刺激或麻痹，引起肌肉发生痉挛性收缩。

3. 颈椎的生理前曲是否正常 有无平直或局限性后凸、侧弯、扭转等畸形，如颈椎结核、骨折的患者常出现角状后凸畸形。颈椎生理前凸加大见于吻性棘突、伸直型颈椎骨折脱位、项部筋膜炎等；生理弓减小或变直多见于颈椎病、颈椎间盘突出症、颈椎骨折脱位、寰枢椎半脱位等。

4. 颈部长度与宽度的比例是否协调 颈短而粗，呈翼状颈，双侧性皮肤宽松，发际低平，可见于先天性短颈畸形［克利佩尔·费尔（Klippel-Feil）综合征］。

5. 颈部皮肤有无瘢痕、窦道、寒性脓肿 寒性脓肿多为颈椎结核，高位病变注意观察咽后壁有无脓肿，低位病变则脓肿多在颈部出现。寒性脓肿多见于食管后方，可以下垂到一侧或两侧锁骨上窝。

（二）触诊

1. 棘突 嘱患者取坐位，使颈部略为前屈，检查者用左手掌托住患者的前额部，用右手拇指先触到第 2 颈椎棘突定位。因为第 2 颈椎棘突较大，容易触得清楚，且定位准确。然后按顺序向下触摸，第 3、4、5 颈椎棘突比较小，不易触摸清楚。第 6、7 颈椎棘突和第 1 胸椎棘突比较大，则容易触清。第 2、3、4 颈椎棘突常呈分叉状，当患有棘上韧带炎或棘突滑囊炎时，则棘突上有明显的浅压痛。如患椎体结核、骨折及脱位，则有深压痛。对于颈椎后凸畸形的病例，触诊时不宜用力过重。触摸时注意检查棘突是否偏斜，压痛点是在棘突的中央区还是在两侧，并由轻而重测定压痛点是位于浅层还是位于深部，一般浅压痛多为棘上韧带、棘间韧带或浅筋膜的疾患。

2. 棘突间压痛 见于棘间韧带损伤，可能为扭伤或"落枕"。颈、胸椎棘间有压痛性硬结或索状物见于项韧带钙化，或为吻性棘突存在。

3. 棘突旁 与腰椎不同，此处受压者是肌肉而不是神经根，故定位意义远不如腰椎，但有时可发现阳性反应物及软组织痉挛，见于肌肉筋膜损伤、慢性炎症等。局部压痛同时有向同侧上肢放射性疼痛，可见于颈椎病。

4. 横突及横突间 两者均有重要意义。患者取坐位或卧位，由锁骨上窝沿胸锁乳突肌外缘触压横突尖前侧及后侧，同时触压横突间，两者结合定位意义更大。如为关节突移位（棘突必伴随移位），则压痛点多在横突尖及横突间后侧，临床表现为脊神经后支支配区－颈项疼痛；如为椎体后外缘增生，椎间盘侧后突出，则以前侧压痛明显，多发生于第 6、第 7 颈椎，并多向肩臂腋部乃至手部放射。

5. 颈椎椎间盘　　医者以示指沿胸锁乳突肌前缘与气管间隙向深处压迫颈椎管前侧，使颈椎间盘的纤维环前部受压。如出现弥散性疼痛，并向肩部、肩胛、耳后及颞部放射，对颈椎病、颈椎间盘突出有诊断价值。

6. 颈椎椎体前方　　用示指和中指在胸锁乳突肌和颈动脉鞘内侧将甲状腺、气管及食管推过中线，即可触及颈椎椎体和椎间盘的前部。如有明显压痛，提示该部可能有损伤或病变。

7. 前斜角肌　　患者头指向健侧并稍侧屈，深吸气后闭气，医者以示指、中指在其锁骨上沿胸锁乳突肌外缘向内上方压迫，可扪及前斜角肌下端，轻轻触压以了解其硬度及是否有压痛。由颈肋及颈椎病等引起的前斜角肌综合征可出现放射性压痛；颈心综合征者左前斜角肌多有明显压痛，并向腋部及胸前放射。该肌起于第3至第6颈椎横突前结节，斜行向下止于第1肋骨上缘的斜角肌结节，臂丛神经与锁骨下动脉在其后方。该肌虽然不大，但受C5-C7神经支配，临床上第2至第7颈椎中任何一节颈椎有病，均可能使前斜角肌受累，故颈椎病出现前斜角肌综合征十分多见。

8. 锁骨上窝　　位于锁骨上方及肩关节内侧凹陷处，其下臂丛神经受压可出现疼痛。临床如有前斜角肌压痛，此处几乎都有压痛，但此处压痛不一定有前斜角肌压痛。

9. 枕神经压痛点（相当于风池穴）　　枕大神经位于乳突与枢椎棘突的连线中点凹陷处，枕小神经则在乳突后下方的胸锁乳突肌后缘处。高位颈椎病特别是寰枢病变最易出现枕神经压痛。

枕大及枕小神经均来自C2、C3神经根，寰枢椎移位易造成该神经挤压。枕大神经来自C2、C3后支，支配头最长肌、夹肌、棘肌等颈枕部肌群，是31对脊神经中最大最长者，通过颈枕部皮下，粗大而明显，受压迫机会最多。有研究证明，枕神经受挤压是颈椎病引起头痛的主要病理学基础，其主要原发病是寰、枢椎移位。

10. 椎动脉点　　位于乳突尖和枢椎棘突连线中外1/3处的下方及胸锁乳突肌后缘的后方，在枕神经之外。此点深处是寰椎与枢椎之间的一小段椎动脉，其前是寰枢关节，其后是软组织，故能被触压。椎动脉型颈椎病及椎动脉综合征，此处多有压痛或异常感觉。手法推拿如用力过猛可诱发眩晕，故此处不宜过重按压。

11. 乳突后缘　　压痛见于胸锁乳突肌和斜方肌肌腱炎。

12. 肩胛上切迹　　此处压痛，且放射到颈部，可见于肩胛上神经卡压综合征。

（三）叩诊

1. 直接叩诊法　　患者取坐位，用叩诊锤或中指自上而下依次叩打各颈椎棘突，病变部位可出现叩击痛。此法对发现深部组织病变帮助较大。一般浅部组织的病变，压痛比叩击痛明显；而深部组织病变，叩击痛比压痛明显。

2. 间接叩诊　　患者坐位，检查者左手垫在患者头顶上，用右手握拳，轻叩检查者左手背，颈椎有病变即可引起局部疼痛。疑有颈椎结核者，此法应慎用或不用，因其可引起病理性颈椎骨折或脱位。

（四）颈功能活动检查

1. 检查方法　颈部有前屈、后伸、左右侧屈、旋转等活动。检查时嘱患者坐正，头直立（正常人两眉间、鼻尖与胸骨连成一垂直线，头部如有姿势不正常，此线紊乱），下颌内收，固定住肩部及躯干，使之不参与颈椎的运动，然后再做各方向活动。

（1）前屈。嘱患者前倾其头部（不要张口），正常人下颌可触及胸骨柄，前屈可达35°~45°。参与此运动的肌肉有胸锁乳突肌、颈长肌、头长肌、头前直肌、前中后斜角肌等。

（2）后伸。患者头部后仰，双眼直视上空，正常时鼻尖及额部在同一水平，颈皮肤皱襞与枕骨结节部接近，可达35°~45°。参与运动的肌肉有双侧的斜方肌、肩胛提肌、夹肌、半棘肌及骶棘肌在颈部的肌束（项棘肌、项髂肋肌、头颈最长肌）等。

（3）侧屈。嘱患者头部向侧方弯曲，耳向同侧肩峰方向靠近，但肩不能抬起，正常时耳可接近肩部，左右侧屈各45°。参与运动的肌肉有同侧的斜角肌、斜方肌、肩胛提肌、胸锁乳突肌、项髂肋肌、头颈最长肌等。

（4）旋转。嘱患者头部向一侧旋转，正常时下颌碰肩且看到侧方，左右侧旋各60°~80°。向一侧旋转时，参与运动的肌肉有对侧的半棘肌、斜方肌、胸锁乳突肌和同侧的夹肌、头下斜肌等。

2. 临床意义　正常颈椎的运动，头部点头动作发生在寰枕关节，头部转动主要在寰枢关节。此两关节有病变或固定时，可使颈部的旋转及伸屈功能丧失50%左右。头颈大幅度的伸展和屈曲主要在下颈椎，尤其是C5-C7节段；颈椎侧弯（屈）运动主要发生在中段颈椎，即第3至第5颈椎。肌肉痉挛、骨关节炎、退变性疾患，各种伤病所致的颈部疼痛均可使颈椎的活动范围受限。颈椎活动时可出现颈脊神经根、椎动脉等受压症状。

3. 注意事项　急性颈椎损伤时，严禁做颈椎被动检查，必要时仅可令患者做有限的动作。在颈椎颈脊髓损伤状况不明确的情况下，任何多余的颈椎动作都是危险的。陈旧性颈椎骨折，只要软组织已愈合便可进行运动检查。急性损伤者，必要的运动检查必须由有经验的医师进行。

4. 记录方法　颈功能活动记录方法如下（图4-1）：

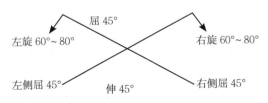

图4-1　正常颈椎功能活动度

（五）肌肉检查

1. 肌容积

观察肌肉有无萎缩，测量肢体周径，判断肌肉营养状况。

2. 肌张力

（1）肌张力升高：触摸肌肉时有坚实感，做被动运动检查时阻力增加，可表现为：① 痉挛性。在被动运动开始时阻力较大，终末时突感减弱，称为"折刀现象"，多见于先天锥体束损害。② 强直性。指一组拮抗肌肉的张力增加，做被动运动时，伸肌与屈肌肌力同等增加，如同弯曲铅管，称为铅管样强直，多见于锥体外系损害。如在强直性肌张力增强的基础上又伴有震颤，当做被动运动时可出现齿轮顿挫样感觉，又称齿轮样强直。

（2）肌张力减弱：触诊肌肉松软，被动运动时肌张力减低，可表现为关节过伸，多见于周围神经及脊髓灰质前角病变等。

3. 肌力

颈椎病（根型）引起的肌力变化按6级分，多在3、4级，一般不会有完全性瘫痪，因为神经根对肌肉的支配有重叠性，一支神经根受累，另一支可以代偿。另外，神经根是受挤压，不是受断裂性损伤。

脊髓型颈椎病引起的肌力改变较复杂：① 可以是轻瘫，也可以是完全瘫。② 对上肢可以是中枢性瘫，亦可以是周围性瘫，由下肢逐渐向上发展。③ 颈椎病引起共济运动障碍亦不少见，且表现较为复杂，有的为脊髓性（后支受累），有的为小脑性，有的为前庭性，须结合其他体征予以定位。④ 早期有阵发性加重，可自然缓解，且无其他病理体征，甚易误诊为神经官能症；后期出现病理体征，但因缺乏感觉障碍而易误诊为运动神经疾病。

（六）特殊检查

1. 侧屈位椎间孔挤压试验（Spurlig 试验） 检查者位于患者的后面，患者取坐位，头向患侧倾斜，并后伸，检查者用双手（手指交叉位）向下压按患者头顶部，如果颈部、上肢出现疼痛加重或放射痛，即为阳性。机理是侧弯后伸并挤压头部时，使椎间孔变小，从而使颈神经根受压加重，出现疼痛或放射痛。多见于颈椎病。

2. 后仰位椎间孔挤压试验（Jackson 压头试验） 患者取坐位，头稍后伸，医生将手置于其头顶部并纵向施加压力，若出现患肢疼痛加重、放射痛，即为阳性。见于颈椎病。

3. 颈神经根牵拉试验 颈神经根分颈丛（C1-C4）及臂丛（C5-T1）。以下两种试验方法不同，临床意义亦不同，二者互相参照，对定位诊断很有价值。

（1）臂丛神经牵拉（Eaten 试验）：患者取坐位（站位亦可），稍低头，检查者立于患侧，一手扶患侧头部，一手握患侧腕部，然后两手向相反方向推拉，若出现放射性疼痛及麻木，即为阳性。该试验对诊断上、中、下三段神经根型颈椎病均有肯定意义，即颈丛与臂丛病变均可表现阳性，其中以臂丛神经受累的中下段颈椎病最易出现阳性，故称为臂丛神经牵位试验。除根型者可为阳性外，臂丛损伤者、前斜角肌综合征患者均可呈现阳性结果。若在牵拉的同时迫使患肢做内旋动作，称为 Eaten 加强试验。

（2）直臂抬高试验。患者取坐位或立位，手臂下垂，检查者站在患者的背后，一手扶其患肩，另一手握其腕部向外后方抬高手臂，若出现疼痛为阳性。此试验主要用于诊断臂丛神经病变、C5 以下的根型颈椎病、前斜角肌综合征、肋锁综合征，而 C5 以上的颈椎病多为阴性。

4. 椎动脉扭曲试验　适用于有头昏症状者。检查者一手扶患者头顶，另一手扶其后颈部，使头向后仰并向左（右）侧旋转 45°，约停 15 秒，若出现头昏、头晕、眩晕、雾视、恶心、呕吐即为阳性，为对侧椎动脉供血受阻，提示椎动脉综合征、椎动脉型颈椎病。此试验应注意根据患者年龄和病情施行，对年龄大、头晕较重者，不要用力过猛，以防晕厥。

5. 颈引伸试验（颈椎间孔分离试验）　对疑有颈脊神经根痛者令其端坐，检查者用双手分别托住患者下颌及枕部，逐步向上牵引，若原有上肢麻木疼痛减轻或消失为阳性，表明颈脊神经根在椎间孔内受到卡压，提示椎间盘病变、椎间孔缩小。椎动脉型颈椎病、椎动脉综合征发作期进行此项试验，头昏、头晕、耳鸣等症状亦常有减轻或消失。可作为颈部牵引治疗的指征之一。

6. 颈屈伸试验　下列的三种方法，出现的反应不同，临床意义也不一样，对定位定性诊断有重要价值。

（1）莱尔米特（Lhermitte）征：患者取坐位或立位，屈颈低头，如出现沿肩背向下放射至腰腿的疼痛或麻木即为阳性。此征曾被认为是多发性硬化的特异性体征，实际如脊髓型颈椎病、肿瘤、放射性脊髓病等都可出现阳性，其中以颈椎病最多见，如伸颈仰头试验也阳性，则多提示黄韧带肥厚。

（2）低头屈颈征：做法同莱尔米特征，但出现反应不同：① 疼痛或麻木仅局限在颈、肩、手；② 可出现头晕、耳鸣，提示颈椎椎体后外缘骨赘形成，或为后外型颈椎间盘突出。

（3）仰头伸颈征：做法与低头屈颈征相反，但出现症状相似，即仰头伸颈时出现疼痛、麻木或头晕、耳鸣，回到自然位或低头屈颈位则症状消失或缓解。本征主要提示上关节突移位或增生，故对诊断后关节病变有一定的特异性。

7. 头部叩击试验　嘱患者取坐位，检查者将一手平放在患者的头顶部，掌心向下，另一手握拳叩击放在头顶部的手背，如患者自觉颈部不适或疼痛，或伴有上肢的窜痛、麻木，即为阳性。此试验又称"铁砧试验"。

8. 颈静脉加压（Naphziger）试验　患者取卧位或坐位，检查者用双手压住颈静脉，脑脊液压力升高，以致刺激蛛网膜下腔内的脊神经根而诱发出现上肢麻木、疼痛者为阳性，可见于神经根型颈椎病、急性椎间盘突出、颈脊髓硬膜下肿瘤等。

9. Adson 试验　患者取坐位，将两手放置于膝上，检查者双手分别触患者两侧桡动脉，比较两侧桡动脉搏动的力量，然后嘱患者深吸气屏住呼吸，仰头并转向患侧，同时下压患肩，若出现患侧桡动脉搏动减弱或血压降低，即为阳性，提示锁骨下动脉受压。头转向前方，肩部抬高，则脉搏血压恢复。临床上多见于颈肋及前斜角肌综合征。

10. 臂外展外旋试验　患肢侧平举，然后外旋，使锁骨与第1肋骨间产生剪状压力，压迫其间血管与神经，阳性表现为患侧桡动脉脉搏减弱或消失，因尺神经受压，环指与小指麻木，同时血压降低。见于肋锁综合征。

二、腰背部检查

（一）望诊

1. 腰背部各结构及骨性标志是否正常、对称　两肩是否等高，两肩胛骨是否对称，肩胛下角是否在同一水平，有无翼状肩胛；两侧髂嵴及大粗隆是否等高；腰骶菱形区（Michael 菱形区）是否正常；两侧臀皱襞是否对称。

2. 脊柱有无后凸、前凸及侧弯（凸）畸形，上身倾向何侧

（1）后凸畸形：一个或多个椎体向后侧凸出，称为后凸畸形。① 胸椎上段后凸：使胸段生理性后凸加大，胸腔变短，胸腔前后径增长，有以下两种类型：弧形后凸（又称圆背畸形），见于先天性畸形、后天姿势不良、多发性楔形椎体、强直性脊柱炎、老年骨质疏松性后凸等；角状后凸（又称驼背畸形），见于脊椎结核、椎体压缩性骨折，老年人可能为转移性癌肿等。② 胸椎下段后凸：特别易发生在 13～16 岁，多由椎体骨骺炎影响发育或青春期脊柱后凸畸形（又称脊柱骨软骨炎）所致。③ 胸、腰段后凸：主要见于外伤性脊柱骨折、脱位所致的成角畸形。

（2）前凸畸形：① 腰段前凸增加（又称挺腰畸形）：常伴有腰骶角增大、骨盆倾斜角增大。见于脊柱滑脱症、两侧先天性髋关节脱位或炎症所致的髋关节屈曲畸形、膝屈曲畸形、水平位骶椎、进行性肌营养不良症等，另外驼背、肥胖症、妊娠晚期、佝偻病等亦可引起前凸增加。腰前凸增大容易引起腰部软组织劳损和腰椎间盘等组织退行性改变。② 腰段前凸减小：腰椎结核、强直性脊柱炎、腰椎间盘突出常使腰椎的前凸减小、消失，甚至出现后凸。

（3）脊柱侧弯（凸）：脊柱侧弯是脊柱向侧方弯曲形成的畸形。由于偶联现象（在一个动作如旋转移位后，有另一个动作如屈曲动作发生，称为偶联现象），脊柱侧弯常伴有脊柱的旋转畸形。椎体旋向凸侧，附件旋向凹侧，凸侧肋骨旋向后方，凹侧肋骨旋向前方，凸侧背部隆起，前胸塌陷，凹侧则相反，背部低平，前胸肋骨隆起，侧凸程度愈大，旋转愈严重。畸形长期存在时，由于应力不平衡发生结构性变化。凹侧肌肉、韧带挛缩，椎体凹侧窄，前方低平，横突大而向前方偏斜，椎弓根短小。凸侧则相反，肌肉、韧带松弛，椎体凸侧宽，前方凸出呈楔形，横突小而向后偏斜，椎弓根长而粗。棘突向凸侧偏斜，椎管横径也不对称，椎间隙凹侧狭窄，凸侧较宽。肋骨变形，凸侧背部隆起，形成"剃刀背"畸形，且向下倾斜。由于肋骨和胸廓变形，胸腔容量减少，可严重影响心肺功能。

一个单纯的脊柱侧弯仅向一侧弯曲，即只有一个侧弯；但由于维持体位的平衡，脊柱可产生相反方向的代偿性侧弯，使脊椎呈"S"形，即有三个侧弯，居中为原发性侧弯，上下为代偿性侧弯。也有的患者开始就有两个方向相反的侧弯，上下排列，互相代偿，称为双重侧弯。根据侧弯的部位，可分为三种类型，即腰部侧弯、胸部侧弯以及胸腰部侧弯。

脊柱侧弯，应说明侧弯的方向及部位是"C"形或反"C"形，"S"形或反"S"形，上身移向何侧。可让患者向前弯腰，两上肢交叉于胸前，双手放于对侧肩上。做这种姿势，不明显的畸形便会暴露无遗。自枕骨结节悬一垂线，脊柱无侧弯或侧弯代偿完全时，此线通过臀裂垂于地面；侧弯代偿失调时，此线则偏于一侧。

根据脊柱解剖结构是否发生改变，可将脊柱侧弯分为功能性和结构性两大类。① 功能性侧弯：此类脊柱侧弯，脊柱本身无结构性异常，脊椎骨、韧带、肌肉、神经等无器质性改变。这类侧弯是可逆性的，可以在某些姿势下矫正，如脊柱前屈或卧位时侧弯即消失，胸廓无畸形。单杠试验，即让患者双手悬垂于单杠之上，脊柱之侧弯即可消失，若为结构性脊柱侧弯，单杠试验侧弯畸形依然存在。此种侧弯发生的常见原因为：首先，习惯性姿势不良，可引起姿势性脊柱侧弯。其次，肢体短缩、两侧下肢不等长、髋关节内收或外展挛缩畸形等原因造成骨盆倾斜，可引起继发性脊柱代偿性侧弯。所以在检查脊柱侧弯患者时，不要忽略对骨盆和四肢的检查。再次，疼痛与肌肉痉挛、脊神经根受刺激（如腰椎间盘突出症、椎管内肿瘤）、脊椎炎症或腹腔脏器炎症（如阑尾炎）等引起腰背部疼痛及脊柱旁肌肉的痉挛，患者为了缓解疼痛，减轻对神经根的刺激或压迫，致使脊柱向某一侧倾斜，产生侧弯。② 结构性侧弯（器质性侧弯）：椎骨、韧带、椎间盘、神经或肌肉等组织结构产生病变，或者功能性侧弯没有得到很好地纠正而逐渐发展成结构性侧弯，为不可逆性，不能用改变姿势体位的办法纠正。此类侧弯较重，曲度比较固定，脊柱前屈时更加明显。严重的侧弯往往伴有胸廓畸形。

脊柱侧弯按其发病原因，大体上分为骨性、神经肌肉性、原发性（亦称特发性）及代偿性四类。① 骨性侧弯：系脊柱骨及其附属结构的先天性发育异常或后天性疾病、创伤等破坏所致侧弯。先天性发育异常较常见的有胸椎半椎体或楔形椎体；后天性骨性侧弯则可由创伤、结核、化脓性感染、肿瘤等造成的椎体破坏及一侧压缩所致，最后经 X 线摄片可确定。② 神经肌肉性脊柱侧弯：是神经或肌肉的疾病导致腰背部两侧肌力不平衡所致，最常见于脊髓灰质炎患者。其他如脑炎后遗症、脊柱裂与脑脊膜膨出、侧索硬化症、神经纤维瘤病等也可并发脊柱侧弯。③ 特发性脊柱侧弯：为临床最常见的一种类型，其发病原因尚不很清楚，临床表现为脊柱有一个原发性侧凸和一个继发性代偿性侧凸，由于脊柱同时有旋转畸形，弯腰时一侧肋骨特别隆起，称为"剃刀背"畸形。④ 代偿性脊柱侧弯：因下肢长度不等引起的骨盆偏斜，髋关节外展、内收、屈曲等畸形引起的骨盆偏斜等导致的脊柱侧弯称代偿性脊柱侧弯。骨盆偏斜后脊柱的基底部必然也发生倾斜，故其上部必发生代偿性侧弯，才能保持身体的平衡。

腰背痛与脊柱侧弯的关系比较密切，无论何种原因引起的脊柱侧弯，脊柱负重力线和生物力学的改变造成腰背部筋膜、韧带、肌肉附着部位的牵扯和劳损，必然会产生不同程度的腰背痛。这种情况侧弯在先，腰背痛继发于侧弯，一般不会很严重。另有一类是先有腰背痛疾病，尔后出现侧弯，如急性腰部韧带、关节囊、筋膜等扭伤，引起保护性肌紧张或反射性肌痉挛，牵扯脊柱出现侧弯。仔细检查，往往可在棘突后小关节部位、横突尖端部位或腰背筋膜部位找到明显的压痛点，尤以后小关节突部位更为多见。

腰椎间盘突出症患者常发生脊柱倾斜，其倾斜程度轻重不一，根据突出物和神经根的关系，脊柱可以向病侧倾斜，也可以向健侧倾斜。

（二）触诊

1. **棘突触诊**　患者取俯卧位，亦可取坐位或深鞠躬位。

注意棘突有无异常隆起或凹陷，棘突间隙宽度有无改变，棘上韧带及棘间韧带有无增厚肿胀及压痛。一般轻触即痛多由棘上韧带病变所致，较深的压痛可能来自棘间韧带。还要注意棘突的排列是否在一条直线上，有无侧弯或棘突偏歪。如局部棘突偏歪，说明该椎体旋转，关节突关节紊乱，可进行手法旋转复位治疗；腰骶部棘突凹陷或呈台阶状，要注意有无隐性脊柱裂或腰椎向前滑脱。

2. **压痛点**　压痛点多是病变或损伤组织的部位。表浅压痛说明病变或损伤浅在，多为棘上、棘间韧带，筋膜，肌肉的损伤；深在的压痛表明可能是椎体或附件有病变或损伤。

临床上腰背部常见压痛点如下：

（1）棘突间隙压痛点：即在上下两个棘突之间凹陷处有压痛，主要见于椎间盘突出及棘间韧带损伤等病症。

（2）棘突压痛点：即在棘突处压痛，主要用于检查椎体及椎弓的创伤或疾病，如脊柱结核、骨折、肿瘤等。严重的腰椎间盘突出，尤其是中央型突出也可出现棘突压痛，并引起坐骨神经放射痛。

（3）腰椎棘突与骶中嵴压痛点：主要是腰背筋膜（L1-S4）附着处，根据无菌性炎症病变所在位置，可引起腰痛、腰骶痛、骶尾痛。单独发病者少见，多与腰部深层肌劳损同时发生。

（4）棘旁压痛点：棘旁压痛是指上、下棘突间两侧旁开 2～3 cm 处的较深压痛，此处的深部组织为后小关节囊、黄韧带及椎间孔，这些部位的创伤或病变均可发生压痛。腰椎间盘突出由于神经根常挤压于突出物与关节突及肥厚的黄韧带之间，故亦可发生明显的压痛及坐骨神经放射痛。如 L3、L4 椎间盘突出，则受压的是第 4 腰神经根，此神经根参与构成股神经及坐骨神经，故除坐骨神经痛外，还可引起大腿前及膝前内侧的放射痛。

（5）腰椎横突压痛点：腰椎横突有诸多的肌肉、筋膜附着，在其前方有腰大肌、腰方肌，背侧有骶棘肌，在横突尖端有横架于横突和棘突之间的横突棘肌，上、下横突之间有横突间肌。此外腹横肌、腹内斜肌和腹外斜肌亦借助腰背筋膜起于第1~4腰椎横突。这些肌肉协同作用，可协助维持人体重心和腰及脊柱的稳定，但如较强的外力或躯体不稳而使这些肌肉在瞬间做猛烈收缩以试图恢复稳定时，则同侧肌肉和筋膜的拉力及对侧肌肉和筋膜收缩引起的被动牵拉力均可引起横突肌肉附着处的损伤，一般说肌肉主动收缩引起横突损伤的机会更多，最严重者可引起横突骨折，广泛的肌肉、筋膜撕裂伤。而引起横突尖部慢性疼痛的多半是较轻的撕伤和反复的累积性损伤。

在各腰椎横突中，第3腰椎横突处于腰部各横突的中点。其本身又较长，受力集中，故较易受到损伤及劳损，引起疼痛及不同程度的放射痛，称为第3腰椎横突综合征。第3腰椎横突尖部位置较浅，触诊时很易摸到，正常在重压时亦有疼痛，故必须在中等压力下有明显疼痛时才有意义。单侧腰痛者可与对侧做比较以助鉴别。

（6）髂嵴部压痛点：① 髂后上棘内侧压痛点为髂腰韧带附着处；② 髂后下棘压痛点为骶髂韧带附着处；③ 髂嵴压痛点在髂嵴最高处的稍后下方至髂后下棘处，为背阔肌、臀大肌和臀中肌的附着处，稍下处为臀上皮神经；④ 髂嵴外侧压痛点位于髂前上棘稍偏后处，为阔筋膜张肌的起点处。

（7）肋间神经压痛点（常见部位有三处）：① 在肋间隙后端，近脊柱旁的肋间神经主干处；② 腋中线处肋间神经外侧皮支发出点；③ 胸骨外缘1 cm处肋间神经前皮支部位。

（8）腰背肌压痛点：腰背部两侧肌肉局限性或较散在性压痛见于腰肌劳损。

（9）肋脊角压痛点：在第12肋与骶棘肌外缘相交处。见于肾脏疾患、第1腰椎横突骨折、腰方肌损伤。

（10）腰骶关节压痛点：此处压痛见于该关节或骶棘肌附着处劳损、椎间盘突出症，同时可能有椎弓裂。

（11）骶骨背面压痛点：此处压痛见于韧带损伤或劳损。

（12）髂腰角压痛点：此处压痛见于第5腰椎横突、髂腰韧带损伤或劳损，一侧第5腰椎横突骶化，假关节形成等。

（13）腰三角区压痛点：即第4、第5腰椎旁6~8 cm处可触及点状压痛或皮肤过敏区，此压痛点（区）主要为腰深筋膜纤维质炎或脂肪脱垂（中年妇女多见）致使末梢神经受卡压所致。

（14）骶髂关节下缘：此处深部有骶髂韧带，骶髂关节损伤时，此处特别敏感。

（15）骶尾交界处：见于骶尾部挫伤、韧带损伤或骨折。

（16）坐骨切迹：臀上神经由骶髂关节之前面经过，且由此出骨盆，任何使骶髂关节前面组织肿胀的病变，均可影响臀上神经而出现疼痛。

（17）骶棘肌附着处：① 骶棘肌下缘附着点，位于髂后上棘内缘，向下经骶髂关节内缘至骶骨背面；② 骶棘肌棘突附着处，位于第1腰椎至第5骶椎紧靠棘突两旁；③ 骶棘肌下部的肌腹，位于第1腰椎至第1骶椎的两侧椎板。

（18）髂胫束：位于髂前上棘与股骨大转子之间为阔筋膜张肌、臀大肌与臀中肌联合部，髂胫束损伤，则有明显压痛，且可摸到条索状物。弹响髋即是由髂胫束挛缩引起。

（19）臀上皮神经：位于髂嵴中部下缘2～3横指宽处，臀大肌与臀中肌劳损时有明显压痛，也可摸到条索状物。

（20）臀下皮神经：髂后上棘下缘2～3横指宽处，为臀下神经进入臀大肌处，此处有压痛为臀大肌劳损。

（21）坐骨神经干：在股骨大转子与坐骨结节之间，坐骨神经由此经过，腰骶部有病变时压痛明显。

（22）坐骨神经干的梨状肌出口处：位于坐骨结节与骶骨裂孔的连线上中、外1/3的交点处，此处压痛为梨状肌劳损与坐骨神经粘连所引起。

（三）叩诊

患者取俯卧位，检查者用叩诊锤或握拳，以适当的力量，从第7颈椎至骶椎依次叩击各个棘突，注意有无深部叩击痛及其叩痛部位。叩诊对胸椎病变及深在组织的病变有重要的诊断意义。深部椎体病变如结核、椎间盘炎等，叩诊时出现深部疼痛，而压痛不明显。

（四）胸腰椎运动功能的检查

胸腰椎有前屈、后伸、侧弯和旋转四种活动，其运动范围与患者的年龄、性别、职业、体重、是否经常锻炼等各种因素有关，临床检查时应注意这些因素的影响。胸椎运动受胸廓影响，活动范围较小，而腰椎活动范围较大。

1. 主动运动的检查 ① 前屈运动：患者站直，双足稍分开，与肩同宽，腰徐徐前屈，膝关节不能屈曲。正常时前屈可达90°。腰椎椎间关节或骶髂关节病变亦可使脊柱屈曲活动受限，伴有疼痛。脊柱后侧韧带撕裂或劳损时，脊柱前屈运动使断端分离而加重疼痛。② 后伸运动：患者站立姿势同前屈运动，双手抱于枕部，徐徐后伸，膝关节亦不能屈曲，正常时可达30°。当腰椎椎间关节或腰骶关节有病变时，伸展运动过程中出现疼痛，活动范围减小。椎管狭窄症患者后伸运动受限，局部疼痛及向患肢的放射痛明显加重。强直性脊柱炎患者多不能做脊柱伸展运动。③ 侧弯（屈）运动：患者站立姿势同前屈运动，双手抱于枕部，侧屈时足跟不动。正常左右侧弯各30°。腰椎椎间关节或腰骶关节病变时，在侧屈运动过程中产生疼痛。④ 旋转运动：嘱患者分别向左、右旋转，固定骨盆后脊柱左右旋转的幅度应依据旋转后两肩连线与骨盆横径所成角度计算。正常为30°（图4-2）。

2. 脊柱活动度记录方法 以直立姿势为0°，可用文字记录或用符号记录其活动范围。用文字记录，如前屈90°、后伸30°、左右侧屈各20°、左右旋转各30°；亦可用符号记录。

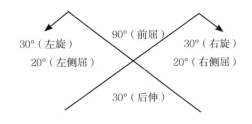

图 4-2　腰椎功能活动度

（五）特殊试验检查

1. 拾物试验　患者站立，嘱其拾地上物品，正常时能弯腰将物品拾起。如仅弯曲两膝和髋关节，腰部挺直不能弯曲，以一手扶膝部支持僵直的腰部，小心谨慎地屈膝下蹲拾物，即为阳性。见于胸椎结核、腰椎强直等。此试验尤适用于小儿。

2. 颈静脉压迫试验（纳夫齐格征）　有两种检查方法。一种是将血压计的气囊敷于颈部，而后将气囊充气，使压力达到 5.33 kPa（即 40 mmHg），持续 1 分钟；另一种是医生以手指压迫两侧胸锁乳突肌前缘处的颈内静脉（检查者可站在患者后面，双手拇指放在颈后棘突上，其余四指分别放置于两侧胸锁乳突肌前缘；亦可站于患者前面用拇指压迫），用力适度，持续 1~3 分钟，如出现腰痛并向患肢放射，即为阳性。见于腰椎间盘突出症及其他椎管病变。其机理为颈内静脉受压致使静脉回流障碍，使脑脊液压力、椎管内压力均升高，神经根受压加重，故产生疼痛。

3. 压胸试验　患者取站立位或坐位，检查者站于侧方，一手抵住其脊柱，另一手压迫胸骨，轻轻地相对挤压。在胸侧壁上某处出现疼痛，说明该肋骨骨折。是诊断外伤性肋骨骨折的重要体征。

4. 鞠躬试验　又称奈里（Neri）试验。让患者站立做鞠躬动作，如患肢立刻有放射性疼痛并屈曲，此试验为阳性。见于坐骨神经痛、腰椎间盘突出症、腰椎滑脱等。

5. 腰椎间盘突出症运动试验　本试验可帮助判断腰椎间盘突出物与脊神经根的位置关系。

（1）突出物尖端位于神经根之前，站立位腰前屈幅度越大，腰痛越重；如果偏向健侧方向前屈或侧屈，疼痛更加剧烈；若偏向患侧方向做前屈或侧屈，则疼痛减轻或正常。

（2）突出物位于神经根内侧，站立位前屈并向健侧旋转时，疼痛加剧；反方向运动神经根不受牵拉则疼痛减轻或正常。

（3）突出物位于神经根外侧，疼痛反应与突出物位于神经根内侧者相反。即当站立位前屈并向患侧旋转时，疼痛加剧；如向健侧旋转，疼痛减轻或正常。

6. 直腿抬高试验　又称拉塞格（Laseque）征，患者仰卧，两腿伸直，分别做直腿抬高动作，观察双侧肢体抬高的幅度，然后检查者一手托于踝部的后方，另一手压于膝前方，在保持膝关节伸直的同时，用托于踝部的手将下肢徐徐抬高，直至患者感到下肢有放射性疼痛及检查者感到有明显阻力，此时下肢与床面所成的角度即为直腿抬高角度。

一般正常人直腿抬高可达80°～90°，并且不发生疼痛。直腿抬高的角度在个体间可有较大差异，舞蹈演员、练武术者、杂技演员等直腿抬高角度往往可以大大超过90°；幼年、青年人直腿抬高角度也大于中、老年人。检查时必须注意：① 主动与被动直腿抬高的角度及疼痛部位；② 如为单侧疾病，应进行两侧腿对比，并记录两腿的抬高角度；③ 在抬高受限制的同时，必须有臀部、下肢后外侧的放射痛，方可定为阳性；④ 健侧抬高而患侧痛者亦有意义，一般称为交腿试验阳性，或健侧直腿抬高（Fajerztain）试验阳性。

直腿抬高试验主要用于腰椎间盘突出、腰椎侧隐窝狭窄、腰椎后小关节增生、腰椎神经根管狭窄及其韧带肥厚等刺激或压迫腰神经疾病的诊断与鉴别诊断，其原理是当直腿抬高时，坐骨神经受牵拉而紧张，加重了突出椎间盘对神经根的压迫和刺激。坐骨神经来源于第4、第5腰神经根及第1、2、3骶神经根。临床最多见的第4、第5腰椎之间的椎间盘突出压迫的是第5腰神经根，引起的疼痛和麻木感主要在小腿外侧；而第5腰椎与第1骶椎间的椎间盘突出压迫的是第1骶神经根，引起的疼痛和麻木感常以小腿后侧为主。

腘绳肌、阔筋膜张肌和膝关节后关节囊紧张亦可造成直腿抬高受限。

7. 直腿抬高加强试验　又称足背屈试验、布瑞嘎（Bragard）附加试验、西卡（Sicads）征、西盖尔（Cukaps）试验。体位同直腿抬高试验，当抬高患者下肢发生疼痛后，略放低患侧下肢使其不感疼痛，检查者一手拿住足部突然背屈，若患者突然疼痛加剧或引起患肢后侧的放射性疼痛即为阳性。其机理是坐骨神经受到突然牵拉而更为紧张，借此可以区别由髂胫束、腘绳肌或膝关节后关节囊紧张所造成的直腿抬高受限。因为足背屈只加剧坐骨神经及小腿腓肠肌的紧张，对小腿以上的肌筋膜无影响。

8. 轴性叩击痛试验　患者坐位，检查者用手重击其头顶，或一手掌平放于头顶，另一手握掌用力叩击检查者的手背，出现背部疼痛，即为阳性。见于脊柱结核、椎骨骨折、脊柱骨髓炎、脊柱肿瘤等。但是对于脊柱的破坏性病变，应慎用此检查，以免加重病情。

9. 双侧膝髋屈曲试验　又称骨盆回旋试验、腰骶关节试验。患者仰卧，检查者使其双侧膝关节及髋关节尽量屈曲，然后将手置于屈曲的小腿上段前方，将患者膝部尽量下压并推向头部方向，使臀部离开床面，腰部被动前屈。在此检查中患者的腰骶关节及骶髂关节均将发生活动，如这两个关节有病变即可引起疼痛，究竟属于那一个关节病变，可根据疼痛的部位及做进一步的检查来确定。此外，腰部软组织损伤、劳损，腰椎椎间关节、腰骶关节、骶髂关节有病变或腰椎结核等均可使本试验阳性，但腰椎间盘突出症此试验常为阴性。

10. 仰卧挺腹试验　此法为史可任所报道，分下述四步进行。第一步：患者仰卧，双手置于身侧，以枕部及两足跟为着力点，将腹部及骨盆用力向上挺起，如感腰痛及患肢放射性痛则为阳性。如果此时腰部疼痛或患肢放射痛不明显则继续进行第二步试验。第二步：患者仍保持挺腹姿势，深吸气后停止呼吸，腹部用力鼓气，约30秒，患肢有放射痛则为阳性。第三步：在挺腹姿势下用力咳嗽，有患肢放射痛则为阳性。第四步：在挺腹姿势下，检查者将两手加压患者颈部静脉，若患肢有放射痛则为阳性。以上四步依次操作，一旦出现阳性则不必再进行下一步检查。

此试验的原理是通过各步操作，使腹腔内压力不断增加，腔静脉回流受阻而返回至脊椎静脉系统，促成椎管内压力升高，最后加压颈静脉，使颅内静脉回流受阻而造成椎管内压力进一步增加，引起原已受压的神经根发生疼痛。同时，这种姿势也有可能使髓核进一步向后突出压迫神经根而引起疼痛。

11. 屈颈试验 又称尼雷（Hepu）试验、索特 - 霍尔（Soto-Hall）征。患者仰卧，不用枕，双腿伸直，检查者一手按压患者胸骨，使胸腰椎不发生前屈运动，一手置于患者枕部托起头部，缓慢地将头向前屈，使颈椎逐渐前屈，直至颏部靠近胸部，出现腰及患肢疼痛即为阳性。颈部前屈时，可使脊髓在椎管内上升 1 ~ 2 cm，神经根也随之受到牵拉，当椎管内有致压物使脊神经根或马尾神经受压，则屈颈时通过牵拉硬脊膜囊而加剧症状，以腰椎间盘突出症及椎管内肿瘤为多见。此外在此试验中棘突的韧带依次向下相继被拉紧，故棘间韧带、棘上韧带损伤时，亦可出现阳性。有严重颈椎病者不宜做此试验。

12. 布鲁津斯基（Brudzinski）征 患者仰卧，头不用枕，两手置于胸前。主动屈颈和仰卧起坐，如出现腰痛和同侧下肢后侧放射痛，因此引起患肢立即屈曲，即为阳性。见于腰椎间盘突出症等（此征与脑膜刺激征的布鲁津斯基征表现类似，但疼痛部位与临床意义不同）。

13. 腘神经压迫试验 患者平卧，髋膝关节各屈 90°，然后膝关节逐渐伸直，至开始有坐骨神经痛时停止，再将膝关节稍屈曲至刚刚不痛的体位。检查者在此位置上用手指深压股二头肌腱内侧腘窝部之腘神经，此时如有由腰至下肢的放射性痛即为阳性。多见于腰椎间盘突出症，而其他腰部疾患多为阴性。因此本试验可以用来鉴别腰椎间盘突出症与腰部其他疾患。

14. 梨状肌紧张试验 检查时患者取仰卧位，将患肢伸直，并做内收内旋动作，如坐骨神经有放射性疼痛，再迅速将患肢外展外旋，疼痛随即缓解则为试验阳性。或让患者取俯卧位，屈曲患侧膝关节，检查者一手固定骨盆，一手握持患肢小腿远侧，推动小腿做髋关节内旋及外旋运动，若发生上述反应则为试验阳性。

15. 跬趾背伸试验 患者仰卧位，检查者两手分别置于两侧跬趾背侧，嘱其用力将两侧跬趾背伸，正常时两侧跬趾背伸对称有力，如一侧无力或比对侧明显减弱即为阳性。因跬长伸肌一般为第 5 腰神经支配，腰椎间盘突出症时神经根受压，患侧跬长伸肌力减退，故跬趾背伸力减弱。

16. 跬趾跖屈试验 患者取仰卧位，检查者两手分别置于两侧跬趾底，嘱其用力将跬趾跖屈，对比两侧跬趾跖屈力量有无减弱。

17. 脊柱超伸试验 又称儿童试验。患儿俯卧，检查者握住患儿双小腿向上提起，正常时不疼，脊柱后弯自如，如有病变则不能后弯，脊柱僵直，腹部离开床面，即为阳性。

此试验适用于小儿胸腰椎强直畸形的检查。

18. 股神经牵拉（约曼）试验　患者俯卧，下肢伸直，检查者一手压住骶部，另一手握住患侧踝部或托住膝部，将患侧下肢过度伸展，如出现大腿前侧放射样疼痛，即为阳性，表示可能有股神经（第 2 至第 4 腰神经根）受压，多见于第 3、第 4 腰椎间盘突出症。做此检查时应注意，下肢后伸亦可使骨盆横轴产生旋转扭力，在骶髂关节有病时，也会引起疼痛。

19. 跟臀（伊利）试验　也称俯卧屈膝试验。患者仰卧，两下肢伸直，检查者握住一侧足部，并使髋关节后伸尽量屈曲膝关节，使足跟贴近臀部，正常时足跟贴近或接触到臀部，股前及腰骶部无不适，骨盆也不离开床面。若股前牵拉痛、股前放射痛、下腰椎部位疼痛或骨盆离开床面则为阳性。此试验牵涉的结构较多，大腿前方软组织、股神经均可受到牵拉，骨盆可向前旋转而使腰椎前凸增加，骶髂关节亦可发生不同程度的旋转活动，故参与组成股神经的第 3、第 4 腰神经根受压（如腰椎间盘突出）、骶髂关节病变、下腰椎及腰骶关节病变等均可引起疼痛；髋关节屈曲挛缩、阔筋膜张肌及髂胫束挛缩等也可出现阳性结果。

20. 展髋试验　患者取健侧卧位，两下肢伸直，将患侧下肢抬起使髋关节外展，如大腿前侧疼痛，即为阳性，提示股神经受损。

三、骨盆部检查

（一）望诊

1. 骨盆是否平衡　骨盆是将躯干重力均衡地传至下肢的重要结构，骨盆的平衡是整个人体姿势的基础，因而检查时应首先注意骨盆是否平衡，有无前倾、后倾或左右倾斜等。

（1）骨盆前后倾斜。正常人站立时，骨盆入口平面（骶骨岬至耻骨联合的连线）与水平面成 60° 角。该角大于 60° 为骨盆前倾，从外形观察腰椎段曲线明显前凸；该角小于60° 为骨盆后倾，腰椎段前凸曲线减小或消失。

（2）骨盆左右倾斜。正常骨盆两侧髂嵴应在同一水平线上，否则即表示有骨盆左右倾斜。测量方法：① 比较剑突至两侧髂前上棘的长度，若不等长，则表示存在骨盆倾斜。② 自两侧髂嵴最高点作一连线，再作躯干纵轴线，正常两线相交成直角，如一侧呈明显锐角则表示骨盆倾斜。

如站立时骨盆倾斜，而在取坐位时骨盆恢复正常位置，说明站立时的骨盆倾斜是代偿性的体位，为骨盆外病因引起。如取站立位与坐位均见骨盆倾斜，则多为骨盆本身疾病引起。

骨盆本身疾病引起的骨盆倾斜见于骶髂关节和耻骨联合同时向上脱位，髂骨体及耻骨同时骨折、向上移位等。

骨盆外病因引起的骨盆倾斜见于继发性脊柱侧弯、髋关节疼痛、臀肌麻痹、内收肌痉挛、关节强直、双下肢不等长等。

2. **两侧髂后上棘有无后凸畸形** 骶髂关节脱位时，由于髂肋肌向上牵引，患侧的髂后上棘向上、向后移位，形成后凸畸形。

3. **外伤患者** 应特别注意观察其会阴部、腹股沟、大腿内侧股生殖皱襞有无肿胀及瘀血斑，耻骨骨折常见上述部位异常表现。

4. **肿块** 实质性肿块常见于骨盆肿瘤，非实质性肿块常见于骨盆骨与关节感染，亦可见于血管瘤等。此外，还应检查局部有无窦道及瘢痕等。

（二）触诊

根据患者的症状，有目的地进行触诊。检查时患者取仰卧位，将骨盆摆正，两侧髂前上棘在同一水平线上。触摸骨盆有无压痛，依次按压髂嵴、髂前上棘、髂前下棘、耻骨联合、耻骨支、坐骨支、坐骨结节、骶尾部、骶髂关节等。

1. **髂嵴缘压痛** 该处为腹外斜肌、腹内斜肌、腹横肌、腰方肌、背阔肌、臀筋膜等软组织附着处。软组织无菌性炎症病变时，局部压痛明显。

2. **髂前上棘压痛** 见于阔筋膜张肌、缝匠肌损伤或劳损，撕脱性骨折等。

3. **髂前下棘压痛** 见于股直肌损伤、撕脱性骨折。

4. **耻骨联合压痛** 见于耻骨联合分离、耻骨联合软骨炎。耻骨联合分离时，可触及其间隙增宽。

5. **耻骨支压痛** 沿耻骨联合处向外触摸，即可触及耻骨上支。检查耻骨下支，男性须提起阴囊，在阴囊根部与大腿交界处触及，女性在大阴唇与大腿交界处触及，如某处出现疼痛，提示可能有骨折。

6. **坐骨结节压痛** 见于撕脱性骨折，坐骨结节滑囊炎，骶结节韧带、股二头肌、半腱肌、半膜肌、股方肌损伤或劳损等。

7. **骶尾部压痛** 见于骶骨骨折、骶尾部挫伤、尾骨骨折脱位、韧带损伤或劳损等。

8. **骶髂关节压痛** 见于骶髂关节炎、骶髂关节错缝、骶髂关节结核。

9. **髂后上棘压痛** 见于臀大肌、臀中肌损伤或劳损。此外髂后上棘可触及凹陷或隆起，见于骶髂关节错缝。若髂后上棘凸起，伴患侧下肢短缩，为向后错缝；髂后上棘凹陷，伴患侧下肢增长，为向前错缝。

10. **下腹部触诊** 骶髂关节有炎性病变时，腹股沟处可有明显的压痛。如有肿块，除局部急性淋巴结炎性肿大外，应考虑髂窝脓肿的可能。消瘦的患者在腹部有时可清楚地触及骶骨体前部的肿块，易与腹部肿块相混淆，有怀疑时可用手加压于该肿块，行侧位 X 线摄片检查。

（三）特殊检查

1. 床边试验 又称盖氏（Gaenslen）试验。患者仰卧于检查台边，将对侧的髋、膝关节尽量屈曲使大腿贴近腹部，患者自己用手抱住屈曲的下肢，检查者一手协助患者压住屈曲的下肢，另一手将检查台边的患侧下肢稍外移至检查台外，并压大腿前方使髋关节尽量后伸，如同侧骶髂关节处发生疼痛则为阳性，说明本侧骶髂关节可能有病变。此试验的原理是对侧髋、膝关节尽量屈曲后，腰骶关节已被固定，故压另一侧髋关节极度后伸时，腰骶关节不能活动，活动只能发生于同侧骶髂关节，如果此关节有病变就会发生疼痛。

2. 坎贝尔（Compbell）征 患者站立或取坐位，骶髂关节有病变时，骨盆不动，躯干可以前倾，腰骶关节有病变时，则骨盆及躯干同时前倾。

3. 骨盆分离试验 检查时患者取仰卧位，检查者两手分别放置于患者的两侧髂前上棘处向外侧用力按压，使骨盆分离，若出现疼痛，为阳性，提示骨盆骨折、骶髂关节病变。

4. 骨盆挤压试验 检查时患者取仰卧位，检查者两手分别放置于其两侧髂前上棘的外侧，同时向中心挤压，或患者取侧卧位，检查者双手置于上侧髂骨嵴上，然后向下用力按压，如出现疼痛，即为阳性，提示骨盆骨折或骶髂关节病变。

5. 挤压大转子试验 患者取仰卧位，检查者站于患侧，患侧下肢屈曲，检查者一手置于髂嵴处，另一手置于坐骨结节处，两手向大转子方向挤压，如骨盆某处出现疼痛，即为阳性，提示该处有骨折。

四、肩关节检查

（一）望诊

正常的肩峰部呈饱满钝圆状，两侧对称。肩部前面最突出的是锁骨，其内侧端在胸骨柄处向前隆起，向外侧延伸到肩峰，锁骨就在皮下，其隆起的轮廓呈"～"状。肩部后面最突出的骨性标志是肩胛骨，它是一块三角形骨板，紧靠在胸壁上，双侧对称，表面平整。

1. 方肩 三角肌轮廓消失，肩峰显得异常突出，肩部失去正常饱满圆形膨隆，外观呈直角形。可见于肩关节脱位、肩部肌肉失用性萎缩、腋神经麻痹而引起三角肌萎缩等。

2. 翼状肩胛 副神经损伤致前锯肌瘫痪时，向前平举上肢时肩胛骨下部翘起离开胸壁，呈鸟翼状。也可见于进行性肌萎缩的患者。

3. 垂肩 患侧肩部明显低于腱侧。常见于肩关节脱位、肱骨外科颈骨折、肱骨大结节骨折和锁骨骨折。患者虽以健手托扶患侧肩部，但仍低于健侧。另外，腋神经麻痹和其他疾患也有垂肩现象。

4. 肩锁关节高凸 当肩锁关节发生炎症、挫伤或半脱位时，肩锁关节高凸呈半球形。若锁骨肩峰端高度挑起，则提示肩锁关节全脱位，不但肩锁韧带断裂，喙锁韧带也发生断裂。

5. **胸锁关节高凸** 当胸锁关节发生炎症、挫伤或半脱位时也可出现高凸，但不十分明显；若有明显高凸，则提示胸锁关节脱位，这时受胸锁乳突肌牵拉，锁骨内端向前、向上移位。若直接暴力作用于胸锁关节，可发生向后、向下的后脱位，有压迫气管的危险。

6. **锁骨凸起** 儿童的锁骨弓形高凸，多为不完全骨折；成人锁骨骨折则发生移位，呈孤立形高凸。

7. **肿胀** 肩部急性肿胀见于急性化脓性肩关节炎、肩峰下滑囊炎，肩部前内侧与后外侧明显肿胀见于肩关节周围软组织炎性病变，肩部前内侧肿胀见于肩关节内积液，肩部后侧及上方肿胀见于三角肌下滑囊积液。

8. **肌肉萎缩** 肌肉萎缩是肩部疾患最常见的症状之一，一般多见于疾病的晚期。肩部骨折长期固定，可发生失用性肌萎缩，或肩关节周围炎、肩部肿瘤、肩关节结核时肩关节活动受限而导致的肌肉萎缩。另外，腋神经损伤导致三角肌麻痹，肩部也出现肌萎缩。

（二）触诊

1. **压痛点** 多集中在肌肉附着处及阔肌的肌腹处，其位置不同，对疾病的诊断和鉴别有重大意义。肱骨结节间沟有固定压痛，表示肱二头肌长头肌腱有炎症存在。若压痛点位于沟后方，表示胸大肌附着处受损；压痛点位于小结节处，表明肩胛下肌附着处受损。若肩袖损伤，冈上肌肌腱损伤的压痛点在大结节顶端；若冈下肌、小圆肌肌腱也受损伤，压痛点可扩大到大结节外下方。若肩袖发生巨大破裂，在压痛处可触及一沟状凹陷。喙突处的压痛，多表示肱二头肌短头肌腱、喙肱肌肌腱有炎症存在。

2. **胸锁关节脱位** 锁骨内侧端隆起及触痛，并且有琴键样弹跳感，提示胸锁关节脱位。若锁骨外侧端隆起，肩峰下陷，检查者按压锁骨外侧端，用一只手托起上臂时，畸形消失，则表示肩锁关节脱位。锁骨骨折可有压痛及骨擦音。

3. **压痛伴摩擦音** 肩锁关节有压痛并伴有摩擦音，往往是骨关节炎或锁骨外侧端脱位的征象。

4. **肩三角检查** 正常时，一侧的肩峰、喙突、大结节三点组成一等腰三角形，且两侧对称。检查时仔细触摸，若三角形破坏时，与健侧不对称，即为阳性，表示有骨性关系改变。

5. **弹性活动与弹跳** 肩锁关节脱位时，压锁骨外侧端出现弹性活动。肱二头肌长头腱滑脱时，于结节间沟可触及肌腱的弹跳。

（三）叩诊

患者肘关节屈曲90°，检查者在鹰嘴下方向上叩击，由肘下沿肱骨纵轴向肩关节至肩峰传导，如某处有病变，病变部位可出现疼痛。

（四）听诊

磨砂样响声或弹响肩 活动肩关节时有磨砂样响声，多见于肩峰下滑囊炎。弹响多见于冈上肌肌腱炎、剥脱性骨软骨炎或关节内游离体。

（五）肩关节运动功能的检查

肩关节是身体活动性最大的关节。它的活动部分包括盂肱关节、肩锁关节、胸锁关节以及肩胛胸壁关节，上述任何一个关节发生病变都可影响整个肩部运动。检查肩关节的主要活动包括前屈、后伸、上举、外展、内收、外旋、内旋。

正常的肩关节可做以下各种活动：

（1）外展：在躯体侧方上抬手臂，正常可达90°，呈水平位，外展肌为三角肌中部和冈上肌。

（2）上举：正常可达180°，上肢与头颈成一平行直线，是前屈和外展的最后结果，上举肌为三角肌、冈上肌、斜方肌和前锯肌。

（3）内收：正常可达20°~40°，肘部接近躯干腹侧正中线，用手能触摸到对侧耳部。内收肌为胸大肌、背阔肌、大圆肌、三角肌（前部及后部纤维）、喙肱肌和肱三头肌（长头）。

（4）前屈：正常可达90°，水平位前屈135°，前屈肌为三角肌前部、胸大肌、喙肱肌和肱二头肌。

（5）后伸：正常可达60°，水平位后伸40°~50°，后伸肌为背阔肌、大圆肌、三角肌后部和肱三头肌（长头）。

（6）内旋：正常可达45°~70°，内旋肌为肩胛下肌、大圆肌、三角肌前部纤维、胸大肌和背阔肌。

（7）外旋：正常可达45°~60°，外旋肌为冈下肌、小圆肌和三角肌（后部纤维）。

（8）外展位旋转：上臂外展90°，屈肘做内、外旋活动，向内、外范围均为0°~90°。

（9）提肩运动：检查方法为检查者双手置于患者的肩上，然后令其耸肩，此运动活动部分主要是肩锁与胸锁关节，参与运动的肌肉有斜方肌、肩胛提肌等。

（10）缩肩运动：主要是两肩胛骨向中线靠近的动作。检查方法为检查者站于患者的对面，双手置于患者双肩前外侧，然后令其双肩后伸。此运动主要发生在肩胛胸壁连接，参与运动的肌肉为大小菱形肌等。

肩部活动障碍的原因很多，主要归纳为以下三类：① 肌无力；② 软组织挛缩（关节囊、韧带或肌肉）；③ 骨性因素（关节骨性融合或骨赘）。

运动受限多见于粘连性肩关节炎、肩袖损伤、肩峰下病变、肩锁关节病变、骨性关节炎、类风湿性关节炎等。

（六）特殊检查

1. 杜加斯（Dugas）征 又称搭肩试验或肩内收试验。患肢肘关节屈曲，手放在对侧肩部，肘关节能与胸壁相贴，为阴性。若肘不能贴近胸壁或肘能贴近胸壁而手不能搭在对侧肩部，或者两者均不能，则为阳性，见于肩关节脱位。

2. 叶格森（Yergason）征　又称肱二头肌长头紧张试验。嘱患者屈肘90°，然后用力屈肘并外展前臂使上臂旋外，检查者给以阻力，如肱骨结节间沟部疼痛及有肱二头肌长头腱滑出为阳性，见于肱二头肌长头肌腱炎或肱二头肌长头腱滑脱。

3. 汉密尔顿（Hamilton）征　又称直尺试验。正常时肩峰位于肱骨外上髁与肱骨大结节连线之内侧，检查时，用一根直尺贴于患侧上臂外侧，使直尺先靠近肱骨外上髁，然后向肩峰靠近，直尺上端贴于大结节即为正常，若直尺直接贴于肩峰，即为阳性，多见于肩关节脱位。

4. 道巴恩（Dawbarn）征　患肢上臂贴近胸壁侧面，肩峰前缘下方可有触痛，上臂外展，滑囊移行于肩峰下，触痛消失，为阳性，见于急性肩峰下滑囊炎。

5. 落臂试验　检查时嘱患者站立，将患肢被动外展90°，而后放松并嘱患者将患肢缓慢放下，若出现患肢突然直落于体侧而不能缓慢放下，为阳性，见于腱袖损伤或冈上肌腱炎。

6. 梳头试验　梳头的动作由肩关节前屈、外展和外旋综合完成。梳头时若肩部出现疼痛和运动受限或不能进行，为阳性，见于肩关节周围炎、腋神经麻痹、关节囊粘连等肩关节疾患。

7. 疼痛弧试验　用于检查冈上肌肌腱炎，当肩关节主动或被动外展时，在60°～120°范围内由于冈上肌肌腱在肩峰下摩擦，而产生疼痛为阳性，这个外展疼痛区称疼痛弧（图7-57）。肩锁关节病变的疼痛弧在肩关节主动外展150°～180°。

8. 冈上肌肌腱断裂试验　检查时嘱患者外展患肢，当外展开始的30°～60°，可看到三角肌用力收缩，但不能继续外展举起上臂，越用力肩越高耸，当被动外展患肢超过60°后，又可主动外展上举患肢，为阳性，见于冈上肌肌腱断裂或撕裂。

9. 反弓抗阻试验　检查时嘱患者坐位，并将患肢上举过头顶，患者由后向前做投掷动作，同时检查者以手拉住患侧手施加阻力，如肩部有疼痛，为阳性，见于肩峰下滑囊炎。

10. 布瑞安（Bryant）征　检查时，仔细观察患者双侧腋皱襞是否对称。若腋皱襞比正常降低为阳性，见于肩关节脱位。

五、肘关节检查

（一）望诊

1. 肘部正常形态　正常人肘部伸直时，有5°～15°的携带角（或携物角），女性较男性稍大一些，如果外翻角度超过15°，则为肘外翻畸形。常并发因尺神经牵拉而出现的神经分布区麻木、肌萎缩，多见于肱骨远端骨骺发育障碍、肱骨髁部骨折复位欠佳以及骨骺损伤、肱骨小头无菌性坏死等。正常的外翻角消失，小于5°，前臂与上臂构成尺偏角度，则称肘内翻畸形，多见于儿童，其发生率远高于肘外翻。见于肱骨髁上骨折，骨骺损伤，或因内上髁骨折、炎症等引起的正常肘关节横轴线破坏。

2. **肿胀** 关节内积液时，即可发生关节内肿胀，早期可见到尺骨鹰嘴两旁的正常凹陷消失或饱满。因为此处的滑膜腔最为表浅，况且肘后皮肤宽松，故最易发生肿胀。当积液增多时，关节肿胀明显，肘部常处于半屈曲状态，因为此位置肘关节容量最大，疼痛能够缓解。肘关节积液时，说明有炎症，但不能明确其性质。持久性关节积液应鉴别是结核性还是类风湿性。肘关节弥漫性肿胀，不符合肘关节滑膜的界限，即属软组织肿胀。骨折或韧带、关节囊损伤时有局部肿胀。如肱骨外上髁骨折、桡骨头骨折、桡骨颈骨折时，在肘关节外侧出现肿胀；肱骨内上髁骨折时，可见肘关节内侧肿胀；尺骨鹰嘴骨折时，在肘后方出现肿胀；尺骨冠状突骨折时，肿胀则在肘前；尺骨鹰嘴滑囊炎在鹰嘴处呈囊腔性肿胀；肘关节侧副韧带损伤时，在局部也可出现肿胀。

3. **其他** 两侧对称与否，有无肌肉萎缩、瘀斑、水泡等。

（二）触诊

触诊应包括肘关节周围皮肤温度及张力，压痛的部位，肱动脉搏动，尺神经硬度及粗细的改变，肿块的性质、部位与活动的关系，以及滑车上淋巴结是否肿大等。

1. **压痛点** 肱骨内上髁为前臂屈肌群的起点，当肌肉慢性劳损时，该处有明显压痛，常见于肱骨内上髁炎。肱骨外上髁为前臂伸肌群的起点，发生慢性劳损时，该处压痛明显，常见于肱骨外上髁炎，又称网球肘。当发生尺神经炎或复发性尺神经脱位时，尺神经沟处常有明显压痛。

2. **肿块** 鹰嘴部局限性肿胀，呈囊性，屈肘时最明显，见于鹰嘴滑囊炎、风湿性皮下小结、痛风结节等。若触到肘后部有溜滑的小硬块，多为关节内游离体。关节游离体多为关节软骨受伤脱落而成，或伤后血肿钙化形成，或为肘关节滑膜软骨瘤，游离体可以滑进并嵌入关节之间，引起肘部暂时性不能伸展。如在肘前部肌肉触及界限不清的肿块，提示骨化性肌炎，肘部是骨化性肌炎的好发部位，肘部的骨化性肌炎多由受伤后血肿钙化所致。尺骨喙突撕脱骨折时，在肘前可触及形状不规则、边缘锐利的骨块。桡骨小头前脱位时，在肘关节前方可触及硬性包块。肱骨内、外髁撕脱性骨折发生移位时，可触及移位骨块。

（三）肘关节运动功能检查

肘关节包括肱桡关节、近侧桡尺关节、肱尺关节三部分，正常肘关节在屈伸运动时，肱尺、肱桡两关节均同时做程度不等的运动，不论哪个关节发生病变，都对肘关节的运动造成障碍，使其伸屈不能或受限制。前臂旋前旋后活动，主要在桡尺近侧和远侧关节间进行，其次为桡骨头与肱骨小头间关节的磨动。检查旋转运动时，应先将患肘关节屈至90°位，上臂紧贴胸侧壁，以避免肩关节参加运动，同时都要进行双侧对比。

1. **肘关节屈曲运动**　检查时嘱患者完全伸直上肢后，使其做屈肘运动，正常时手指可触及同侧肩部，达 135°~150°，参与此运动的肌肉有肱二头肌、肱肌、肱桡肌。患化脓性肘关节炎、骨化性肌炎、风湿性关节炎、尺骨鹰嘴骨折等疾病时，肘关节屈曲受限。

2. **肘关节伸直运动**　检查时嘱患者完全屈曲肘关节后，使其做伸直肘关节运动，正常可完全伸直；过伸一般不超过 15°，参与此运动的肌肉有肱三头肌。当前臂有肌腱挛缩、瘢痕形成、肱骨髁间骨折、尺骨鹰嘴骨折、肘关节长期屈曲位固定时，肘关节伸直受限。

3. **前臂旋前（内旋）运动**　主要是桡尺关节的运动。检查时嘱患者端坐位，双臂紧贴胸壁，肘关节屈曲 90°，双手半握拳，前臂于中立位，然后做前臂旋前运动，正常时拇指可平行于地面，达 80°~90°，参与此运动的肌肉有旋前圆肌、旋前方肌。当尺、桡骨双骨骨折及骨折愈合畸形、孟氏骨折时，前臂旋前受限。

4. **前臂旋后（外旋）运动**　主要是桡尺关节的运动。检查时体位同前，然后做旋后运动，正常时可达 80°~90°，参与此运动的肌肉有肱二头肌、旋后肌。当前臂骨折、桡骨小头骨折脱位、前臂骨折畸形愈合时，前臂旋后受限。

（四）特殊检查

1. **肘三角与肘直线**　又称休特（Huter）三角与休特线。正常时肱骨内、外上髁与尺骨鹰嘴三个骨突，于伸肘时成一直线，称肘直线（休特线），肘关节屈曲 90°时则为一等腰三角形，称肘三角（休特三角）。肘关节脱位、内、外上髁撕裂性骨折时，三角形状改变，伸直时三点不在一条直线上；肱骨髁上骨折，肘三角的关系保持正常。

2. **肘内侧副韧带紧张试验**　方法有二：① 患者肘伸直位，检查者一手推住肘的外侧，另一手使前臂外展，内侧出现疼痛，即为阳性。见于内侧副韧带前束损伤。② 患者屈肘 90°位，同样按上法检查，内侧出现疼痛，即为阳性。见于内侧副韧带后束损伤。

3. **抗重力伸肘试验**　患者立位弯腰，上臂向外侧平举，主动伸肘，不能完全伸直，或同时肘后出现疼痛，即为阳性。见于肱三头肌止点断裂或撕脱性骨折。

4. **前臂伸肌牵拉试验**　又称米尔（Mill）征。患者将肘伸直，腕部屈曲，同时将前臂旋前，此时前臂伸肌紧张，如果肱骨外上髁部疼痛即为阳性，见于肱骨外上髁炎。

5. **伸肌紧张试验**　又称腕伸抗阻试验。患者屈腕、屈指，检查者将手压于各指的背侧做对抗，再嘱患者抗阻力伸指及背伸腕关节，如出现肱骨外上髁疼痛即为阳性，见于伸腕肌群起点扭伤、肱骨外上髁炎。

6. **屈肌紧张试验**　患者伸肘握拳，前臂贴在桌面上。检查者压住其拳的掌侧面，以对抗患者屈指和屈腕，使其前臂屈肌群紧张，出现内上髁处疼痛，即为阳性。见于屈腕肌群起点处扭伤，肱骨内上髁炎。

7. **肘关节外翻挤压试验**　肘关节伸直位，检查者一手抵住肘关节外侧，并使肘关节被动外翻，如肘外侧出现挤压性疼痛则为阳性，常见于桡骨小头骨折、肱骨小头骨软骨炎。

8. **髁干角**　正常人的肱骨纵轴线和内、外上髁的连线成 90°角，若此角变为锐角或钝角，提示有肱骨髁上骨折移位，内、外上髁骨折，或先天性发育异常。

9. **伸肘试验** 患者取坐位或站位，手掌放置于头顶，然后主动伸肘，若不能主动伸肘，提示可能有尺骨鹰嘴骨折、肘关节后脱位、桡骨头半脱位等。若不能主动伸肘或伸肘时产生臂丛处疼痛，为拜克伯（Bikbles）征阳性，提示可能有臂丛神经损伤等，原因是伸肘时对臂丛有明显的牵拉作用。

10. **蒂内尔（Tinel）征** 是用来检查尺神经触痛的一种方法。检查时，用叩诊锤轻轻于尺神经沟叩击尺神经，如有自尺神经沟向下的牵涉痛由前臂到达手的尺神经支配区，为蒂内尔征阳性。见于肘后迟发性尺神经炎（肘后尺管综合征）。

六、髋关节检查

（一）望诊

1. 步态

（1）代偿性跛行：主要由下肢短缩引起，一侧患肢短缩 1～2 cm 之内可由骨盆代偿，一般无跛行。如短缩 2～3 cm 以上，则骨盆及躯干倾斜，患侧常以足尖着地，或屈曲对侧膝关节而显跛行。

（2）髋关节强直步态：一侧髋关节强直时，身体侧转移动行走，患侧髋部呈整块向前移动之趋势，即转动腰部及全骨盆，使患侧下肢向前迈步。常见于髋关节结核、化脓性髋关节炎等。

（3）臀肌无力步态：行走时手按压患侧臀部，挺胸、挺腹，头部前后摆动，患侧下肢迈步持重时，患侧手用力按压臀部同时向前送髋，将大腿甩出，躯干呈反弓形，然后向前再迈出健肢。常见于臀大肌瘫痪。

（4）摇摆步态（鸭行步态）：臀中肌为股骨外展肌，如一侧臀中肌无力，行走时即两腿分开，距离增宽，加上左右摇摆，如鸭行步态（或妊娠期妇女行走步态）。常见于先天性髋关节脱位、髋内翻或陈旧性股骨颈骨折愈合后等。

（5）疼痛性跛行步态：髋关节病变时，为了减轻其负荷，患侧足谨慎落地，在行走中迅速抬起，尽量设法缩短患肢的负重时间，即当用患肢着地时极快地收回正在进行跨步的健肢，显得健肢跨步动作十分仓促。儿童突然发生者，见于髋关节结核、股骨头骨骺炎等；成年人逐渐发生者，以髋关节骨关节炎为多见。此外，一侧髋关节病变引起疼痛或不稳定时，患者常在对侧借助手杖或拐杖减轻疼痛，双侧髋关节病变时，多用双拐行走。

2. **两侧髂前上棘** 是否在同一水平面上。

3. **对比两侧腹股沟** 观察皮纹深度和位置是否对称，因腹股沟中点稍下方正是髋关节的前部，关节内有肿胀必然引起腹股沟的改变。如果有轻微肿胀，则仅有皮沟变浅。严重的肿胀，则局部显得非常饱满，如局部凹陷变深，应想到有股骨头脱位的可能。

4. **股骨大粗隆的位置** 大粗隆向上移位，表现为髋部增宽，大粗隆明显向外突出，与髂前上棘距离变短，常见于股骨颈骨折和髋关节脱位。如为双侧性，则出现会阴部增宽，或有明显的双侧髋内翻表现，多见于双侧股骨头无菌性坏死和小儿双侧先天性髋脱位。

5. **两侧臀大肌是否丰满对称** 髋部如有慢性疾病或长期疼痛，使患肢不能负重，可出现臀大肌失用性肌萎缩，表现为患侧臀部变得平坦。如有一侧臀部高突，则常见于髋关节后上脱位，为股骨头占据位置所致。如臀部出现条索状沟凹，并伴有臀肌萎缩，这是由于臀筋膜挛缩或臀大肌纤维条索形成所造成的特有外观形态。

6. **两侧臀横纹是否对称。**

7. **髋关节有无畸形** 当髋关节后脱位时，出现患肢屈髋屈膝、内收、内旋、短缩畸形。髋关节前脱位时，患肢呈变长、外展、外旋而微屈髋畸形。股骨颈骨折时，呈现屈髋、屈膝、外展、外旋、短缩畸形，若是关节囊外骨折其旋转角度加大。在股骨大粗隆骨折时，患肢呈内收、外旋、短缩畸形。在髂耻滑囊炎时，患侧下肢往往处于屈曲位。髋关节骨关节炎时，呈现屈曲、外旋、内收畸形。

（二）触诊

触诊时首先寻找体表标志如髂前上棘、大粗隆等进行定位，触摸髋部有无压痛、肿胀，有无肿物，有无异常隆起，有无肌紧张、痉挛等。

腹股沟中点下方 2 cm 是髋关节的前壁及股骨头所在处，如触之隆起、饱满，说明髋关节肿胀；如触到凹陷，则是股骨头脱出。压痛多见于髋关节炎症、股骨颈骨折、风湿性关节炎、股骨头无菌性坏死、髋关节结核等。

大粗隆部触及囊性肿物，其后方生理凹陷消失，伴有压痛，可见于大粗隆滑囊炎。在弹响髋屈伸髋关节时，可触及一粗而紧的纤维带在大粗隆上来回滑动。股骨粗隆间骨折、髋关节后上方脱位、股骨头无菌性坏死时，可触及大粗隆上移。

检查股三角部位的软组织时，患者取仰卧位，被检查一侧的下肢屈膝位，足跟放在对侧膝关节上。这种体位使髋关节处于屈曲、外展、外旋位。股动脉约在腹股沟韧带中点的下方通过，在该韧带的下方可触到动脉搏动。正常时，脉搏有力。髂总或髂外动脉如有部分闭塞，搏动就可能减弱。股骨头位于股动脉深部，因为有增厚的前部关节囊（髂股韧带）及肌腱和髂腰肌覆盖，所以触不到。股神经位于股动脉外侧，耻骨上支下缘是闭孔神经出口部，闭孔神经痛的患者，在此部位有特别敏感的压痛点，并有向闭孔神经降支或后支的放散痛。还要注意触摸腹股沟淋巴结有无肿大，这对判断髋部炎症及肿瘤有重要意义。

（三）叩诊

1. **大粗隆叩击痛** 半握拳，从大粗隆外侧向内叩击，使关节发生冲击疼痛。

2. **足跟叩击痛** 将髋关节外展30°，下肢伸直位，并抬高30°，用拳叩足跟部，使之发生传导痛。髋部有骨折或炎症时，均可出现叩击痛。

（四）听诊

1. **髋关节外弹响（又称弹响髋）** 当髋关节屈伸及行走时，在大转子上方出现一滑动的条索状物，并同时出现较大的响声，发生的部位有两处：

（1）大转子与髂胫束之间：髋关节屈伸时，髂胫束由大转子后方向前方滑动，引起弹响。大转子处有明显压痛，滑液囊肥厚，见于大转子滑液囊炎。

（2）腹股沟韧带与髂骨之间：见于腰大肌下滑液囊炎。

2. **髋关节内弹响**

（1）当股部自主伸直到最后25°时，于髋关节内可听到一清晰尖锐的响声，起因不明，有人认为是髂腰肌肌腱于髋关节前方向外侧滑动所致，或是关节盂缘韧带松弛，股骨头撞击髋臼盂的结果。常见于运动员。

（2）由于股骨头在髋臼的后上方边缘轻度自发性移位，造成大腿突然屈曲和内收而发生弹响，日久可变为习惯性。多见于儿童。

（3）由于髂股韧带呈条索状增厚，在髋关节过伸，尤其是外旋时与股骨头摩擦而发生程度不定的弹响。常见于成年人。

（五）量诊

股骨大粗隆位置的测量：髋关节病变如结核、后脱位、髋内翻及股骨颈骨折等引起的下肢短缩，股骨大粗隆都向上移位，可用下列方法测量：

1. **内拉通（Nelaton）线** 取仰卧位或侧卧位，从髂前上棘与坐骨结节的中心（此点在髋关节屈曲45°时最突出）连一直线。正常大粗隆的顶点不高于此线。但是，大粗隆顶点上移要超过1 cm才有诊断价值，因为坐骨结节较大，定点很难准确。

2. **布赖恩特（Bryant）三角** 仰卧位，两腿平伸，患肢有畸形时即取健肢与患肢对称体位。从髂前上棘向床面作一垂线 AD，由髂前上棘向股骨大粗隆作 AB 线，自大粗隆顶点向 AD 线作一垂直线 CB，即构成△CAB，CB 线为△CAB 之底边。两侧对比，如患侧 CB 线短缩即表示大粗隆上移，见于髋关节脱位或股骨颈骨折。

3. **舒梅克尔（Shoemaker）线与卡普兰（Kaplan）交点** 患者取仰卧位，由两侧股骨大转子顶点与髂前上棘之间各画一连线，此线称为舒梅克尔（Shoemaker）线。将左、右之连线向前腹壁延长，正常时，两线在脐或脐上中线相交，两线交叉点称为卡普兰（Kaplan）交点，如一侧大转子上移，则交点在对侧腹壁脐的下方，两侧髂骨亦不在同一水平面。

4. **大转子间连线** 又称奇恩（Chiene）试验，两侧大转子顶点以及两侧髂前上棘之间连成两条直线。正常时，此两线平行，如一侧大转子上移，两线即不平行。

5. **耻骨联合横线** 通过耻骨最高点作水平线，正常时，此线经过大转子顶点，如大转子上移，则其顶点高出此线。

6. 阿兰－多德（Alan-Todds）试验　检查者将两侧拇指各置于髂前上棘上，而中指放在大转子的顶点，将环指、小指置于大转子后方，两侧对比，即可测出大转子移位情况。

（六）髋关节运动功能检查

髋关节的活动有前屈、后伸、内收、外展、内旋、外旋六个方向，又有外力作用的被动运动和自身肌力作用的主动运动。检查时，就要检查关节的这两方面功能。神经损伤或小儿麻痹患者应先做主动运动检查，一般髋关节病变可以直接做被动检查。

1. 髋关节中立位　髋关节伸直，髌骨、足趾朝上。

2. 主动运动检查

（1）屈曲：主动屈曲可达80°，被动屈曲约120°。膝屈曲时腘绳肌松弛，主动屈曲130°～140°，被动屈曲可超过140°。屈髋肌为髂腰肌、缝匠肌、阔筋膜张肌和耻骨肌。其中最强有力的为髂腰肌，除上述外，还有一些辅助屈肌，如臀中肌和臀小肌前部纤维、长收肌、股薄肌等。

（2）后伸：主动后伸一般为20°，被动后伸可达30°。后伸肌为臀大肌、臀中肌后部纤维、腘绳肌和大收肌。检查时要注意防止腰椎代偿运动，骨盆不能离开床面。

（3）外展：正常可达30°～40°。外展肌为臀中肌、臀小肌和阔筋膜张肌，臀大肌上部纤维和梨状肌亦起辅助作用。

（4）内收：正常可达20°～30°。内收肌为耻骨肌、长收肌、短收肌、大收肌和股薄肌。此外，臀大肌、股方肌、闭孔内肌、闭孔外肌和腘绳肌也有内收大腿的作用。

（5）外旋：正常可达30°～40°。外旋肌为梨状肌，闭孔内肌，上、下孖肌，屈髋时髂腰肌亦起作用。检查时要防止骨盆移动。

（6）内旋：正常可达40°～50°。内旋肌为臀中肌和臀小肌前部纤维及阔筋膜张肌。

3. 被动运动检查

在进行髋部运动功能检查时，如果患者有运动功能障碍，往往以骨盆或腰椎的活动来代偿运动受限的髋关节。为了准确评价髋关节的活动范围，应该防止这种代偿活动。在进行下列各项检查时，应该固定住骨盆。

（1）屈曲：患者仰卧，使骨盆放平，通过两髂前上棘之间的假想线与身体中线垂直。检查者一手放在腰椎下面固定骨盆，另一手放在膝部，当屈曲髋关节时，同时屈曲膝关节，要注意屈曲到什么角度时，患者背部能触及检查者固定骨盆的手，这时腰部前凸变平，骨盆也被固定，再进一步屈曲，只能是髋关节运动。要尽可能使髋关节屈曲，正常时，屈曲可使大腿靠近胸部。检查时要注意对侧肢体必须保持伸直位，如骨盆发生旋转则出现托马斯（Thomas）征，另外，还要注意对侧髋关节是否有屈曲挛缩畸形。正常时，髋关节屈曲角度为130°～140°。

（2）后伸：患者取俯卧位，检查者将一侧手压在患者骶骨部，固定住骨盆。让患者弯曲膝关节，松弛腘绳肌，使其不参与伸髋活动。检查者另一手放在被检查侧大腿的下面，向上抬腿。假如腿不能后伸，就可能有髋关节屈曲挛缩或关节强直，这时需要检查对侧，对比两侧的活动范围。正常时，髋关节后伸的角度约为30°。

（3）外展：患者仰卧，两腿取中立位。检查者一侧前臂横放在患者骨盆前部，用手握住对侧髂前上棘固定骨盆，然后用另一手握住踝部，尽量使检查侧下肢外展，但动作要轻柔缓慢。下肢外展到最大限度时，检查者可以感到骨盆开始移动。如果让被检查侧下肢保持这个位置，再以同样方法检查另一侧，就很容易比较两髋关节外展的程度。一般来说，发生病变时，外展受限要比内收受限更为常见。正常时其外展角度约为45°～50°。

（4）内收：患者仰卧位，检查者仍然用手固定患者的骨盆，另一手握住踝关节，使被检查侧下肢横过身体中线和对侧下肢的前方。当内收到最大限度时，检查者可感觉到骨盆开始移动。要注意肥胖人软组织丰实，大腿太粗也可以限制内收的范围。正常时，其内收角度约为20°～30°。

内收、外展双侧同时检查法：患者仰卧，两腿平伸。检查者站在床尾，以双手分别握住患者的两足跟，使双腿充分交叉，观察双髋的内收度。再使两腿充分分开，观察两髋外展度。髋内翻、髋关节后脱位以及炎症性疾患均有外展受限；髂胫束挛缩则髋内收受限。

（5）内旋：患者取仰卧位，双侧小腿悬垂于诊察床头外。检查者一手固定其大腿，以防止在检查过程中把股骨拉向侧方，另一手握住胫骨下端，以胫腓骨作为杠杆，将小腿向外展，使大腿和髋关节发生内旋。胫骨可以作为一个指针，清楚地表明旋转活动角度。然后，以同样方法检查对侧，并做两侧对比。

（6）外旋：检查方法与内旋检查方法基本相同，只是将检查动为改为相反方向即可，正常时其外旋角度约为45°。

（七）特殊试验检查

1. 托马斯（Thomas）征 又称髋关节屈曲挛缩试验。检查时嘱患者取仰卧位，腰部放平紧贴于床面，尽量屈曲健侧髋关节使大腿贴近腹壁，然后再令患者将患肢伸直，若患肢不能伸直而呈屈曲状态为阳性，提示该髋关节有屈曲挛缩畸形或髂腰肌痉挛，而患肢与床面所形成的角度即屈曲畸形的角度。临床上常见于类风湿性关节炎、股骨头缺血性坏死、髋关节结核、髋关节骨关节炎等。

2. 艾利斯（Allis）征 又称下肢短缩试验。检查时患者取仰卧位，屈膝屈髋，两足平行放于床面，双足后跟放齐后观察，正常者两膝顶点应该在同一水平，若一侧膝比另一侧低即为阳性。多见于股骨干或胫腓骨骨折的重叠移位、股骨颈骨折、粗隆间骨折向上移位、髋关节后脱位等疾病。股骨、胫骨短缩时，此征也为阳性，此时要用其他方法测量股骨、胫骨长度加以鉴别。

3. **高芬（Gauvain）征** 又称大腿滚动试验。检查时患者取仰卧位，双下肢自然伸直，检查者用手掌轻搓大腿，使大腿来回滚动，若系该髋关节疾患并引起髋周围肌肉痉挛，运动受限，疼痛，可见到该侧腹肌收缩，则为阳性。临床上常见于髋关节脱位、股骨颈骨折、股骨粗隆间骨折、髋关节炎症、结核等疾患。

4. **望远镜征** 又称都普顿（Dupuytren）征、巴洛夫（Barlove）试验、推拉试验。检查时患者取仰卧位，检查者一手固定骨盆，另一手握住患肢大腿或环抱患肢膝下，使髋关节、膝关节稍屈曲，沿股骨干长轴用手上下推动股骨，反复数次，若有股骨上下过度移动之感即为阳性。临床上多见于小儿先天性髋关节脱位、股骨颈骨折未愈合等。

5. **"4"字试验** 又称费伯（Feber）征。患者取仰卧位，一侧髋膝关节屈曲，髋关节外展、外旋，小腿内收、外旋，将足外踝放在对侧大腿之上，两腿相交成"4"字，检查者一手固定骨盆，一手在屈曲膝关节内侧向下压。如髋关节出现疼痛，而膝部不能接触床面，即为阳性，表示该侧髋关节有病变。做此试验时，必须先确定骶髂关节是否正常，如有病变亦为阳性。

6. **杨特（Yount）征** 本体征是区别髋关节屈曲畸形是由于髂腰肌挛缩还是由于髂胫束挛缩的有用方法。检查步骤与托马斯征基本相同，当托马斯征出现阳性时，保持健侧膝髋极度屈曲体位，将患肢外展，当患肢外展到一定角度髋关节屈曲畸形消失，患髋可以伸直即为阳性，提示患侧髋关节屈曲畸形是由髂胫束挛缩引起。

7. **奥托兰尼（Ortolani）试验** 用于新生儿先天性髋脱位的早期诊断，通过触诊的脱位感、复位感及脆响等，判断髋关节有无松弛或半脱位引起的异常活动。检查时患婴仰卧，屈髋屈膝各90°，检查者手掌扶患侧膝及大腿，拇指向外后推并用掌心由膝部沿股骨纵轴加压，同时大腿轻度内收，如有先天性髋脱位则股骨头向后脱出而伴有弹响；此时外展大腿并用中指向前顶压大粗隆，股骨头则复位，当股骨头滑过髋臼后缘时又可听到脆响，这就是奥托兰尼征阳性。

8. **蛙式试验** 又称屈膝屈髋外展试验。正常新生儿或2~9个月的婴儿双髋、膝各屈曲90°后，外展双髋可达70°~90°，若不能达到，应疑有先天性髋脱位。外展50°~60°为阳性，40°~50°为强阳性，若外展过程中听到弹响声后，髋关节外展与对侧相同，说明脱位已复位。

9. **欧伯（Ober）试验** 又称髂胫束挛缩试验。检查时患者取侧卧位，健肢在下并屈髋屈膝，减少腰椎前凸，检查者立于患者背后，一手固定骨盆，另一手握住患肢踝部，并将膝屈曲90°，而后将髋外展后伸，再放松握踝的手，正常时应落在健腿的后方，若落在健腿前方（即髋关节表现为屈曲）或保持上举外展的姿势即为阳性，提示髂胫束挛缩或阔筋膜张肌挛缩。

10. **髋关节超伸试验** 患者取俯卧位，检查者一手固定骨盆，另一手握住踝部，使之屈膝向后，提起下肢，正常髋关节可向后超伸15°左右。当髋关节有挛缩及炎症等病变时，则其伸展受限。

11. **单腿站立试验** 又称髋关节承重机能试验、臀中肌试验、特伦德伦伯（Trendelenburg）征。嘱患者先用健侧下肢单腿站立，患侧下肢抬起，患侧骨盆向上提起，该侧臀皱襞上升为阴性。再使患侧下肢独立，健侧下肢抬起，则健侧骨盆及臀皱襞下降为阳性。此试验反映髋关节的稳定情况，任何髋关节结构的改变（如先天性或外伤性髋关节脱位、股骨颈骨折等）或肌肉的瘫痪、无力而影响臀肌特别是臀中肌的作用，甚至发生麻痹性髋脱位时，本试验呈阳性。

七、膝关节检查

（一）望诊

检查时患者充分暴露被检查部位，同时两侧对比，观察膝关节有无肿胀，如有，是局限性肿胀还是全关节肿胀；有无畸形；膝关节周围有无窦道、肿块；有无股四头肌萎缩。

1. **步态** 正常步态应平稳而有节律，当膝关节发生病变时，其步态亦有相应改变。

（1）膝关节屈曲性强直步态：单侧膝关节屈曲畸形小于 30°时，可借助马蹄足弥补。如果屈曲畸形超过 30°时，患肢的短缩就不能弥补，而出现短肢性跛行。

（2）膝关节伸直位强直步态：膝强直在伸直位行走时，健侧足跟抬高或患侧骨盆升高，患侧下肢向外绕半弧形前行。

（3）膝关节疼痛性病变步态：患者在行走中膝部产生疼痛，为了减轻疼痛，患肢尽量减少负重时间，而健肢跨步快，着地短，距离小。

（4）肌肉麻痹步态：单纯股四头肌麻痹的患者，慢走时跛行不明显，只有疾步时才较显著。若股四头肌麻痹合并臀肌或小腿后方肌麻痹，行走时，患者常用手压住大腿前下方，借此以稳定膝关节。

2. **萎缩与凹陷** 在膝关节半月板损伤、膝关节骨性关节炎、下肢骨折长期固定、L4 神经根受压迫或刺激时，均可出现股四头肌萎缩，早期萎缩表现为内侧头平坦。通常在髌骨上缘向上 10~15 cm 处用线尺测量大腿周径，比对侧小，更重要的是比较两侧股四头肌尤其股内侧肌的张力，可以较早地做出客观诊断。

临床上膝部疾患，尤其是急性损伤疼痛，往往多表现出局部的凹陷。髌骨凹陷多为髌骨骨折，髌上股四头肌腱处凹陷为该肌腱断裂，髌下凹陷见于髌韧带断裂，胫骨后移塌陷见于后交叉韧带断裂。

3. **肿胀** 膝部肿胀首先要区分是全关节肿胀还是膝关节局部肿胀。关节内血肿及滑膜受到刺激（滑膜炎）引起滑液分泌，或滑膜肥厚，都能促使整个膝关节发生肿胀。全关节肿胀可以部分地或整个地改变膝部的正常形态，可见于风湿性膝关节炎、膝关节慢性滑膜炎、膝关节结核等。滑膜囊肿和局部损伤等多为局部肿胀。滑囊性肿胀常发生在髌骨前方（髌前滑囊炎），或胫骨结节上方（髌下滑囊炎）。有时滑囊性肿胀可能出现在腘窝部（囊肿），或胫骨结节的内上方（鹅足囊炎）。此外，还需区别此肿胀是软组织肥厚肿胀还是膝关节腔积液肿胀，前者见于膝关节陈旧性损伤、结缔组织增生、膝关节滑膜结核、滑膜肿瘤等，后者多见于各种膝关节滑膜炎。

正常膝关节在屈曲 80° 时，从前面看膝部，形似"象面"，髌韧带代表"象鼻"，髌韧带两侧凹陷代表"象眼"，股四头肌内外侧头代表"象耳"。膝关节肿胀时，"象眼"部饱满或隆出，"象面"部轮廓不清。

由于髌上滑液囊与关节腔相通，当关节内积液时，全关节饱满。积液多时髌上滑液囊处凸出，脂肪垫饱满。凡关节内积液或积血，均有此表现。少量积液时，液体常沉积于滑液囊之前下外侧和前下内侧隐窝内，膝关节屈曲 90° 时，髌骨两侧之"象眼"处的正常凹陷消失。大量积液时，液体充满全部隐窝内，髌上滑液囊充盈而隆起，与髌骨之间形成一显著的凹陷。

4. **畸形** 膝关节有无内翻、外翻、反张、屈曲等畸形，正常人膝关节生理外翻角 5°～10°，如果此角大于 10°，称膝外翻，一侧外翻称"K"形腿，两侧均外翻称"X"形腿，两膝部并拢而两踝部不能并拢。如果此角消失，称膝内翻，两侧均内翻称"O"形腿，两踝关节并拢而两膝内缘不能并拢。正常时，膝关节过伸 0°～5°，膝关节过伸超过 5°以上称为膝反张，膝关节不能伸直称为膝屈曲畸形。

（二）触诊

1. **皮肤** 皮肤温度较对侧高，多见于炎症或新鲜出血或恶性肿瘤；皮肤捏起感觉较对侧增厚，多为膝关节结核的征象；若感觉消失或迟钝，或痛觉和触觉、温觉分离，可能为神经性关节病。

2. **压痛点** 膝部的压痛点多位于髌骨边缘、髌韧带两侧"象眼"部、关节间隙、侧副韧带、胫骨结节及髁部、腓骨头等处。压痛点位于髌骨两侧及"象眼"部，多见于膝关节炎；压痛点位于髌骨下缘关节面侧和髌韧带两侧及深面，多见于髌下脂肪垫劳损或髌骨软化症；压痛点位于关节间隙侧方，多见于该侧半月板损伤；压痛点位于关节间隙前方，见于膝横韧带或半月板前角损伤；伸膝位"象眼"处压痛而屈膝位消失，则提示该侧半月板前角损伤；压痛点位于侧副韧带局部或其上、下附着处，多见于相应侧副韧带损伤；压痛点位于胫骨结节处，多见于胫骨结节骨骺炎；压痛点位于髌骨软骨面，多见于膝关节原发性骨关节炎。

3. **关节积液** 正常膝关节内约有 5 mL 滑液，主要生理功能是润滑关节，缓解冲力，营养软骨。膝关节积液时，关节扪之有波动感。积液量大时，望诊即可诊断；积液量少或中等时，需做浮髌试验，积液量在 10 mL 以上，浮髌试验即可呈现阳性。

4. 肿物　触诊时可扪及 3 类肿物：一类是囊性肿物，膝关节有丰富的滑囊组织，恒定的滑囊很多。当这些滑囊发生炎症积液时，可出现囊性肿物，按之质软有波动感，如髌上囊肿、髌前囊肿、腘窝囊肿和在腘窝部的半膜肌腱囊肿。第二类是较硬的肿物，一般按之无波动感，但不如骨组织那样硬。如肿物在膝关节间隙前方或后方时，特别在伸膝或屈膝时出现，多为半月板囊肿；如肿物多位于关节间隙、侧副韧带之前，且随膝关节活动时隐时现，有时可出现关节交锁现象，称为关节内游离体，俗称关节鼠，多为膝关节损伤后关节软骨脱落形成，亦可为膝关节滑膜软骨瘤等。第三类是质硬的骨或软骨组织肿物，常见的为骨肿瘤，应仔细与上述肿物鉴别。骨肿瘤好发于股骨下端和胫骨上端，多呈偏心性肿大，位置固定，推之不动。如骨软骨瘤呈局限性突出，表面高低不平，质地坚硬无压痛或轻度压痛；胫骨上端巨细胞瘤触之若乒乓球感；骨肉瘤触之较软，压痛明显，皮温高。

5. 滑膜增厚　正常的滑膜不能触到，若按摸膝关节时感觉软组织增厚，提示滑膜有增厚的可能。如膝内侧触及痛性条索，多见于皱襞综合征。滑膜增厚可见于各种性质的慢性炎症，多见于风湿性膝关节炎、膝关节结核等。

6. 摩擦感　膝部髌腱腱鞘炎患者在运动膝关节时，可有轧砾感；在患骨性关节炎时，可感及髌骨与股骨髁有摩擦感。有时这种摩擦声音可听到。此外，膝关节面不平滑、髌骨软化、关节内有游离体等均可起摩擦感或摩擦音。

7. 弹跳感　当关节内有游离体或盘状半月板破裂，在做膝关节伸屈运动时，膝部可出现交锁或弹跳现象，检查时发现膝关节有弹跳或滑落感。

8. 髌骨触诊

（1）髌骨软化症的患者，检查髌骨关节面有无触痛。嘱患者仰卧伸膝，股四头肌放松，检查者一手将髌骨推向内侧与外侧，另一只手依次触摸可能触及的髌骨关节面，可触到关节面不平滑并有压痛。

（2）髌骨有外伤时，可用指甲背面沿髌骨表面自上而下滑动或用铅笔从上而下在髌骨表面上滚动，如有明显疼痛，提示有髌骨骨折可能。

9. 髌股关节检查　检查时应注意髌骨位置、大小和形状是否正常，而后向上、下、左、右推压髌骨，检查髌股关节软骨面是否光滑，有无摩擦音、疼痛。正常髌骨上下、左右移动达 2 cm，其受限时，要记录移动的范围。在伸膝位，将髌骨下压接触股骨髁关节面并做研磨动作，如有疼痛，提示有髌骨关节软骨退变、关节面糜烂，有髌骨软化症。

10. 腘窝触诊　患者取俯卧位，下肢伸直，小腿下垫一软枕呈屈膝位，使腘窝肌肉松弛，检查有无红肿、压痛及肿块。腘窝囊肿最常见，注意其大小、硬度、活动度、压痛以及与哪一肌腱有关。由于腘窝囊肿多与关节腔相通，故应先仔细检查关节，排除关节疾病。

（三）叩诊

轴向叩痛可见于胫骨平台或股骨髁部损伤；叩击髌骨，若髌下疼痛可能为髌骨软化症或骨性关节炎。

（四）听诊

1. **关节活动时的响声**　当膝关节主动或被动运动时，有时伴有响声，此点对诊断膝关节疾病很有帮助。如膝关节活动时出现弹响声，有时伴疼痛，多为盘状半月板、半月板损伤或关节内游离体；膝关节屈伸、蹲起时，可因髌骨后面之软骨面磨损不光滑与股骨髌面摩擦，出现粗糙的如同车轮滚过沙石路面时的响声；伸膝时出现弹响声，可见于股二头肌肌腱或半膜肌肌腱滑脱；若在股骨髁侧方听到粗糙的摩擦音，多为滑膜炎引起的滑膜粗糙不平。

如果膝关节在活动时有响声，但无疼痛及其他症状，则无临床意义。

2. **腘窝搏动性肿物或股骨下端肿块**　用听诊器检查可听到血管杂音，多见于动脉瘤和静脉瘘。

（五）膝关节运动功能检查

1. **主动运动检查**　膝关节的中立位为下肢伸直在0°位，髌骨和足趾向上。膝关节运动功能的检查主要有以下几个方面：

（1）伸膝运动：正常可达0°，或有5°～10°过伸。检查时让患者从蹲位站起，注意是否能够直立和膝关节是否能够完全伸直。也可嘱患者坐于床边，双小腿自然下垂，然后令其做伸直小腿的动作。参与此运动的肌肉主要为股四头肌。偶尔，有的患者不能立即完全伸直膝关节最后的10°，需经很大努力才能慢慢伸直。这种情况称为伸直延迟，常伴随有股四头肌无力。

（2）屈膝运动：正常可达120°～150°。检查时嘱患者俯卧于床上，两下肢伸直并拢，然后令其屈小腿。参与屈膝运动的肌肉有股二头肌、半腱肌、半膜肌、缝匠肌、股薄肌、腓肠肌等。也可让患者深蹲。检查时两侧对比，观察其两侧屈膝角度是否相等。

（3）旋转运动：膝关节是屈戊关节，在其伸直时，不存在侧屈及旋转运动，如果出现则属异常。但在膝关节屈曲90°时，存在着不同程度的内、外旋运动，可让患者向内、向外旋转足部，以检查膝关节的旋转范围。正常时内旋10°，外旋20°，旋转运动是内侧的半膜肌、半腱肌、股薄肌、缝匠肌和腘肌与外侧的股二头肌相互交替运动而产生的。

进行关节运动检查时，应做主动和被动运动对照。如果主动运动小于被动运动，常为肌肉瘫痪或肌肉损伤。若主动运动及被动运动均受限，可能为粘连、挛缩或关节强直；亦可见于关节内交锁，多为一过性；或疼痛引起肌肉反射痉挛，保护性运动受限，若有超常运动，可能为稳定装置异常。如果关节运动超过正常范围，而又无疼痛，多为神经性关节炎。膝关节侧向运动超过正常范围，多为一侧韧带损伤。当膝关节炎症或膝关节囊纤维化时，膝关节各方向运动均受限。

2. 感觉检查

由腰椎、骶椎发出的神经根支配着膝部及其周围区域的皮肤感觉。由每一特定神经节段支配区域都可划为宽带状，覆盖着一定的皮肤区。① 第2腰神经感觉支配区是大腿中部的前面，由股神经支配。② 第3腰神经感觉支配区是大腿前面下1/3部，在膝关节上方，也由股神经支配。③ 第4腰神经感觉支配区横过膝前部，向下延续到小腿内侧。隐神经的髌骨下分支支配胫骨髁前内侧延续部分的皮肤区。隐神经是股神经分布到小腿的唯一感觉神经。④ 第2骶神经感觉支配区在大腿后面中线和腘窝部，形成一个条状区域，由大腿的股后侧皮神经支配。这些皮肤区域出现感觉障碍往往见于相应脊髓节段或神经发生病变。

3. 特殊检查

（1）髌骨移动度：尽可能地推髌骨向上、下、内、外，比较其移动范围。正常髌骨上下、左右移动达2 cm，移动受限时，要记录移动的范围。移动范围较正常减小，往往见于骨性关节炎，股四头肌紧张、僵硬，关节内或外粘连等。移动范围增加则见于髌骨不稳、关节韧带松弛等。

（2）恐惧试验：又称Patellar apprehension试验。患者仰卧伸膝，检查者推髌骨向外，再使之屈膝，若髌骨有脱位倾向，则患者产生恐惧感，不由自主地坐起并以手推开检查者以阻止其推髌向外。此为阳性，说明髌骨不稳，半脱位或脱位。

（3）压髌（hypor pression）试验：在某一角度上，将髌骨垂直压向股骨，若引起疼痛，说明髌股相应区域的软骨损伤或病变。

（4）髌股研磨（patella-femoral griding）试验：又称斯托霍尔（Stotohall）征，用较轻的力量推动髌骨在股骨髌面上做研磨动作，若伴有疼痛或异常摩擦音为阳性，见于髌骨软骨软化、滑膜皱襞综合征、髌股痛综合征、髌股骨性关节炎等。

（5）咿轧音试验：患者做深蹲活动，若有握雪球或碾碎米样的摩擦声为"咿轧"音，意味着髌骨软化Ⅱ度或Ⅲ度。做这一试验时应先令患者做几次深蹲，然后再开始检查。正常生理性关节摩擦音往往仅见于活动之初，不能持久，无痛苦。

（6）关节间隙压痛：沿股胫关节间隙压痛是半月板伤病最可靠、最著名、应用历史最悠久的体征之一。应当使患膝屈曲不同的角度，有比较地触压内外侧关节隙。半月板损伤的患者60%~80%局部有压痛。

（7）麦氏（Mc Murray）试验：患者仰卧床上，髋膝屈曲成锐角，尽量使足靠近臀部，检查者一手放在其膝部，手指摸关节隙，另一手握其踝部，令患者肌肉放松。检查方法有原始法和改良法两种，主要是重复半月板受伤动作。将患者的髋与膝由被动屈曲而逐渐伸直，同时使其小腿外展外旋（原始法）或内旋（改良法）；再使小腿内收内旋（原始法）或外旋（改良法）。如果在某一固定角度触到震动或听到响声，并伴有疼痛，即为半月板损伤。有时需要重复检查。痛响位于内侧为内侧半月板损伤；位于外侧即外侧半月板损伤。

（8）三步检查法：令患者坐于床边取垂膝位，使膝关节隙张开，第一步检查者分别用拇、示指侧缘按压其股胫关节内、外侧关节隙，看有无疼痛。若痛则可能为半月板损伤，但也可能是滑膜炎、韧带损伤、筋膜炎、退行性改变等。第二步仔细触摸关节间隙有无突出。若有突出物可能为半月板损伤、半月板囊肿、半月板周围炎或股胫骨边缘骨赘增生等。半月板损伤之突出物常呈鞭条状，并可随膝关节屈伸而移动；半月板周围炎则肿胀弥散，较轻；半月板囊呈局限团囊样；而骨赘则形状不整，质地较硬，靠近主骨并与之相连而固定不移。第三步令患者仰卧，被检查膝外展外旋，检查者用拇指按压其内侧关节隙；膝内收内旋，检查者以拇指按压其外侧关节隙，然后摇摆收展其小腿，若触压关节隙之拇指触到突出物移动、时进时出，则肯定为半月板损伤。

（9）膝过伸和过屈试验：患者取仰卧位或坐位，伸膝，检查者一手扶按其大腿下 1/3 前方，适当用力下压；另一手握小腿踝上适当用力上提，使膝被动过伸，检查有无疼痛，然后再使膝尽量屈曲。过伸时股胫关节前区痛可能为半月板前角损伤、髌下脂肪垫炎或膝横韧带损伤；若腘部疼痛可能为腘斜韧带损伤。膝全屈痛可见于半月板后角损伤或滑膜炎。

（10）研磨提拉试验：又称阿普莱（Apley）试验。患者俯卧，患膝屈曲，检查者沿小腿用力向下按压，同时做旋转动作，并在不同的屈曲角度做这一动作。疼痛部位位于内侧关节间隙为内侧半月板损伤，疼痛部位位于外侧则考虑是外侧半月板损伤。屈曲位痛时病在后角，伸直位痛时病在前角。

（11）侧方挤压试验或摇摆试验：又称麦格雷戈（Mcgregori）征。患者仰卧，被检查膝伸直或轻微屈曲。检查者一手固定膝部，另一手握住小腿下部做内收外展动作，受挤压的关节间隙发生疼痛可能为半月板损伤、股骨软骨损伤或滑膜炎。

（12）关节交锁征：患者主动屈伸膝关节，如突然出现运动卡阻为交锁征阳性，常伴有疼痛或窘迫感。多见于半月板损伤或关节内游离体。前者交锁常发生于某一固定角度，后者交锁可发生在不同角度。

（13）膝过伸挤压征：又称改良琼斯（Jones）征。患者仰卧，检查者一手固定其膝部，另一手握住其小腿下部向上提，使膝关节过度伸直，同时用手指挤按膝前方关节间隙，如有疼痛则为阳性，可见于半月板前角损伤、髌下脂肪肥厚或炎症、股骨髁软骨损伤、膝横韧带损伤等。

（14）侧搬试验：又称波勒（Böhler）征或内翻 - 外翻应力试验。患者仰卧，检查者一手握持膝部，另一手握其踝上，用力做内翻及外翻动作。内翻时内侧关节隙受压而外侧关节隙受牵拉，外翻时外侧关节间隙受压而内侧关节隙受牵拉。受挤压侧疼痛为半月板损伤，受牵拉侧疼痛为侧副韧带损伤。

（15）布雷格加德（Bragard）征：患者仰卧，屈髋屈膝，检查者用拇指按压内侧关节间隙前区，同时使膝外旋并伸直，以加大对内侧半月板的压力，若有疼痛或疼痛加重则考虑为内侧半月板（偏于前）损伤；反之，内旋并屈曲使半月板退回关节腔内，压力减轻，疼痛也随之减轻或消失，则更进一步证实为内侧半月板损伤。

（16）提落试验：患者仰卧伸膝，令其放松。检查者双手缓缓地抬起大腿下端，若胫骨近端向后滑移，髌骨下方明显塌陷，为后交叉韧带断裂。反之，抬起小腿上段，若股骨远端向后滑移，髌骨上方塌陷，为前交叉韧带断裂。

（17）侧方挤压试验：患者仰卧，膝关节稍屈，检查者一手握住踝关节向外侧施加压力，一手压在膝关节外上方，向内侧加压，使膝关节内侧副韧带承受外翻张力，如有疼痛或有侧方活动，说明内侧副韧带损伤。检查者如向相反方向施加压力，使膝关节外侧副韧带承受内翻张力，如有疼痛或侧方活动，说明外侧副韧带损伤。

（18）浮髌试验：患者仰卧，膝伸直放平，股四头肌放松。检查者一手掌置于髌骨上方，从髌上4横指处（髌上囊上缘）起向下施压，将囊内液体挤入关节腔内，使髌骨浮起，再用另一手示指按压髌骨，如感到髌骨与股骨有撞击感为阳性，说明关节腔内有积液。

八、踝及足部检查

（一）望诊

1. 站立姿势　正常站立姿势是两足向前或呈"八"字形，步行角度（即足印与路线之间的夹角）不超过15°，如下肢有内旋、外旋畸形，前足处于内收位或外展位，就会形成内"八"字脚或外"八"字脚。

2. 轴线　正常胫骨轴线通过拇趾与第二趾之间。如果轴线落于拇趾胫侧，则证明有前足外展畸形，如落于小趾之外，为足内收畸形。从后面观察，正常时，铅垂线通过腘窝中央，落于跟腱和跟骨中央。如落在跟骨内侧，则为跟骨外翻畸形，是扁平足常见体征；如落到跟骨外侧，则为跟骨内翻畸形，多见于各种畸形足。踝部骨折连接不正时，跟骨与踝穴的关系不正常，亦能有跟骨内翻或外翻表现。

3. 肿胀　正常踝关节两侧可见内、外踝的轮廓，跟腱两侧各有一凹陷区（肥胖的妇女不明显），踝关节背伸时可见伸肌腱在皮下的滑动。踝关节肿胀时，上述轮廓均消失。踝与足部损伤，如骨折、脱位、软组织损伤等，迅速出现血肿及肿胀现象。

4. 步态　观察有无跛行，抬腿迈步是否正常、自如，步行时两足前进的速度和距离是否相等。

5. 骨性隆起　在踝部及足的一些部位常有骨性异常隆突，通过望诊可以做出一般判断。如内外踝明显高出，多为下胫腓关节分离，内踝或外踝骨折；踝关节前方皱褶处隆起，多为距舟关节增生性骨关节炎；舟骨结节处异常高出，多由舟骨向内侧移位或有副舟骨所致。载距突突出可能为胫骨后肌腱鞘炎波及所累，但X线不显影；如果是由距下关节炎引起的骨性突出，则X线表现明显。另外还包括肿瘤性隆起，如骨软骨瘤等。

（二）触诊

1. 皮肤温度局部增高，常是深部组织炎或存在生长活跃的肿瘤的一种表现。温度降低则提示血液循环不良，可结合皮肤颜色、弹性、毛细血管充盈程度等其他表现判断。正常人体的皮肤温度自躯干至四肢逐渐降低，在足趾部温度最低，而鉧趾温度高于小趾。关节部皮温一般比关节上下端低，因为关节部位没有丰富的肌肉。关节部位皮温是诊断各种关节炎的依据之一，如化脓性、风湿性关节炎，但结核性关节炎皮温升高则不明显。

2. 常用指腹触诊法检查患部压痛点，注意压痛系局限性还是牵扯涉至其他区域，或向一定的神经分布放射。前者称为牵涉痛，后者命名为放射痛。一般应用 Steindler 试验来区分牵涉痛与放射痛：局部触痛点注射普鲁卡因后，远端疼痛消失，一般为牵涉痛；远端疼痛仍存在，一般为根性放射痛，因病变常在神经根管以上，局部痛点注射不能阻断远端的放射性疼痛。

检查压痛点时，经常需询问病人触痛性质是否与原有疼痛相同。病人多次接受检查后，常可辨别深部组织（肌肉、筋膜、腱和骨膜等）的疼痛性质，而有助于定位诊断。常见压痛点如下。

（1）外踝扭伤多由过度跖屈内翻引起，一般多伤及距腓前韧带，肿胀及压痛位于踝关节前外侧。而距腓前韧带和跟腓韧带同时损伤时，肿胀与压痛以外踝下部为中心。

（2）内踝部三角韧带撕裂时，踝关节内侧有明显压痛，但因足跟内侧皮肤与跟骨之间有纵行纤维相连，限制该区肿胀，反面出现浅的凹陷，如踝扭伤后出现此征，应考虑三角韧带损伤。

（3）下胫腓关节部位肿胀并有明显压痛，应考虑下胫腓关节分离，应拍摄 X 线片了解下胫腓关节间隙是否增宽。

（4）踝关节前后关节间隙压痛，见于踝的骨关节痛、外伤性关节炎、创伤性关节炎，创伤性滑膜炎等。

（5）跖骨病（Morton 病）在第 2 和第 3 跖骨头跖侧有压痛。

（6）跖骨头软骨炎（Freiberg 病）压痛点也多在第 2 或第 3 跖骨头。

（7）第 2、3 或第 4 跖骨干有压痛，可能是行军骨折。

（8）第 5 跖骨基底压痛，可能是由遭受直接打击或腓骨短肌强烈收缩造成的第 5 跖骨基底部撕脱骨折所引起。

（9）扁平足压痛点多在内外踝下方。

（10）囊炎的压痛点多在第 1 跖骨头内侧。

（11）足跟部的压痛点：① 跟腱上压痛，可能是腱本身病变或腱旁膜周围炎。② 跟腱止点压痛，可能是跟腱后滑囊炎。③ 跟部后下方压痛，在青少年中可能是跟骨结节骨缺血性坏死即塞渥（Server）病。④ 跟骨跖面偏后压痛，或能触到硬结，可能是跟骨棘或脂肪垫的病症；靠前部者可能是跖腱膜的疼痛。⑤ 跟骨本身病变压痛点在跟骨的内外侧。⑥ 在跟腱两侧而且靠内、外踝的直下方有压痛则可能是距下关节的疼痛，这时再检查内、外翻的动作，若疼痛加重即可证实。

3. 小腿因外伤引起胭血管损伤或肌筋膜间压力增高缺血，可以导致肌肉缺血性挛缩，肌肉发生纤维变性，呈条索状硬结，屈肌挛缩往往引起马蹄足畸形。

（三）踝及足部运动功能检查

1. 一般检查

（1）踝关节：踝关节是下肢的重要关节之一，其中立位为足的外侧缘与小腿成 90°，足跟无内、外翻，前足无内收、外展。① 背伸：从中立位起算，让患者做最大限度的足背伸运动时，正常背伸范围为 20°～30°，背伸肌为胫骨前肌、趾长伸肌和蹬长伸肌。② 跖屈：从中立位起算，让患者足跖屈，正常跖屈范围为 40°～50°，跖屈肌为小腿三头肌、胫骨后肌、趾长屈肌、蹬长屈肌和腓骨长肌。

（2）足部关节：① 足内翻：检查时，患者取坐位，双小腿自然下垂，足踝部保持中立位，然后令患者内翻足部，正常时达 30°，内翻肌有胫骨前肌、胫骨后肌、蹬长屈肌、趾长屈肌；② 足外翻：检查时患者体位同前，令患者外翻其足部，正常时可达 30°～35°，外翻肌为腓骨长短肌、趾长伸肌；③ 跖趾关节背伸：检查时嘱患者背伸其跖趾关节，正常时达 45°，参与此运动的肌肉有蹬长伸肌、蹬短伸肌、趾长伸肌、趾短伸肌；④ 跖趾关节跖屈：检查时嘱患者跖屈其跖趾关节，正常达 30°～40°，参与此运动的肌肉有趾长屈肌、趾短屈肌、蚓状肌、蹬长屈肌、蹬短屈肌、小趾屈肌。

2. 特殊检查

（1）汤普森（Thompson）试验（握小腿三头肌试验）：主要用于检查跟腱断裂，检查时患者取俯卧位，足垂于床端，用手挤压患侧小腿三头肌肌腹，正常时，可引起踝关节跖屈，若未引起跖屈活动，则提示跟腱断裂。

（2）跟骨叩击试验：患者取仰卧位，膝关节伸直，踝关节处于中立位，检查者一手握小腿下段，另一手握拳叩击跟骨部，力传导至踝关节，在踝关节损伤时，可产生疼痛，为阳性。

（3）前足横挤试验：患者取仰卧位，检查者一手握住患足跟部，另一手横向挤压 5 个跖骨头，如果出现前足放射样疼痛，为阳性。见于跖痛病，又称莫顿（Morton）病。

（4）提踵试验：检查时嘱患者做提踵站立动作，若不能提踵 30° 站立，而能提踵 60° 站立，为阳性。见于跟腱断裂，因为在跟腱断裂后，在胫后肌、腓骨肌、屈趾肌、屈蹬肌的共同作用下可提踵 60°。

（5）足内、外翻试验：患者取仰卧位，踝关节置于中立位，检查者一手握小腿下段，另一手握足的中后部进行内、外翻活动。如果在内翻或外翻时发生疼痛说明外侧或内侧副韧带损伤，但需与踝关节部位的复合损伤加以区别。

（6）斯特伦思克（Strunsky）征：患者取仰卧位，检查者握住患者足趾部，迅速使其屈曲。若前足弓有炎症，可发生疼痛，即为阳性。

（7）跟腱挛缩试验：检查时嘱患者坐于床边，双小腿下垂，如果在膝关节屈曲位时，踝关节呈跖屈畸形，提示跟腱挛缩是由比目鱼肌挛缩所引起的。相反，在膝关节伸直位时，踝关节呈跖屈畸形，则跟腱挛缩是由腓肠肌挛缩所引起的。若是由两肌挛缩共同引起的，无论在膝关节伸直或屈曲位，踝关节均呈跖屈畸形。

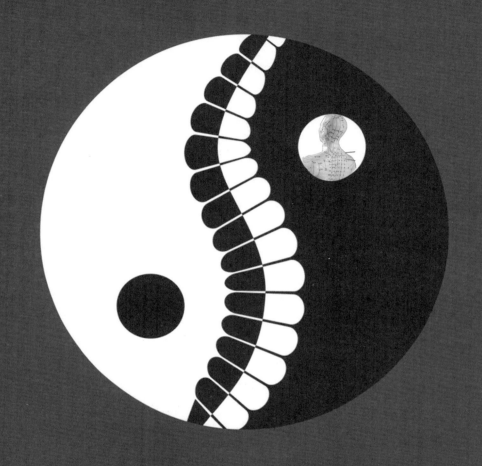

第5章

脊柱生物力学

　　生物力学是研究人体活动的力和运动的一门学科，涉及工程学、医学、体育以及生物工程等领域。在骨科领域中，将生物力学的概念和原理用于解释人体的解剖和生理现象，可以使临床骨科医生更好地理解和治疗肌肉骨骼系统的相关疾病。

脊柱由大量的关节连接而成，其活动有三维方向（前后、左右、旋转）和 6 个自由度（3 个横向、3 个旋转），因此脊柱的生物力学具有其特殊之处。对脊柱的生物力学进行分析必须考虑其组成结构，包括椎体、椎间盘、韧带和肌肉组织等。本章从小范围内的组织结构逐渐进展到大范围的躯干生物力学，试图阐明各种组织结构在不同的范围及角度上是如何相互依赖、相互作用的。

一、椎旁肌肉生物力学

脊柱被稳定在一个静态平衡的功能位置，或被稳定在一个发挥良好功能的运动状态，有赖于众多肌肉收缩与松弛的协调，仅仅通过腰椎周围的肌肉数量就超过了 180 条。依据肌群功能的差异，躯干肌肉可分为屈肌和伸肌。屈肌包括腹部肌肉及腰大肌，其中腹部肌肉包括腹直肌、腹外斜肌、腹横肌、腹内斜肌；伸肌由骶棘肌群、短背肌群、横突棘肌群组成。伸肌的对称性收缩使得脊柱后伸，不对称性收缩使得脊柱侧向一边或者旋转。

依据肌群分布特点及作用，躯干肌肉可分为局部稳定肌群和整体肌群。局部稳定肌群包括腹横肌、多裂肌及腰大肌，这些肌肉的收缩可以增加椎间关节和单个椎体的稳定性，从而增加脊柱的稳定性，如果该肌群运动功能障碍，会引起相应的运动节段控制不足，造成运动节段的异常活动，甚至产生疼痛。反之，锻炼局部肌群对缓解由运动节段异常引起的腰痛有效。整体肌群包括腹斜肌、腹直肌和竖脊肌，这些肌群作用于脊柱多个节段，可以产生较大的扭转力，通过对称或不对称的收缩作用而控制脊柱的整体运动。

脊柱的不同运动需要不同作用的肌肉来完成，主动肌引发和进行活动，拮抗肌控制和调节活动。当要完成脊柱屈曲动作时，首先需要腹肌及腰大肌收缩，进一步的屈曲通过移动重心来完成，随着屈曲的幅度继续增大，伸肌的代偿性收缩将控制屈曲运动。脊柱侧屈时，骶棘肌和腹肌都产生动力，并由对侧肌肉协调，即侧屈时两侧背部肌肉活动均增加，开始以凹侧为主，之后上部躯干因重力继续弯曲，由凹侧肌肉加以控制调节。脊柱旋转由两侧背肌协调作用产生，腹肌轻微活动，臀中肌及阔筋膜张肌强烈活动。脊柱周围肌力不对称，失去平衡时，可出现脊柱的病理性弯曲。

二、椎间盘的生物力学

椎间盘作为人体中最大的无血管结构，在脊柱的生物力学中占有重要作用。椎间盘除了通过椎体传递以及分散负荷之外，还同时承载体重和肌肉产生的压缩负荷，以及脊柱运动时产生的扭转和弯曲负荷。

椎间盘总厚度约为脊柱全长的 25%，内部为髓核，外部为纤维环。髓核为一液态团块，由蛋白多糖、胶原纤维、水、细胞成分等组成。压缩力以及纵向韧带和纤维环的张力由髓核的渗透膨胀压力来平衡，蛋白多糖的浓度与此压力成正比。当外力增加后，髓核的渗透膨胀压力增大，髓核水分排出增多，蛋白多糖净浓度相应增加。髓核含有大量水分，并且具有较强的吸水能力。当椎间盘受压后，髓核中的水分外渗，减压后水分重新吸收。椎间盘是一个渗透压系统，水合作用经历着昼夜循环的过程，每天有 10%～20% 的液体进行交换。因为椎间盘的渗透压低，液体排出缓慢，白天站立和行走的压力使髓核丧失少量水分，而在睡眠或休息时由于髓核压力减小，水分又得到重新储存。这种形式的液体交换，一方面保证了椎间盘的营养运输，同时维持了椎间盘的张力和强韧度。椎间盘的细胞不像身体其他的组织细胞那么容易得到营养供应，这一点随着年龄增加更为明显，输送至椎间盘的营养物质的减少被认为是多种因素导致椎间盘退变的最终途径。

纤维环是主要由胶原纤维组成的板层结构，相邻两层纤维束交叉走行，大约成 120° 夹角，自边缘向心分布，并围绕髓核呈椭圆形。纤维环中心部分连接于终板软骨，与终板大约成 30° 角，最外侧连接椎骨外缘。纤维环的这种排列方式可有效对抗旋转力、牵拉力和剪切力，并使脊柱在这些活动中保持灵活和稳定。

椎间盘含有固相及液相的两种物质，固相物质有弹性表现，液相组织有黏滞表现，因此椎间盘具有黏弹性。黏弹性主要表现为椎间盘的蠕变变形及应力松弛。蠕变是指在符合持续作用下椎间盘的持续变形，与蛋白多糖渗透压有关。应力松弛是指椎间盘承受负荷后变形达到一定的程度时，应力和负荷随时间延长而减低。可以理解为，椎间盘在起始受压时会产生较大的形变，即对于一开始的低负荷无法承受，但随着负荷逐渐增加，其本身的刚性增加。蠕变和应力松弛的特性，使得椎间盘可以缓冲并且传递负荷。当椎间盘退变后，黏弹性下降，缓冲和传递负荷的能力也因此下降。椎间盘的退变开始于髓核蛋白多糖浓度的减少，蛋白多糖含量的减少以及退变引起的胶原纤维变性，使得髓核的液相物质变性为固相物质，从而影响髓核的黏弹性。纤维环的变性也受含水量影响，这也与蛋白多糖的减少相关。

椎间盘的形态会影响椎体间的负荷分担。以腰椎承载压缩力为例，当椎间盘形态正常时，椎体后柱承载约 8% 的压缩力，前、中柱承载力量分别约 44%、48%；当椎间盘严重退变时，椎体后柱承载 40% 的压缩力，而前柱只承载 19%，中柱承载 41%，可见当椎间盘退变后承载力量集中于后柱，进而引起后柱的进一步退变。椎间盘次全切除术后，后伸是最稳定的负载模式。平面上，取仰卧位时，椎间盘的压力最低，站立时较高，取坐位时最高。承载负荷时，当负荷接近身体时，椎间盘压力最低。

椎间盘的运动轴包括 3 个方向：冠状面上的倾斜，产生脊柱前屈后伸运动；矢状面的倾斜，产生脊柱侧屈运动；纵轴上的旋转，产生脊柱左右的旋转运动。椎间盘受压时，髓核及纤维环分散并传导负荷，其中髓核承受大部分压力。随着脊柱的运动方向改变，椎间盘承受的压力不对称，髓核位置随之改变。当腹侧压力大（脊柱后凸）时髓核会偏向背侧，背侧压力大（脊柱前凸）时髓核则偏向腹侧，向侧面弯曲时髓核则偏向凸侧。不对称压力只需持续几分钟，髓核就会发生较大的位移；如果压力持续一段时间后撤销，髓核移位在几个小时过后依然明显。当脊柱前屈时，髓核后移，纤维环后侧的纤维承受的压力增大；当脊柱旋转时，纤维环上斜行方向的纤维受到与运动相反的力量牵拉，其他方向的纤维得到了松弛。由于提重物和年龄增长产生的微损伤使纤维环纤维成分增加，而能复原的弹性成分相对减少，因此30~50岁的成年人纤维环易遭受损伤，继而髓核脱出而压迫神经根。

三、韧带的生物力学

韧带有很多功能。韧带的存在既允许两个椎体之间能有充分的生理活动，又能保持一定的姿势，使维持姿势的能量消耗降至最低程度；其次韧带可以将脊柱运动限制在合适的生理范围，对脊髓提供保护；在高载荷、高速加载的压力下，韧带通过限制位移、吸收能量来保护脊髓免受伤害。

韧带主要是由胶原纤维、弹性纤维、网状纤维和基质四种成分组成的胶原组织，胶原纤维和弹性纤维在韧带中所占比例最大。

胶原纤维由胶原原纤维组成，属于韧性材料，使韧带具有一定的强度和刚度。不受力的情况下，胶原纤维呈波浪形，当拉伸载荷增加时，胶原纤维会逐渐被拉长，直至与受力方向一致的纤维被拉直。被拉直的纤维承受着生理范围内最大载荷，而那些与载荷方向不一致的纤维未被完全拉直，承受较小载荷。当载荷超过屈服点，胶原纤维将产生非弹性变形，直至纤维被破坏，其伸长变形范围约6%~8%。

弹性纤维是由原纤维包埋于弹力蛋白中构成，属于脆性材料，使韧带具有在载荷作用下延伸的能力，所能承受的拉应力为胶原纤维的1/5。当载荷较小时，弹性纤维容易发生拉长变形，随着载荷逐渐增加，其伸长变形范围几乎可达100%，一旦达到极限破坏点即发生突然破坏而并不发生非弹性形变。

胶原纤维和弹性纤维在韧带的功能中占主要作用，除此之外，韧带的性能还受到纤维排列的方向影响。韧带的大多数纤维接近平行，一种韧带只承受一种或很少几种载荷，功能相对专一，但不同纤维排列方向、不同功能韧带的综合作用，保证了脊柱复杂生理活动的顺利进行。在脊柱韧带中，腰椎的韧带强度最大，可承受的负荷也最大。

除了枕-寰-枢部位，人体共有7条韧带共同维持脊柱的稳定。由前至后依次为前纵韧带、后纵韧带、关节囊韧带、横突间韧带、黄韧带、棘间韧带、棘上韧带。脊柱中最强韧的韧带是前纵韧带和关节囊韧带，棘间、棘上韧带具有中等强度，最薄弱的是后纵韧带。

不同韧带组成成分有差异，作用也有差异。前纵韧带较之于后纵韧带厚且强，附着于椎体的前缘，对抗脊柱伸展；后纵韧带较薄，呈束状附着于椎间盘的后表面，后纵韧带防止脊柱过屈，同时可以保护脊髓免受椎间盘突出物的压迫；关节囊韧带连接相邻关节突，在扭转和侧屈时起作用；横突间韧带限制脊柱侧屈；黄韧带位于相邻两个椎板之间，黄韧带含有极多数量的弹性纤维，表明它的作用是拉伸而不是限制活动，可防止脊柱充分后伸时压迫脊髓；棘上韧带是较为表浅的纤维束状腱性组织，深部纤维与棘突相连，浅部纤维跨越3~4个节段与棘间韧带和起自棘突的竖脊肌腱性纤维相连接，棘间韧带、棘上韧带可防止脊柱前屈，并维持脊柱稳定。

四、运动节段的生物力学

运动节段是脊柱的最小功能单元和基本元素，也是脊柱生物力学研究的重要工具。除了 C1 和 C2 节段，运动节段均由前部的脊柱结构以及侧方和后部的结构复合体组成。

节段的前部，椎体的结构主要承载体重和肌肉收缩力产生的脊柱压缩性负荷。上部身体的重量加大时，椎体承载的负荷相应增大，因此从颈椎到腰椎，椎体呈现长、宽、高逐渐增大的趋势。椎体由一层致密的皮质骨和大部分松质骨组成，皮质骨可以抵抗部分扭转和剪切应力，松质骨承载了大部分的垂直压缩负荷。相关研究表明，切除皮质骨仅仅减少椎体强度的10%。松质骨承担35%~90%的负荷，随着年龄的增加或者骨内矿物成分的减少，松质骨承担负荷的能力降低。

终板是位于椎间盘和椎体中心松质骨之间的一层骨结构，由骨皮质层及软骨层组成。软骨层具有半透膜作用，溶质和水可以通过，从而可以将营养物质通过渗透作用运输至椎间盘，也可以防止椎间盘内的有效大分子丢失。在压缩负荷下，终板和其下的骨松质可产生 0.5 mm 的偏移。压缩负荷过高，椎间盘内的髓核挤压终板后，终板在压力之下发生骨折，并且多为中央型骨折。退行性变引起的终板骨折多为边缘形，即发生在终板的外侧部分，原因是退变后，主要负荷并非由位于中央的髓核承担，而是由外周的纤维环承担负荷，纤维环压缩终板后引起骨折。但当承担的负荷极大时，无论是否存在退行性改变，将会发生全终板骨折。

节段的后部控制运动节段的运动形式，运动的方向取决于椎间小关节突的朝向。第1、2颈椎小关节突朝向横面，其余颈椎小关节突均与横断面成 45° 夹角而与冠状面平行，从而能够屈曲、伸直、侧弯和旋转；胸椎小关节突的朝向与横断面成 60° 夹角，与冠状面成 20° 夹角，使其能侧弯、旋转和少许屈伸；腰椎小关节突的朝向与横断面成 90° 夹角，与冠状面成 45° 夹角，即它们逐渐向上（横断面）和向内（冠状面）倾斜，使其能屈伸和侧弯，但不能旋转。颈椎小关节切除超过 50% 会明显降低屈曲和扭转稳定性。腰椎抗扭转负荷阻力 40% 来源于小关节，40% 来源于椎间盘，韧带结构提供剩余 20% 的阻力。关节突还可以承载不同类型的负荷，包括压缩力、拉伸力、剪切力、扭转力等，依据脊柱姿势的差异，承载的负荷大小不一。在直立情况下，关节突关节承受 10%～20% 的轴向载荷；在过度后伸时，承载的负荷最大，约占总负荷的 30%；在弯曲体态下，关节突关节承担高达 50% 的向前的剪切载荷（压缩载荷通过面接触传递，而拉伸载荷由关节囊承担）。关节突关节囊有丰富的神经分布，是腰背痛的已知原因之一。

此外，椎板、棘突、横突、椎弓根对于脊柱的稳定具有重要作用。椎板参与组成椎管，从而保护脊髓，同时黄韧带附着于椎板。棘突和横突分别提供韧带和肌肉的附着点。椎弓根是椎体与背侧结构的桥梁，同时也是应力的集中区。

脊柱运动一般是几个节段的联合动作，称之为耦联运动，是指在一定载荷作用下，沿着或围绕不同方向轴的运动。例如：正常的腰椎在左侧弯曲时，上腰椎节段产生轴向右旋，而在腰骶关节产生轴向左旋。耦联运动存在一定的个体差异，如同样的运动，大部分个体产生同一个方向轴向旋转和侧弯运动，部分个体产生反方向的运动。这个差异的造成可能与结构变化导致的节段松弛度增加、减少，或者节段失稳有关。耦联运动的模式也可能是由内部或外部的椎旁肌肉群特定的收缩模式决定的。影响耦联运动的骨性结构有胸廓和骨盆，胸廓限制胸椎运动，骨盆倾斜可以增加躯干的运动。脊柱运动的正常范围变异很大，有较强的年龄因素。脊柱整体屈曲始于腰椎，骨盆前倾和髋部屈曲增加脊柱前屈范围，胸椎的作用有限。虽然胸椎小关节的形状有利于侧弯，但肋骨限制其活动。脊柱旋转主要发生在胸椎和腰骶部，腰椎的旋转十分有限。

五、躯干生物力学

脊柱是人体的中轴支柱，具有复杂的机构和众多的功能，其基本功能是保护脊髓，为躯干提供活动性以及将头部和躯干的负荷传至骨盆。维持脊柱的平衡必须要维持脊柱的内外平衡和动静力平衡。

脊柱的内平衡是由椎间盘、小关节和周围的韧带提供的，脊柱肌肉的运动起到补充作用。椎间盘髓核内的压应力使相邻的两个椎体分开，而在其外的纤维环和周围的韧带在对抗髓核压应力的情况下，使相邻的椎体靠拢。这两种作用相反的力使脊柱得到较大的稳定性。脊柱上的韧带由伸缩性较小的胶原纤维组成，而连接椎弓上的黄韧带很特殊，含有较多的弹性纤维。因此，黄韧带在脊柱屈伸过程中总是能保持其张力，从椎管内维持脊柱平衡。韧带对于脊柱平衡的重要性，根据脊柱的姿势不同、韧带的长度和张力分别发挥着重要的作用。韧带作用于拉伸载荷在椎体间的传递，使脊柱在生理范围内以最小的阻力进行平稳运动。在躯干极度屈曲时，韧带实质上可替代伸肌的作用而产生"屈曲－松弛现象"，此时许多伸肌可无须发挥作用。

脊柱的外平衡主要靠肌肉，如腰椎间盘变性后椎间隙变窄，周围韧带相对增长而导致脊柱失稳，产生脊柱向前或后滑脱（即内平衡失调）时，可锻炼腰背肌、腹肌、腹横肌（即增加外平衡）以增加脊柱的稳定性。一般来讲，内平衡没有外平衡重要，在内平衡失去后，脊柱失稳的变化很缓慢，而当外平衡破坏后，脊柱则难以保持正常功能。人体躯干肌肉不仅要提供静态平衡以及对负荷和移位干扰变化的适度反应，还要提供足够的刚度来确保脊柱的稳定。拮抗肌的相互激动可增加肌肉的刚度从而达到稳定，代价是增加了脊柱的负荷，但其增加稳定性所带来的好处要高于对脊柱增加的压力负荷。

人体站立时，脊柱的伸、屈肌力量相等，方向相反。这种静力平衡可因某些因素而破坏。如某些肥胖患者腹壁脂肪较多，脊柱的屈肌，即腹壁前部肌肉，可因长期重力牵扯而受损，日久势必造成一定程度的减损，从而破坏伸屈肌的力平衡，导致腰背肌的伸肌力量相对增强，腰椎生理前凸增大。另外，长期挺直端坐可使腰段脊柱的载荷降低，使骨盆前倾，也会导致腰椎前凸增加，造成小关节相互挤压，使椎体间的力量（外力、重力等）传递过多地通过椎体和椎间盘的后部，久之必然导致小关节损伤以及关节面和关节滑膜劳损。应力的增大也会提高峡部裂发生的风险。椎体、椎间盘过早退变，其对抗冲击、吸收震荡的能力随之衰减。腰椎后伸会使椎间盘纤维环后外侧的应力升高，椎间盘发生退行性改变，纤维环出现破裂。反之，人体如果长期负重弯腰，或者经常伏案工作，就会造成脊柱伸肌劳损，使屈肌力量增强，腰椎生理前凸减小甚至消失，使脊柱的阻尼减小，其承受负荷的能力也将降低，这样就相对增加了椎体、椎间盘、后关节等的负荷压力，同时也加快了其劳损和退变发生的过程。椎体周围的各种韧带亦可因此出现松弛、损伤，结果使脊柱失稳，这种恶性循环相互影响，最终必导致腰痛的发生。

提重物是脊柱动力学中最常见的形式，也是多种腰痛的诱发因素。提重物是一种外来负荷，提物的重量和提物的方式均会影响脊柱的负荷。使重物靠近身体，尽量下蹲提物，是推荐的提物动作。贴近身体提重物时，腰椎的屈曲力矩比远离时要小。越是贴近身体，与脊柱活动中心之间的距离越近，力臂就越短，弯曲力矩的量值就越小，腰椎负荷也越低。另外，从体位来看，提重物时，如果脊柱前屈可以使腰椎间盘既省力，又有保护作用。下蹲提物时，提物者可以将重物放在两腿之间，使得重物更接近腰骶部椎间盘的支点，也就意味着杠杆的力臂更短，从而减少提物所需力量，降低脊柱负荷。腰部活动中的不良姿势如长期得不到纠正，就会使其轻微损伤积累起来，最终将累及椎间盘，使纤维环出现一定程度的磨损，使髓核部分水分丢失，最后导致椎间盘变性、椎间隙变窄，从而影响腰段脊柱的力学平衡。

人体躯干肌肉不仅要提供静态平衡以及对负荷和移位干扰变化的适度反应，还需要提供足够的刚度来确保脊柱的稳定。肌肉的刚度随肌肉激动的强度而增加，可防止脊柱的屈曲，从而达到稳定躯干的作用。拮抗肌相互激动，增加了肌肉的刚度以达到稳定。脊柱的生理曲度使腰椎看起来像一个倒置的钟摆，在负荷下可能引起不稳定。为防止屈曲不稳，必须借助肌力、肌肉刚度以及运动节段刚度共同作用，不然在负荷下会发生椎间的突然移位，从而导致组织损伤。屈曲不稳引起的软组织损伤，为正常外负荷状况下突然引起的背痛提供了合理的解释。

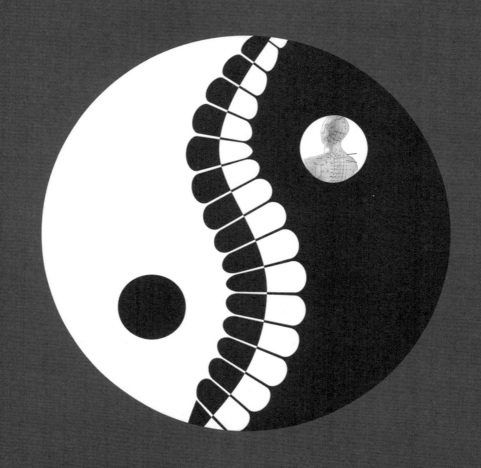

第6章

中医整脊疗法适应证

本章内容主要包括夹脊穴的定位与主治、中医整脊疗法适应证。

第一节　夹脊穴的定位与主治

　　近年来，夹脊穴的临床研究与应用越来越广泛，对于其作用机制的研究也越来越多，特别是夹脊穴治疗脊柱及脊柱相关性疾病、神经系统疾病、心脑血管疾病、消化系统疾病、内分泌疾病、泌尿及生殖系统疾病都有确切的疗效。现代医学研究发现，夹脊穴的节段性与脊神经节段位置相关联，相应的脊神经后支与对应夹脊穴伴行，所以，针刺夹脊穴或中医整脊学中的按压、牵拉、旋转手法刺激夹脊穴，能够调整躯体、内脏的运动神经及感觉神经兴奋性，从而起到调节自主神经功能、提高机体免疫功能、改善血液循环、缓解疼痛的作用。

　　辨证论治是中医认识疾病和治疗疾病的基本原则。辨证论治的证是机体在疾病发展过程中的某一阶段的病理概括，它包括了病变部位、原因、性质，以及邪正关系，反映出疾病发展过程中某一阶段的病理变化的本质。而夹脊穴从最早有记载发展到今天，对于不同病变部位、不同原因、不同性质的疾病的辨证施治仍然不够清晰。如：腰部夹脊主治下肢疾病，但是，对于下肢中的股前、股外、股后不同部位的疼痛或疾病却没有讲述应该治疗腰部哪个夹脊穴；治疗上肢疾病的颈夹脊也是在 1974 年才新增加的，但对于上肢不同部位的疼痛、麻木也没有给出相应具体的颈夹脊穴位。这不符合中医辨证论治中应当厘清不同病变部位的要求。况且，夹脊穴的节段性与脊神经节段支配相关联，不同的肢体部位对应的神经节段不同，不同肢体部位疾病在治疗时采用的夹脊穴也必然不同。

夹脊穴的发展史

　　夹脊穴，又称华佗夹脊穴，为经外奇穴（extraordinary acupoints）。腧穴国际标准命名为夹脊（extraordinary-back 2，EX-B2）。在古代文献记载中，夹脊穴中的"夹脊"又称"挟脊""肘椎""侠脊"，是指挟于脊柱两旁的腧穴。

　　《素问·刺疟篇》最早对其进行了描述。古代文献中未明确指出夹脊穴的准确定位，只是依照脊柱附近的压痛反应来定穴针刺。在晋代葛洪的《肘后备急方》中，最早提出了关于夹脊穴的明确定位："华佗治霍乱已死，上屋唤魂，又以诸治皆至，而犹不瘥者，捧病人腹卧之，伸臂对以绳度两头，肘尖头依绳下夹背脊大骨穴中，去脊各一寸，灸之百壮；不治者，可灸肘椎，已试数百人，皆灸毕而起坐，佗以此术传子孙，代代皆秘之。"所灸之处约相当第2腰椎棘突旁开1寸处，并命名为肘椎，每侧1个，共计2个。隋代杨上善《黄帝内经太素·量缪刺》曰："脊有廿一椎，以两手挟脊当椎按之，痛处即是足太阳络，其输两傍，各刺三痏也。"杨氏明确脊柱有21椎，此处的"挟脊"，也泛指脊柱两旁的部位，在此通过按压寻找阿是穴并针刺，针刺之阿是穴也在脊柱两旁，每侧3个，两侧共计6个。

中国科学院院士、医学家、中国针灸一代宗师承淡安先生最早将现代解剖学引入腧穴理论，阐明腧穴内涵，1955年在其所著《中国针灸学》一书中首次提出了"华佗夹脊穴"的名称，"自第1胸椎之下至第5腰椎之下为止，每椎从脊中旁开五分，计左右共34点"。这种定位标准和数目也是现代《腧穴学》教材采用的国际定位标准。但承淡安先生所描述的华佗夹脊穴主治"神经衰弱、肺结核、支气管炎"仍不够完善。

1974年上海中医学院主编的《针灸学》教材，加入了颈夹脊和骶夹脊，"第1颈椎起至第5腰椎止，每椎棘突旁开0.5～1寸。左右共48穴（第1骶椎至第4骶椎两旁夹脊穴，可以八髎代之）"。"每椎棘突旁开0.5～1寸"这种定位方法与承淡安《中国针灸学》定位方法"自第1胸椎之下至第5腰椎之下为止，每椎从脊中旁开五分"不同之处有两点："棘突旁开"与"脊椎之下旁开"，"0.5～1寸"与"五分"。夹脊穴的主治更详细：第1至第4颈椎夹脊主治头部疾病；第1至第7颈椎夹脊主治颈部疾病；第4颈椎至第1胸椎夹脊主治上肢基本；第3颈椎至第9胸椎夹脊主治胸廓及胸腔内脏疾病；第5胸椎至第5腰椎夹脊主治腹腔内脏疾病；第11胸椎至第2骶椎夹脊主治腰骶部疾病；第1腰椎至第4骶椎夹脊主治盆腔内脏疾病；第2腰椎至第2骶椎夹脊主治下肢疾病。

1984年杨甲三主编的高等医药院校试用教材《腧穴学》中夹脊穴的定位"在第1胸椎至第5腰椎，各椎棘突下间旁开0.5寸"与承淡安主编的《中国针灸学》定位基本一致。主治为："上胸部的穴位治疗心肺、上肢疾病，下胸部的穴位治疗胃肠疾病，腰部的穴位治疗腰、腹及下肢疾病。"

2016年沈雪勇主编的全国中医药行业高等教育"十三五"规划教材、全国高等中医药院校规划教材（第十版）《经络腧穴学》中夹脊穴定位"第1胸椎至第5腰椎棘突下两侧，后正中线旁开0.5寸，一侧17穴"。主治为：第1至第5胸椎夹脊主治心肺、胸部及上肢疾病。第6至第12胸椎主治胃肠、脾、肝、胆疾病。第1至第5腰椎夹脊主治下肢疼痛、腰、骶、小腹部疾病。"

2016年刘玉檀教授从解剖结构、临床疗效、作用途径上认为脊柱的颈段、胸段、腰段均可设夹脊穴，骶端以八髎代之，不必另设。第1颈椎不设夹脊穴，颈夹脊穴为第2至第7颈椎棘突下旁开0.5寸，颈部共计6对。胸部、腰部的夹脊穴定位为椎体棘突下旁开各1寸，共计17对。在名称和表示方法方面，以"华佗夹脊穴"命名为好。表示方法可以英语颈、胸、腰椎的第一个字母大写加数字表示，如颈第2至第7华佗夹脊穴表示为C2-C7

华佗夹脊穴，胸第 1 至第 12 华佗夹脊穴表示为 T1-T12 华佗夹脊穴，腰第 1 至第 5 华佗夹脊穴为 L1-L5 华佗夹脊穴。在夹脊穴主治方面，刘玉檀教授根据脊髓与神经节段分布来确定夹脊穴的主治：C2-C4 华佗夹脊穴治疗头部疾病，C3-C7 华佗夹脊穴治疗颈部疾病，C4-C7 华佗夹脊穴治疗上肢疾病，C3-T9 华佗夹脊穴治疗胸部及腹腔内脏疾病，T3-L5 华佗夹脊穴治疗腹腔内脏疾病，T11-L5 华佗夹脊穴治疗腰骶部疾病，L1-L5 华佗夹脊穴治疗盆腔内脏疾病和下肢疾病。

夹脊穴治疗神经系统疾病和内脏疾病的理论基础　夹脊穴位于脊柱两侧，内夹督脉，外邻足太阳膀胱经，于督脉和膀胱经之间夹脊而行，这正是"督脉之别"的走行位置，而"督脉之别"又由督脉"别走太阳"与膀胱经相关联，可见夹脊穴的效应发挥与督脉和足太阳膀胱经密不可分。五脏六腑之气均输注于足太阳膀胱经，从某种意义上讲，足太阳膀胱经是五脏六腑的统领联络经脉。因此夹脊穴通过联通督脉与膀胱经经气，为夹脊穴与脏腑联络提供了基础条件。从夹脊穴与经络、脏腑之间的特殊联络可以看出，夹脊穴是人体除背俞穴外和经络脏腑直接互相转输流注的腧穴，它依靠督脉和足太阳膀胱经，借助气街之经气的共同通路，起到了包括背俞穴在内其他腧穴不能及的调理枢纽作用。夹脊穴的这种作用，使其对神经系统疾病、内脏疾病具有较好的临床疗效。

夹脊穴的现代研究　从解剖学角度出发，夹脊穴与脊神经节段位置相关联，相应的脊神经后支与对应夹脊穴伴行，从而能够调整躯体、内脏的运动及感觉神经兴奋性，发挥调节自主神经功能、提高机体免疫功能、改善周围循环、抑制痛觉传递等多重效应。

综上所述，夹脊穴有广泛应用和确切的临床疗效，夹脊穴的定位与主治随着时间的推移也在不断改变，夹脊穴的现代医学研究在不断充实。夹脊穴是个总称，有广泛的应用和确切的疗效，每一个夹脊穴都应当有其具体定位、穴位局部解剖和穴位主治功能。

结合中外文献，每个夹脊穴的名称、定位、穴位局部解剖与主治如下：

夹脊穴的名称和表示方法　夹脊穴是多个腧穴的总称，为了表示的方便和诊断治疗的需要，颈夹脊用 cervical（颈椎）的第一个字母大写加数字表示，胸夹脊用 thoracic（胸椎）的第一个字母大写加数字表示，腰夹脊用 lumbar（腰椎）的第一个字母大写加数字表示。如第 1 颈夹脊位于第 1 颈椎（寰椎）后弓后结节上方，后正中线旁开 0.5 寸，用 EX-B2-C1 表示，EX-B2 是夹脊穴的国际标准针灸穴名，C1 表示颈夹脊的第一个腧穴。按此，类推如下：第 2 颈椎棘突上方后正中线旁开 0.5 寸的夹脊穴即第 2 颈夹脊穴 EX-B2-C2，第 7 颈椎棘突下后正中线旁开 0.5 寸的夹脊穴即第 8 颈夹脊穴 EX-B2-C8，第 1 胸椎棘突下后正中线旁开 0.5 寸的夹脊穴即第 1 胸夹脊穴 EX-B2-T1，第 12 胸椎棘突下后正中线旁开 0.5 寸的夹脊穴即第 12 胸夹脊穴 EX-B2-T12，第 1 腰椎棘突下后正中线旁开 0.5 寸的夹脊穴即第 1 腰夹脊穴 EX-B2-L1，第 5 腰椎棘突下后正中线旁开 0.5 寸的夹脊穴即第 5 腰夹脊穴 EX-B2-L5，这样，夹脊穴每侧 25 穴，共计 50 穴。

第 1 颈夹脊穴（EX-B2-C1）

【定位】第 1 颈椎（寰椎）后结节上方，后正中线旁开 0.5 寸。

【解剖】在斜方肌、头半棘肌、椎枕肌、寰枕后膜中。后弓与侧块连结处上面的椎动脉沟有椎动脉和枕下神经通过。

【主治】① 颈源性头痛、头晕、恶心、呕吐、目珠胀痛、枕部疼痛。② 失眠、烦躁、记忆力减退。③ 颈源性高血压。

第 2 颈夹脊穴（EX-B2-C2）

【定位】第 2 颈椎（枢椎）棘突上方，后正中线旁开 0.5 寸。

【解剖】在斜方肌、椎枕肌、头半棘肌中。分布有第 2 颈神经后支。

【主治】① 颈部疼痛、斜颈。② 颈源性头痛、头晕、恶心、呕吐，枕部及面颊疼痛、麻木。③ 视物模糊。④ 唇舌发麻。⑤ 耳鸣、耳聋。

第 3 颈夹脊穴（EX-B2-C3）

【定位】第 2 颈椎（枢椎）棘突下方，后正中线旁开 0.5 寸。

【解剖】在斜方肌、颈半棘肌中。分布有第 3 颈神经后支。

【主治】① 颈部疼痛。② 颈源性头痛、头晕、恶心、呕吐，枕部及面颊疼痛、麻木。③ 视物模糊。④ 唇舌发麻。⑤ 耳鸣、耳聋。

第 4 颈夹脊穴（EX-B2-C4）

【定位】第 3 颈椎棘突下，后正中线旁开 0.5 寸。

【解剖】在斜方肌、颈夹肌、颈半棘肌中。分布有第 4 颈神经后支。

【主治】① 颈肩部疼痛、肩关节活动受限、胸前疼痛（约胸大肌处）。② 咽部异物感。③ 膈肌痉挛。

第 5 颈夹脊穴（EX-B2-C5）

【定位】在脊柱区，横平第 4 颈椎棘突下，后正中线旁开 0.5 寸。

【解剖】在斜方肌、颈夹肌、颈半棘肌中。分布有第 5 颈神经。

【主治】① 肩关节疼痛、活动受限。② 上臂外侧无力、酸麻胀痛。③ 肩胛背疼痛。

第 6 颈夹脊穴（EX-B2-C6）

【定位】在脊柱区，横平第 5 颈椎棘突下，后正中线旁开 0.5 寸。

【解剖】在斜方肌、颈夹肌、颈半棘肌中。浅层主要分布有第 5 颈神经后支的内侧皮支。深层有颈横动、静脉的分支或属支及第 6 颈神经后支的肌支。

【主治】上臂前外侧、前臂前外侧，拇指疼痛、麻木、无力。

第 7 颈夹脊穴（EX-B2-C7）

【定位】在脊柱区，横平第 6 颈椎棘突下，后正中线旁开 0.5 寸。

【解剖】在斜方肌、菱形肌、颈夹肌、颈半棘肌中。浅层主要分布有第 7 颈神经后支的内侧皮支。深层有颈横动、静脉的分支或属支及第 7 颈神经后支的肌支。

【主治】颈后、肩背痛，上臂外侧、前臂外侧，食指、中指疼痛、麻木、无力。

第 8 颈夹脊穴（EX-B2-C8）

【定位】第 7 颈椎棘突下，后正中线旁开 0.5 寸。与定喘穴（EX-B1）重合。

【解剖】在斜方肌、菱形肌、颈夹肌、颈半棘肌中。浅层主要分布有第 8 颈神经后支的内侧皮支。深层有颈横动、静脉的分支或属支及第 8 颈神经后支的肌支。

【主治】① 肩背痛，上臂后外、前臂后外、环指、小指疼痛、麻木、无力。② 咳嗽、哮喘。③ 荨麻疹。

第 1 胸夹脊穴（EX-B2-T1）

【定位】第 1 胸椎棘突下，旁开 0.5 寸。

【解剖】有斜方肌、菱形肌、上后锯肌，最深层为最长肌；有第 1 肋间动、静脉的分支；浅层分布有第 1 胸神经后支的内侧皮支，深层为第 1 胸神经后支的肌支。

【主治】参照第 1 胸神经后支分布区的第 1 胸椎棘突下陶道（GV13）、第 1 胸椎棘突下旁开 1.5 寸大杼（BL11）、第 1 胸椎棘突下后正中线旁开 3 寸肩外俞（SI14）、第 7 颈椎棘突下旁开 2 寸肩中俞（SI15）的主治。① 颈项、肩背疼痛。② 癫狂等神志疾病。③ 骨蒸潮热。④ 热病、疟疾，恶寒发热、咳嗽、气喘等外感病症。

第 2 胸夹脊穴（EX-B2-T2）

【定位】第 2 胸椎棘突下，旁开 0.5 寸。

【解剖】有斜方肌、菱形肌、上后锯肌，最深层为最长肌；有第 2 肋间动静脉的分支；分布有第 2 胸神经后支的内侧皮支，深层为第 2 胸神经后支的肌支。

【主治】参照第 2 胸神经后支分布区的第 2 胸椎棘突下旁开 1.5 寸风门（BL12）、第 3 胸椎棘突下旁开 3 寸魄户（BL42）、第 2 胸椎棘突下旁开 3 寸附分（BL41）的主治。① 颈项强痛、肩背痛。② 发热、头痛、咳嗽、气喘等。

第 3 胸夹脊穴（EX-B2-T3）

【定位】第 3 胸椎棘突下，旁开 0.5 寸。

【解剖】有斜方肌、菱形肌，最深层为最长肌；有第 3 肋间动、静脉的分支；分布有第 3 胸神经后支的内侧皮支，深层为第 3 胸神经后支的肌支。

【主治】参照第 3 胸神经后支分布区的第 3 胸椎棘突下身柱（GV12）、第 3 胸椎棘突下旁开 1.5 寸肺俞（BL13）、第 4 胸椎棘突下旁开 3 寸膏肓（BL43）的主治。① 项强、胸背痛、肩胛痛。② 身热、头痛、咳嗽、气喘、咳血等。③ 骨蒸潮热、盗汗、遗精等虚劳诸疾。④ 癫狂痫、惊厥等神志疾病。

第 4 胸夹脊穴（EX-B2-T4）

【定位】第 4 胸椎棘突下，旁开 0.5 寸。

【解剖】有斜方肌、菱形肌，深层为最长肌；有第 4 肋间动、静脉的分支；正当第 4 胸神经后支的内侧皮支，深层为第 4 胸神经后支的肌支。

【主治】参照第 4 胸神经后支分布区的第 4 胸椎棘突下旁开 1.5 寸厥阴俞（BL14）、第 5 胸椎棘突下旁开 3 寸神堂（BL44）的主治。① 项强、胸背痛。② 咳嗽、气喘、胸闷。③ 心痛、心悸。④ 呕吐。

第 5 胸夹脊穴（EX-B2-T5）

【定位】第 5 胸椎棘突下，旁开 0.5 寸。

【解剖】有斜方肌、菱形肌，深层为最长肌；有第 5 肋间动、静脉的分支；布有第 5 胸神经后支的内侧皮支，深层为第 5 胸神经后支的肌支。

【主治】参照第 5 胸神经后支分布区的第 5 胸椎棘突下神道（GV11）、第 5 胸椎棘突下旁开 1.5 寸心俞（BL15）、第 6 胸椎棘突下旁开 3 寸譩譆（BL45）的主治。① 胸背痛、肩背痛。② 咳嗽、气喘、吐血、胸闷。③ 心痛、心悸、失眠、健忘、癫痫等心与神志病证。④ 盗汗、遗精。⑤ 疟疾、热病。

第 6 胸夹脊穴（EX-B2-T6）

【定位】第 6 胸椎棘突下，旁开 0.5 寸。

【解剖】有斜方肌、背阔肌肌腱、最长肌；有第 6 肋间动、静脉的分支，颈横动脉降支；分布有肩胛背神经，第 6 胸神经后支的内侧皮支，深层为第 6 胸神经后支的肌支。

【主治】参照第 6 胸神经后支分布区的第 6 胸椎棘突下灵台（GV10）、第 6 胸椎棘突下旁开 1.5 寸督俞（BL16）、第 7 胸椎棘突下旁开 3 寸膈关（BL46）主治。① 胸背痛、心痛、胸闷。② 寒热、咳嗽、气喘。③ 腹痛、腹胀、呕吐、呃逆、肠鸣等胃肠病证。

第 7 胸夹脊穴（EX-B2-T7）

【定位】第 7 胸椎棘突下，旁开 0.5 寸。

【解剖】在斜方肌下缘，有背阔肌、最长肌；分布有第 7 肋间动、静脉的分支，第 7 胸神经后支的内侧皮支，深层为第 7 胸神经后支的肌支。

【主治】参照第 7 胸神经后支分布区的第 7 胸椎棘突下至阳（GV9）、第 7 胸椎棘突下旁开 1.5 寸膈俞（BL17）主治。① 胸背痛。② 血瘀诸证。③ 呕吐、呃逆、咳嗽、气喘、吐血等。④ 瘾疹、皮肤瘙痒。⑤ 贫血。⑥ 黄疸、胸胁胀满等肝胆病证。

第 8 胸夹脊穴（EX-B2-T8）

【定位】第 8 胸椎棘突下，后正中线旁开 0.5 寸。

【解剖】在斜方肌、背阔肌中。穴区浅层有第 8 胸神经后支的皮支分布；深层有第 8 胸神经后支的肌支和肋间后动脉分布。

【主治】参照第 8 胸神经后支分布区的第 8 胸椎棘突下后正中线旁开 1.5 寸胃脘下俞（EX-B3）、第 9 胸椎棘突下旁开 3 寸魂门（BL47）主治。① 胃痛、腹痛、胸胁痛。② 呕吐、腹泻、消渴。③ 咳嗽。④ 胰、腺、炎。

第 9 胸夹脊穴（EX-B2-T9）

【定位】第 9 胸椎棘突下，旁开 0.5 寸。

【解剖】在背阔肌、最长肌和髂肋肌之间；有第 9 肋间动、静脉的分支，第 9 胸神经后支的皮支，深层为第 9 胸神经后支的肌支。

【主治】参照第 9 胸神经后支分布区的第 9 胸椎棘突下筋缩（GV8）、第 9 胸椎棘突下旁开 1.5 寸肝俞、第 10 胸椎棘突下旁开 3 寸阳纲（BL48）主治。① 胸背肋肋疼痛、脊强、四肢不收、筋挛拘急等筋病。② 腹痛、腹泻、胃痛、胁痛、黄疸、消渴等。③ 目赤、目视不明、夜盲、迎风流泪等目疾。④ 癫、狂、痫。

第 10 胸夹脊穴（EX-B2-T10）

【定位】第 10 胸椎棘突下，旁开 0.5 寸。

【解剖】在背阔肌、最长肌和髂肋肌之间；有第 10 肋间动、静脉的分支，第 10、11 胸神经后支的皮支，深层为第 10、11 胸神经后支的肌支。

【主治】参照第 10 胸神经后支分布区的第 10 胸椎棘突下中枢（GV7），第 10、11 胸神经后支分布区的第 10 胸椎棘突下旁开 1.5 寸胆俞（BL19），第 11 胸椎棘突下，旁开 3 寸意舍（BL49）的主治。① 胸胁痛、背痛。② 胃痛、呕吐、腹胀、食欲不振、肠鸣、腹泻等胃肠病证；黄疸、口苦等肝胆病证。③ 肺痨、潮热。

第 11 胸夹脊穴（EX-B2-T11）

【定位】第 11 胸椎棘突下，旁开 0.5 寸。

【解剖】在背阔肌、最长肌和髂肋肌之间；有第 11 肋间动、静脉的分支，第 11、12 胸神经后支的皮支，深层为第 11、12 胸神经后支的肌支。

【主治】参照第 11、12 胸神经后支分布区的第 11 胸椎棘突下脊中（GV6）、第 11 胸椎棘突下旁开 1.5 寸脾俞（BL20）的主治。① 胸背痛。② 腹胀、纳呆、呕吐、腹泻、痢疾、痔疮、脱肛、便血、水肿等脾胃脏腑病证。③ 黄疸。④ 癫痫。

第 12 胸夹脊穴（EX-B2-T12）

【定位】第 12 胸椎棘突下，旁开 0.5 寸。

【解剖】在腰背筋膜、最长肌和髂肋肌之间；有肋下动、静脉的分支，第 12 胸神经和第 1 腰神经后支的皮支，深层为第 12 胸神经和第 1 腰神经后支的肌支。

【主治】参照第 12 胸神经后支分布区的第 12 胸椎棘突下旁开 1.5 寸胃俞（BL21）、第 12 胸椎棘突下旁开 3 寸胃仓（BL50）的主治。① 腰痛。② 胃脘痛、呕吐、腹胀、肠鸣、小儿食积等脾胃病证。③ 水肿。

第 1 腰夹脊穴（EX-B2-L1）

【定位】第 1 腰椎棘突下，旁开 0.5 寸。

【解剖】在腰背筋膜、最长肌和髂肋肌之间；有第 1 腰动、静脉的分支，分布有第 1、2 腰神经后支的皮支，深层为第 1、2 腰神经后支的肌支。

【主治】参照第 1 腰神经后支分布区的第一腰椎棘突下悬枢（GV5），第 1、2 腰神经后支分布区的第 1 腰椎棘突下旁开 1.5 寸三焦俞（BL22），第 1、2 腰神经后支分布区的第 1 腰椎棘突下旁开 3 寸肓门（BL51）的主治。① 腰背强痛、膝痛、膝软。② 黄疸、呕吐、腹泻、腹胀、腹痛、肠鸣、痢疾、痔疮、脱肛、便血等脾胃肠腑病证。③ 小便不利、水肿等三焦气化不利病证。④ 癫痫。

第 2 腰夹脊穴（EX-B2-L2）

【定位】第 2 腰椎棘突下旁开 0.5 寸。

【解剖】在腰背筋膜、最长肌和髂肋肌之间；有第 1 腰动、静脉的分支，分布有第 1、2 腰神经后支的皮支，深层为第 1、2 腰神经后支的肌支。

【主治】参照第 1、2 腰神经后支分布区的第二腰椎棘突下命门（GV4），第 2 腰椎棘突下旁开 1.5 寸肾俞（BL23），第 2 腰椎棘突下旁开 3 寸志室（BL52）的主治。① 下腰部、大腿内侧、膝关节疼痛，大腿内侧麻木和感觉改变，膝关节无力、易 "打软腿"。② 呕吐、腹泻、腹胀、腹痛、肠鸣、痢疾等脾胃肠腑病证。③ 月经不调、痛经、闭经、带下、不孕等妇科病证。④ 遗精、阳痿等男科病证。⑤ 尿急、尿频、尿失禁。

第 3 腰夹脊穴（EX-B2-L3）

【定位】第 3 腰椎棘突下，旁开 0.5 寸。

【解剖】在腰背筋膜、最长肌和髂肋肌之间；有第 3、4 腰动、静脉的后支，浅层分布有第 3、4 腰神经后支的皮支，深层为第 3、4 腰神经后支的肌支。

【主治】参照第 3、4 腰神经后支分布区的第 3 腰椎棘突下旁开 1.5 寸气海俞、第 4 腰神经后支分布区的第四腰椎棘突下旁开 3.5 寸腰眼（EX-B7）主治。① 腰骶部、臀前外、大腿前、小腿前内侧疼痛，小腿前内侧麻木和感觉改变，伸膝肌力弱。② 肠鸣、腹胀。③ 月经不调、带下、痛经。④ 虚劳。

第 4 腰夹脊穴（EX-B2-L4）

【定位】第 4 腰椎棘突下，旁开 0.5 寸。

【解剖】在腰背筋膜、最长肌和髂肋肌之间；有第 4、5 腰动、静脉的后支，浅层分布有第 4、5 腰神经皮支，深层为第 4、5 腰神经后支的肌支。

【主治】参照第 4 腰神经后支分布区的第 4 腰椎棘突下腰阳关（GV3）、第 5 腰神经后支分布区的第 4 腰椎棘突下旁开 1.5 寸大肠俞（BL25）的主治。① 腰骶部、臀后外、小腿后外疼痛，小腿外侧上部、足背及足大趾麻木和感觉改变，伸足大趾肌力弱。② 月经不调、痛经、闭经、带下、不孕等妇科病证。③ 遗精、阳痿等男科病证。④ 尿频、尿急、遗尿、腹泻、腹胀、便秘等。

第 5 腰夹脊穴（EX-B2-L5）

【定位】位于第 5 腰椎棘突下旁开 0.5 寸。

【解剖】有骶棘肌；穴区浅层有第 5 腰神经和第 1 骶神经后支的皮支及伴行的动、静脉；深层有第 5 腰神经后支的肌支。

【主治】参照第 5 腰神经的后支分布区的第 5 腰椎棘突下十七椎（EX-B7）和第 1 骶神经后支分布区的第 5 腰椎棘突下旁开旁开 1.5 寸关元俞（BL26）主治。① 腰骶部疼痛、臀后、股后、小腿后、腓侧三趾疼痛，小腿后外、腓侧三趾麻木及痛觉改变，屈趾肌力弱。② 尿失禁、尿频、小便不利。③ 崩漏、痛经、月经不调。④ 腹泻、腹胀、便秘、大便失禁。

结语：随着针灸学的发展，在夹脊穴的应用中，常常会出现混乱，如：腰部夹脊主治下肢疾病，那么，下肢有问题时是选用某个腰部夹脊穴还是选用所有的腰部夹脊穴？不同部位、不同症状的下肢疾病在具体应用某个腰部夹脊穴时也不明确。所以，总结出每一个夹脊穴的定位和主治功能越来越有必要，我们根据临床经验，结合大量的文献，做了如上总结。另外，在颈夹脊穴中，我们列出了 8 对颈夹脊穴，是因为颈神经有 8 对，这和夹脊穴在胸椎、腰椎部位对应的神经节段相一致（夹脊穴的现代研究发现：夹脊穴与脊神经节段位置相关联，相应的脊神经后支与对应夹脊穴伴行），并且，在针灸寰枕结合处及中医整脊手法对寰枕关节进行复位时也常会用到第 1 颈夹脊穴。

第二节　中医整脊疗法适应证

中医整脊学（traditional Chinese spinal orthopedic medicine，TCSOM）是中医学的一个重要组成部分，是中医正骨学的分支，是一门古老而又新兴的学科。中医整脊学是以中医理论和现代医学知识为指导，以脊柱解剖学、影像学、生物力学为基础，研究脊柱及脊柱相关组织的生理、病理变化，运用手法、牵引、针灸、中药、练功等方法对脊柱的不正常位置或状态进行整复调理，来治疗和预防脊柱及脊柱相关性疾病的一门科学。中医整脊术是对脊柱内外的阴阳平衡进行调整的医术。

中医整脊疗法是一种以拇指或上肢为主要治疗工具，以调整脊柱阴阳平衡为目的的中医外治方法。根据患者的病史、临床症状、脊柱触诊检查、脊神经检查、脊柱影像检查以及其他检查结果进行综合判断，初步诊断为某一个或几个脊柱节段的疾病，用拇指或上肢按压、牵拉、旋转脊柱，以纠正脊柱的不正常位置或状态，从而达到治疗疾病的目的。

中医整脊手法的作用：使脱位或半脱位的脊椎关节复位，调整脊柱的阴阳平衡；通过按压、牵拉、旋转手法使脊椎旁紧张痉挛的肌肉放松；舒筋通络，活血祛瘀；中医整脊手法对脊柱的按压、牵拉、旋转可以刺激脊柱及其附近的穴位，起到这些穴位的主治作用。

不同脊柱节段中医整脊手法适应证

不同的脊柱节段的错位（椎间盘移位）会刺激或压迫相应节段的神经、交感神经、血管、韧带和肌肉等，这种脊柱错位也会导致经络不通、气血不畅、脊柱阴阳平衡失调，在临床上就会表现出相应的疾病症状。中医整脊就是用手法来纠正这些错位，疏通经络，调理气血，调整脊柱阴阳平衡，以达到治疗疾病的目的。在用中医整脊手法对脊柱节段进行按压、牵拉、旋转脊柱时，除了对脊柱错位进行复位，同时也可以刺激脊柱旁的夹脊穴、膀胱经在脊柱旁的穴位以及督脉上的穴位，起到这些穴位的主治作用。腧穴不仅是气血输注的部位，也是邪气所客之处，还是防治疾病的刺激点。腧穴的作用与脏腑、经络有密切关系，主要表现在反应病证以协助诊断和接受刺激、防治疾病两个方面。所以，不同脊柱节段手法主治内容主要包括本节段脊柱错位刺激和压迫本节段的神经引起的症状和同一神经支配区且位于本脊柱节段旁的穴位的主治疾病症状。

例如，第 12 胸椎、第 1 腰椎椎间盘突出可以刺激和压迫到第 12 胸神经和第 1 腰神经，出现第 12 胸神经和第 1 腰神经的刺激症状：① 第 12 胸神经后支和第 1 腰神经后支受损引起的腰痛，臀前外、腹股沟、小腹疼痛，睾丸胀痛，睾丸（阴唇）感觉异常。抬腿无力且抬腿时臀部前外侧、腹股沟处疼痛加重。第 12 胸椎椎棘突旁，相当于该椎间隙处有压痛。② 第 12 胸椎、第 1 腰椎椎间盘突出可以刺激到第 12 胸神经后支，影响隶属于第 12 胸神经后支支配区位于第 12 胸椎棘突下旁开 1.5 寸的胃俞穴（背俞穴，BL 21）的经脉和气血的畅通，出现胃俞穴（背俞穴，BL 21）的主治病证：胃脘痛、呕吐、腹胀、肠鸣、小儿食积等脾胃病证。这就是临床常见的脊柱相关性疾病。而通过手法复位第 12 胸椎、第 1 腰椎椎间移位，除了可以改善第 12 胸神经后支和第 1 腰神经后支受损引起的症状，第 12 胸椎、第 1 腰椎复位手法也可以刺激到胃俞穴，起到缓解胃俞穴的主治病证的作用。

颈段中医整脊手法适应证

在颈段，第 3 颈椎以上颈椎错位，以寰枢关节错位最为常见。主要表现为枕大神经、椎动脉、交感神经、脊髓刺激症状。临床表现为偏头痛、后头痛或头部发麻，颈部、枕部疼痛或麻木，头晕，或伴有视力、听力障碍，视物模糊，耳鸣、耳聋，胸闷，恶心，呕吐等；第 3 颈椎以下至第 1 胸椎错位，主要刺激颈神经根，表现为相应颈神经后支刺激和压迫症状。

中医整脊寰枕关节（C0-C1）适应证：寰枕关节移位会刺激到枕下神经和椎动脉，出现相应的临床症状：① 颈源性头痛、头晕、恶心、呕吐、目珠胀痛、枕部疼痛。② 失眠、烦躁、记忆力减退。③ 颈源性高血压。

中医整脊寰枢关节（C1-C2）适应证：寰枢关节移位会刺激到枕大神经、椎动脉、颈上交感神经节出现相应的刺激症状，中医整脊手法可以改善寰枢关节移位，改善下列症状：① 颈部疼痛、斜颈。② 颈源性头痛、头晕、恶心、呕吐，枕部及面颊疼痛、麻木。③ 视物模糊。④ 唇舌发麻。⑤ 耳鸣、耳聋。

中医整脊第 2-3 颈椎（C2-C3）适应证：第 2、第 3 颈椎移位可以刺激到第 3 颈神经后支、椎动脉、颈上交感神经节，出现相应的刺激症状：① 颈部疼痛、斜颈。② 颈源性头痛、头晕、恶心、呕吐，枕部及面颊疼痛、麻木。③ 视物模糊。④ 唇舌发麻。⑤ 耳鸣、耳聋。

中医整脊第 3-4 颈椎（C3-C4）适应证：第 3、第 4 颈椎椎间移位会刺激到第 4 颈神经，出现第 4 颈神经刺激症状：① 颈肩部疼痛、肩关节活动受限、胸前疼痛（约胸大肌处），上胸部及肩部感觉异常。② 咽部异物感。③ 膈肌痉挛。

中医整脊第 4-5 颈椎（C4-C5）适应证：第 4、第 5 颈椎椎间移位会刺激到第 5 颈神经，出现第 5 颈神经刺激症状：① 肩关节疼痛、活动受限。② 上臂外侧无力、酸麻胀痛。③ 肩胛背疼痛。

中医整脊第 5-6 颈椎（C5-C6 适应证： 第 5、第 6 颈椎椎间移位会刺激到第 6 颈神经，出现第 6 颈神经刺激症状：上臂前外侧、前臂前外侧、拇指疼痛、麻木、无力。

中医整脊第 6-7 颈椎（C6-C7）适应证： 第 6、第 7 颈椎椎间移位会刺激到第 7 颈神经，出现第 7 颈神经刺激症状：颈后、肩背痛，上臂外侧、前臂外侧、示指、中指疼痛、麻木、无力。

中医整脊第 7 颈椎 - 第 1 胸椎（C7-T1）适应证： 第 7 颈椎棘突下有大椎穴（GV14），大椎穴旁开 0.5 寸为定喘穴（EX-B1）。大椎穴（GV14）和定喘穴（EX-B1）均隶属于第 8 颈神经后支的支配区。中医整脊手法作用于第 7 颈椎、第 1 胸椎之间，可以缓解第 8 颈神经的刺激和压迫，也必然会作用于大椎穴（GV14）和定喘穴（EX-B1），起到大椎穴（GV14）和定喘穴（EX-B1）的主治作用。所以，中医整脊第 7 颈椎 - 第 1 胸椎（C7-T1）手法适应证包括了第 8 颈神经刺激症状、大椎穴（GV14）和定喘穴（EX-B1）的主治症状：① 肩背痛，上臂后外、前臂后外、环指、小指疼痛、麻木、无力。② 咳嗽、哮喘。③ 荨麻疹。④ 发热、疟疾、乏力。

胸段中医整脊手法适应证

在胸段，中医整脊手法对胸椎关节错位进行复位，可以减缓胸段脊神经的刺激，同时，中医整脊手法作用于督脉在胸椎上的穴位和膀胱经在督脉旁 1.5 寸的穴位（同一脊柱节段神经支配区），可以起到这些穴位的主治作用。

中医整脊第 1-2 胸椎（T1-T2）适应证： 第 1 胸椎棘突下为陶道穴（GV13），其旁开 1.5 寸为大杼穴（骨会，BL11），陶道穴（GV13）和 大杼穴（骨会，BL11）均隶属于第 1 胸神经后支的支配区。中医整脊手法作用于第 1、第 2 胸椎之间，可以缓解第 1 胸神经的刺激和压迫，也必然会作用于陶道穴（GV13）和大杼穴（骨会，BL11），起到陶道穴（GV13）和 大杼穴（骨会，BL11）的主治作用。所以，中医整脊第 1、第 2 胸椎手法适应证包括了第 1 胸神经后支刺激症状、陶道穴（GV13）和大杼穴（骨会，BL11）的主治症状：① 第 1 胸神经后支支配区域的颈项、肩背疼痛。② 癫狂等神志疾病。③ 骨蒸潮热。④ 热病、疟疾，头痛，恶寒发热、咳嗽、气喘等外感病症。

中医整脊第 2-3 胸椎（T2-T3）适应证： 风门（BL12）位于第 2 胸椎棘突下旁开 1.5寸，隶属于第 2 胸神经后支支配区。中医整脊第 2、第 3 胸椎手法适应证为：① 第 2 胸神经后支支配区域的颈项强痛、肩背痛。② 发热、头痛、咳嗽、气喘等。

中医整脊第 3-4 胸椎（T3-T4）适应证： 身柱穴（GV12）位于第 3 胸椎棘突下，肺俞

（背俞穴，BL13）位于第3胸椎棘突下旁开1.5寸，均隶属于第3胸神经后支支配区。中医整脊第3、第4胸椎手法适应证为：① 第3胸神经后支支配区域的项强、胸背痛、肩胛痛。② 身热、头痛、咳嗽、气喘、咳血等。③ 骨蒸潮热、盗汗、遗精等虚劳诸疾。

中医整脊第4-5胸椎（T4-T5）适应证： 厥阴俞（背俞穴，BL14）位于第4胸椎棘突下旁开1.5寸，隶属于第4胸神经后支支配区。中医整脊第4、第5胸椎手法适应证为：① 第4胸神经后支支配区域的项强、胸背痛。② 咳嗽、气喘、胸闷。③ 心痛、心悸。④ 呕吐。

中医整脊第5-6胸椎（T5-T6）适应证： 神道穴（GV11）位于第5胸椎棘突下，心俞穴（背俞穴，BL15）位于第5胸椎棘突下旁开1.5寸，均隶属于第5胸神经后支支配区。中医整脊第5、第6胸椎手法适应证为：① 第5胸神经后支支配区域的胸背痛、肩背痛。② 咳嗽、气喘、吐血、胸闷。③ 心痛、心悸、失眠、健忘、癫痫等心与神志病证。④ 盗汗、遗精。

中医整脊第6-7胸椎（T6-T7）适应证： 灵台穴（GV10）位于第6胸椎棘突下，督俞穴（BL16）位于第6胸椎棘突下旁开1.5寸，均隶属于第6胸神经后支支配区。中医整脊第6、第7胸椎手法适应证为：① 第6胸神经后支支配区域的胸背痛。② 咳嗽、气喘，心痛、胸闷。③ 腹痛、腹胀、呕吐、呃逆、肠鸣等胃肠病证。

中医整脊第7-8胸椎（T7-T8）适应证： 至阳穴（GV9）位于第7胸椎棘突下，膈俞穴（血会，BL17）位于第7胸椎棘突下旁开1.5寸，均隶属于第7胸神经后支支配区。中医整脊第7、第8胸椎手法适应证为：① 第7胸神经后支支配区域的胸背痛。② 血瘀诸证。③ 呕吐、呃逆、咳嗽、气喘、吐血等。④ 瘾疹、皮肤瘙痒。⑤ 贫血。⑥ 黄疸、胸胁胀满等肝胆病证。

中医整脊第8-9胸椎（T8-T9）适应证： 胃管下俞穴（EX-B3）位于第8胸椎棘突下旁开1.5寸，隶属于第8胸神经后支支配区。中医整脊第8、第9胸椎手法适应证为：① 第8胸神经后支支配区域的上腹痛、胸胁痛。② 胃痛、呕吐、腹泻、消渴。③ 咳嗽。④ 胰腺炎。

中医整脊第9-10胸椎（T9-T10）适应证： 筋缩穴（GV8）位于第9胸椎棘突下，肝俞穴（背俞穴，BL18）位于第9胸椎棘突下旁开1.5寸，均隶属于第9胸神经后支支配区。中医整脊第9、第10胸椎手法适应证为：① 第9胸神经后支支配区域的胸背胁肋疼痛，脊强、四肢不收、筋挛拘急等筋病。② 腹痛、腹泻、胃痛、胁痛、黄疸、消渴等。③ 目赤、目视不明、夜盲、迎风流泪等目疾。④ 癫狂病。

中医整脊第10-11胸椎（T10-T11）适应证： 中枢穴（GV7）位于第10胸椎棘突下，胆俞穴（背俞穴，BL19）位于第10胸椎棘突下旁开1.5寸，均隶属于第10胸神经后支支配区。中医整脊第10、第11胸椎手法适应证为：① 第10胸神经后支支配区域的胸胁痛、背痛。② 胃痛、呕吐、腹胀、食欲不振、肠鸣、腹泻等胃肠病证；黄疸、口苦等肝胆病证。③ 肺痨、潮热。

中医整脊第 11-12 胸椎（T11-T12）适应证：脊中穴（GV6）位于第 11 胸椎棘突下，脾俞穴（背俞穴，BL20）位于第 11 胸椎棘突下旁开 1.5 寸，均隶属于第 11 胸神经后支支配区。中医整脊第 11、第 12 胸椎手法适应证为：① 第 11 胸神经后支支配区域的胸背部、腹壁部疼痛。② 腹胀、纳呆、呕吐、腹泻、痢疾、痔疮、脱肛、便血、水肿等脾胃脏腑病证。③ 黄疸。④ 癫痫。

腰段中医整脊手法适应证

在腰段，中医整脊手法对腰椎关节错位进行复位，可以减缓腰段脊神经的刺激，同时，中医整脊手法作用于督脉在腰椎棘突旁的穴位和膀胱经在督脉旁 1.5 寸的穴位（同一脊柱节段神经支配区），可以起到这些穴位的主治作用。

中医整脊第 12 胸椎-第 1 腰椎（T12-L1）适应证：胃俞穴（背俞穴，BL21）位于第 12 胸椎棘突下旁开 1.5 寸，隶属于第 12 胸神经后支支配区。第 12 胸椎、第 1 腰椎椎体间移位（椎间盘移位，椎间盘突出），可以刺激和压迫到第 12 胸神经和第 1 腰神经，出现第 12 胸神经和第 1 腰神经的刺激症状。中医整脊第 12 胸椎、第 1 腰椎手法可以减缓第 12 胸神经和第 1 腰神经的压迫和刺激，并作用于胃俞穴（背俞穴，BL21），起到胃俞穴（背俞穴，BL21）的主治作用。中医整脊第 12 胸椎、第 1 腰椎手法适应证为：① 第 12 胸神经后支和第 1 腰神经后支受损引起的腰痛，臀前外、腹股沟、小腹疼痛，睾丸胀痛，睾丸（阴唇）感觉异常。抬腿无力且抬腿时臀部前外侧、腹股沟处疼痛加重。第 12 胸椎棘突旁，相当于该椎间隙处有压痛。② 胃脘痛、呕吐、腹胀、肠鸣、小儿食积等脾胃病证。

中医整脊第 1-2 腰椎（L1-L2）适应证：悬枢穴（GV5）位于第 1 腰椎棘突下，三焦俞穴（背俞穴，BL 22）位于第 1 腰椎棘突下旁开 1.5 寸，均隶属于第 1 腰神经后支支配区。第 1、第 2 腰椎椎体间移位（椎间盘移位，椎间盘突出），可以刺激和压迫到第 1 腰神经和第 2 腰神经，出现第 1 腰神经和第 2 腰神经的刺激症状。中医整脊第 1 腰椎、第 2 腰椎手法可以减缓第 1 腰神经和第 2 腰神经的压迫和刺激，并作用于悬枢穴（GV5）和三焦俞穴（背俞穴，BL22），起到悬枢穴（GV5）和三焦俞穴（背俞穴，BL22）的主治作用。中医整脊第 1、第 2 腰椎手法适应证为：① 第 1 腰神经和第 2 腰神经后支受损引起的腰痛，股前内侧疼痛无力，屈髋无力或屈髋时疼痛加重，膝关节疼痛无力，睾丸胀痛，睾丸（阴唇）感觉异常。第 1 腰椎棘突旁，相当于该椎间隙处有压痛。提睾反射减弱或消失。② 呕吐、腹泻、腹胀、腹痛、肠鸣、痢疾等脾胃肠腑病证。③ 小便不利、水肿等三焦气化不利病证。

中医整脊第 2-3 腰椎（L2-L3）适应证：命门穴（GV 4）位于第 2 腰椎棘突下，第 2、第 3 腰椎椎体间移位（椎间盘移位，椎间盘突出），可以刺激和压迫到第 3 腰神经，出现第

3腰神经受损症状。中医整脊第2、第3腰椎手法可以缓解对第3腰神经的压迫和刺激，并作用于命门穴，起到命门穴的主治作用。中医整脊第2、第3腰椎手法适应证为：① 下腰部、臀外、股前、膝关节疼痛，股前麻木和感觉改变、膝关节无力、易"打软腿"。第2腰椎棘突旁，相当于该椎间隙处有压痛。膝腱反射减弱或消失。② 尿频、遗尿。③ 赤白带下、胎屡堕。④ 遗精、阳痿、早泄等男科病证。⑤ 五劳七伤、头晕耳鸣、手足逆冷。

中医整脊第3-4腰椎（L3-L4）适应证，即第3、第4腰椎椎间盘突出症（第4腰神经受压迫和刺激）的临床表现：疼痛在骶臀部、大腿外侧并向大腿前方及小腿及足前内侧放射。小腿及足前内侧麻木。伸膝肌力减弱。膝反射减弱或消失。第3腰椎棘突旁，相当于该椎间隙处有压痛。髋关节过伸试验或股神经牵拉试验阳性。

中医整脊第4-5腰椎（L4-L5）适应证：腰阳关（GV3）位于第4腰椎棘突下，第4、第5腰椎椎体间移位（椎间盘移位，椎间盘突出），可以刺激和压迫到第5腰神经，出现第5腰神经受损症状。关元俞（BL26）第5腰椎棘突下旁开1.5寸，隶属于第5腰神经后支支配区。中医整脊腰第4、第5腰椎手法可以缓解对第5腰神经的压迫和刺激，并作用于腰阳关（GV3）和关元俞（BL26），起到腰阳关（GV3）和关元俞（BL26）的主治作用。中医整脊第4、第5腰椎手法适应证为：① 骶臀部及大腿后外侧、小腿外侧、足背及足大趾疼痛，小腿外侧、足背包括足大趾麻木和感觉改变，足大趾背伸力减弱，偶有足下垂，第4腰椎棘突旁有压痛。膝腱反射、跟腱反射一般无改变。② 月经不调、赤白带下。③ 遗精、阳痿。④ 小便不利、遗尿。⑤ 腹胀、泄泻。

中医整脊第5腰椎-第1骶椎（L5-S1）适应证：十七椎穴（EX-B7）位于第5腰椎棘突下，第5腰椎、第1骶椎椎体间移位（椎间盘移位，椎间盘突出），可以刺激和压迫到第1骶神经，出现第1骶神经受损症状。中医整脊第5腰椎、第1骶椎手法可以缓解第1骶神经的压迫和刺激，并作用于十七椎穴（EX-B7），起到十七椎穴（EX-B7）的主治作用。中医整脊第5腰椎、第1骶椎手法适应证为：① 骶臀部及大腿后侧、小腿后侧及足跟疼痛。小腿后外侧及包括外侧三个足趾麻木。足及拇趾跖屈力减弱。小腿肌无力或萎缩。跟腱反射减弱或消失。第5腰椎棘突旁有明显压痛点。② 遗尿。③ 崩漏、痛经、月经不调。

中医整脊手法是脊柱及脊柱相关性疾病常用的中医外治方法，临床治疗效果明确，治疗很多疾病的疗效常常立竿见影。目前中医整脊学已成为许多高等中医院校独立设置的一门学科，但中医整脊手法治疗各个脊椎节段的适应证仅仅散落在一些书籍和文献中。为便于临床应用和专业发展的需要，我们根据临床经验并参阅相关书籍和文献对中医整脊手法治疗脊柱及脊柱相关性疾病的适应证进行了整理，相信仍有许多值得完善的地方，在此，抛砖以引玉。

注：本文全文已发表，见：屈留新.张朝纯教授中医整脊疗法适应证浅谈［J］.中国中医骨伤科杂志，2021，29（4）：82-84.

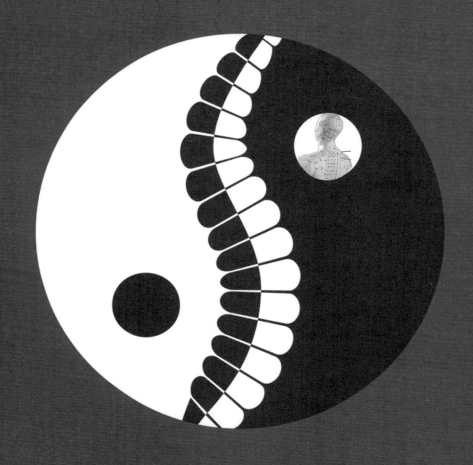

第7章

中医整脊疗法

中医整脊疗法包括中医整脊手法、骨伤中医外治法、脊椎牵引法和药物注射法。

第一节 中医整脊手法

一、触诊检查手法

人类的脊神经位于脊髓的两侧，左右成对排列，都以对称的形式附着于脊髓的相应阶段。脊神经的起始处分前根和后根，后又合成一干，穿椎间孔外出，分前支、后支和脊膜支，此三支都为混合性神经，即含有传出纤维和传入纤维。椎间盘的退化导致脊柱不稳，椎间孔的大小和方向均会发生变化，椎间孔内的神经、血管随之受到挤压而改变，于是便出现了周围神经受压及血液循环障碍等一系列症候群，如四肢关节、肌肉疼痛、麻木、酸胀以及腹腔内脏器也受到影响并出现症状如心慌、胸闷、腹痛、腹胀、便秘、腹泻、尿频、尿急、尿痛、尿失禁，阳痿、早泄等。临床许多医生对颈肩腰腿痛类疾病的诊断常常很模糊，甚至不能正确诊断。如果仅仅根据现代仪器检查而不进行详细的体检和触诊就下诊断，往往治疗效果并不明显甚至误诊误治。

触诊是临床各科均普遍采用的一种检查方法，是检查者用手在患者躯体上的某些部位进行触摸、按压，以发现并了解疾病在体表反应的一种诊断方法。各科对触诊检查操作及临床意义都有相关的要求与认识。触诊手法是祖国医学中的一种独特诊疗方法，在骨伤科及推拿整脊等学科中的作用尤为重要。

脊柱触诊主要是检查脊柱的形状、位置和脊柱周围软组织的性状。通过触诊检查棘突有无偏歪，有无脊柱侧弯、凹陷、后凸畸形；脊柱周围软组织有无隆起、紧张、松弛、肿块，局部皮肤的温度、湿度、硬度、弹性有无改变，有无垂直于脊柱的条索状反应物和平行于脊柱的条索状反应物等。触诊不仅是一种检查方法，也是一种诊断结果。脊柱触诊的结果往往是脊柱内在的病变在脊柱周围或体表的直接反应，也常常能确定需要纠正和治疗的部位。治疗时常常根据触诊的结果来制定治疗方案。触诊的结果一定要与临床症状、影像检查、神经系统检查以及相关专科检查结果相结合，然后得到定位诊断，即某一或某几个脊椎节段的疾病，再根据定位诊断的位置针对性地采用手法复位。单纯的触诊结果不能说明任何问题，因为，脊椎在移位（触诊有异常）的状态下也可以重新达到平衡，此时的患者没有任何症状，只是触诊结果异常和影像检查结果异常（如某些椎体后缘呈阶梯样改变，或椎体滑脱等），这种异常并不需要治疗，是阴平阳秘的一种状态。整脊疗法主要纠正脊柱的阴阳平衡失调，若患者无症状，且脊柱已经达到了新的平衡（如由于代偿增生），则无须治疗。

这里主要介绍脊柱触诊手法。

（一）手指触诊法

手指触诊法是我们在诊治脊柱及相关疾病中最常用的方法。首先，触诊检查棘突有无偏歪，有无脊柱侧弯、凹陷、后凸畸形；其次，触诊检查脊柱周围软组织的性状，脊柱周围软组织有无隆起、紧张、松弛、肿块，有无垂直于脊柱的条索状反应物等。脊柱周围的触压痛、皮温、皮肤感觉等也是手指触诊法的重要内容。

1. 俯卧位方法（图7-1、图7-2示俯卧位腰部触诊，图7-3、图7-4示俯卧位上背部触诊）

（1）患者俯卧位，胸下垫一枕，枕的前缘紧挨下颌，面向床面，下颌自然与床面接触，全身放松，双上肢放置于身体两侧。

（2）根据临床症状、体征以及影像检查结果确定大致病变部位。露出需要检查的部位。

俯卧位触诊法

医者站在患者身体一侧，双手以中指为主，用中指、示指、环指在脊

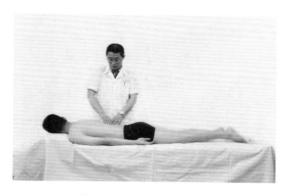

图 7-1　俯卧位腰部触诊

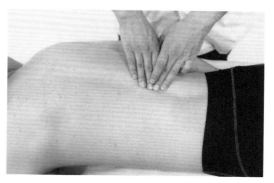

图 7-2　俯卧位腰部触诊

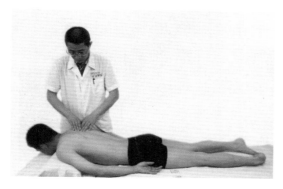

图 7-3　俯卧位上背部触诊

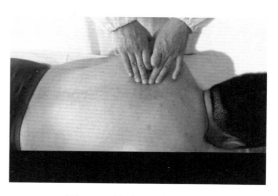

图 7-4　俯卧位上背部触诊

柱两侧沿脊柱进行上下仔细触摸，触摸位置相当于棘突与关节突之间的位置。方法为手指轻轻下压，通过上下来回（平行脊柱方向）的作用力，让患者自身的皮肤和肌肉间发生移动，这样指下便可感受到皮下脊椎及肌肉的不正常位置或状态，特别是发现垂直于脊柱方向的条状隆起（多紧靠脊柱），这常常是可疑病变部位。

（3）适用部位：第6颈椎至第1骶椎部位。

2. 侧卧位方法（图7-5、图7-6示侧卧位腰部触诊，图7-7、图7-8示侧卧位上背部触诊）

侧卧位触诊法

（1）患者取侧卧头微曲屈膝曲髋位，头颈下垫一枕，枕的下缘紧挨肩部，枕高应使头颈处于中立位置，一般枕高约同本人拳头高度，不使头向一侧倾斜。

（2）根据临床症状、体征以及影像检查结果确定大致病变部位。露出需要检查的部位。

（3）医者站在患者腹部一侧，双手（或单手）以中指为主，用中指、示指、环指在脊柱两侧沿脊柱进行上下仔细触摸，触摸位置相当于棘突与关节突之间的位置。方法为手指轻轻下压，通过上下来回（平行于脊柱方向）的作用力，让患者自身的皮肤和肌肉间发生移动，这样指下便可感受到皮下脊椎及肌肉的不正常位置或状态，特别是发现垂直于脊柱方向的条状隆起（多紧靠脊柱），这常常是可疑病变部位。

（4）此法常用于为不能取俯卧位的患者触诊，也常见于侧卧位手法实施前的再次确认

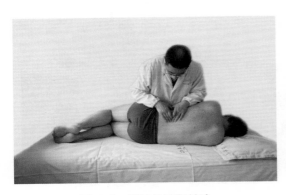

图7-5　侧卧位腰部触诊

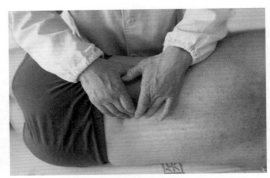

图7-6　侧卧位腰部触诊

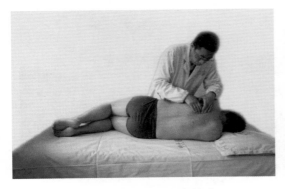

图7-7　侧卧位上背部触诊

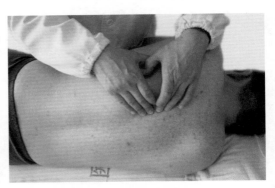

图7-8　侧卧位上背部触诊

病变部位的触诊。

（5）适用部位：第6颈椎至第1骶椎部位。

3. 注意事项

（1）检查时以手指指腹触摸为主，勿用指尖，指力由轻到重，反复细心体会指下感觉。

（2）手指紧贴皮肤，方向与脊柱垂直，上下来回触压方向平行于脊柱，而非垂直于脊柱。

（3）患者应放松，配合检查。

（二）拿捏触诊法

以单手的拇指与示指（二指拿法），或拇指、示指和中指（三指拿法），或拇指与示指、中指、环指（四指拿法）相对，在施术部位相对用力拿捏触摸，并做持续的、有节律的提捏的方法称为拿捏触诊法。主要检查颈椎两侧的关节突和横突位置是否正常、棘突是否偏歪，颈椎两侧相同部位软组织手下感觉是否相同，有无颈椎侧弯、移位，肌肉有无痉挛、肿胀、有无垂直于脊柱的条索状反应物和平行于脊柱的条索样反应物等。

1. 方法（图7-9～图7-12）

（1）让患者端坐于靠背椅上，双眼平视，颈部放松。

（2）医者站于患者侧后方，一手掌轻扶其前额，以稳定头部，另一手拿捏颈部。

（3）操作部位一般位于颈椎棘突两侧及两侧关节突、横突处。

此种方法有两个作用：一为诊断作用，拿捏时对比两侧相同部位手下感觉是否相同，患者的感觉是否相同，有无结节、隆起、变硬、肿胀、松弛等病变感觉，有无棘突或横突偏歪等；二为治疗作用，用于放松肌肉，改变肌肉的紧张痉挛状态。

（4）适用部位：颈部。

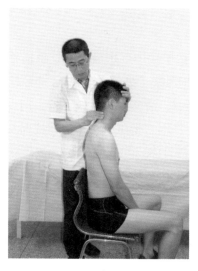 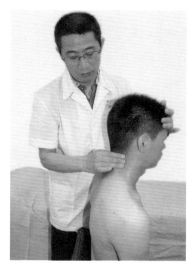

拿捏触诊法

图7-9　拿捏触诊　　　　　　　图7-10　拿捏触诊

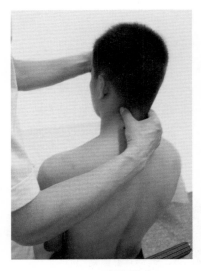
图 7-11 拿捏触诊

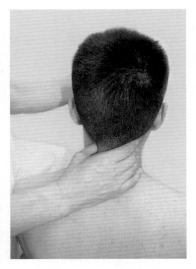
图 7-12 拿捏触诊

2. 注意事项

（1）操作过程中，手指用力应适中，力度由轻到重，触诊由浅入深。

（2）触诊时注意询问患者的感受。

（3）横突部位触诊勿用力过大，以免刺激交感神经，引发晕厥。

二、中医整脊手法

（一）指压法

这里的指压法主要是拇指压法，在整脊复位手法中应用最为广泛也最常用。按作用部位可分为上项线指压法、颈部指压法和胸腰部指压法（坐位、卧位）。指压法的主要治疗作用为：① 指压脊椎复位。根据脊椎的偏歪、倾斜、滑移进行有效复位，用以纠正脊椎的不正常位置或状态。② 指压部位穴位的刺激治疗作用。指压法常作用在枕部及脊椎附近，枕部及脊椎附近有督脉穴位、夹脊穴、膀胱经穴等许多穴位，在穴位处按压，可起到穴位的主治治疗作用。③ 指压部位软组织的治疗作用。指压枕部及脊椎周围软组织，可缓解脊椎周围肌肉紧张痉挛，松解粘连，活血祛瘀，疏通筋脉，滑利脊椎关节。

1. 上项线指压法　用拇指规律性地垂直按压上项线部位，称为上项线指压法。枕外隆凸两侧有两对弓状线。上一对为最上项线，为帽状腱膜及枕肌的附着部；下一对较明显，称上项线，内侧端有斜方肌附着，外侧端下缘有胸锁乳突肌、头夹肌、头最长肌附着，上缘有枕肌附着。上项线区域附着的软组织损伤时可出现枕区疼痛、颈部疼痛不适、头痛、偏头痛、前额疼痛、头晕、头昏、视物模糊、目胀、记忆力下降、血压不稳、耳鸣、耳聋等症状。其中头痛、偏头痛、眩晕症状出现率相对较高。

上项线指压法方法（图7-13～图7-16）：

（1）让患者端坐靠背椅上，头颈部放松。

（2）医者站于患者侧后方，一手扶患者前额，起稳定患者头颈部和感受患者对于手法的感受的作用，另一手拇指指腹推压上项线部位，力度由轻到重，以患者耐受为度，对局部紧张、痉挛、肿胀者重点按压，按压时应询问患者的感受。

（3）按压时间为1～2分钟。

（4）手法适用部位：上项线。

作用：放松紧张痉挛的肌肉，尤其是斜方肌，松解粘连，疏通经络，活血祛瘀，改善头部供血，也可间接地起到纠正颈胸椎位置异常的作用。

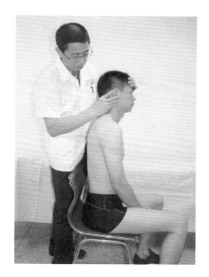

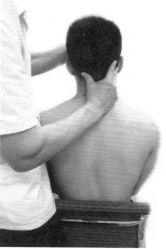

上项线指压法

图 7-13　上项线指压法

图 7-14　上项线指压法

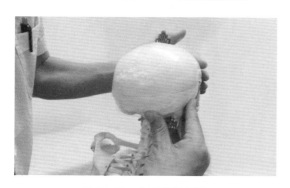

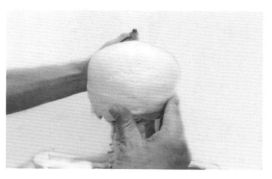

图 7-15　上项线指压法

图 7-16　上项线指压法

注意事项：

（1）手法操作时勿让患者头部过度前倾或后仰。

（2）扶在患者前额部的手勿用力过大，此手主要起稳定患者头颈部的作用，否则患者不能放松。

（3）部分患者上项线部位较为敏感，勿用暴力。

（4）指压方向应垂直于被按压部位。

（5）随时询问患者感受，及时调整手法力度。

适应证：枕区疼痛、颈部疼痛不适、头痛、偏头痛、前额疼痛、头晕、头昏、视物模糊、目胀、鼻塞、耳鸣、耳聋、失眠、记忆力下降、血压不稳等。对枕区疼痛、头痛、偏头痛、前额疼痛、头晕、头昏、颈部疼痛、视物模糊、目胀等症状，手法治疗后常能立即缓解。

禁忌证：① 枕部皮肤破损者；② 诊断尚不明确的急性脊柱损伤伴有脊髓损伤症状者；③ 急性传染病、急性肿瘤、骨结核、皮肤病等；④ 精神病患者发作期；⑤ 严重心脑血管疾病；⑥ 对手法有恐惧心理，不愿合作者慎用。

2. 颈部指压法　用拇指推压颈椎关节突、棘突、横突，以纠正颈椎的不正常位置或状态的方法称颈部指压法。根据患者的症状、影像检查结果、颈部触诊情况、皮肤感觉检查及相关专科检查结果，初步诊断为某一脊椎节段的疾病，然后针对性地进行复位治疗。

颈部指压法方法：

（1）让患者端坐于靠背椅上，头颈部放松。

（2）以推压患者左侧颈部关节突为例，医者站于患者左侧后方。根据患者主诉症状、检查结果及触诊情况，初步诊断为某一颈椎节段的疾病。左前臂依托患者右侧面颊，用前臂及肘部稳定患者头部，用右手拇指再次触诊确定位置后轻轻推压（图7-17～图7-22）。

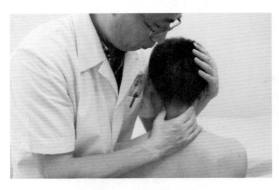

图7-17　颈部指压法

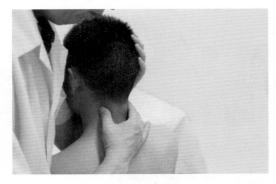

图7-18　颈部指压法

坐位颈部指压法

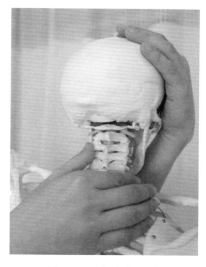

图 7-19　颈部指压法

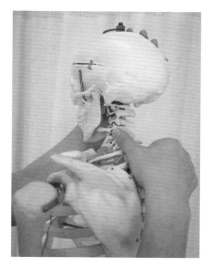

图 7-20　颈部指压法

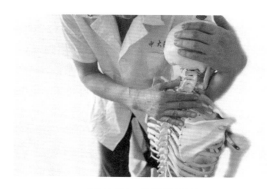

图 7-21　颈部指压法

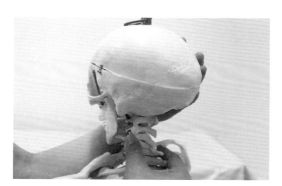

图 7-22　颈部指压法

（3）以推压患者左侧第 7 颈椎棘突侧板为例，患者取坐位，医者站于患者左侧后方。左前臂依托患者右侧面颊，用前臂及肘部稳定患者头部，用右手拇指轻轻推压第 7 颈椎棘突侧板（图 7-23～图 7-25）。

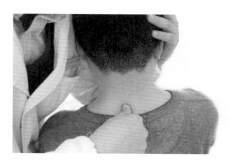

图 7-23　坐位颈椎棘突侧面指压法

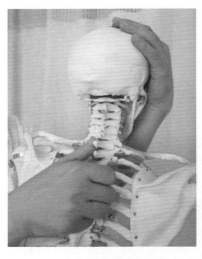
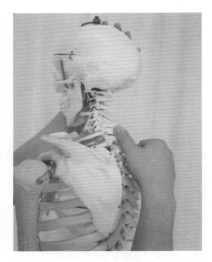

图 7-24　坐位颈椎棘突侧面指压法　　　图 7-25　坐位颈椎棘突侧面指压法

（4）也可以让患者取侧卧位，颈部稍前屈，枕高同患者一拳高度，医者站立于患者腹侧，以第 7 颈椎棘突侧板为例，触诊找准第 7 颈椎棘突，为增加力度，可用两拇指叠压颈椎棘突侧板（图 7-26～图 7-29）。

侧卧位颈部指压法

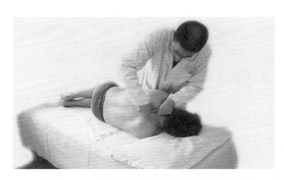
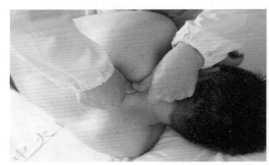

图 7-26　侧卧位颈椎棘突侧面指压法　　　图 7-27　侧卧位颈椎棘突侧面指压法

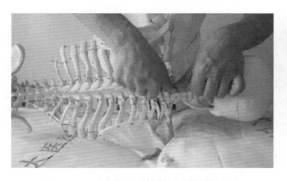
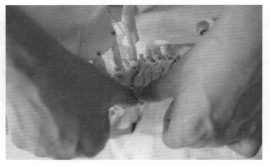

图 7-28　侧卧位颈椎棘突侧面指压法　　　图 7-29　侧卧位颈椎棘突侧面指压法

（5）颈部常用推压部位为第 2~6 颈椎关节突，第 2~7 颈椎椎弓板，第 6、第 7 颈椎棘突侧面，有时也推压颈椎横突部位。

（6）推压用力方向常常为垂直于推压接触面。每次推压 1~2 秒，根据患者症状消失程度，可对同一部位推压 1~2 次。推压后可对斜方肌按压、拿捏放松 1~2 分钟。

（7）若诊断正确、推压准确，推压后患者症状常常立即消失或明显减轻。

手法适用部位：颈部。

作用：对颈椎滑移、侧倾、半脱位进行手法复位，减轻对颈神经根、颈部血管及交感神经的压迫和刺激，缓解颈部肌肉的紧张痉挛，疏通经络，活血祛瘀，止痛，通利颈椎关节。

注意事项：

（1）在对颈椎关节突、横突部位进行推压时，该部位痛觉敏感，手法治疗时疼痛较为明显，所以手法应轻柔，避免刺激过重。

（2）推压横突部位应慎重，该部位容易刺激颈部交感神经，引起患者晕厥。

（3）固定患者头部的手臂仅有稳定依托作用，勿用力过大。

（4）指压方向应垂直于被按压部位。

（5）随时询问患者感受，及时调整手法力度。

（6）患者若出现头晕、恶心、面色苍白、出冷汗、心慌、胸闷等症状，应立即停止手法，必要时让患者取卧位休息，并对症处理。

适应证：颈、肩、背及上肢部位的疼痛、麻木，由颈椎因素引起的头痛、头晕、耳鸣、耳聋、心慌、胸痛、血压不稳等。

禁忌证：① 严重的颈椎间盘突出并有明显压迫脊髓症状者；② 诊断尚不明确的急性脊柱损伤伴有脊髓损伤症状者；③ 急性传染病、急性肿瘤、骨结核、皮肤病等；④ 精神病患者发作期；⑤ 严重心脑血管疾病；⑥ 对手法有恐惧心理，不愿合作者慎用；⑦ 严重骨质疏松患者慎用。

3. 胸腰部指压法（卧位、坐位） 用拇指按压胸腰部棘突一侧及椎弓板位置，以纠正胸腰椎的不正常位置或状态，缓解腰背肌紧张痉挛，解除对神经的刺激或压迫，称为胸腰部指压法。胸腰椎的复位手法有很多种，但指压法是所有胸腰椎复位手法中最为精准的一种，也只有指压法可以根据定位诊断的结果进行精准复位。

侧卧位胸腰部指压法方法（图 7-30 ~ 图 7-33）：

腰背部指压法

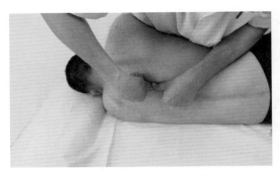

图 7-30　侧卧位胸椎指压法

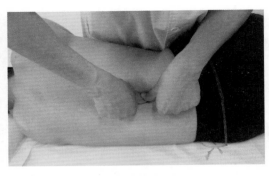

图 7-31　侧卧位腰椎指压法

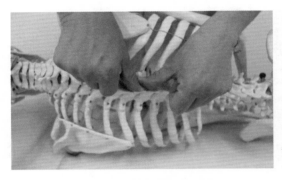

图 7-32　侧卧位胸椎指压法

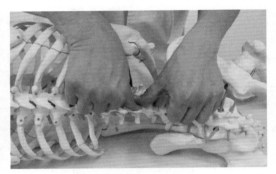

图 7-33　侧卧位腰椎指压法

（1）根据患者症状、俯卧位触诊结果、影像检查以及其他检查结果，初步诊断为某一或某几个脊椎节段的疾病，针对定位诊断的结果实施手法。

（2）令患者侧卧（触诊检查中发现的病变部位向上），枕头高约同患者一拳高度，颈微前屈且屈髋屈膝。

（3）医者站立于患者腹侧，因俯卧位触诊的位置在侧卧位时会稍移动，所以需要再次触诊找准患椎（垂直于脊柱方向的条状隆起），在条状隆起病灶一侧的棘突侧板上用拇指轻轻颤压 2～3 秒，压力方向根据不同脊椎节段、椎体的滑移、倾斜方向稍有不同，总的压力方向为向下（对侧方向）、向内（腹部方向）30°、向上（头部方向）15°～20°。力量约 10～100 N 不等（根据体质、年龄和耐受力增减）。

（4）指压时有时可感觉到椎间关节的移动。指压后条状隆起病灶可消失或明显变小，症状缓解甚至消失。

（5）手法治疗后仰卧位休息 3～5 分钟。

俯卧位胸腰部指压法方法：与侧卧位方法基本一致，不同之处为俯卧位手法用力偏轻，侧卧位用力偏重。对于年幼或年龄偏大、体质弱、骨质疏松明显、手术过的患者可用俯卧位指压法复位（图 7-34、图 7-35 示俯卧位胸椎指压法，图 7-36、图 7-37 示俯卧位腰椎指压法）。

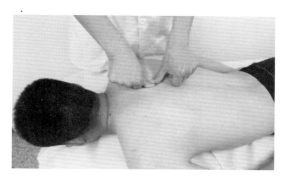

图 7-34　俯卧位胸椎指压法

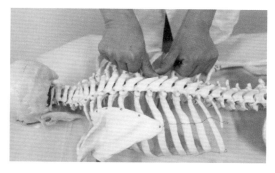

图 7-35　俯卧位胸椎指压法

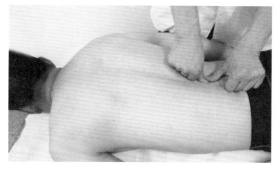

图 7-36　俯卧位腰椎指压法

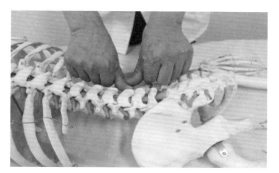

图 7-37　俯卧位腰椎指压法

坐位腰背部指压法方法（图 7-38 ~ 图 7-41）：

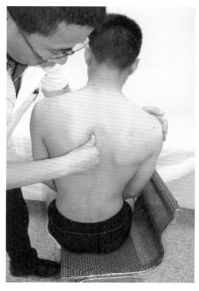

图 7-38　坐位胸椎指压法

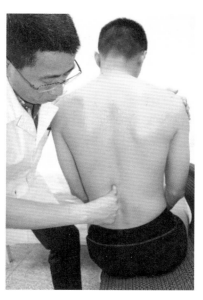

图 7-39　坐位腰椎指压法

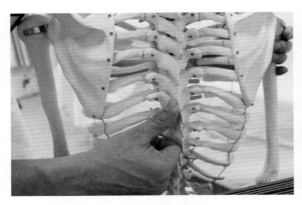
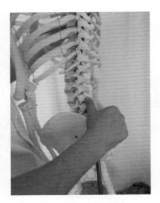

图 7-40　坐位胸椎指压法　　　　　　图 7-41　坐位胸椎指压法

（1）方法与侧卧位指压法方法基本一致。在无床可躺的情况下或患者不能取卧位的情况下常采用坐位腰背部指压法。

（2）让患者端坐于靠背椅上，面向椅背，双手扶于椅背。

（3）医者先根据患者症状、触诊结果、影像检查以及其他检查结果，初步诊断为某一或某几个脊椎节段的疾病，针对定位诊断的结果实施手法。医者可一手固定椅子和患者，另一手拇指推压患椎，推压方向同上，推压力度可稍减。

手法适用部位：全部胸椎和腰椎，也适用于第 6、第 7 颈椎。

作用：对胸腰椎及第 6、第 7 颈椎滑移、侧倾、半脱位进行手法复位，减轻对神经根、血管及交感神经的压迫和刺激，缓解腰背部及下段颈部肌肉紧张痉挛，疏通经络，活血祛瘀，止痛，通利脊椎关节。

注意事项：

（1）根据患者的体质、年龄、耐受力采用不同的指压力度，力度并非越大越好，对有些老年和儿童患者指压复位治疗时指压力甚至要小于 10 N。

（2）有精确的定位诊断很重要。

（3）不管患者采取什么体位，都要以舒适放松为要。

（4）对手术后的患者实施手法，要求手术后恢复至少半年以上，且尽量避开手术部位手法，力度宜轻。

（5）切勿单纯为了追求疗效用暴力或反复指压。

适应证：腰背疼痛，胸痛，下肢疼痛、无力、麻木，髋部、膝部的疼痛，第 7、第 8 颈椎神经支配区的症状，心慌、胸闷，腹痛、腹泻、便秘，尿频、尿急、尿痛、尿失禁，阳痿、早泄等。

禁忌证：① 手术后 6 个月内禁止在手术部位施行复位手法；② 诊断尚不明确的急性脊柱损伤伴有脊髓损伤症状者；③ 急性传染病、急性肿瘤、骨结核、皮肤病等；④ 精神病患者发作期；⑤ 严重心脑血管疾病；⑥ 妊娠期间慎用手法；⑦ 手法部位皮肤破损者。

（二）拿捏法

与拿捏触诊法操作方法基本一致，根据拿捏触诊结果，结合临床症状及相关检查，在颈部用提捏的方法进行手法复位，即拿捏法。

拿捏法方法：

1. 让患者端坐于靠背椅上，双眼平视，颈部放松。

2. 医者站于患者侧后方，一手掌轻扶其前额，以稳定头部，另一手拿捏颈部。

3. 根据拿捏触诊的结果，以单手的拇指与示指（二指拿法），或拇指与示指和中指（三指拿法），或拇指与示指、中指、环指（四指拿法）相对，在颈部患处进行拿捏，四指拿捏法较为常用。常对颈部紧张痉挛的肌肉进行拿捏放松，对棘突的偏歪进行拿捏纠正，对椎体的移位进行拿捏复位，对关节突、横突部的不正常状态进行拿捏修复。

4. 拿捏的力度根据患者的耐受度、体质、年龄以及患病部位而异，根据定位诊断的结果进行重点拿捏，特别是拿捏时拇指的用力方向常常是颈椎复位的关键，此时拇指外的其他手指起辅助和稳定颈椎的作用。

手法适用部位：颈椎。

作用：对颈椎进行手法复位，减轻对神经根、血管及交感神经的压迫和刺激，缓解颈部肌肉紧张痉挛，疏通经络，活血祛瘀，止痛，通利颈椎关节、镇静。

注意事项：

1. 拿捏复位时用力勿过重，特别是对于体质虚弱的病人，易诱发晕厥。

2. 尽量减少对横突部的拿捏，特别是交感神经型颈椎病患者，此处比较敏感，容易诱发或加重交感神经症状。

3. 拿捏时随时询问患者的感受。

4. 拿捏时拇指的作用力方向和部位常常是拿捏复位的关键。

适应证：颈肩及上肢的疼痛、麻木，头痛、头晕，血压不稳，烦躁、失眠，心慌、胸闷。

禁忌证：① 颈椎手术后 6 个月内的患者；② 严重的颈髓损伤症状患者；③ 急性传染病、急性肿瘤、骨结核、皮肤病等；④ 精神病患者发作期；⑤ 严重心脑血管疾病；⑥ 严重的脊髓型和交感神经型颈椎病慎用；⑦ 手法部位皮肤破损者。

（三）颈部提拉、颈部提拉旋转法

由于久坐、长时间低头、不良姿势等影响，颈部的某些肌肉处于紧张痉挛状态，颈椎椎体及椎间盘出现移位，颈椎小关节出现半脱位。通过对颈部进行提拉或提拉旋转，可以缓解颈部肌肉的紧张痉挛状态，对颈椎进行复位，以消除颈椎病症状，这种方法称为颈部提拉、颈部提拉旋转复位法。

颈部提拉、颈部提拉旋转法方法（图7-42～图7-45）：

1. 患者端坐于小凳上，面向前方，双眼平视或头颈稍前屈，全身放松。

2. 助手位于患者前方，用双手按压固定住患者双肩（若有两个助手更好，可以每个助手各按压固定住一侧肩部）。

3. 医者立于患者身后，双膝微屈，双手十字交叉并扣住患者下颌，身体稍前倾，使患者枕部紧靠自己胸前。

4. 双手向上提拉患者头部片刻，然后医者借助下肢伸直，做类似起立的动作，将患者头颈部向上提拉。一般可感觉到移位或听到颈椎"喀嚓"样的关节弹响声。

5. 根据患者主诉症状、触诊结果、影像及其他检查结果进行定位诊断，可在对颈部进行提拉时略轻轻旋提，以达到颈椎复位的目的。

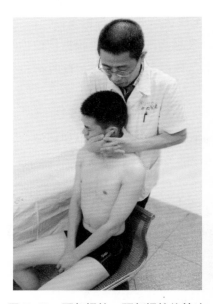 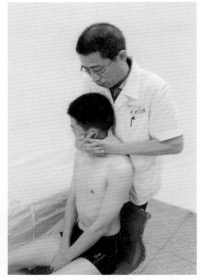

图 7-42　颈部提拉、颈部提拉旋转法　图 7-43　颈部提拉、颈部提拉旋转法　颈部提拉旋转法

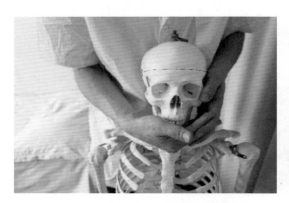 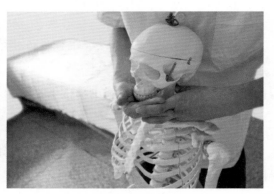

图 7-44　颈部提拉、颈部提拉旋转法　　图 7-45　颈部提拉、颈部提拉旋转法

手法适用部位：颈椎。

作用：对颈椎（尤其寰枢关节）进行手法复位，缓解颈部肌肉紧张痉挛，疏通经络、活血祛瘀，止痛，通利颈椎关节。

注意事项：

1. 手法操作时，应使患者保持平视或头颈稍前屈姿势，勿使患者头颈后仰。

2. 提拉头颈 0.5~1 分钟后忽然稍加力上提，提拉时勿用力过猛，以免增加新伤。

3. 有不少患者接受手法治疗时不会出现颈椎"喀嚓"的关节弹响声，不能强求以此作为手法成功的标准。

4. 手法旋转时角度勿过大，旋转小于 45° 更为安全。

适应证：颈肩及上肢的疼痛、麻木，头痛、头晕。

禁忌证：① 颈椎手术后的患者；② 严重的颈髓损伤症状患者；③ 急性传染病、急性肿瘤、骨结核、皮肤病等；④ 精神病患者发作期；⑤ 严重心脑血管疾病；⑥ 严重的颈椎间盘突出症患者慎用；⑦ 对该手法恐惧者。

（四）颈部旋扳法（仰卧位、坐位）

指压法与脊椎旋扳法是整脊复位手法中最为常用的方法。脊椎旋扳法是医者用上肢的力量旋转、扳压、牵拉患者的患部脊椎，使患椎恢复正常的位置或状态的治疗方法。脊椎旋扳法除了可以复位错位的脊椎，也可缓解椎旁肌紧张痉挛，对督脉穴位、脊椎附近的经穴加以刺激，同时起到这些穴位的主治作用。脊椎旋扳法主要分为颈部旋扳法和腰部旋扳法。颈部旋扳法根据操作时患者的姿势又可分为仰卧位颈部旋扳法和坐位颈部旋扳法两种。

仰卧位颈部旋扳法方法（图 7-46～图 7-54）：

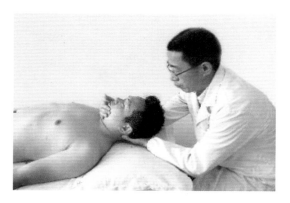

图 7-46　仰卧位颈部旋扳法

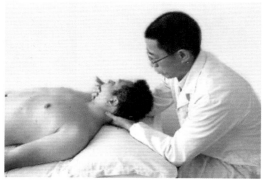

图 7-47　仰卧位颈部旋扳法

仰卧位颈部旋扳法

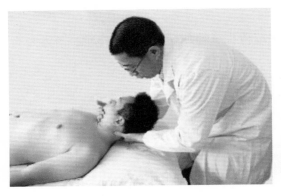

图 7-48　仰卧位颈部旋扳法

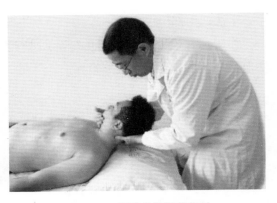

图 7-49　仰卧位颈部旋扳法

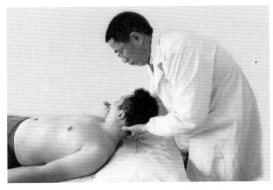

图 7-50　仰卧位颈部旋扳法

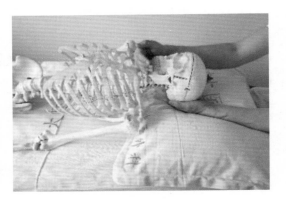

图 7-51　仰卧位颈部旋扳法

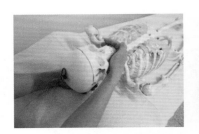

图 7-52　仰卧位颈部旋扳法

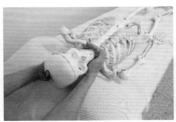

图 7-53　仰卧位颈部旋扳法

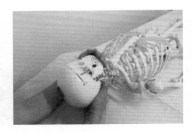

图 7-54　仰卧位颈部旋扳法

1. 让患者仰卧于治疗床上，头下垫一枕，使头颈部处于放松状态。

2. 根据患者主诉症状、影像检查结果、触诊情况、其他检查结果，初步做出定位诊断。

3. 医者一手手掌托住患者枕部，拇指轻轻抚触患椎关节突部（无须用力按压或推顶），另一手扶持下颌，双手协调调整颈椎屈曲度，使成角落于患椎（拇指下会感觉到此部位受力），再将下颌继续向一侧轻轻旋转，到患者能及的最大旋转范围后双手协同用力并向后上方轻轻提拉，常常可听到"咔嚓"声响或拇指感觉到局部关节突关节滑动，复位即告成功。

4. 手法治疗后让患者仰卧休息 3～5 分钟。

根据定位诊断的结果，如果定位诊断在第1颈椎至第3颈椎之间，手法复位时颈椎屈曲度约为15°；定位诊断在第3颈椎至第5颈椎之间，颈椎屈曲度约为20°～30°；定位诊断在第5颈椎至第1胸椎之间，颈椎屈曲度约为40°。

坐位颈部旋扳法方法（图7-55～图7-58）：

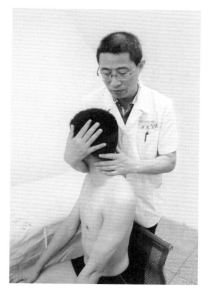

图7-55　坐位颈部旋扳法

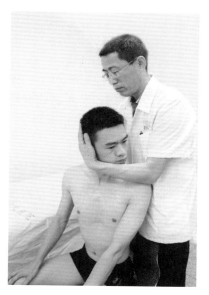

图7-56　坐位颈部旋扳法

颈部坐位旋扳法

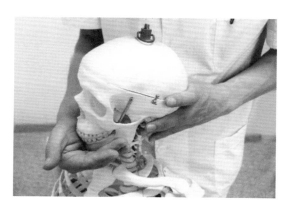

图7-57　坐位颈部旋扳法

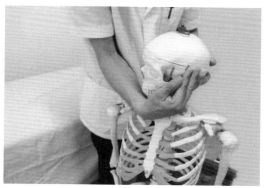

图7-58　坐位颈部旋扳法

1. 让患者端坐于靠背椅上，头颈部放松。

2. 在施行坐位颈部旋扳法之前，可先进行上项线指压法和颈部拿捏法，使颈部肌肉放松。同样，需先做好定位诊断。

3. 医者一手掌扶住患者枕部，另一手掌及腕部置于患者一侧面颊。根据定位诊断结果，使患者颈椎屈曲到前述角度，然后轻轻向后上旋转提拉，常可听到颈椎关节弹响，手法即告成功。

仰卧位颈部旋扳法和坐位颈部旋扳法手法操作基本原理一致，但仰卧位颈部旋扳法患者更为放松，手法操作时安全系数更高，不易出现医疗意外。

手法适用部位：颈椎。

作用：对颈椎进行手法复位，通利颈椎关节，缓解颈部肌肉紧张痉挛，疏通经络，活血祛瘀，止痛。

注意事项：

1. 手法时切勿强求"咔嚓"样颈椎弹响，颈椎弹响不是手法成功的唯一标准，如果没有响声，但错位的椎体已经被纠正，患者症状已缓解，即意味着手法成功。如果听到了"咔嚓"声响，但患椎并没有被纠正，也是无效之举。

2. 手法应轻柔，勿用暴力。

3. 旋转幅度不宜过大。

4. 如果没有听到"咔嚓"声响，切勿反复旋扳。

5. 施行手法时要让患者身体及精神上都放松。

适应证：颈肩及上肢的疼痛、麻木、无力，头痛、头晕，心慌、胸闷，血压不稳，视物模糊、眼睛疲劳，耳鸣、耳聋等。

禁忌证：① 颈椎手术后的患者；② 有严重的颈髓损伤症状患者；③ 急性传染病、急性肿瘤、骨结核、皮肤病等；④ 精神病患者发作期；⑤ 严重心脑血管疾病；⑥ 严重的颈椎间盘突出症患者慎用；⑦ 对该手法恐惧者。

（五）掌压法

胸椎小关节错位常常会引起上背痛、胸痛、胸闷、心慌等症状，临床上常用手法对其进行复位。手法治疗胸椎小关节紊乱往往起到立竿见影的疗效，手法治疗后大部分症状可以立即消除。用手掌按压胸背部使胸椎小关节复位的方法，称为掌压法。掌压法分为交错掌压法和顺势掌压法两种。

1. 交错掌压法

交错掌压法方法（图 7-59、图 7-60）：

（1）让患者俯卧于治疗床上，胸下垫一枕，枕的前缘至患者下颌处，患者双上肢分别放置于身体两侧，全身放松。

（2）根据患者的主诉症状、皮肤感觉检查结果、影像检查结果、触诊结果，初步做出定位诊断。

（3）如疾病定位诊断为第5、第6胸椎椎体之间，医者站于患者身体一侧，将双手掌根至小鱼际处分别置于第5、第6胸椎两旁，指尖方向相对，双手掌分别向下（胸部方向）、向与前方（同手指尖方向）成45°角的方向用力按压，此时第5、第6胸椎椎体之间可受到牵拉扭转之力，使错位的胸椎小关节复位，常可听到关节弹响声或感觉到椎间移动。

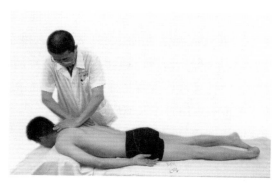

图 7-59　交错掌压法

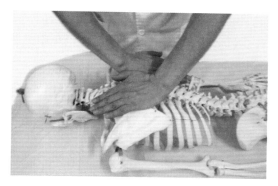

图 7-60　交错掌压法

交错掌压法

2. 顺势掌压法

顺势掌压法方法（图 7-61、图 7-62）：

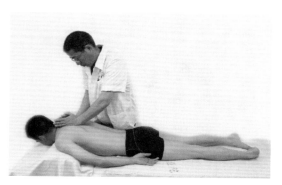

图 7-61　顺势掌压法

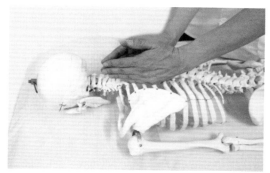

图 7-62　顺势掌压法

（1）让患者俯卧于治疗床上，胸下垫一枕，枕的前缘至患者下颌处，患者双上肢分别放置于身体两侧，全身放松。

（2）根据患者的主诉症状、皮肤感觉检查结果、影像检查结果、触诊结果，初步做出定位诊断。

（3）如疾病定位诊断为第5、第6胸椎椎体之间，医者站于患者身体一侧，将双手掌根至小鱼际处分别置于第5、第6胸椎两旁，指尖方向相一致，双手掌同时向下（胸部方向）、向与前方（头部方向）成45°角的方向用力按压，可使错位的胸椎复位，常可听到关节弹响声或感觉到椎间移动。

手法适用部位：第1至第10胸椎。

作用：对第1至第10胸椎进行手法复位，通利胸椎关节，缓解上背部肌肉紧张痉挛，疏通经络，行气活血止痛。

注意事项：

（1）切勿用力过大、过猛，以免引起肋骨骨折。骨质疏松患者慎用顺势掌压法，很容易引起肋骨骨折，需特别注意。按压胸背引起肋骨骨折的患者在按压后即出现肋部疼痛，翻转身体、深呼吸、咳嗽均可使骨折部位疼痛加剧，肋骨X线检查或二维CT检查可确诊。

（2）宜轻轻下压，手法应轻柔，切勿为了追求关节响声用力过大或反复按压。

（3）如该手法操作不成功，可改用提肩膝顶法或指压法。

适应证：上背部疼痛、胸痛、胸闷、心慌、颈肩部疼痛。

禁忌证：① 严重骨质疏松症患者；② 严重心脑血管病患者；③ 安装心脏起搏器的患者；④ 胸椎结核、肿瘤。

（六）提肩膝顶法

提肩膝顶法方法（图7-63、图7-64）：

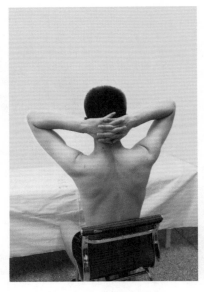 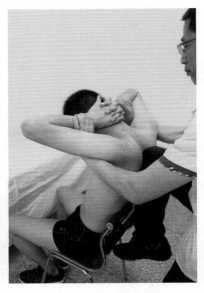

图7-63　提肩膝顶法　　　　图7-64　提肩膝顶法　　　提肩膝顶法

1. 让患者端坐于一方凳上，双手十字交叉并置于枕部，头微前屈。

2. 医者站于患者身后，根据定位诊断的结果，医者双手从患者的腋下及肩前绕过，并握住其前臂下段，一下肢屈膝屈髋，用膝部轻轻抵于患椎。

3. 待准备工作就绪后，医者双手向后上方轻拉，此时常可听到"咔嚓"的关节复位声，手法即告完成。

手法适用部位：第1至第10胸椎。

注意事项：

1. 切勿用力过大，以免引起肩部或胸背部软组织损伤。

2. 双手宜轻轻向后上方拉，施行手法过程中，患者的双肘部无明显移动。手法用力方法不当时患者两肘部常向后摆动。

3. 如该手法操作不成功，可改用指压法。

适应证：上背部疼痛、胸痛、胸闷、心慌、颈肩部疼痛。

禁忌证：① 严重骨质疏松症患者；② 严重心脑血管病患者；③ 安装心脏起搏器的患者；④ 胸椎结核、肿瘤。

（七）腰部旋扳法

腰部旋扳法是腰椎整脊手法中最常用的方法，是医者用双上肢的力量扳压、旋转、牵拉患者的腰椎，以恢复腰椎的不正常位置或状态，缓解腰部肌肉紧张痉挛，解除腰椎或椎间盘对神经根或血管的压迫和刺激，以治疗腰椎及其相关性疾病的方法。

腰部旋扳法

腰部旋扳法方法（图 7-65 ~ 图 7-69）：

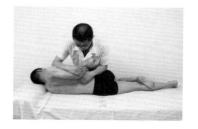

图 7-65　腰部旋扳法

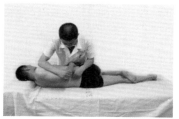

图 7-66　腰部旋扳法

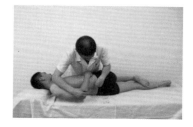

图 7-67　腰部旋扳法

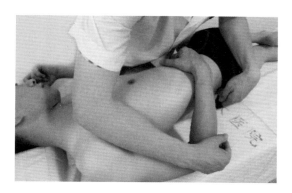

图 7-68　腰部旋扳法

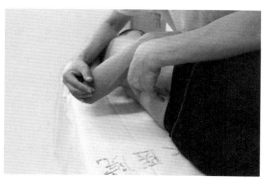

图 7-69　腰部旋扳法

1. 让患者俯卧于治疗床上，胸下垫一枕，枕的前缘至患者下颌处，患者双上肢分别放置于身体两侧，全身放松。

2. 根据患者的主诉症状、皮肤感觉检查结果、影像检查结果初步做出定位诊断，结合初步定位诊断进行针对性的触诊，进一步做出定位诊断。

3. 根据定位诊断的病变部位，令患者取侧卧位，一般患侧在上（以左侧为患侧为例），头枕于枕头上，贴近床面一侧（右侧）下肢伸直，左下肢屈髋屈膝。

4. 医者站于患者腹侧。因由触诊的俯卧位变为侧卧位，体位发生了改变，所以医者需再次触诊，进一步核定定位诊断的病变部位，也就是治疗部位。再次触诊定位后，医者右手中指、环指抚触于病变部位不离开，此时双手肘部屈曲，左肘部置于患者左侧肩前，右肘部置于患者左侧臀部后上方，嘱患者全身放松。

5. 医者根据需纠正部位，酌情调整患者肩部和臀部的前后倾斜角度。体位适当时，医者双侧肘部同时向前下、后下方协同施力，使两肘部扳压、旋转、牵拉的作用力相交于患椎间处，此时常可听到椎间关节被调整的"咯咯"样响声，右手抚触的中指、环指亦可感觉到患椎部位的移动，手法即告结束。

6. 手法治疗后仰卧休息3~5分钟。

手法适用部位：第10胸椎至第1骶椎。

作用：对第10胸椎至第1骶椎进行手法复位，通利椎间关节，缓解腰背部肌肉紧张痉挛，解除相应脊椎或软组织对神经根或血管的压迫和刺激，疏通经络，行气活血止痛。

注意事项：

1. "咯咯"样声响不是手法成功的唯一标准。如果听到了施行手法时的"咯咯"样声响，声音并不是来自患椎间，那么这个"咯咯"样声响并无任何意义。"咯咯"样声响足够大才能被听见，声音太小可能无法听到，所以一直抚触于患椎间的中指、环指显得特别重要，只要患椎间发生移位便可感觉到。

2. 调节施行手法时肩部和臀部的前后倾斜角度，使作用于患者肩部和臀部的扳压、牵拉、旋转力交叉于患椎间，即定位于诊断中的患部，是手法成功的重要步骤。

3. 如果定位诊断部位位于上腰段，则施行手法时作用于患者肩部的力量宜偏大；如果定位诊断部位位于下腰段，则施行手法时作用于患者臀部的力量宜偏大。

4. 施行手法时，应让患者放松，手法操作才更容易。

5. 如果施行手法时没有"咯咯"样声响，抚触于患椎间的指下也无移动，即意味着该手法操作未成功，此时切勿反复实施该手法或手法过于暴力，可改用指压法。

6. 在腰部旋扳法操作过程中，调整患者肩部和臀部的前后倾斜角度，使作用于患者肩部和臀部的扳压、牵拉、旋转力交叉于患椎间，也即定位诊断中的患部，这一点非常关键，关系到复位手法的成功。实施手法时患者肩部和臀部的前后倾斜角度（两肩峰连线与床面的角度，两股骨大转子连线与床面的角度），可决定作用于肩、臀的作用力在脊椎的交叉部位。根据临床经验的总结，肩部和臀部的前后倾斜角度与两种作用力在脊椎上的交叉部位存在如下关系（表7-1）：

表 7-1　腰部旋扳法中肩、臀与床面所成角度和作用力在脊椎上的交叉部位的关系

两肩峰连线与床面的角度	股骨大转子连线与床面的角度	作用于肩、臀的作用力在脊椎上的交叉部位
160°~170°	90°	T10–T11
160°~170°	80°~90°	T11–T12
160°	75°	T12–L1
150°	60°	L1–L2
135°	45°	L2–L3
120°	30°	L3–L4
105°	20°~30°	L4–L5
90°	10°~20°	L5–S1

适应证：腰背及下肢（包括髋关节、膝关节）的疼痛、麻木、无力，腹胀、腹痛、腹泻、便秘，阳痿、早泄，尿痛、尿急、尿频、尿失禁。

禁忌证：① 腰椎术后；② 严重腰椎间盘突出症患者，有马尾神经受压症状者；③ 严重骨质疏松症患者慎用；④ 腰椎肿瘤、结核；⑤ 肩部、臀部存在疾病，不能施行手法者；⑥ 严重心脑血管疾病；⑦ 佩戴心脏起搏器者慎用。

（八）坐位旋扳法

坐位旋扳法是指在患者取坐位的情况下，医者运用双上肢的力量对患者腰部进行旋转、扳压、牵拉，以纠正腰椎不正常的位置或状态的整脊复位手法。

坐位旋扳法方法（图 7-70~ 图 7-72）：

1. 患者端坐于方凳上，裸露腰背部。

2. 医者坐于患者背后，根据患者的主诉症状、影像检查及其他检查结果，先用双手拇指触诊可能为患病部位的脊椎，进一步做出定位诊断。

3. 以向左侧旋扳为例，让患者双手指十字交叉置于头枕部，医者坐于患者左后，助手位于患者前方，并下蹲用双手固定患者双下肢及骨盆。

4. 医者找准患椎，将右手拇指放在患椎左侧，左手从患者腋下绕过放在患者下段颈项部，让患者逐渐前屈腰部，当右手拇指感觉椎节有活动时，嘱其停止弯曲。然后医者左手牵拉患者，使其头颈及上半身左旋（两者在一个平面中旋转），同时，右手拇指推顶患椎棘突，在旋转约45°时，左手向左后上用力，同时右手拇指推顶棘突，双手忽然发力，此时，右手拇指下有滑动，往往可听到弹响声，手法即告成功。

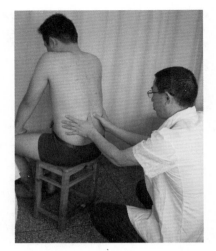

腰部坐位旋扳法

图 7-70　坐位旋扳法

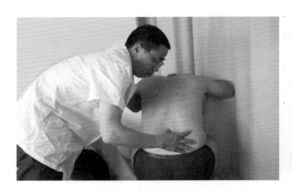

图 7-71　坐位旋扳法

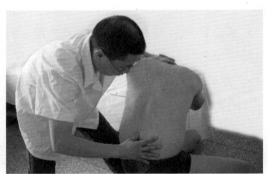

图 7-72　坐位旋扳法

手法适用部位：第 10 胸椎至第 1 骶椎。

作用：同腰部旋扳法。

注意事项：

1. 旋扳时切勿用力过猛或超出正常生理活动范围。

2. 可让患者反复弯曲腰部，以明确右手拇指可触到的椎节活动的角度，并在这个角度实施手法。

3. 如果定位诊断部位位于上腰段，则患者弯腰幅度较小；如果定位诊断部位位于下腰段，则患者弯腰幅度较大。

4. 施行手法时，应让患者放松，手法操作才更容易。

5. 如果施行手法时没有听到"咯咯"样声响，抚触于患椎间的指下也无移动，即意味着该手法操作未成功，此时切勿反复实施该手法或过于暴力，可改用指压法。

适应证：腰背及下肢（包括髋关节、膝关节）的疼痛、麻木、无力，腹胀、腹痛、腹泻、便秘、阳痿、早泄、尿痛、尿急、尿频、尿失禁。

禁忌证：① 腰椎术后；② 严重腰椎间盘突出症患者，有马尾神经受压症状者；③ 严重骨质疏松症患者慎用；④ 腰椎肿瘤、结核；⑤ 严重颈椎病；⑥ 严重心脑血管疾病；⑦ 体质较弱者慎用。

（九）拉压法

是通过牵拉一侧或两侧下肢使腰部肌肉及椎间关节放松，同时按压腰椎棘突使腰椎及椎间关节复位的方法。

拉压法方法（图 7-73、图 7-74）：

腰部拉压法

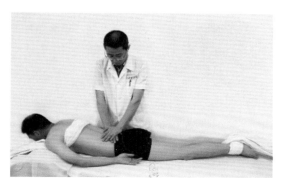

图 7-73　拉压法

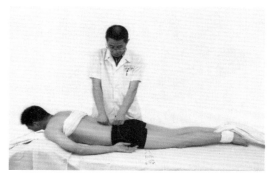

图 7-74　拉压法

1. 患者取俯卧位，胸部下面垫一薄枕。

2. 用床单或宽布带从患者上背经双侧腋窝将身体固定（用宽布带时，患者双侧腋窝要垫以棉垫），患者双上肢平贴于身体两侧。助手同时用床单将患者患侧踝部固定（也可固定患者双侧踝部），助手抓紧固定患者下肢的床单两头，轻轻提起并向下牵拉，使患者下肢离开床面。

3. 根据椎体滑移的方向或棘突偏歪的方向，医者用双手掌根按压患处棘突或用拇指推压棘突一侧，助手同时用力忽然将下肢向后上方牵拉，医者同时用双手掌根将腰椎向下按压，如感觉局部有滑动或听到"咯咯"响声，即可停止。

手法适用部位：腰椎。

作用：对第 1 腰椎至第 5 腰椎之滑移进行手法复位，通利腰椎关节，缓解腰背部肌肉紧张痉挛，解除相应脊椎或软组织对神经根或血管的压迫和刺激，通经活络，活血止痛。

注意事项：按压与牵拉最好同时进行，牵拉力度的大小应根据患者的体质和耐受力而定，手法治疗后患者最好仰卧休息 30 分钟以上，患者过饱或饭后 30 分钟内不宜治疗。

适应证：腰背及下肢的疼痛、麻木、无力。

禁忌证：① 腰椎术后；② 严重腰椎间盘突出症患者，有马尾神经受压症状者；③ 严重骨质疏松症患者慎用；④ 腰椎肿瘤、结核；⑤ 严重心脑血管疾病；⑥ 体质较弱者慎用。

（十）拇指推压法（理脊法）

拇指推压法，又称理脊法。指用拇指推压患者胸腰椎棘突两侧，调理脊椎的侧弯、偏歪、旋转、滑移，松解粘连，缓解腰背肌的紧张痉挛的方法，称为拇指推压法。

拇指推压法方法（图7-75～图7-78）：

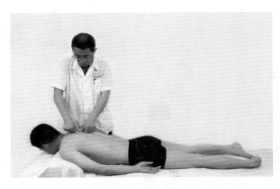

图 7-75　拇指推压法

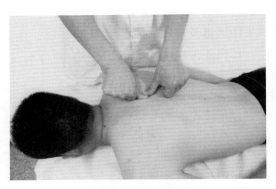

图 7-76　拇指推压法

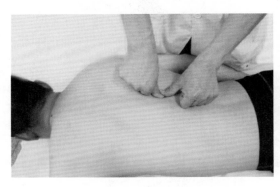

图 7-77　拇指推压法

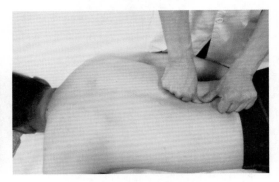

图 7-78　拇指推压法

1. 让患者俯卧于治疗床上，胸下垫一枕，枕的前缘至患者下颌处，患者双上肢分别放置于身体两侧，全身放松。

2. 根据患者的主诉症状、皮肤感觉检查结果、影像检查结果初步做出定位诊断，结合初步定位诊断进行针对性的触诊，进一步做出定位诊断。

3. 针对脊椎的侧弯、偏歪、旋转、滑移的部位和方向的不同，采用不同的拇指推压部位和方向。一般情况下拇指推压方向向对侧、向内（腹侧）、向上（头部），推压用力宜轻柔、沉稳、渗透。推压时有时可听到椎间关节弹响声或能感觉到椎体移动。

4. 手法复位时间一般 1～3 分钟即可。手法治疗后仰卧休息 3～5 分钟。

手法适用部位：胸椎、腰椎。

作用：对第 1 胸椎至第 1 骶椎之滑移进行手法复位，纠正脊椎的侧弯、偏歪、旋转、滑移，通利脊椎关节，松解粘连，缓解腰背部肌肉紧张痉挛，解除相应脊椎或软组织对神经根或血管的压迫和刺激，通经活络，活血止痛。

注意事项：

1. 推压力可大可小，根据病人的疾病、体质、年龄、耐受力而定，力大可达 100 N 左右，力小 10 N 左右即可。

2. 拇指推压时，常常根据拇指下的感觉也即触诊情况决定用力的大小、方向以及推压的重点部位。

3. 本法常常是触诊和治疗同时进行，根据手下感觉判断手法实施部位病情的轻重、手法实施过程中脊椎的变化、椎体不正常位置或状态的修复情况等，治疗时用力的大小、方向、部位采取相应的变化。

4. 并非所有的骨质疏松症患者和脊椎手术后的患者都是手法禁忌证，运用不足以破坏骨质结构和手术后脊柱稳定状态的手法力量都是可以实施的。

适应证：腰背及下肢（包括髋关节、膝关节）的疼痛、麻木、无力，腹胀、腹痛、腹泻、便秘，阳痿、早泄，尿痛、尿急、尿频、尿失禁。

禁忌证：① 患部皮肤破损者；② 诊断尚不明确的急性脊柱损伤伴有脊髓损伤症状者；③ 急性传染病、急性肿瘤、骨结核、皮肤病等；④ 精神病患者发作期。

第二节　骨伤中药外治法

一、软膏

古时称之为"贴"。是用植物油、药物油或动物脂肪作为基质，加入药物加热后，提取有效成分；或不经加热，研粉掺入所制成的，供皮肤或黏膜应用的半固体剂型。习称"药膏"，又称油膏。具有保护、湿润、润滑或局部治疗的作用。某些软膏剂中的药物亦可通过透皮吸收而发挥全身治疗作用。

1. **肿痛散——东南大学附属中大医院中医骨伤科屈留新经验方**

处方：生栀子1 500 g、生大黄1 000 g、黄芩500 g（3：2：1）。

用法：将上述药物研磨成细末，蜂蜜与药粉1：1调匀成糊状，覆于患处4~8 h，每日1~2次。

功用：消肿止痛，活血祛瘀。

主治：用于跌打损伤早期之红肿疼痛、风湿类风湿性关节炎急性期之关节肿胀疼痛、痛风性关节炎急性发作期、不明原因之急性关节肌肉肿胀、疼痛、疮疡、局部感染之肿胀疼痛急性发作期。

2. **双柏散——广州中医药大学第一附属医院名老中医黄耀燊经验方**

处方：大黄1 000 g、侧柏叶1 000 g、薄荷500 g、黄柏500 g、泽兰500 g（2：2：1：1：1）。

用法：将上述药物研磨成细末，开水、蜜调匀成糊状，覆于患处。

功用：活血祛瘀，消肿止痛。

主治：对急性软组织损伤、腰肌劳损、滑膜炎、膝关节急性创伤、疮疡、压疮、急腹症、慢性盆腔炎、内科急症痛症、输液后渗出等有效。

3. **三色敷药**

处方：蔓荆子（去衣炒黑）240 g、紫荆皮（炒黑）240 g、全当归60 g、五加皮60 g、木瓜60 g、丹参60 g、羌活60 g、赤芍60 g、白芷60 g、片姜黄60 g、独活60 g、甘草18 g、秦艽30 g、天花粉60 g、怀牛膝60 g、川芎30 g、连翘24 g、威灵仙60 g、木防己60 g、防风60 g、马钱子60 g。

用法：将上述药物共研细末，用蜜或饴糖边加热边调拌如厚糊状，均匀摊制在衬垫上，后敷于患处，用绷带固定，每隔2日更换一次。

功用：舒筋活络，消肿止痛。

主治：治疗膝关节骨性关节炎、急性踝关节扭伤或风寒湿痹痛。

4. **温经通络膏**

处方：乳香250 g、没药250 g、麻黄250 g、马钱子250 g。

用法：将上述药物共研为末，用蜂蜜调匀，敷于患处。

功用：温经散寒，通络止痛。

主治：治疗膝关节退行性变；骨与关节筋络损伤，兼有风寒湿邪者；或寒湿伤筋；或旧伤劳损等。

5. **新伤药水——成都体育学院郑怀贤教授总结**

处方：黄芩50 g、生大黄40 g、黄柏20 g、三棱25 g、莪术25 g、羌活20 g、独活20 g、川芎20 g、白芷20 g、血通40 g、延胡索10 g。

用法：以上药粉磨成粗粉，分装若干纱布袋内，放入缸中，加45%乙醇浸泡，每用药

50 g，加 45% 乙醇 500 mL。每周翻动药袋 1 次，浸泡 1 个月左右，即可使用。使用时将药水浸于棉花或纱布上，外敷患处。

功效：清热散瘀，消肿止痛。

主治：各种闭合性骨折、骨脱位、软组织损伤早期。

6. 一号新伤药——成都体育学院郑怀贤教授总结

处方：黄柏 40 g、白芷 12 g、血通 15 g、血竭 4 g、羌活 8 g、独活 8 g、木香 12 g、延胡索 15 g。

用法：以上药物共研细末，用蜂蜜或开水调和，根据患处大小适量摊于油纸或纱布上，贴于患处。药干燥后，再敷。

功效：清热散瘀，消肿止痛。

主治：治疗踝关节扭伤、局部疼痛、活动不能着力。

7. 四生散——《和剂局方》

处方：生南星 90 g、生半夏 210 g、生川乌 15 g、生白附子 60 g。

用法：共为细末，以蜂蜜适量调成糊状外敷患处，或用醋调煮外敷。

功效：温通经络，逐瘀解毒，祛风止痛。

主治：治疗陈旧性软组织损伤、跌打损伤肿痛、关节痹痛。

8. 身痛逐瘀散——《医林改错》

处方：秦艽、羌活、香附各 9 g，川芎、甘草、没药、炒五灵脂、地龙各 18 g，桃仁、红花、当归、牛膝各 27 g。

用法：上药共为细末，蜂蜜调敷。药膏放在 10 cm×10 cm 大小的无菌纱布上，再外敷患处，面积大者可以外敷 2~3 块。用胶布固定好，以免脱落。每日 1 次，每次外敷 20 小时左右，7 日为 1 个疗程。

功效：活血化瘀，消肿止痛。

主治：关节扭伤、肿胀，部分瘀斑，活动后加重。

二、敷膏

敷膏又称敷药，古时称为"薄"，是将药物粉末用各种液体调制，使之成糊状或软膏状，敷贴于人体局部或穴位上的一种制剂。又称"薄药""敷贴""糊剂"。根据制剂的不同，可分为水性敷药和油性敷药两大类。包括临时调剂和制剂制备两方面内容。临时调剂多采用新鲜药材或药材饮片，捣黏或添加溶剂混匀，外敷。制剂是将经加工后的药物粉末包装，或将药物粉末与适宜基质混合制成外用糊状制剂成品。一般固体粉末含量达 25% 以上，稠度较高。外观类似软膏剂，但其硬度高、吸水性大，不妨碍皮肤的正常功能。

1. 摩腰丹

处方：附子尖、川乌尖、干姜、朱砂、天南星各3g，雄黄、丁香、樟脑、麝香各1.5g。

用法：1.研为末，每次用3g，姜汁调匀，烘热，置掌中摩腰，令腰热，用纱布固定，敷12小时后取下，每日1次，连用7日。

主治：寒湿腰痛。

2. 跟痛散

处方：炒芥子10g，威灵仙20g，制乳香、制没药各20g，冰片2g。

用法：将以上药材共研为细末，用适量食醋调匀成稠膏状，摊于油纸或塑料薄膜上。用绷带或胶布包扎贴敷患处，2日更换1次，3次为1疗程。祛风散瘀，活血通络。

主治：跟痛症。

3. 丁香散

处方：丁香10g、樟脑6g、红花12g。

用法：将以上药材共研细末，调白酒。外贴敷腰部，每日1次，连敷3~5次。

主治：急性腰扭伤。

4. 腰椎间盘突出症方1

处方：川乌10g、草乌10g、马钱子12g、三七20g。

用法：将以上药材共研细末，调拌米醋。外贴敷患处，隔日1次，连敷10~30次。

主治：腰椎间盘突出症（寒痹）。

5. 腰椎间盘突出症方2

处方：乳香12g、自然铜6g、大黄10g、黄连20g。

用法：将以上药材共研细末，调拌凡士林。外贴敷患处，隔日1次，连敷10~30次。

主治：腰椎间盘突出症（热痹）。

三、熏洗疗法

熏洗疗法是以中医药基本理论为指导，用中药煎煮后，先利用蒸汽熏蒸，再用药液淋洗、浸浴全身或局部患处的一种治疗疾病的方法，是中医学外治疗法的重要组成部分。熏洗疗法具有温经散寒、疏风通络、行气活血、祛风除湿、清热解毒的作用，是治疗骨伤科疾病行之有效的治疗手段，也是骨伤科常用的治疗方法。早在《五十二病方》中就记载了外伤疾病有用以外敷的药剂，有煎汤外洗的洗剂，有燃烧熏治的熏剂，有蒸葱熨治的熨剂以及灸剂。《黄帝内经》中也有"热汤洗浴""烫熨"和"浴法"的记载，如《素问·阴阳应象大论》中说："其有邪者，渍形以为汗"。热敷熏洗古称"淋拓""淋渫""淋洗""淋浴"。在骨伤科的领域，现存最早的伤科专书《仙授理伤续断秘方》已提出了"凡肿是血伤，用热药水泡洗"的观点。骨伤熏洗法作为中医药外治的特色疗法之一，具有方便、有效、副作用小、应用范围广泛的特点，在治疗骨关节疾病，尤其是伤筋疾患方面发挥着重大作用。

1. 骨痹方

处方：木鳖子20g、花椒15g、海桐皮20g、姜黄15g、银花藤15g、宽筋藤25g、透骨消20g、牛膝15g、孩儿茶10g、桂枝10g、血竭10g、两面针25g、七叶莲15g、豆豉姜10g。

用法：将以上药材装入布袋中缝好，置于熏蒸治疗机内，加入足量水，接通电源。温度调至约50℃，根据患者耐受为度进行调整，预热5分钟后将患者双下肢置于治疗箱内熏蒸，每次30分钟，每日1次。

功用：温经通络，活血止痛。

主治：膝骨性关节炎。

2. 骨性关节炎熏洗方

处方：生草乌9g、生川乌9g、桃仁12g、红花12g、当归12g、牛膝15g、桑枝12g、艾叶9g、茯苓12g、生甘草6g、透骨草30g、伸筋草30g。

辨证加减：风寒较重者加羌活12g，独活12g，瘀血较重者加三七粉3g、鸡血藤12g，湿重肿胀者加车前子9g、泽泻9g，筋脉挛缩、活动不利者加白芍15g、桂枝12g，肝肾不足，气血亏虚者加黄芪15g、杜仲9g。

用法：每剂药倒入大约3000mL水中煎煮15分钟左右，将患侧膝关节置于药盆上方熏蒸，同时用毛巾趁热蘸药液反复熏洗至药液恢复常温，每次大约30分钟，每日2次，每剂药可应用2天。

功用：温经散寒，祛湿止痛。

主治：膝骨性关节炎。

3. 自拟健步汤

处方：制乳香、制没药、制川乌、制草乌各6g，伸筋草10g，骨碎补20g，皂角刺15g，续断10g，怀牛膝10g。

用法：用水2000mL加热煮沸30分钟，熏洗关节约30分钟，保留熏洗液倒回锅内药渣中，供下次熏洗。每次药煎洗2次，每日2次。14日为1个疗程。

功效：祛风除湿，消肿止痛。

主治：膝痛、寒湿痹阻型膝骨关节炎。

4. 石氏熏洗方—上海石氏伤科经验方

处方：麻黄10g、桂枝20g、细辛10g、制天南星20g、威灵仙20g、白芷20g、鹿含草20g、花椒10g、大黄20g。

用法：将以上药材加水3 000 mL，煮沸后小火煎10分钟，稍冷却后连同药渣倒入熏洗设备中，设定温度45 ℃，将患肢置于蒸汽出口熏蒸，每次30分钟，隔日1次，每周3次，共治疗2周。

功效：活血温经，舒筋止痛。

主治：膝骨性关节炎，关节疼痛僵硬、活动受限。

5. 石氏四肢洗方——上海石氏伤科经验洗方

处方：伸筋草12 g、五加皮9 g、威灵仙12 g、香白芷9 g、牛膝15 g、全当归12 g、海桐皮15 g、川续断12 g、红花4 g、落得打9 g、透骨草12 g、生川草15 g、生草乌15 g、扦扦活12 g。

用法：本方用纱布包裹后水煎10分钟，先熏蒸，后用药水擦洗患侧，反复两次，每日1次，4周为一疗程。

功效：益气活血，化瘀利湿。

主治：膝骨性关节炎。

四、熏蒸疗法

熏蒸疗法又称蒸汽疗法、汽浴疗法，是借助熏蒸使药力和热力通过皮肤而作用于机体的一种治疗方法。中药熏蒸疗法是根据中医辨证论治的原则，依据疾病治疗的需要，选配一定的中药处方熏蒸方剂，进行熏蒸、熏洗而达到治疗效果，是中医学最常用的传统外治方法之一。熏蒸疗法由于其使用方便、疗效确切、安全无创，患者易于接受，至今仍在临床上广泛应用。

1. 膝续强腰汤

处方：牛膝30 g、续断30 g、桑寄生30 g、杜仲30 g、当归30 g、丹参20 g、伸筋草30 g、川芎15 g、透骨草30 g、防风15 g、制乳香15 g、制没药15 g、牛膝15 g、红花15 g、鸡血藤30 g、独活15 g；肢体麻木甚者加木瓜15 g，久病加土鳖虫15 g、全蝎10 g。

用法：患者仰卧于熏蒸床上，将裸露的腰部对准熏蒸孔，调节适当的温度，治疗时间为30分钟。2周为1个疗程。

功用：补肾强腰，祛风通络，活血止痛。

主治：肾虚型腰椎间盘突出症。

2. 除湿蠲痹方

处方：麻黄15 g、红花20 g、徐长卿30 g、防风15 g、赤芍20 g、葶苈子30 g、川萆薢30 g、鸡血藤30 g、青风藤30 g、黄柏15 g、七叶莲30 g、细辛15 g。

用法：将上述药放入熏蒸机内，每次治疗30分钟，以微汗出为宜，每日1次，10日为1疗程，共2个疗程。

功效：除湿通络，活血止痛。

主治：强直性脊柱炎、类风湿性关节炎，以两骶髂关节、腰背部反复疼痛为主，脊柱活动不同程度受限，单侧或双侧下肢疼痛麻木，腰椎增生、椎间隙变窄等。

3. 通痹熏洗汤

处方：花椒30 g、红花12 g、伸筋草10 g、透骨草10 g、独活10 g、五加皮10 g、川芎12 g、赤芍12 g、泽泻12 g、桂枝12 g、桑枝10 g、生山楂30 g、五味子15 g、羌活10 g、乳香9 g、没药9 g。

用法：将以上药材加入熏洗机内，加水2.5~3 L以后，接通电源，加热，待中药蒸汽舱内温度达到45 ℃，嘱患者酌情饮水200~300 mL，脱衣，暴露治疗部位，躺在熏洗机一次性消毒垫上，盖好被子，开始熏蒸治疗。根据患者体质及耐受能力调节温度。一般在38~45 ℃，每日1次，每次30~40分钟。

功效：舒筋活络，通经止痛。

主治：腰部疼痛，劳累及晨起时加重，适当活动或经常改变体位时减轻，活动过甚时加重，弯腰工作稍久疼痛加剧，局部疼痛多广泛，无下肢放射痛。

五、热熨法

热熨法是采用发热的药物敷于患部的治疗方法，将热疗和外敷法结合。既能促进患部气血运行，又能加强腠理对于药物的吸收，以提高疗效。热熨法是指将加热的药物用布包好，置于患部或腧穴，并做来回往返或旋转移动而进行的一种方法。通过摩擦移动，其促进气血运行的作用更强。

1. 膝关节热熨方

处方：川乌10 g、草乌10 g、羌活10 g、附子9 g、威灵仙20 g、骨碎补20 g、乳香20 g、没药20 g、苏木10 g、川芎10 g、石见穿10 g、海风藤10 g，共研为粗末。

用法：取以上药末适量装入棉袋并封口，临用前以食用白醋300~500 mL浸泡30~60分钟，上笼蒸30分钟，趁热以数层毛巾包裹，置于病变膝关节，稍凉即去除外层毛巾，直至药袋变凉。每日1次，10日为1个疗程。

主治：膝关节炎。

2. 四子散热熨方

处方：苏子、莱菔子、吴茱萸、白芥子各100 g。

用法：药包撕开纸质外包装袋后倒入电子瓦煲中加热30分钟，使温度达到50~60 ℃

后取出装入 30 cm×43 cm 的布袋中，顺时针轻柔按摩患部 3～5 分钟，待患者能耐受温度时热熨于患部，每日 2 次，每次 20 分钟，连续治疗 3 日。

主治：腰部疼痛、神经根型颈椎病。

3. 四子散

处方：苏子 60 g、莱菔子 60 g、芥子 60 g、吴茱萸 30 g。

用法：将四子散装入 6 cm×10 cm 的布袋中，用水或醋打湿，放入微波炉中加热，使温度达到 50 ℃左右，来回热熨关节痛处 20～30 分钟，每日 2 次，1 周为 1 个疗程，治疗 2 个疗程。

功效：祛风湿，温经散寒，调和气血，通络止痛。

主治：骨关节肿胀、疼痛、功能障碍，肩周炎。

4. 活血止痛散

处方：川牛膝 15 g、羌活 15 g、独活 15 g、白芷 15 g、威灵仙 15 g、冰片 0.3 g、当归 15 g、片姜黄 15 g、木香 15 g、苏木 15 g、海桐皮 15 g、川芎 15 g、淫羊藿 15 g、巴戟天 15 g、花椒 6 g、透骨草 30 g、葛根 20 g、艾叶 30 g。

用法：将上述药物放入砂锅中水煎 30 分钟，趁热熏洗患肢，待温度可耐受后将中药以布包置于患膝热敷，每次 30 分钟，中间可适当加热以维持温度。每日 1 剂，4 周为 1 疗程。

功效：活血化瘀，舒筋通络，消肿止痛。

主治：治疗膝关节炎，关节扭伤，关节明显肿胀、压痛。

5. 活血消肿止痛散

处方：血竭 15 g，红花、当归、三棱、续断各 20 g，川乌、草乌、桃仁、乳香、没药各 25 g，自然铜 30 g，白酒酌量。

用法：将上药分别粉碎成粗粉，并充分混合成散，加入白醋调成糊状，用平底宽口砂锅文火将药糊加热至 60 ℃约 15 分钟，用纱布包裹药糊在患者踝跖部滚动热敷约 30 分钟，去除纱布，将药均匀地糊在肿胀的关节上，外用食品保鲜膜包裹两层，再用绷带固定，持续外敷 20 小时。每日 1 剂，共治疗 14 日。

功效：活血化瘀，消肿止痛，消炎生肌。

主治：关节肿痛、僵硬。

六、药酒

1. 颈椎病用药酒

（1）白花蛇酒

处方：小白花蛇 1 条（约 10 g）、羌活 20 g、独活 20 g、威灵仙 20 g、当归 10 g、川芎

10 g、白芍 10 g、桂枝 10 g、鸡血藤 20 g、白酒 2.5 L。

用法：取白酒浸泡以上药材饮片，7 日后服用。口服：每日服 2～3 次，每次 30～60 mL。

功效：祛风胜湿，活血化瘀。

主治：颈椎病。

（2）龟板酒

处方：龟板 30 g、黄芪 30 g、肉桂 10 g、当归 40 g、生地 15 g、茯神 15 g、熟地 15 g、党参 15 g、白术 15 g、麦冬 15 g、五味子 15 g、山茱萸 15 g、枸杞 15 g、川芎 15 g、防风 15 g、羌活 12 g、60° 白酒 3 L。

用法：以上各药研为粗粉或切成薄片，放入布袋，浸在乙醇体积分数为 60% 的白酒内，酒以浸没布袋为宜，封闭半日即可饮用，饮完再用酒浸泡。口服，早晚各饮 20 mL，1 个月为一疗程。

功效：益气健脾，补肾活血。

主治：颈椎病。

2. 坐骨神经痛药酒

（1）乌头地龙酒

处方：制川乌 15 g、制草乌 15 g、红花 15 g、地龙 30 g、寻骨风 30 g、伸筋草 30 g、生黄芪 60 g、全当归 60 g、米酒 1 L。

用法：将以上药材装瓶，加入白米酒，密闭，一周后即成。每次服 10～20 mL，每日早晚各 1 次，15 日为 1 疗程，一般可连服 1~2 疗程。

功效：温经散寒，通络止痛。

主治：坐骨神经痛。

（2）乌蛇灵仙酒

处方：乌梢蛇 10 g、威灵仙 15 g、独活 15 g、千年健 15 g、红花 15 g、土鳖虫 5 g、当归 15 g、鸡血藤 15 g、黄芪 15 g、细辛 5 g、川芎 10 g、黄酒 1 L。

用法：将以上药材切片放入瓶内，然后加黄酒至瓶满，封闭瓶口，3 日后开始服用。口服每次服 10 mL，日服 2 次，饮 1 L 酒为 1 疗程。

功效：祛风除湿，通经活络，活血止痛。

主治：坐骨神经痛。

（3）四虫雪莲酒

处方：白花蛇 1 条、全虫 15 g、雪莲花 15 g、地龙 20 g、黑蚂蚁 20 g、威灵仙 20 g、制乳香 12 g、制没药 12 g、当归 12 g、制川乌 10 g、制草乌 10 g、川牛膝 10 g、红参 10 g、白酒 1 L。

用法：诸药切片装入盛白酒的陶瓷罐或玻璃瓶内浸泡，罐口密封，浸泡 7 日后启用。口服，每日服药 3 次，每次 10～15 mL，2 周为 1 疗程。

功效：祛风通络，散寒止痛，补肝益肾。

主治：坐骨神经痛。

（4）复方闹羊花酒

处方：闹羊花9g、羌活9g、川牛膝9g、黑杜仲9g、灯心草9g、小茴香9g、桂心末9g、白酒500 mL。

用法：以上药材切片加水800 mL，文火煎至500 mL，加上桂心末，再加白酒，混合即成。每次10 mL，每日3次，饭后服，1剂为一疗程。

功效：祛风除湿，散寒止痛，通行血脉。

主治：风寒痹痛。

（5）舒心镇痛酒

处方：秦艽15g、羌活15g、当归15g、伸筋草15g、制天南星15g、薏苡仁15g、桂枝10g、全蝎10g、木瓜20g、川牛膝20g、海马2支、蜈蚣4条、白酒1.5 L。

用法：将以上药材入盆中冷水浸湿，滤干水分后置入瓦罐，加进白酒，罐口用白纸覆盖，然后用细沙包压在纸上面，将药罐移至文火上煎熬，见纸边冒汗，随即端去药罐，冷却后滤去药渣，取液服用。每日早晚各1次，每次服20～30 mL，服15日为一疗程。

功效：祛风通络，活血止痛。

主治：坐骨神经痛。

（6）蠲痹酒

处方：鹿筋150g、鹿衔草100g、地龙60g、川牛膝50g、制杜仲50g、枸杞50g、蜂蜜适量，50°～55°白酒1 L。

用法：上药除蜂蜜与白酒外，共研为粗粉和匀，装入布袋扎紧，与蜜、酒（取适量蜂蜜溶于白酒中搅匀即可）共同置入密闭容器内封闭严紧，浸渍20日，取出压榨过滤，将滤液低温（1～10 ℃）静置沉淀5日，取清汁，分装，密封，置阴凉处贮存备用。口服，每次10～20 mL，温服，每日3次，7日为1疗程。

功效：祛风除湿，强筋健骨，活血通络，散瘀止痛。

主治：坐骨神经痛。

3. 腰腿痛药酒

（1）双乌酒

处方：制川乌10g、制草乌10g、红花10g、川芎15g、当归15g、牛膝15g、黄芪18g、白酒2 L。

用法：将以上药材切片，加白酒，浸泡1周后服用。口服，每次50～100 mL，早晚各1次，一般服用2～3剂，酒量大者可适当多饮，如感觉口舌发麻宜减量。兼肩臂痛者加羌活15g，颈项痛者加葛根30g，腰膝酸软者加杜仲10g。

功效：温经活血，益气止痛。

主治：各种颈腰腿痛而无关节红肿发热。

（2）杜威酒

处方：制杜仲 200 g、巴戟天 100 g、怀牛膝 100 g、狗脊 100 g、桑寄生 100 g、熟地黄 200 g、秦艽 100 g、威灵仙 140 g、米酒 30° 20 L。

用法：将以上药材加米酒，置缸中冷浸 50 日，滤除药渣，加冰糖（可依患者需要而定），溶解而成。口服，每日饮 50～100 mL，睡前服。

功效：补肝肾，益气血，除风湿。

主治：肝肾亏损之腰膝酸痛、筋骨痿软、风湿痹痛、筋脉拘挛。

（3）补肾蕲蛇酒

处方：活蕲蛇 500 g、熟地 100 g、酒白芍 20 g、当归 30 g、肉苁蓉 30 g、巴戟天 30 g、制杜仲 30 g、三七 30 g、鸡血藤胶 30 g、炒白术 30 g、枸杞 300 g、党参 100 g、炙黄芪 50 g、白酒 10 L。

用法：先将活蛇浸酒中醉死，加药、蜂蜜或冰糖密封 2 个月后服用。口服，每次服 50～100 mL，每日服 1～2 次，连服 1~2 个月。

功效：补肾活血，化瘀通络止痛。

主治：腰腿痛。

（4）健枫肉桂酒

处方：千年健 10 g、钻地枫 10 g、肉桂 9 g、白酒 500 mL。

用法：将 3 味药浸入 54° 以上的白酒中，常温下放置 1 个月。口服，每晚服 20～30 mL，连服 15 日。

功效：祛风湿，壮筋骨，止痛消肿。

主治：腰腿痛。

4. 扭闪挫伤用药酒

（1）舒筋活血水

处方：透骨草 90 g、制川乌 90 g、乳香 20 g、没药 20 g、红花 60 g、秦艽 60 g、钩藤 60 g、防风 45 g、补骨脂 45 g、60% 的乙醇 3 L。

用法：将 9 味中药研为粗末或切成薄片，置容器中，加入 60% 的乙醇泡 72 h，每日搅拌 1～2 次，滤出浸液，药渣再加乙醇，如此 3 次。再将 3 次药液混合，静置 24 h，过滤，以瓶分装备用。外用，每次用此药水反复涂搽患处，每日 2～3 次。慢性疼痛先用热敷，再搽药水，可提高疗效。

功效：舒筋活血，温经通络，消肿止痛。

主治：四肢关节扭挫伤、骨折，脱位后期关节疼痛、活动不利；各种劳损、筋膜炎引起的局部肿痛及软组织损伤、风湿痹痛等症。

5. 骨质增生用药酒

（1）抗骨刺酒

处方：伸筋草 15 g、透骨草 15 g、杜仲 15 g、桑寄生 15 g、赤芍 15 g、海带 15 g、落得打 15 g、追地风 9 g、千年健 9 g、防己 9 g、秦艽 9 g、茯苓 9 g、黄芪 9 g、党参 9 g、白术 9 g、陈皮 9 g、佛手 9 g、牛膝 9 g、红花 9 g、川芎 9 g、当归 9 g、枸杞 6 g、细辛 3 g、甘草 3 g、白酒 1 750 mL。

用法：将以上药材切片，加入白酒浸泡 15 日，去渣留汁饮用。口服：每次服 10 mL，每日服 3 次，1 000 mL 为 1 疗程。

功效：益肾健脾，活血行气，祛风湿。

主治：骨质增生症。

（2）复方威灵仙药酒

处方：威灵仙 50 g、淫羊藿 50 g、五加皮 50 g、狗脊 50 g、防风 40 g、骨碎补 50 g、五味子 30 g、白芍 30 g、土鳖虫 30 g、地黄 50 g、枸杞子 50 g、紫石英 50 g、白酒 6 L。

用法：将以上药材（紫石英除外）切成薄片，浸入白酒，密闭浸泡 1 个月。口服，每次 30 mL，每日服 2～3 次，3 个月为 1 个疗程。

功效：祛风散寒除湿，通经散瘀，补肝肾。

主治：骨质增生症。

（3）强骨灵

处方：熟地 30 g、骨碎补 30 g、淫羊藿 20 g、肉苁蓉 20 g、鹿衔草 20 g、鸡血藤 20 g、莱菔子 20 g、延胡索 20 g、白酒 2 L。

用法：将以上药材切碎，加白酒，密封浸渍，每日搅拌 1～2 次，1 周后，每周搅拌 1 次，共浸渍 30 日，取上清液，压榨药渣，榨出液与上清液合并，加适量白糖，密封 14 日以上，滤清液装入 250 mL 瓶中。口服每次 10 mL，每日 2 次。连续服用 2～4 个疗程，每个疗程 15 日。

功效：通经活血，补骨理气镇痛。

主治：增生性膝关节痛。

（4）增生风湿药酒

处方：白花蛇 10 g、肉桂 10 g、制川乌 10 g、钩藤 10 g、千年健 10 g、甘草 10 g、炮姜 10 g、木香 10 g、钻地风 10 g、丁香 8 g、葛根 8 g、羌活 8 g、独活 8 g、红糖 100 g、白酒 1 500 mL。

用法：将以上药材切片，装入纱布袋，放入坛子，加白酒、红糖，以小火炖至余液 500 mL 即可。口服：每次 50 mL，每日 3 次。轻者口服 2 周，重者服 1 个月。

功效：祛风胜湿。

主治：骨质增生及风湿性关节炎。

第三节　脊椎牵引

一、颈椎牵引

（一）概念

牵引是治疗颈椎病的有效措施之一，早已被国内外广泛应用。颈椎牵引是指采用牵引的方式将力作用于人体头颈部，增大椎间隙和扩大椎间孔，使颈椎长度变长。其主要治疗目的是拉伸紧张或者痉挛的骨骼肌，并起着制动的作用。可用于治疗某些压迫性疾患和颈椎疾患，如神经根型颈椎病、颈椎间盘突出症和颈项部肌肉痉挛等病症。

（二）作用机制

1. 重建颈椎的内外生理平衡，缓解颈部肌肉的紧张痉挛，减少或消除颈椎周围肌肉群对颈椎施加的压力。

2. 使椎间隙稍增宽，缓冲椎间盘组织向周缘的外突力，增大椎间孔，使神经根所受的挤压得以缓和。有利于恢复或重建颈椎的生物力学平衡，增强颈椎的稳定性。

3. 使水肿的神经根制动休息，促进水肿吸收，对神经根起减压作用。

4. 调整钩椎关节、小关节以及椎体的错位、滑脱。

5. 减缓椎动脉所受的压迫，改善颈部的血液循环，增加对头部供血。

（三）影响因素

从生物力学分析，影响牵引治疗效果的主要因素包括颈椎牵引的牵引重量大小、牵引时间、方法、体位、角度等。

1. 牵引重量

选取的牵引重量约为病人体重的8%～15%时可以获得较好的治疗效果，有专家采用离体力学试验观察和研究了不同牵引重量对颈椎稳定性的影响，认为椎间盘急、慢性损伤后，颈椎稳定性下降，采用4～6 kg牵引重量更符合生物力学原理。

2. 牵引时间

牵引多长时间最有效也是临床争论的焦点之一。颈椎最常用的牵引时间是15分钟。一般的规律是：短时间牵引通常采用较大的牵引重量，而长时间牵引采用较小的牵引重量。

对短时间大重量和长时间小重量的研究表明，这些治疗方法对缓解症状十分有效。采用长时间牵引疗法，较小重量的牵引即可有效地缓解患者的症状，而较大重量的牵引则有可能拉伤患者的软组织。但采用长时间牵引疗法时，患者需要住院，在医生的严密观察下进行。必要时服用镇静剂，以保持患者在长时间的牵引过程中维持静止状态。

3. 牵引方法

（1）连续性牵引：持续牵引 24 h 或更长时间。显然，使用这种治疗方法需要极大的耐心，因此，常需要镇静剂以保持患者安静，并可降低所使用的牵引重量。

（2）持续牵引：持续稳定的短时间（通常为 0.5 h）和较大重量的牵引。适用于严重颈肩臂疼痛且疼痛侧颈部侧屈、旋转运动受限者，急性颈椎小关节紊乱，对松动术无效的上颈段疾患。

（3）间歇性牵引：利用一个机械装置提供脉冲或震动式的牵引方法。这是目前最受欢迎的牵引方式。多在大重量牵引时采用，能有效拉开椎间隙。适用于发生显著退行性变且颈部运动明显受限的颈部疾患。伴有老年骨质疏松的退行性颈部疾患宜选用较柔和的间歇牵引。

（4）手法牵引：用手来完成，这样医生可以更好地控制患者的头颈。这种方法对医生来讲非常直观，并可随时控制牵引的角度。

连续和持续牵引疗法用于颈部制动和牵拉，从牵引力量和时间关系考虑，稍长时间的小重量维持牵引能有效消除肌痉挛，调整颈椎内外平衡；持续牵引配合间歇牵引效果好，可克服持续牵引带来的一些副作用。而间歇性和手法牵引用于牵张颈椎和增加关节的活动度，并增加其他软组织对肌肉和韧带的唧筒作用，以及增加对颈部组织结构的血液供应。

4. 牵引的体位

牵引时患者处于何种体位最好，临床上意见也不一致。最常见的体位是坐位和仰卧位，也包括仰伸位。坐位简便易行，卧位安全舒适。

（1）坐位颌枕布带牵引：临床应用最为广泛。患者取坐位，以颈椎前倾 5°～15° 为宜。要求患者充分放松颈肩部肌肉，牵引重量 4～12 kg，开始时用较小重量以利于患者适应。牵引数次后，如无特殊不适，可酌情增加重量，以患者耐受为度。每次牵引持续时间通常为 15 分钟，每日 1～2 次，10 日为 1 疗程，可持续数个疗程直至症状明显减轻或消除。

（2）仰卧位牵引：仰卧状态下，脊髓、神经根及颈后方的肌肉、韧带处于松弛状态，牵引力作用于椎骨本身，不会加重对肌肉韧带的副损伤。在一项对小样本的研究中发现：牵引时仰卧位要比坐位的疗效好，仰卧位优点如下：① 使脊柱后部结构分离间隙更大；② 放松作用更明显；③ 可降低肌肉的紧张度；④ 可增加颈椎的稳定性；⑤ 可减少为克服头部重量所需要的牵引重量；⑥ 可减小颈椎前部的解剖曲度。一般认为，取坐位时颈部牵引应当采用大重量短时间的牵引疗法，而取仰卧位时应使用小重量长时间的牵引疗法。仰伸位牵引对恢复颈曲疗效较好。青壮年颈椎病患者椎体退行性变增生不明显，而以颈曲变直或反曲为主时，仰伸 5°～15° 牵引最佳。

5. 牵引的角度

颈椎成角度牵引是采用力学的方法，通过改变颈椎受力状态从而维持其稳定性，恢复其内外动态平衡的一种综合性疗法。临床上颈椎牵引时所采用角度是一致的。牵引中，颈部取前倾位。前倾的角度为 10°～30° 不等，取前倾体位牵引疗效更好。

（四）适应证和禁忌证

适应证：颈椎间盘突出或脱出，颈椎失稳，颈型、神经根型、交感型颈椎病，颈椎小关节紊乱，寰枢关节移位，颈椎滑脱等，包括部分椎动脉型颈椎病。

禁忌证：颈椎肿瘤、结核、严重骨质疏松、颈椎椎体融合术后患者禁用颈椎牵引。对久病体虚者，孕妇，严重神经官能症患者，重型椎基底动脉供血不足、重型椎管狭窄、局部感染、下颌关节炎、颈椎严重畸形、椎体大型骨赘及骨桥形成患者，慎用颈椎牵引。

二、腰椎牵引

（一）概念

腰椎牵引是利用牵拉力与反牵拉力作用于腰椎，通过向相反方向牵拉来达到治疗腰椎间盘突出的目的。人类使用牵引治疗腰腿痛已有悠久的历史，古希腊医生就曾采用牵拉和背部按压法来治疗腰腿痛。牵引是非手术治疗腰椎间盘突出症的有效方法，常与卧床休息、药物治疗、物理治疗等联合应用。

（二）作用机制

1. 缓解腰背肌痉挛，纠正脊柱侧凸。

2. 增宽椎间隙，减轻椎间盘压力，有利于突出的髓核回纳，减轻对神经根的压迫和刺激。

3. 使后纵韧带及纤维环的张力增加，对突出物产生向腹侧的压力，促使髓核回纳或改变其突出的方向。

4. 减轻神经根粘连，改善神经的感觉和运动功能。

5. 增大椎间孔，增大上下关节突关节间隙，减轻对关节滑膜的挤压，缓解疼痛。

6. 有效减少致敏神经组织直接压力，从而减少神经根症状，有利于炎症的消退。

7. 调整小关节紊乱，维持脊柱平衡，避免神经根受刺激。

（三）牵引疗法的分类

1. 依据牵引作用的时间，分为长期持续牵引（几小时至几天）、短期持续牵引和间歇牵引（间歇变换牵引和休息的时间）三类。

2. 腰椎牵引分为轴向牵引、自体牵引及手动牵引三类。轴向牵引使牵引力仅能沿自上而下的垂直轴进行牵拉，其与体位牵引一样，均允许患者根据自身症状决定牵引力的大小和方向。轴向牵引力的大小是变化的，相当于自重的大重量牵引被认为是最有效的。而手动牵引则是根据患者症状和患者的耐受力决定牵引力的方向和偏移前屈、侧弯或伸直的程度。

3. 根据牵引力的大小和持续的时间，可分为慢速牵引和快速牵引。慢速牵引是临床治疗腰椎间盘突出症的常用方法，包括自体牵引、骨盆牵引等，它们的共同特点是施加的重量小，一般为患者体重的 20%～50%，作用时间长，每次牵引时间为 30 分钟，在牵引的过程中还可以根据患者的感受对牵引重量进行增减。快速牵引重量大，为患者体重的 1.5～2 倍，作用时间短，一般牵引时间为 0.5～1 秒。

4. 电脑牵引常用的有静态牵引（直接牵引）、间歇牵引两种牵引模式。

（1）静态牵引：是指在整个治疗时间内以所设定的一个牵引力进行持续不断牵引的程序。

（2）间歇牵引：采用两种牵引力进行牵引的程序，以一种稳定的速度牵拉至预设的最高牵引力并放松至预设的最低牵引力。

总原则为：静态牵引有助于评估患者对牵引的耐受，活动量小。间歇牵引通常效果比静态牵引好，文献中更多使用此方法。

（四）操作方法

1. **牵引体位**：根据患者的病情和治疗需要，选择仰卧位和俯卧位等体位。

2. **腰椎的角度**：通常通过改变髋／膝的位置以改变腰椎的角度，髋／膝的位置可在全伸展位到 90° 屈曲范围内调节。

3. **应用模式**：根据需要选择持续牵引或间歇牵引。间歇牵引可使患者更舒适些。

4. **牵引重量**：牵引重量的范围应是患者可以接受的范围。通常首次牵引重量大于 25% 体重，适应后逐渐增加牵引重量。常用的牵引重量范围为 15～30 kg。

5. **治疗时间**：大多为 30 分钟。

6. **频率和疗程**：频率为 1 次／日或 3～5 次／周，疗程为 3～6 周。

（五）适应证和禁忌证

适应证：腰椎间盘突出症、腰椎Ⅰ度滑脱症、腰椎小关节功能紊乱、早期强直性脊柱炎、腰椎滑膜嵌顿症、脊柱侧弯症、腰椎退行性疾患、腰椎管狭窄症等。

禁忌证：下胸腰段脊髓明显受压、腰椎结核、腰椎肿瘤、腰椎感染、腰椎骨折伴移位、腰椎Ⅱ度及Ⅱ度以上滑脱症、马尾神经综合征、重度骨质疏松、急性化脓性脊柱炎、严重痔疮、严重心脑血管疾病患者或心肺功能障碍、孕妇等。

第四节　药物注射

一、概念

药物注射即封闭疗法，又称神经阻滞疗法，是由局部麻醉演变而来的一种简单、安全、疗效可靠的治疗疼痛的方法，在病变的神经周围、疼痛点及有关的经络穴位上注射对相关神经系统具有传导阻滞或减缓局部无菌性炎症效应的药液，以期达到治疗作用。

二、作用机制

封闭药物的最主要的作用是阻滞相关神经的传导性，将阻滞药物注射入病变区域的神经周围，则病灶区域所产生的病理性冲动被阻断并不能传入中枢神经系统，中枢神经系统不做出反应并不把神经冲动传至效应器，则无疼痛的感觉，从而起到减缓疼痛的效果，间接恢复神经系统的功能。

封闭药物不仅可以产生阻滞传导的效应，还能产生一些良性的神经刺激，通过干预淋巴与血液循环进程，从而改善病变部位的营养状况并促进新陈代谢的发生，缓解局部组织炎性浸润等改变。

三、配制方法

封闭药物由麻醉药和糖皮质激素类药物组成，麻醉药为局麻药物，如普鲁卡因、利多卡因等，糖皮质激素常用醋酸泼尼松龙注射液、地塞米松注射液。糖皮质激素能改善毛细血管通透性，抑制炎症反应，减轻致病因子对机体的损害；盐酸普鲁卡因是一种局部麻醉药，可以缓解疼痛，增强疗效。

用醋酸泼尼松龙注射液（5 mL，0.125 g）3 支，盐酸利多卡因注射液（5 mL，0.2 g）10 支，0.9% 氯化钠注射液 50 mL。先用注射器将 0.9% 的氯化钠注射液（100 mL）从输液瓶中抽出 50 mL，使瓶内剩余 50 mL，再用注射器将醋酸泼尼松龙注射液（5 mL，0.125 g）3 支和盐酸利多卡因注射液（5 mL，0.2 g）10 支分别抽出并注入剩余 50 mL 0.9% 的氯化钠注射液的输液瓶中，混匀，备用。需要时，可用 5 mL 的注射器抽出 3~4 mL 的上述混合液，注射于局部软组织或关节腔内。

药物用 1% 普鲁卡因 2 mL 加 5 mg 地塞米松。

四、封闭疗法分类

封闭疗法按照解剖部位分类可分为以下四种：

1. **脊神经阻滞**：肋间神经阻滞、胸及腰部椎旁神经阻滞、臂丛阻滞、枕神经阻滞、颈丛阻滞、其他末梢神经阻滞。

2. **交感神经阻滞**：腹腔神经丛阻滞、胸及腰部交感神经节阻滞、星状神经节阻滞。

3. **脊神经和交感神经同时阻滞**：骶管阻滞、蛛网膜下隙阻滞、硬膜外阻滞（颈部、胸部、腰部）。

4. **脑神经阻滞**：舌咽神经阻滞、面神经阻滞、三叉神经阻滞等。

五、封闭疗法的具体操作

（一）颈肩部封闭

1. **颈浅丛神经阻滞术**：支配颈肌的神经多为颈丛的神经分支。故而在颈丛阻滞后，阻断了颈丛支配区肌肉的疼痛传导通路，可解除颈部肌肉的疼痛、强直和痉挛，恢复颈部的活动功能。患者仰卧，去枕，头偏向健侧，充分暴露胸锁乳突肌和颈外静脉。常规消毒铺巾后，于胸锁乳突肌后缘中点处做皮丘，用 7 号针头从皮丘进针后，同时可用手指将胸锁乳突肌轻轻提起，向胸锁乳突肌后缘缓慢进针，通常深度为 0.5~1.0 cm，有突破感（即针尖已穿破颈部深筋膜，颈浅神经丛由此穿出并形成经丛神经环），此时回吸无血后即可注入 0.5% 利多卡因。

2. **副神经阻滞术**：对急性发病疼痛剧烈者，可施行副神经阻滞术。

副神经自颅腔出来后下行，在乳突下 3.5 cm 处穿过胸锁乳突肌，并发出分支支配该肌，然后在胸锁乳突肌后缘中点上方出来，越过颈后枕三角区颈深筋膜浅层的深面，在斜方肌前缘距锁骨约 5 cm 处穿入斜方肌。因此，副神经阻滞的位置在胸锁乳突肌后缘中点上方约 1 cm 处，或斜方肌前缘距锁骨约 5 cm 处。一般进针 1~1.5 cm，患者有异物感或出现耸肩动作，标志穿刺成功。

3. 局部浸润（阻滞）疗法：于压痛最明显处及肌筋膜下进行局部浸润阻滞，所用药物为 0.5% 的利多卡因、地塞米松 5 mg。每次于痛点注入 2～5 mL，常能收到非常满意的效果。这种局部浸润的阻滞方法非常简单而且有效，有时需要反复数次，多数病例为隔日施行 1 次，即使较顽固的慢性疼痛也能治愈。但必须找准痛点，穿刺时注射针头刺中痛点（或触发点）时患者有酸胀或疼痛向四周扩散的感觉，治疗的效果才好。

4. 肩峰下封闭：相当于肩峰下滑囊、冈上肌止点处，患者侧卧，肩峰下后外侧方向压痛区常有一凹陷间隙，针可在肩峰下凹陷处刺入，做四周封闭。

5. 肱二头肌腱沟封闭：患者仰卧，患肢置于体侧，肩部前上方，相当于三角肌上端内侧缘深处，即为肱二头肌腱沟部位，其间有肱二头肌长头，针可直接插入该部，并稍指向头侧，进行封闭，同时四周有关压痛点也可一并完成封闭。如喙突下二头肌短头、胸大肌、背阔肌的肱骨止点处。

（二）腰部封闭

1. 浅位封闭：适用于浅部软组织疼痛，所选择的封闭点往往就是组织的病变区。患者取俯卧位，腹部垫一薄枕，使腰椎前凸减少。皮肤消毒后，针直接刺入疼痛区组织内，逐渐将药物均匀地向病灶四周注射，一般每周封闭 1～2 次，5 次为 1 个疗程。

根据常见的腰背部压痛点分布，常用封闭点如下：

（1）背部各椎旁筋膜及皮神经封闭点：适用于背部疼痛，相当于棘突旁 1～3 cm 处，垂直或斜刺进针，深度相当于筋膜下层及肌肉浅层。注意切勿过深进入胸腔。

（2）第 3 腰椎横突骶棘肌缘封闭点：适用于该区疼痛，并有压痛点存在。有时有同侧臀部疼痛，以第 3 腰椎横突尖与骶棘肌外缘交点为封闭进针点。

（3）腰眼封闭点：适用于下腰段疼痛，以髂骨嵴与骶棘肌外缘相交处为进针点，深度可至筋膜深层及肌肉层，有发胀感即可进行封闭。

（4）棘突间或棘突旁封闭点：适用于该区疼痛及压痛时，棘突间或沿棘突骨面两侧进行封闭。注意勿深入脊椎管内。

2. 深位封闭：适用于深部疼痛性病灶或压痛区，针尖可深达深部肌肉组织、脊柱关节突关节、小关节囊、深部韧带、神经根、后纵韧带、椎管内组织及椎间盘等。深位封闭法对适应证确切的患者效果甚好。

（1）小关节封闭法：患者取俯卧位，确定注射部位，一般小关节位置在棘突下缘旁开 1～1.5 cm，以 20 或 21 号长针垂直进入皮肤，边进针边注射，直到接触小关节囊为止。此时术者可感觉针刺处有坚韧组织的感觉，再将注射器回抽，若无回血或脑脊液，则将全部药物推向关节内及其四周。

（2）硬膜外神经根封闭法：本法实际上为小关节封闭法的延续，即在针尖触及小关节后，将原注射针拔出少许，逐渐偏向小关节内侧，紧贴小关节内壁穿过黄韧带，可感觉有突破感，此时进针须极为缓慢，以免针刺及神经根。通过硬脊膜外脊椎管的侧角，到达神经根周围，抽吸针筒，无血液或脑脊液回流时，即可进行封闭。有时针尖甚靠近神经根处，甚至发生闪电样痛感，但由于进针十分缓慢，不会伤及神经根，往往滑过神经根侧方，到达神经根前方或侧方。

（3）骶棘肌骶髂关节区封闭：此法适用于下腰三角区疼痛、髂腰韧带损伤、腰骶及骶髂关节疾患等。相当于第 4、第 5 腰椎或第 5 腰椎、第 1 骶椎关节突处将针垂直刺入皮肤，直达小关节处进行封闭，再将针退至皮下，改变针刺方向，以髂后上棘为标志，将针插入髂骨前方、骶骨后方的骶棘肌组织中。根据病情，可做不同方向的扇形封闭。注意操作中切勿穿刺过深进入椎管内，或因改变方向用力过度而使针折断。

（4）骶尾神经封闭：适用于尾骨痛、骶尾痛患者。患者取俯卧位，确定骶裂孔及骶尾交接处作为标志，用针刺入骶尾交接处的两侧进行封闭。由于注射部位靠近肛门处，故最好先进行会阴部清洗，应特别注意皮肤消毒及无菌操作。一般以 1% 普鲁卡因 5~10 mL 封闭即可。

六、适应证和禁忌证

除少数脊柱器质性病变（如结核、肿瘤等）外，其他一般颈腰背痛疾患均可应用，但在封闭前应充分估计及衡量封闭疗法对患者的效果，然后做出决定。在下列几种情况下，不要采用封闭疗法：局部感染、全身重症感染、出血倾向、药物过敏等。

七、注意事项

1. 深部封闭时，若须改变注射方向，应将针头退回至皮下组织后，再行改变方向，决不可直接将针在深部组织中随便更换方向。

2. 注射完毕后，患者一般须取卧位休息 15 分钟，观察有无不良反应。封闭注射后，由于药物反应，局部可出现肿胀疼痛，一般 48 小时后可缓解并消失。如 72 小时后仍有红肿、发热，应考虑是否有急性化脓性感染。

3. 使用泼尼松作局部封闭药物时，每隔 3~5 日治疗 1 次，3~4 次为 1 个疗程，最多不超过 2 个疗程，否则药物在局部积聚，抑制纤维组织形成，会使局部组织脆弱。

八、不良反应及其处理

1. **中毒反应**：反应较轻者，可有发热、颜面潮红、头晕等感觉；反应较重者，出现口干、流泪、恶心呕吐、面色苍白、出汗、呼吸困难、口唇发绀及惊厥等症状，故需立即抢救。

处理方法：立即停止注射药物，将针拔出；患者平卧，抬高双下肢，吸氧，监测血压、脉搏、呼吸等；静脉注射 5%～10% 葡萄糖液；反应较重时，立即给予吸氧与升压药。应肌内或皮下注射麻黄碱 10～30 mg，间羟胺 0.5～5 mg，2.5% 硫喷妥钠 0.2～0.5 g，以减轻中毒症状及对抗惊厥；呼吸循环障碍时，立即做人工呼吸、气管插管、心脏按压。

2. **过敏反应**：类似中毒反应的症状，可伴有荨麻疹，支气管痉挛、喉头水肿。

处理方法：除按中毒反应抢救外，还应给予抗过敏治疗。

3. **局部感染**：少数患者可出现，治疗后局部疼痛肿胀持续加重，伴有发热、白细胞和中性粒细胞增高。

处理方法：治疗过程中要严格掌握无菌技术，注射的量和次数适中。若感染发生，应及时采取局部制动，使用抗生素和局部外敷消炎止痛措施，如已化脓应切开引流。

4. **出血或血肿**：应该压迫止血，防止血肿扩大压迫正常组织或导致感染。颈、腰椎硬膜外阻滞后，注意观察下肢疼痛、感觉、运动的变化，如出现硬膜外血肿压迫脊髓和神经根，应尽快手术治疗。

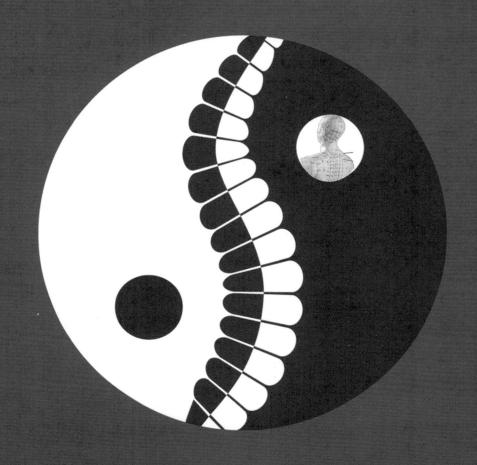

第8章

脊柱相关疾病诊治

本章主要内容包括脊柱疾病和脊柱源性疾病的诊断及中医整脊手法的治疗。

第一节　颈椎病

一、颈椎病的定义和分型

颈椎病是由劳损引起维系颈椎平衡的颈椎周围肌肉、韧带、筋膜等组织损伤，或椎间盘突出、退变导致颈椎骨关节结构紊乱，损害到从颈椎椎间孔发出的颈神经、臂丛神经、相邻的交感神经和穿越颈椎横突孔的椎动脉，甚至压迫颈椎椎管内的颈髓，引起的一系列症候群的统称。

颈椎病的临床表现甚为复杂，如把各型颈椎病的症状、体征综合起来，可以说，上自头部，下至腿足，浅自皮肤，深至某些内脏，都可有异常表现。有的患者可仅有轻微的颈部症状，甚至没有颈部症状，其突出表现为颅脑、胸背、上肢、下肢、内脏括约肌及精神等各种各样、似乎与颈椎毫无关系的症状。

为了便于认识这些错综复杂的现象，明确产生这些现象的病理学基础，现将颈椎病症状、体征的来源归纳为如下 7 种，其中有的是原发性改变，而大多数属继发性改变。

1. 颈丛或臂丛神经受到刺激或压迫，造成颈、肩、臂、手放射性麻木、疼痛、无力和肌肉萎缩等。

2. 颈脊髓受到刺激或压迫，造成下肢无力、走路轻飘不稳、瘫痪、大小便障碍等。

3. 椎动脉、脊髓前动脉、脊髓后动脉供血不足，导致记忆力减退、头晕、耳鸣、猝倒、肢体运动障碍和深感觉缺失性运动失调等。

4. 颈椎各椎间关节及周围肌肉、韧带、筋膜等组织受损伤或发生炎症，导致颈肩背酸痛、僵硬和颈部活动受限等。

5. 颈交感神经受到刺激或压迫，导致顽固性头痛、心动过速、心动过缓、假心绞痛、霍纳综合征、半身发凉、出汗障碍等。

6. 椎体前缘食道、喉返神经、膈神经受到刺激或压迫，导致咽部异物感、吞咽困难、声音嘶哑、呃逆、叹息样呼吸等。

7. 颈椎病除头晕、耳鸣外，40%～60% 有神经衰弱综合征及神经精神疾病的种种表现，提示椎动脉及脊髓前端供血不足，导致脑干、颈脊髓内网状结构功能障碍，如头脑不清醒、神志迷乱、咽部分泌物增多、咽部干燥、手苍白或发绀，以及睡眠障碍等。

上述 7 种病理生理改变，大部分是软组织病变，而且是可逆的，这也是多数患者非手术治疗可以缓解或治愈的病理学基础。仅少数病变是不可逆的。

根据潘之清颈椎病分型原则将颈椎病分型如下：

1. 颈型。

2. 神经根型（根痛型、麻木型、萎缩型）。

3. 脊髓型（四肢瘫型、截瘫型、交叉瘫型、三肢瘫型、脊髓前动脉型）。

4. 椎动脉型（慢性椎动脉供血不足型、急性椎动脉供血不足型）。

5. 交感神经型（颈交感神经受激惹型、颈交感神经麻痹型）。

6. 混合型：任何两型或两型以上同时存在。

7. 其他型（食道受压型、膈神经受累型、喉返神经受累型、延髓型）。

颈椎病各型之间可以相互转化，也可以相互交叉。在治疗上，必须根据类型的变化进行辨证施治。

二、颈型颈椎病

临床上反复发作的"落枕"，绝大多数属颈型颈椎病，或为其他型颈椎病的前驱表现。

【病因病理】

颈部肌肉、韧带、关节囊急性或慢性损伤，椎间盘退化变性，椎体移位，小关节错缝，是本病的基本病因。机体感受风寒侵袭、感冒、疲劳，或睡眠姿势不当及枕头高低不适宜，使颈椎过伸或过屈，颈项部某些肌肉、韧带、神经受到牵张或压迫，即可造成颈椎病急性发作。颈型颈椎病最常受累的神经、肌肉是：

（一）副神经（accessory nerve，第 11 对颅神经）外支受到刺激或压迫

该神经的外支起于第 1~5 颈椎神经根，在颈内静脉和颈内动脉间向下走行于胸锁乳突肌深面，支配斜方肌和胸锁乳突肌。副神经的髓核、神经根及周围神经干受损伤，可以出现上述两肌肉病变。反之，上述两肌肉痉挛也可以压迫副神经。颈型颈椎病的颈部肌肉痉挛和副神经受损可以互为因果。颈椎病大多先有根性副神经受累，肌肉痉挛则是继发的。

（二）胸锁乳突肌（sternocleidomastoid）

胸锁乳突肌的起点有二：一部分以短腱起自胸骨柄前面，称胸骨头；一部分起自锁骨的胸骨端，称锁骨头。两头向上汇合为一束肌腹，肌纤维向上后方，止于乳突外侧面及上项线的外侧部。此肌主要维持头的正常端正姿势。一侧收缩时，通过寰枢关节纵行的运动轴，可使面部转向对侧，通过寰枕关节为主的失状轴，可使头歪向同侧，而作用于通过寰枕关节为主的冠状轴，略有使头后仰的功能，但因力矩小，变动不明显。两侧肌肉同时收

缩时，则可使数个颈椎复合组成的关节向前移动，出现头的前伸。若一侧发生病变，使该肌挛缩，则引起病理性斜颈。胸锁乳突肌病变，亦是引起颈痛及颞乳部偏头痛，甚至面神经麻痹的常见原因。胸锁乳突肌受副神经及第2（3）颈神经前支支配，副神经主要支配其运动。

（三）斜方肌（trapezius）

斜方肌位于项部和背上部皮下，为三角形的阔肌，底在脊椎，尖在肩峰，两侧的斜方肌加在一起，形如斜方形，故名。自上而下，肌纤维以腱膜起自上项线内1/3部、枕外隆凸、项韧带全长、第7颈椎棘突、全部胸椎棘突及其棘上韧带。上部肌纤维斜向下外方，止于锁骨外1/3的后缘及其附近的骨面。中部肌纤维平向外方，止于肩峰内侧缘和肩胛冈上缘的外侧部。下部肌纤维斜向外方，止于肩胛冈下缘的内侧部。斜方肌受副神经及第3、第4颈神经前支支配。

（四）前斜角肌（scalenus anterior）

起于第3至第6颈椎横突前结节，斜行向下抵于第1肋骨上面的斜角肌结节。由颈神经前支（第5至第7颈神经）支配。前斜角肌受损伤后，可出现肌肉痉挛肥大，造成颈神经根、锁骨下动脉和臂丛神经受刺激或压迫，临床表现为颈、肩、臂痛及血管受压症状。

颈型颈椎病多在夜间或晨起时发病，有自然缓解和反复发作的倾向。每次发作如不治疗，一般3~7日能自行缓解。以女性多见，与职业有关，多见于长期电脑前工作或长期低头工作的人。但持续发作数月者亦非罕见，并可向其他型转化。发病年龄较椎动脉型、脊髓型小，以30~40岁多见。单纯颈型颈椎病预后良好，经手法复位、封闭、针灸、理疗等，疼痛多能迅速缓解，但可反复发作，给患者造成痛苦，尤其因寰枢关节移位或损伤引起的头痛、头晕，甚至造成记忆力减退、反应迟钝，病程多漫长。

【临床表现】

（一）症状

颈项强直、疼痛，也可有整个肩背疼痛，颈部活动受限。少数病人可出现反射性肩背及上肢疼痛、胀麻，咳嗽或打喷嚏时症状不加重。多数病人疼痛、麻木不超过肩部。但是，如果合并前斜角肌痉挛，则可出现上肢放射性疼痛与麻木，咳嗽、打喷嚏时症状加重，但不像神经根型颈椎病的根性疼痛那么剧烈。常伴有交感神经、椎动脉受累症状，如伴有头痛、头晕等，尤以头痛多见。头痛部位可为枕顶、耳后，或偏头痛。

（二）体征

1. 急性期颈椎活动明显受限。

2. 颈椎旁肌、第1至第7胸椎旁或斜方肌、胸锁乳突肌有压痛，冈上肌、冈下肌也可有压痛。

3. 如有继发性前斜角肌痉挛，压痛范围则扩展，可在胸锁乳突肌内侧，相对于第3至第6颈椎横突水平扪到痉挛的肌肉，稍用力压迫，即可出现肩、臂、手放射性疼痛，绝大多数沿尺侧放射，也可沿桡侧放射。艾迪森征、压顶试验、神经根牵拉试验可为阳性。

【诊断】

颈型颈椎病诊断较为容易，根据典型的落枕史和颈项部症状和体征，即可做出诊断。

影像检查以小关节增生、移位较为多见，椎体缘骨赘、椎间隙狭窄者少见。但X线检查属正常者也非少见，尤其在早期，可仅有生理曲度改变或轻度椎间隙狭窄，少有骨赘形成。

【治疗】本型以手法治疗为主。

疼痛以肩背痛为主者，伴颈部活动受限，翻身、起床动作受限。手法采用掌压法。让患者俯卧位，胸部下垫一枕，双上肢放置于身体两侧。触诊脊柱第6颈椎至第4胸椎两侧，可发现垂直于脊柱的条状隆起，在此部位实施掌压法，手法治疗后症状常常可立即消失。若症状减轻不明显，可让患者取侧卧位，改用指压法。

（1）交错掌压法（图7-59，图7-60）

① 让患者俯卧于治疗床上，胸下垫一枕，枕的前缘至患者下颌处，双上肢分别放置于身体两侧，全身放松。

② 根据患者的主诉症状、影像检查、触诊，初步做出定位诊断。

③ 如疾病定位诊断为第3、第4胸椎椎体之间，医者站于患者身体一侧，将双手掌根至小鱼际处分别置于第3、第4胸椎两旁，指尖方向相对，双手掌分别向下（胸部方向）、向与前方（同手指尖方向）成45°角的方向用力按压，此时第3、第4胸椎椎体之间可受到牵拉扭转之力，可使错位的胸椎小关节复位，常可听到关节弹响声或感觉到椎间移动。

（2）顺势掌压法

① 顺势掌压法方法（图7-61，图7-62）

a. 让患者俯卧于治疗床上，胸下垫一枕，枕的前缘至患者下颌处，双上肢分别放置于身体两侧，全身放松。

b. 根据患者的主诉症状、影像检查、触诊，初步做出定位诊断。

c. 如疾病定位诊断为第3、第4胸椎椎体之间，医者站于患者身体一侧，将双手掌根至小鱼际处分别置于第3、第4胸椎两旁，指尖方向相一致，双手掌同时向下（胸部方向）、向前（头部方向）45°角方向用力按压，可使错位的胸椎复位，常可听到关节弹响声或感觉到椎间移动。

② 作用：对胸椎间进行手法复位，通利胸椎关节，缓解上背部肌肉的紧张痉挛，疏通经络，行气活血止痛。

③ 注意事项：切勿用力过大、过猛，以免引起肋骨骨折。60岁以上女性及已确诊骨质疏松患者慎用顺势掌压法，很容易引起肋骨骨折，需特别注意。按压胸背引起的肋骨骨折患者在按压后即出现肋部疼痛，翻转身体、深呼吸、咳嗽均可使骨折部位疼痛加剧，肋骨X线检查或二维CT检查可确诊。手法应轻柔，切勿为了追求关节弹响用力过大或反复

按压。如该手法操作不成功，可改用提肩膝顶法或指压法。

（3）侧卧指压法（图7-26～图7-29）

让患者取侧卧位，颈部稍前屈，枕高同患者一拳高度，医者站立于患者腹侧，以第7颈椎棘突侧板为例，触诊找准第7颈椎棘突，为增加力度，可用两拇指叠压颈椎棘突侧板。

疼痛以颈部、枕部为主者，或有偏头痛者，颈部活动受限者，手法采用上项线指压法、颈部指压法，一般情况下，这两种手法即可缓解患者症状。若症状减轻不明显且影像显示有椎体移位改变，可加用颈部斜扳法或颈部提拉旋转法。

（4）上项线指压法（图7-13～图7-16）

① 方法：让患者端坐靠背椅上，头颈部放松。医者站于患者侧后方，一手扶患者前额，起稳定患者头颈部的和感受患者对于手法的感受的作用，另一手拇指指腹推压上项线部位，力度由轻到重，以患者耐受为度，对局部紧张、痉挛、肿胀者重点按压，按压时应询问患者的感受。按压时间为1～2分钟。

② 作用：上项线内侧端是斜方肌的起点，按压此处可以使紧张痉挛的斜方肌松弛，也可松解粘连、疏通经络、活血祛瘀、改善头部供血，并可间接地起到纠正颈胸椎位置异常的作用。

③ 注意事项：手法操作时勿让患者头部过度前倾或后仰。扶在患者前额部的手勿用力过大，此手主要起稳定患者头颈部的作用，否则患者不能放松。部分患者上项线部位较为敏感，勿用暴力。指压方向应垂直于被按压部位。随时询问患者感受，及时调整手法力度。

疼痛以颈肩部为主，并向上肢放射痛，颈部活动受限，斜角肌压痛明显。手法采用上项线指压法和颈部指压法。

（5）颈部指压法

① 方法（图7-17～图7-22）

让患者端坐靠背椅上，头颈部放松。以推压患者左侧颈部关节突为例，医者站于患者左侧后方。根据患者主诉症状、检查结果及触诊情况，初步诊断为某一颈椎节段的疾病。左前臂依托患者右侧面颊，用前臂及肘部稳定患者头部，用右手拇指再次触诊确定位置后轻轻推压。

② 颈部常用推压部位为第2～6颈椎关节突，第2～7颈椎椎弓板，第6、第7颈椎棘突侧面，有时也推压颈椎横突部位。

③ 推压用力方向常常为垂直于推压接触面。每次推压1～2秒，根据患者症状消失程度，可对同一部位推压1～2次。推压后可对斜方肌进行放松1～2分钟。

④ 作用：对颈椎滑移、侧倾、半脱位进行手法复位，减轻对颈神经根、颈部血管及交感神经的压迫和刺激，缓解颈部肌肉的紧张痉挛，疏通经络，活血祛瘀，止痛，通利颈椎关节。

⑤ 注意事项：在对颈椎关节突、横突部位进行推压时，这些部位痛觉敏感，施行手法时疼痛较为明显，所以手法应轻柔，避免刺激过重。推压横突部位应慎重，该部位容易刺激颈部交感神经，引起患者晕厥。固定患者头部的手臂仅有稳定依托作用，勿用力过大。指压方向应垂直于被按压部位。随时询问患者感受，及时调整手法力度。患者若出现头晕、恶心、面色苍白、出冷汗、心慌、胸闷等症状，应立即停止手法，必要时让患者取卧位休息，并对症处理。

2. 中药内服

治疗原则：祛风，活血，止痛。

方药：葛根汤加减。葛根10g、麻黄6g、白芍10g、桂枝10g、川芎10g、姜黄6g。

3. 针灸治疗

治疗原则：疏风散寒，通经活血。

处方选穴：落枕、风池、天柱、颈夹脊、新设、肩井、后溪、外关。

方法：落枕、新设属经外奇穴，急性者先取落枕穴，强刺激，请患者活动颈部，留针10分钟后出针。再取其余穴位，针用平补平泻法，中等刺激，加用电针，可加拔火罐。

三、神经根型颈椎病

神经根型颈椎病发病率最高，临床上也最常见。

【病因病理】

（一）颈部外伤或劳损

急性发病时，多有颈部外伤，例如直接受到挫伤或间接暴力等，多见于青壮年，往往可引起颈椎间盘突出，使神经根直接受压。髓核突出时，也可同时发生后纵韧带撕裂，于椎体后缘和后纵韧带之间形成椎体韧带间隙，此间隙内的出血和渗出物刺激压迫神经根，是急性期发生剧烈神经根痛的主要原因。也可因髓核突出时发生神经根撕裂而引起剧烈疼痛。

随着时间的推移，血肿被吸收，神经根撕裂伤被修复，剧烈的神经痛便可逐步缓解。在急性期内，因没有骨赘形成，所以X线检查除颈椎的生理弯曲可有改变外，多无其他改变，仅少数可见椎间隙狭窄。

大部分病人无外伤史，多为慢性或隐性起病。肌肉、韧带劳损和关节囊松弛，长期过度低头工作，经常低头玩手机，习惯半躺半靠的姿势休息，使颈部肌肉、后纵韧带、项韧带经常处于过度紧张状态，椎体后缘因牵张、缺血而形成骨赘，也可形成韧带劳损和关节囊松弛，导致椎体移位不稳。上述结果均可导致颈神经根受到刺激或压迫。

（二）骨赘形成

急性外伤后数月至数年，纤维环破裂，髓核后突的上椎体下缘和下椎体上缘逐步形成骨赘。肌肉的紧张痉挛、韧带的长期牵拉也可导致牵张性骨赘产生。骨赘的产生，也是颈神经根受到刺激或压迫的原因之一。

（三）椎体移位

急性损伤或慢性劳损均可使颈部部分肌肉过度紧张或松弛。颈部部分肌肉紧张可牵拉颈椎导致椎体不稳，颈部肌肉松弛不能稳固颈椎，这些均可导致颈椎椎体移位，颈椎椎体间移位可致颈椎椎间关节位置发生改变，部分椎间孔缩小，由此穿出的神经根受到刺激和压迫，从而出现神经根型颈椎病的症状。

【临床表现】（表 8-1）

表 8-1　神经根型颈椎病三个亚型简要对照表

类型	受累神经部位	临床表现特点	腱反射	预后
根痛型	脊神经汇合处	感觉、运动均受累	活跃或降低	轻重不同
麻木型	脊神经后根	感觉受累为主	正常	良好
萎缩型	脊神经前根	运动受累为主	降低	不良

（一）根痛型

此型多为颈椎间盘突出导致。椎间关节损伤可继发于神经根炎症、水肿、肌肉痉挛。因运动神经、感觉神经、自主神经都可受累，故可表现为疼痛、运动无力、血管神经营养性改变。

1. 症状

因受累神经的部位及受累程度不同，其症状表现也不一样。如受累神经位于第 4 颈椎以上，则疼痛主要表现在颈丛分布区（头、颈、项背部），与颈型颈椎病的症状相似，但较颈型颈椎病剧烈。如病变在第 5 颈椎至第 1 胸椎，则疼痛主要分布在臂丛神经分布区，发病初期症状可仅表现在脊神经后支分布区，如颈椎旁疼痛、颈部活动受限、颈背部肌肉剧烈痉挛性疼痛，随后可发展到整个臂丛前后支分布区放射性疼痛。咳嗽、打喷嚏，甚至深呼吸，均可诱发疼痛加剧。也可伴有麻木、酸胀或烧灼感。

2. 体征

（1）颈部活动受限。

（2）神经根牵拉试验、压顶试验阳性。

（3）感觉改变：颈神经根受刺激，该神经支配的远端部位表现为疼痛过敏，多在初期或急性期出现。颈神经根受压迫较重或时间较久，其远端部位表现为痛觉减退。临床详细检查感觉分布，可推断出神经根受压的节段平面。这对于定位诊断和精确治疗很重要。

（4）腱反射改变：检查肱二头肌和肱三头肌腱反射。如腱反射活跃，则表示支配该肌腱的神经根病变较轻，多为病变早期。反之，如腱反射减退或消失，则表示支配该肌腱的神经根受压迫，多为病变中后期。检查肌腱反射的改变，应与健侧对比。单纯根型无病理反射，如出现病理反射，则表示合并脊髓受累。

（5）肌力与肌容积改变：神经根受压迫，轻者所支配的肌肉力量减退，重者则出现肌肉萎缩，临床上可用左右对比的方法。

（6）肌张力改变：神经根型颈椎病一般皆有肌张力改变。发病初期或急性发作期，支配该肌肉的神经根受到激惹，表现为肌张力增高，甚至出现肌痉挛，当支配该肌的神经根受到抑制时，则出现肌张力减低，即肌肉松弛发软，多发生在疾病的慢性期或中后期。

（7）可伴有自主神经功能紊乱表现，如怕冷、怕风、发凉、发绀、肿胀。

（二）麻木型

1. 症状：该类型较为多见。临床上没有明显的运动障碍和肌肉萎缩，一般没有疼痛或仅有轻度的酸胀痛，突出表现为受累部位麻木。麻木型颈椎病与根痛型颈椎病相反，绝大多数为隐性发病，逐步出现症状。麻木可表现为沿整个神经循行路径麻木，也可表现为仅有局部麻木症状，如部分病人仅表现为某个手指麻木。

2. 体征：麻木型颈椎病的体征不如根痛型明显，可有：

（1）颈神经根牵拉试验或仰头试验可为阳性，即出现放射性麻木。

（2）受累神经支配的皮肤呈节段性感觉障碍。

（3）椎旁按压时出现麻木或酸痛加重。

麻木型颈椎病腱反射正常，肌力和肌张力无改变。

（三）萎缩型

本型的突出表现为运动障碍，临床上不表现为疼痛或麻木，初期仅表现为患肢肌肉松弛无力，进而出现肌肉萎缩，以上肢远端大小鱼际肌最多见。此型颈椎病主要为颈椎椎体后缘骨赘压迫脊神经前根所致。如果合并脊髓病，则多由脊髓受损引起，临床上极易误诊为运动神经元疾病或进行性脊肌萎缩症。后者有典型的肌纤维震颤或肌束震颤。颈椎病虽也可出现这些症状，但较轻微。肌电图检查对二者鉴别有重要价值。脊肌萎缩症可在肌电图检查时发现束颤电位及高振幅同步电位；颈椎病所致的前根受压引起的肌萎缩，则罕有肌纤维震颤，肌电图检查也罕有束颤电位及同步电位。

单纯萎缩型颈椎病预后不良，致残率高。此型少见。

【诊断要点】

1. 临床症状与体征：颈肩、上背部疼痛以及上肢疼痛、麻木，当胸压或腹压升高时，可引起放射性剧痛或麻木。其放射部位与受累神经节段有关：向上肢可沿尺侧或桡侧放射至手；向躯干可放射至上胸背、胸前或腋部；向头可放射至枕顶部，颈活动受限，有压痛点，并伴有感觉与运动障碍。

2. 诊断依据

（1）患者咳嗽、喷嚏时症状加剧，是确定神经根受累简易而重要的临床诊断依据。

（2）有较明显的神经根受刺激症状或受压迫症状。

（3）触诊病变椎旁肌肉紧张、隆起或松弛、凹陷，局部可有压痛，椎体触诊可有移位表现。

（4）臂丛神经牵拉试验、椎间孔挤压试验阳性。

（5）受累神经支配的皮肤呈节段性感觉异常。

（6）影像检查发现颈椎局部有相应改变。

3. 定位诊断：患者的症状、体征是临床定位诊断的主要参考依据。

（1）寰枕关节移位：寰枕关节移位会刺激到枕下神经和椎动脉，出现相应的临床症状：① 颈源性头痛、头晕、恶心、呕吐、目珠胀痛、枕部疼痛。② 失眠、烦躁、记忆力减退。③ 颈源性高血压。

（2）第1、第2颈椎椎间（寰枢关节）移位：寰枢关节移位会刺激到枕大神经、椎动脉、颈上交感神经节，出现相应的刺激症状：① 颈部疼痛、斜颈。② 颈源性头痛、头晕、恶心、呕吐，枕部及面颊疼痛、麻木。③ 视物模糊。④ 唇舌发麻。⑤ 耳鸣、耳聋。

（3）第2、第3颈椎椎间移位（即第3颈神经根病损）：第2、第3颈椎移位可以刺激到第3颈神经后支、椎动脉、颈上交感神经节，出现相应的刺激症状：① 颈部疼痛、斜颈。② 颈源性头痛、头晕、恶心、呕吐，枕部及面颊疼痛、麻木。③ 视物模糊。④ 唇舌发麻。⑤ 耳鸣、耳聋。

（4）第3、第4颈椎椎间移位（即第4颈神经根病损）：第4颈神经刺激症状：① 颈肩部疼痛、肩关节活动受限、胸前（约胸大肌处）疼痛，上胸部及肩部感觉异常。② 咽部异物感。③ 膈肌痉挛。

（5）第4、第5颈椎椎间移位（即第5颈神经根病损）：第5颈神经刺激症状：① 肩关节疼痛、活动受限。② 上臂外侧无力、酸麻胀痛。③ 肩胛背疼痛。

（6）第5、第6颈椎椎间移位（即第6颈神经根病损）：第6颈神经刺激症状：疼痛或麻木沿上臂外侧和前臂桡侧达拇指和示指，有放射性疼痛或麻木。受累肌肉以肱二头肌最明显，并有肱二头肌腱反射异常，但三角肌不受影响。可以此与第5颈神经根病变相鉴别。

（7）第6、第7颈椎椎间移位（即第7颈神经根病损）：第7颈神经刺激症状：疼痛或麻木沿上臂外侧和前臂桡侧达示指和中指，有放射性疼痛或麻木。受累肌肉以肱三头肌最明显，并有肱三头肌腱反射异常。可以此与第6颈神经根病变相鉴别。第6、第7颈椎椎旁肌压痛，并伴有肩胛部压痛。

（8）第7、第1胸椎椎间移位（即第8颈神经根病损）：第8颈神经刺激症状：疼痛或麻木沿上臂内侧和前臂尺侧达环指和小指。受累肌肉主要集中在手和前臂，肱二、三头肌反射无改变。第7颈椎、第1胸椎椎旁肌压痛，并伴有肩胛内下缘压痛。

以上是单个椎间隙、单个颈神经根受累的临床表现，临床中，常可见多个神经根受累，其症状、体征更复杂，但总有一个神经根受压较重。另外，第4颈神经至第7颈神经的任何一根神经根受刺激或压迫，都可引起颈前斜角肌（由第4~7颈神经支配）痉挛，它压迫臂丛神经常产生第8颈神经根区症状，出现环指及小指麻木、感觉减退或骨间肌萎缩。这应当给予重视。在急性期，弥漫性症状较明显，到慢性期，定位损害表现才逐步清晰。

神经受刺激引起所支配的肌肉痉挛、疼痛，在解除这些刺激后，神经根症状会明显减轻甚至消失。患者除有神经根受刺激所表现的疼痛麻木外，常有肩周炎、网球肘、桡骨茎突腱鞘炎，这是该神经支配区的肌痉挛所致，可随着颈椎病的痊愈而消失。

4. 影像诊断

X线诊断颈椎正、侧位片：侧位片可见颈椎生理前凸减小、变直或反弓，椎间隙变窄，椎体前后有骨赘形成，椎体后缘骨赘更多见。颈椎侧位过伸过屈片，常可见颈椎不稳，颈椎后缘呈"阶梯样改变"。邻近两椎体后缘纵线平行，距离超过3.5mm，或两线所成夹角超过11°，即为颈椎不稳。另外，也可见项韧带钙化。正位片可见颈椎侧弯、椎间隙左右不对称、椎体旋转、钩椎关节增生。颈椎双斜位片可见椎间孔改变。颈椎张口位片可见寰枢关节位置、左右寰枢关节间隙是否对称、齿突是否偏歪。需要注意的是，X线改变与临床表现不一定成正比。

CT和MRI诊断：CT和MRI检查对于神经根型颈椎病的诊断更为明确，可更清楚地显示突出的颈椎间盘和神经根的受压情况。

【治疗】

1. 手法治疗

（1）第2、第3颈椎椎间隙以上病变手法治疗：手法可主要采用上项线指压法和颈部指压法，这两种方法较为安全稳妥，如果这两种方法能明显缓解患者症状，无须再用其他手法。如症状缓解仍不明显，尝试颈部提拉、颈部提拉旋转法或颈部旋扳法。对于较为严重的脊髓型、椎动脉型、交感神经型颈椎病，可单用上项线指压法，之后可拿捏放松斜方肌1~2分钟，待病情基本稳定后再施行颈部指压法，慎用颈部提拉、颈部提拉旋转法和颈部旋扳法。

① 上项线指压法、颈部指压法：见"颈型颈椎病"部分。

② 颈部提拉、颈部提拉旋转法（图7-42~图7-45）

a. 患者端坐小凳上，面向前方，双眼平视或头颈稍前屈，全身放松。

b. 助手位于患者前方，用双手按压固定住患者双肩（若有两个助手更好，可以每个助手各按压固定住一侧肩部）。

c. 医者立于患者身后，双膝微屈，双手十字交叉并扣住患者下颌，身体稍前倾，使患者枕部紧靠自己胸前。

d. 双手向上提拉患者头部片刻，然后医者借助下肢伸直，做类似起立的动作，将患者头颈部向上提拉。一般可感觉到移位或听到颈椎"喀嚓"的关节弹响声。

e. 根据患者主诉症状、触诊结果、影像及其他检查结果进行定位诊断，可在对颈部进行提拉时略轻轻旋提，以达到颈椎复位之目的。

作用：对颈椎（尤其寰枢关节）进行手法复位，缓解颈部肌肉紧张痉挛，疏通经络，活血祛瘀，止痛，通利颈椎关节。

注意事项：手法操作时，应使患者保持平视或头颈稍前屈姿势，勿使患者头颈后仰。先提拉头颈 0.5～1 分钟后忽然稍加力上提，提拉时勿用力过猛，以免增加新伤。有不少患者接受手法治疗时不会出现颈椎"喀嚓"的关节弹响声，不能强求以此作为手法成功标准。手法旋转时角度勿过大。

③ 颈部旋扳法

A. 仰卧位颈部旋扳法方法（图 7-46 至图 7-54）：

a. 让患者仰卧于治疗床上，头下垫一枕，使头颈部处于放松状态。

b. 根据患者主诉症状、影像检查结果、触诊情况、其他检查结果，初步做出定位诊断。

c. 医者一手手掌托住患者枕部，拇指轻轻抚触患椎关节突部（无须用力按压或推顶），另一手扶持下颌，双手协调调整颈椎屈曲度，使成角落于患椎（拇指下会感觉到此部位受力），再将下颌继续向一侧轻轻旋转，到患者能及的最大旋转范围后双手协同用力并向后上方轻轻提拉，常常可听到"咔嚓"声响或拇指感觉到局部关节突关节滑动，复位即告成功。

d. 手法治疗后让患者仰卧休息 3～5 分钟。

根据定位诊断的结果，如果定位诊断在第 1 颈椎至第 3 颈椎之间，手法复位时颈椎屈曲度约为 15°；定位诊断在第 3 颈椎至第 5 颈椎之间，颈椎屈曲度约为 20°～30°；定位诊断在第 5 颈椎至第 1 胸椎之间，颈椎屈曲度约为 40°。

B. 坐位颈部旋扳法方法（图 7-55～图 7-58）：

① 让患者端坐于靠背椅上，头颈部放松。

② 在施行坐位颈部旋扳法之前，可先进行上项线指压法和颈部拿捏法，使颈部肌肉放松。同样，需先做好定位诊断。

③ 医者一手掌扶住患者枕部，另一手掌及腕部置于患者一侧面颊。根据定位诊断结果，使患者颈椎屈曲到前述角度，然后轻轻向后上旋转提拉，常可听到颈椎关节弹响，手法即告成功。

仰卧位颈部旋扳法和坐位颈部旋扳法手法操作基本原理一致，但仰卧位颈部旋扳法患者更为放松，手法操作时更安全。

作用：对颈椎进行手法复位，通利颈椎关节，缓解颈部肌肉紧张痉挛，疏通经络，活血祛瘀，止痛。

注意事项：手法时切勿强求"咔嚓"声响，"咔嚓"声响不是手法成功的唯一标准，如果没有响声，但错位的椎体已经被纠正，患者症状已缓解，即意味着手法成功。如果听到了"咔嚓"声响，但患椎并没有被纠正，也是无效之举。手法应轻柔，勿用暴力。旋转幅度不宜过大。如果没有听到"咔嚓"声响，切勿反复旋扳。施行手法时要让患者身体及精神上都放松。

需要说明的是，胸锁乳突肌受副神经及第2（3）颈神经前支支配。胸锁乳突肌病变，是引起颈部疼痛及偏头痛，甚至面神经麻痹的常见原因。所以，第2（3）颈神经受刺激或压迫，可以引起前述症状。治疗时，除了对胸锁乳突肌的止点乳突后外侧面及上项线的外侧部分用上项线指压法治疗外，还可用颈部指压法对第2、第3颈椎椎体的移位进行手法复位治疗。

【典型病例】

病例1：

时×，男，39岁。

主诉：头晕、恶心、胸闷1周。躺下、翻身、起床时症状加重。久坐及劳累后症状加重。

检查：腱反射对称，霍夫曼征（Hoffmann）征阴性，余检查未见阳性体征。

诊断：寰枢关节半脱位。

处理：上项线指压法治疗。

治疗结果：7次治疗后症状全部消失。

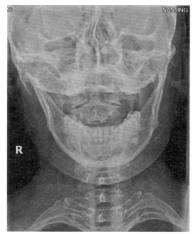

图8-1　寰枢关节半脱位

病例2：

左××，男，50岁。

主诉：头晕、恶心、呕吐4日。颈部姿势变化时症状加重，走路轻飘不稳如踩棉感。

检查：霍夫曼征阳性，膝腱反射活跃。

诊断：寰枢关节半脱位，脊髓型颈椎病。

处理：上项线指压法＋颈部指压法治疗。

治疗结果：10次治疗后症状基本消失，霍夫曼征阳性，膝腱反射活跃。

（2）第3、第4颈椎椎间隙（即第4颈神经根）病变手法治疗

第3、第4颈椎椎间隙（即第4颈神经根）病变常常会引起颈部及肩前部疼痛、肩关节活动受限、胸前疼痛，咽部异物感，膈肌痉挛。

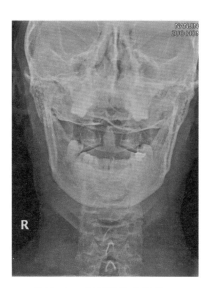

图8-2　寰枢关节半脱位

手法最常用颈部指压法，指压部位为患侧第3颈椎或第4颈椎关节突的一侧偏前靠近

横突处，往往按压后症状就会消失或明显减轻。

（3）第4、第5颈椎椎间隙（即第5颈神经根）病变手法治疗

第4、第5颈椎椎间隙（即第5颈神经根）病变常常会引起肩部疼痛，有时也会引起肩关节活动受限，临床上和肩周炎的症状很类似。肩部疼痛又分为肩前、肩顶、肩后疼痛，不同部位的疼痛，手法治疗部位不尽相同。手法最常用颈部指压法，指压部位为患侧第4颈椎或第5颈椎一侧关节突部位。如果以肩前痛为主，则按压部位为关节突的一侧偏前靠近横突处；如果以肩顶痛为主，则按压部位为关节突的尖部；如果以肩后痛为主，则按压部位为关节突的后缘。所有按压方向均为垂直于被按压部位。

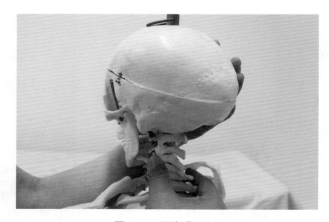

图 8-3　颈部指压法

【典型病例】

病例1：

唐××，男，51岁。

主诉：右肩部疼痛1年。

伴随症状：颈部活动受限，右侧肩胛背疼痛，右手中指麻木，头晕。

颈椎正位片：第5颈椎棘突向左侧偏歪、旋转（图8-4），骨质增生。

检查：腱反射对称，霍夫曼征阴性，余检查未见阳性体征。

诊断：颈椎病。

处理：指压法按压左侧第5颈椎关节突，并放松斜方肌。

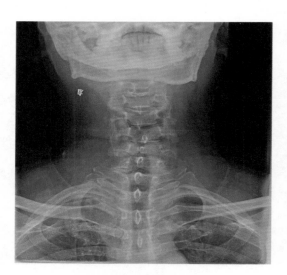

图 8-4　第 5 颈椎棘突向左侧偏歪、旋转

注：大部分患者手法治疗时手法作用部位常常为患侧，但是，如果存在脊柱侧凸或明确

的棘突偏歪、移位，则手法按压凸起的一侧。这就是中医整脊学中"同病异治"的一个方面。

病例2：

××，女，61岁。持续性左胸前疼痛8年，多次就医诊断为不稳定性心绞痛、冠心病、冠脉支架植入术后。行冠脉支架术植入术6次，症状无明显改善。详细询问病史发现，患者弯腰、翻身、起床等动作受限且症状加重，咳嗽、喷嚏时症状加重，不敢大声说话，大声说话或深呼吸时左胸前疼痛加重。颈椎MRI检查发现患者有颈椎间盘突出。单纯给予手法治疗，5次治疗后，症状基本消失，共治疗10次，症状全部消失，随访一年无复发。手法治疗部位：指压法垂直按压左侧第4颈椎关节突前外侧，按压后症状即明显改善。

说明：第5颈神经受压引起胸前痛在临床上也很常见，并容易误诊。该患者实际上患颈椎病，第5颈神经受到了压迫或刺激引起胸大肌部位疼痛（胸大肌受胸前神经第5颈神经至第1胸神经支配）。

（4）第5、第6颈椎椎间隙（即第6颈神经根）病变手法治疗

① 临床典型症状主要表现为疼痛或麻木沿上臂外侧和前臂桡侧达拇指和示指，有放射性疼痛或麻木。手法治疗为按压患侧第5颈椎或第6颈椎一侧关节突部位，具体按压部位要根据定位诊断的结果，垂直按压，手法治疗后症状常可立即明显缓解甚至消除。

② 临床上常见单一症状如单纯前臂近肘部的疼痛或肱骨外上髁部位的疼痛，这类症状和网球肘（肱骨外上髁炎）症状基本一致，临床上较难鉴别，但临床上手法按压患侧第5颈椎或第6颈椎一侧关节突部位，具体按压部位要根据定位诊断的结果，垂直按压，手法治疗后症状常可立即消除，也可在疼痛局部封闭治疗。无论手法治疗还是局部封闭治疗，一般1~3次治疗即可治愈。

③ 临床上另外一种常见症状桡骨茎突部疼痛，与桡骨茎突腱鞘炎的症状极其类似，临床上做出鉴别的意义不大。在治疗上，用手法按压患侧第5颈椎或第6颈椎一侧关节突部位，具体按压部位要根据定位诊断的结果，采用垂直按压，手法治疗后症状常可立即消除，也可在疼痛局部进行封闭治疗。无论手法治疗或局部封闭治疗，一般1~3次治疗即可治愈。

④ 在第6颈神经根受压的症状中，单纯的拇指或/和示指麻木，临床上也很常见，用手法按压患侧第5颈椎或第6颈椎一侧关节突部位是一种主要的治疗方法。

（5）第6、第7颈椎椎间隙（即第7颈神经根）病变手法治疗

第7颈神经根受累症状：疼痛或麻木沿上臂外侧和前臂桡侧达示指和中指，有放射性疼痛或麻木。

手法最常用颈部指压法、上项线指压法，颈部指压法指压部位为患侧第6颈椎或第7颈椎一侧棘突部位，上项线按压方向垂直于按压部位，棘突部位按压方向为斜向内30°方向，可坐位按压，亦可侧卧位按压。

（6）第7颈椎、第1胸椎椎间隙（即第8颈神经根）病变手法治疗

第8颈神经根受累症状：疼痛或麻木沿上臂内侧和前臂尺侧达环指和小指，并伴有肩

胛骨内下缘压痛。

　　手法最常用颈部指压法、上项线指压法，颈部指压法指压部位为患侧第 7 颈椎或第 1 胸椎一侧棘突部位，上项线按压方向垂直于按压部位，棘突部位按压方向为斜向内 30° 方向，可取坐位按压，亦可取侧卧位按压。

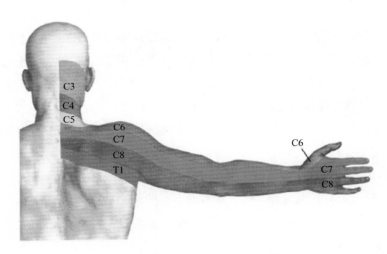

图 8-5　第 3 颈神经至第 1 胸神经支配皮区

　　（7）肩胛骨脊柱缘疼痛的手法治疗

　　可能引起肩胛骨脊柱缘疼痛的原因主要有：斜方肌、肩胛提肌、菱形肌（图 8-6）或与此三肌肉相关的神经受到刺激或压迫。

　　如果疼痛部位在肩胛骨的内角和肩胛骨脊柱缘的上部（肩胛提肌的止点），在上提肩胛骨或颈部向同侧屈及后仰时疼痛加重，考虑为肩胛提肌本身的问题或支配肩胛提肌的肩胛背神经（第 2 至第 5 颈神经）受到了刺激或压迫。在手法治疗上，可用指压法按压肩胛提肌的起点——上位四个颈椎横突的后结节的某个部位；如果是肩胛背神经（第 2 至第 5 颈神经）的某支因椎体移位受到了刺激或压迫，则用指压法按压相应的颈椎关节突部位进行手法纠正。

　　如果疼痛部位在肩胛骨脊柱缘的下半部（肩胛冈以下，斜方肌的部分止点和菱形肌的止点），肩胛骨向脊柱靠拢时疼痛、无力或表现为翼状肩，考虑为菱形肌和斜方肌本身的问题或支配菱形肌的肩胛背神经（第 4 至第 6 颈神经）或支配斜方肌的部分神经受到了刺激或压迫。在手法治疗上，可用指压法按压菱形肌的起点或斜方肌的起点；如果是肩胛背神经（第 4 至第 6 颈神经）的某支因椎体移位受到了刺激或压迫，则用指压法按压相应的颈椎关节突后缘部位进行手法纠正。具体按压部位可结合疼痛的位置、触诊情况、影像检查结果等确定。

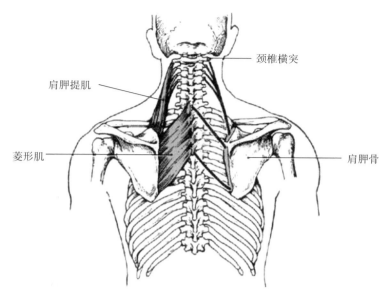

图 8-6　肩胛提肌和菱形肌

　　手法作用机制：使移位的椎体复位，恢复颈椎内外平衡；夹脊穴及颈部穴位的治疗作用；松解紧张痉挛的肌肉；疏通经络，行气活血，祛瘀止痛。

　　如果诊断及治疗部位精准，手法治疗后症状常可立即缓解甚至消除。

　　2. 颈椎牵引

　　通常用枕颌带牵引法。患者可取坐位或仰卧位牵引，牵引角度一般以颈椎前倾 5°~15° 为宜，牵引重量为 6~13 kg，牵引时间一般为 15 分钟，每日 1 次，每次 15 分钟，10 次 1 个疗程。

　　作用机制：缓解颈部肌肉紧张痉挛。使椎间隙稍增宽，缓冲椎间盘组织向周缘的外突力，增大椎间孔，使神经根所受的挤压得以缓和。使水肿的神经根制动休息，促进水肿吸收，对神经根起减压作用。纠正小关节和椎体错位。改善颈部血液循环，增加头部供血。

　　适应证：颈椎间盘突出、颈椎失稳、小关节紊乱、寰枢关节移位、颈椎滑脱。

　　禁忌证：颈椎肿瘤、结核、颈椎椎体融合术后患者禁用颈椎牵引。对重型椎基底动脉供血不足、重型椎管狭窄、局部感染、下颌关节炎、颈椎严重畸形患者慎用颈椎牵引。

　　3. 封闭治疗

　　封闭疗法也叫"局封"，是由局部麻醉演变而来的一种治疗疼痛的方法。封闭疗法的基本操作方法是，将局部麻醉药物和糖皮质激素类药物的混合液注射于疼痛的部位，达到消炎、镇痛的目的。封闭疗法是一种简单、安全、疗效可靠的缓解软组织疼痛的治疗方法。麻醉药为局部麻醉药物，如普鲁卡因、利多卡因等。糖皮质激素药物常用醋酸泼尼松龙注射液、地塞米松注射液。糖皮质激素能改善毛细血管通透性，抑制炎症反应，减轻致病因子对机体的损害；盐酸普鲁卡因是一种局部麻醉药，可以缓解疼痛，增强疗效。

配制方法：用醋酸泼尼松龙注射液（5 mL，0.125 g）3 支、盐酸利多卡因注射液（5 mL，0.2 g）10 支、0.9% 氯化钠注射液 50 mL。先用注射器将 0.9% 的氯化钠注射液（100 mL）从输液瓶中抽出 50 mL，使瓶内剩余 50 mL，再用注射器将醋酸泼尼松龙注射液（5 mL，0.125 g）3 支和盐酸利多卡因注射液（5 mL，0.2 g）10 支分别抽出并注入剩余 50 mL 的 0.9% 氯化钠注射液的输液瓶中，混匀，备用。需要时，可用 5 mL 的注射器抽出 4～5 mL 的上述混合液，注射于局部软组织或关节腔内。

4. 中药内服

治疗原则：活血化瘀，通络止痛。

方药：活血舒筋汤加减。归尾 10 g、赤芍 10 g、伸筋草 10 g、海桐皮 10 g、川芎 10 g、羌活 10 g、路路通 10 g。

5. 针灸治疗

治疗原则：活血通络。

处方选穴：颈夹脊、风池、天柱、大椎、肩髃、曲池、手三里、外关、合谷。

方法：颈部夹脊穴针用强刺激捻转泻法，大椎直刺 1～1.5 寸，以局部有酸胀感甚至针感向患侧上肢放散为佳。其余穴位针用平补平泻手法，可加用电针。

四、脊髓型颈椎病

脊髓型颈椎病是颈椎病中症状较重、表现较复杂的一种，致残率高，轻者可丧失部分或全部劳动能力，重者四肢瘫痪，占颈椎病的 10%～15%。该病在早期或早中期不易确诊，常易于其他疾病相混淆，值得重视。

【病因病理】

脊髓型颈椎病的具体发生原因，各人可有不同。机械性压迫，如椎节不稳与松动、先天性椎管狭窄、颈椎退行性改变所引起的椎间盘突出、增生骨赘、韧带肥厚等都是直接压迫脊髓并使其出现功能障碍的重要因素。因突出物的大小、压迫脊髓的具体部位、程度不同而表现不同。具体表现为：① 脊髓侧方受压。受损的主要是皮质脊髓束，由于该束神经纤维由内向外依次到颈、上肢、胸、腰、下肢及骶部，所以临床表现多先从下肢肌肉乏力、双腿发紧、抬步沉重等开始，逐渐出现跛行、步态笨拙、束胸感及上肢症状等。② 脊髓前中部受压。当损及脊髓前中央动脉时，可同时出现上、下肢症状，但下肢症状重。③ 脊髓后中部受压。可引起脊髓中央管前方缺血，先出现上肢麻，后出现下肢症状。

血液循环障碍：当脊髓受到机械性压迫，脊前动脉供血及脊髓组织的微循环灌注皆可出现障碍，使脊髓因慢性缺血缺氧而受损。另外，椎管狭小，椎管内静脉丛压力增高，导致脊髓静脉血回流受阻，从而加重了脊髓的慢性缺氧，进一步影响脊髓功能。在颈椎退变、椎间盘突出，特别是发生颈椎节段性不稳的情况下，椎管内自主神经纤维、椎动脉周围的自主神经丛等均易受到刺激而出现功能异常，引起脊髓血管的反射性痉挛并使脊髓由于缺血、缺氧而受损。

【临床表现】

脊髓型颈椎病的临床症状繁多，有感觉、运动方面的，也有自主神经方面的，还可以有脊神经及血管受累的表现。因急性外伤起病者，多有神经根症状。大多数病人无明显外伤史，即所谓隐性发病者，多数仅有轻微的神经痛，甚至根本没有颈、肩、臂痛。这也是脊髓型颈椎病早期被忽视或误诊的主要原因。

1. 运动障碍

运动障碍的发生是由于皮质脊髓束（锥体束）受刺激或压迫，或脊前动脉痉挛缺血，临床上突出表现为下肢无力、酸沉、步态笨拙、迈步发紧、颤抖、脚尖不能离地。逐渐发展，可出现肌肉抽动、痉挛性无力和跌跤，晚期可出现痉挛性瘫痪。根据受压部位不同，运动障碍又分为以下几个类型：

（1）四肢瘫型：表现为四肢都有不同程度的瘫痪。因为锥体束的骶、腰、胸、颈各节段神经纤维依次由外向内排列，即身体下部的运动纤维位于表面，故下肢出现瘫痪较早且较严重，上肢出现瘫痪较晚且较轻。下肢为典型的中枢性瘫痪，上肢可为中枢性瘫痪，亦可为周围性瘫痪。

（2）截瘫型：因受累的颈脊髓较低，仅双下肢表现为上运动神经元瘫痪，而上肢不受累或受累不明显。

（3）三肢瘫型：表现为三个肢体瘫痪，一般为一个上肢瘫合并双下肢瘫。亦可有四肢瘫的两种情况，即下肢为上运动神经元瘫痪，上肢为上运动神经元瘫痪或下运动神经元瘫痪。

（4）偏瘫型：同侧上下肢均瘫痪，无颅神经瘫。其性质亦如四肢瘫，上肢可为上运动神经元瘫，亦可为下运动神经元瘫，但下肢一定为上运动神经元瘫。

（5）交叉瘫型：一侧上肢和对侧下肢运动感觉障碍，如左上肢麻木右下肢疼痛。

（6）脊髓前动脉型：椎体后缘骨赘压迫脊髓前动脉，主要表现为运动障碍，而无深感觉损害。

2. 肢体麻木

脊髓丘脑束受累，造成肢体麻木。脊髓型颈椎病引起的感觉障碍有下列特点：

（1）脊髓丘脑束在髓内的排列和锥体束相似，亦是自外向内依次是骶、腰、胸、颈脊髓节段的神经纤维，骶尾及下肢的感觉纤维分布于脊髓的表面，骨赘及椎间盘病变时首先受侵犯，所以感觉障碍亦有先下后上的规律，即一般先出现下肢麻木，以后逐渐向上发展至腰、胸、背。

（2）因颈椎骨赘属髓外压迫，不可能同时把所有脊髓丘脑束的纤维都阻断，所以多不出现完全横断性感觉障碍，其感觉平面不整齐，往往低于病变平面。

（3）在脊髓丘脑束内，因痛、温觉纤维分布不同，或受压程度不同，故可出现分离性感觉障碍，即痛、温觉明显障碍，而触觉可以正常或出现轻度障碍。在颈椎病早期，此种感觉分离现象尤为明显，故易误诊为脊髓空洞症。

（4）颈椎病的脊髓受压虽然可以引起单纯脊髓型感觉障碍，但多有感觉、运动神经同时受累，即上述各型瘫痪均可出现不同程度的感觉缺失。

3. 自主神经症状

可出现全身症状，如心慌、胸闷、心律不齐、胃肠道症状、尿频、尿急、排尿困难、便秘、腹胀等。

4. 反射异常

（1）生理反射：下肢的膝腱反射和跟腱反射亢进，腹壁反射、提睾反射、肛门反射减弱或消失；上肢的肱三头肌、肱二头肌反射可亢进或降低，高颈髓病变亢进，低颈髓病变降低。

（2）病理反射

① 下肢反射：下肢的病理反射均可出现，如巴宾斯基征、查多克征、奥本海姆征、戈登征及踝阵挛、髌阵挛等，均可能出现阳性。

② 上肢反射：霍夫曼征阳性。

按病理学规律，只有高颈髓（第5颈椎以上）病变方可出现霍夫曼征等病理反射，但实际工作中经常见到颈膨大处的颈椎病压迫亦可出现病理反射，可能是因为有病变颈椎的上部锥体束亦有病理改变所致，因为颈椎病出现的脊髓受刺激或压迫属硬膜外钝性改变，即硬膜囊产生较弥漫的压迫。

脊髓型颈椎病患者上肢出现病理反射早于下肢。有些病人早期已有下肢无力、走路不稳等征象，此时上肢虽无运动障碍，但已出现霍夫曼征阳性。而下肢的病理反射需要数月乃至数年才能出现。

【诊断要点】

1. 临床症状

有下列临床表现之一者，应怀疑本病。

（1）下肢无力，迈步发紧，肌肉跳动，初期症状时好时坏，呈波浪式进行性加重，活动逐步困难，并有上行发展趋势，最后出现上肢无力。

（2）逐渐出现四肢痉挛瘫痪或三肢瘫，下肢重于上肢。

（3）偏瘫而无颅神经障碍及语言障碍。

（4）躯干及下肢麻木，逐渐上行发展，并伴有尿频、尿急。

（5）慢性起病的脊髓半切性瘫痪。

（6）有肢体运动障碍症状，走路轻飘、不稳，如踩棉感。

有上述6种症状之一，又有下列6种症状之一者，应首先想到本病，并提示可能为混合型颈椎病。

（7）反复发作性落枕。

（8）一侧或双上肢臂丛神经痛。

（9）有头痛史，头痛部位主要局限在枕部。

（10）头晕、耳鸣、听力减退、健忘，有猝倒发作史。

（11）上肢麻木、酸胀，夜间加重，晨起手胀握拳困难，活动后好转。

（12）有霍纳征或"反霍纳征"。

2. 体征

（1）四肢多为不完全性瘫：下肢一定为上运动神经元瘫痪，即腱反射亢进，病理反射阳性。上肢或为上运动神经元瘫痪，或为下运动神经元瘫痪。

（2）感觉障碍平面低于病变部位，且不整齐。

（3）屈颈、伸颈试验阳性：患者直立，如屈颈或伸颈片刻即出现上肢过电样麻木并沿躯干向下肢放射到小腿及足，即为莱尔米特征阳性，为颈脊髓受压的重要指征。

3. 影像检查

X线检查可有颈椎曲度改变，多表现为颈椎生理弓变直或反张，椎体后缘有阶梯样改变，椎间隙变小，椎体前、后缘增生及项韧带钙化。

CT、MRI检查可明确病变部位、脊髓损害程度等。常见有椎体缘骨质增生、椎管狭窄、颈椎椎间盘突出、后纵韧带钙化、黄韧带肥厚等。

【治疗】

1. 手法治疗

很多学者认为手法治疗是脊髓型颈椎病的禁忌，认为手法很可能造成脊髓二次损伤。实际上，在中医整脊临床中，手法只要运用得当，不仅有好的临床疗效，并且不会对脊髓造成二次损伤。

（1）针对临床脊髓受压症状较重患者的手法治疗

对临床脊髓受压症状较重，头颈部及四肢症状明显，影像检查有明显脊髓受压征象，专科检查病理反射阳性的患者，手法治疗时应特别小心细致。在手法治疗的初期，原则上不直接按压或扭动颈部，以上项线按压法为主要治疗方法，用拇指轻柔稳重地垂直按压上项线部位。按压时要询问患者的感受，是"喜按"（按压时患者感觉舒服，喜欢按压，按压后有轻松愉悦感，部分症状可缓解）还是"烦按"（按压时患者感觉烦躁，厌恶按压，按压后症状加重）。若为"喜按"，则按压2~3分钟，再次询问患者的感受、哪些临床症状减轻或消失了，特别是头颈部的症状，如头痛、头晕、目珠胀痛、视物模糊、颈肩部疼痛、颈部活动受限等，此外还有心慌、胸闷、恶心、呕吐的症状。大部分的患者通过对上项线的按压，头颈部的症状和一些交感神经症状都可以明显缓解。

然后再在第6、第7颈椎棘突两侧及双侧斜方肌按压、拿捏放松。随着患者症状逐渐减轻，可以在颈部用较轻的拇指压法，以患者耐受为度，逐渐复位颈椎，改变颈椎的失稳错位状态。在病情基本稳定，患者对手法逐渐适应时，可稳妥地施行颈部提拉、颈部提拉旋转法，在施行本手法时，以颈部提拉法为主，慎用颈部旋转手法，或者取卧位操作更为稳妥。

（2）针对临床脊髓受压症状较轻患者的手法治疗

对临床脊髓受压症状较轻，即肢体瘫痪的症状较轻或不明显的患者，在手法治疗时，首先根据患者临床主要症状进行针对性治疗。本型颈椎病常和其他型颈椎病合并出现，即混合型颈椎病。如患者以头痛、头晕、走路轻飘不稳为主要症状时，治疗以上项线按压为主，可以缓解颈部肌肉的紧张痉挛，改善对头部及颈部脊髓的血供；合并上肢疼痛麻木症状者，针对不同受压神经节段进行针对性的手法复位，以颈部指压法为主，可以辅以颈部提拉法；颈部疼痛及活动受限者，根据诊断结果，若为颈部某一肌肉的问题，可对该肌肉的起点进行针对性的按压松解；患者交感神经症状明显时，治疗以上项线按压及第7颈椎至第3胸椎复位手法为主。

脊髓型颈椎病手法作用机理：

① 松解斜方肌，缓解斜方肌紧张痉挛。

② 改善血液循环，增加对脑部、颈部脊髓及颈部软组织的血液供应。

③ 逐渐纠正颈椎失稳、错位的状态。

④ 通过按压头颈部的穴位，可疏通经络、活血化瘀、滋养督脉与髓海，对头颈及四肢的症状起治疗缓解作用。

按压上述部位，可以缓解斜方肌紧张痉挛，使因斜方肌紧张导致的颈椎位置异常得以纠正。按压天柱、风府和大椎，可以起到天柱、风府和大椎的穴位治疗作用。

天柱：

位置：在哑门（督脉）旁1.3寸，项后发际内，斜方肌外侧。

局部解剖：斜方肌起始部，分布着枕大神经干。

主治：头痛、眩晕、颈痛、视物模糊、高血压、肩背痛等。

风府：

位置：项部后正中线上，后发际上1寸。

局部解剖：在项韧带和项肌中，深部为寰枕后膜和小脑延髓池；有枕动、静脉分支及棘间静脉丛；布有第3颈神经及枕大神经支。

主治：头痛、头晕、目眩、视物模糊、目胀、高血压、颈痛等。

大椎：

位置：第7颈椎棘突下。

局部解剖：在腰背筋膜、棘上韧带及棘间韧带中，有颈横动脉分支、棘间皮下静脉丛，布有第 8 颈神经后支内侧支。

主治：颈痛、发热、头晕、目眩、呕吐、颈背及上肢疼痛、麻木。

2. 牵引治疗

牵引前，应先做"牵引试验"，对于适合牵引者采用颌枕带坐位牵引，颈向前微屈 15° 左右，牵引重量 4～9 kg，牵引时间 15 分钟，每日 1～2 次，10 次 1 个疗程。

3. 中药内服

治疗原则：活血通络，补肾养肝。

方药：熟地 10 g、怀山药 10 g、金狗脊 15 g、山茱萸 10 g、龟板 15 g、地龙 10 g、鹿角片 15 g、杜仲 10 g、淡苁蓉 10 g。

4. 针灸治疗

治疗原则：滋补肝肾，强健筋骨。

处方选穴：颈夹脊、华佗夹脊穴、天柱、大椎、身柱、脊中、命门、腰阳关、肾俞、足三里、三阴交、阳陵泉、绝骨、太溪。

方法：颈部夹脊穴及督脉上穴位针用强刺激泻法，华佗夹脊穴可强刺激不留针，其余穴位针用补法。

五、椎动脉型颈椎病

椎动脉型颈椎病是由于各种机械或动力性因素使椎动脉遭受刺激或压迫，以致血管变狭窄或扭曲，造成椎基底动脉供血不足，从而产生以头昏、眩晕为主的症候群。

【椎动脉的解剖学特点】

人体唯一通过一系列骨环的动脉是椎动脉。所以，研究椎动脉及其周围骨性结构的形态特点，可以加深对颈源性眩晕与颈椎病相互关系的理解。

椎动脉为锁骨下动脉的最大分支，于前斜角肌和颈长肌之间上行，经上位 6 个横突孔，至寰椎侧块上关节面后方转向后内，通过椎动脉沟，穿过寰枕后膜和硬脊膜，经枕骨大孔入颅腔，于脑桥下端，左右两侧的椎动脉汇合成一条基底动脉，即我们通常所称的椎基底动脉系统。

椎动脉的分段：根据椎动脉的解剖位置及其走行，可把它分为四段：

1. **颈部椎动脉**　为锁骨下动脉的第一分支，于前斜角肌和颈长肌之间上行，其前方为椎静脉、颈内静脉、颈总动脉和甲状腺下动脉，后方是第 7 颈椎横突，第 7、第 8 颈脊神经前支，交感神经干和颈下交感神经节，颈下交感神经节发出的交感神经纤维与椎动脉伴行，形成椎神经和椎动脉神经丛。

2. 椎骨部椎动脉　椎动脉由第 6 颈横突孔穿入。椎动脉穿入横突孔后跨经第 5 至第 1 颈椎横突孔，其周围有椎静脉丛和交感神经丛，在其后方有第 6 至第 2 颈脊神经前支，椎骨部椎动脉发出椎间动脉，经椎间孔进入椎管，其脊膜支发出前根动脉和后根动脉。椎动脉交感神经丛的分支环绕椎间动脉进入椎管。椎骨部椎动脉位于颈椎椎体间的钩椎关节的外方，当该关节变性增生时，椎动脉可受到挤压而扭曲甚至管腔变小，影响其内的血液通过量；而且第 5 颈椎横突孔距离椎体较近，因此，在第 5 颈椎椎体的上下方椎动脉较易受到钩椎关节骨赘的挤压。该部的交感神经亦较易受到刺激。椎动脉周围的椎静脉丛在第 6 颈椎处汇合成为单一的椎静脉，并由第 6 颈椎横突孔下方穿出。

3. 枕部椎动脉　位于枕下三角内，自寰椎横突孔上方穿出，向后寰椎侧块到寰椎后弓上面外侧的椎动脉沟，转向前方，于寰枕后膜的外缘沿椎动脉沟进入椎管，贯穿脊膜后上行，经枕骨大孔进入颅腔。枕部椎动脉的前方有头侧直肌和寰椎侧块，后方有头上斜肌、头后大直肌和头半棘肌。第 1 颈脊神经（枕下神经）在椎动脉与寰椎后弓之间沿椎动脉沟自椎管内传出。枕部椎动脉发出肌支和后颅凹的脑膜支，椎动脉环绕寰椎的上关节突，先后位于关节突的外侧、后侧和内侧，迂曲度很大。头颅转动时，枕部椎动脉易受牵张而狭窄；前述诸肌紧张痉挛时，椎动脉也可受压而变窄，影响其血液循环。

4. 颅内部椎动脉　椎动脉穿过枕骨大孔后，在枕骨大孔的上方绕至延髓的前侧偏正中部上行，在脑桥下缘与对侧同名动脉汇合成基底动脉，其主要分支有：脑桥支、小脑下前动脉、小脑上动脉、大脑后动脉和迷路动脉。椎动脉的终末部，每侧各分出一支，在延髓的前方下行，并在正中部汇合成为脊髓前动脉。在延髓的两侧，每条椎动脉发出分支，形成小脑下后动脉，由两侧的小脑下后动脉各发出分支形成脊髓后动脉。脊髓后动脉的起始段发出小支，分布于楔束和薄束以及绳状体尾部的背侧。脊髓前动脉的起始段发出延髓支，分布于椎体、内侧丘系、内侧纵束、顶盖脊髓束、舌下神经核、孤束和孤束核。

【病因病理】

1. 颈椎间盘退变　颈椎间盘髓核变性，椎间盘退化变薄，椎间隙变窄，必然使颈椎的长度变短，椎动脉相对变长，椎动脉就会迂曲，这必然影响椎动脉内的血流，使椎动脉内血液的流速变慢、流量变小，这破坏了椎动脉与颈椎长度之间的平衡。同时，椎间隙变窄导致椎节之间失稳，钩椎关节松动，钩椎关节在外力的作用下，局部位置发生变动，关节向侧方移动而波及侧方上、下横突孔，刺激或挤压穿越横突孔的椎动脉，椎动脉产生痉挛，管腔变窄，从而出现椎动脉供血障碍。

2. 颈部肌肉紧张痉挛　椎间关节有着丰富的神经分布，对刺激和炎症极为敏感，颈部肌肉痉挛会进一步造成疼痛和运动障碍，牵拉部分颈椎，导致颈椎移位。椎间关节面在正常对称情况下没有摩擦，当两侧关节面倾斜度不对称时可造成病理性运动，刺激椎动脉。

3. 颈椎节段性不稳　颈椎过伸及过屈侧位片检查往往会发现颈椎节段不稳现象，表现为节段性松动引起的半脱位及椎间隙角度大小的改变，棘突间出现拉开及靠拢现象，椎间关节也有移位改变，椎体后缘出现"阶梯样"改变。这些改变可刺激窦椎神经而引起椎动脉痉挛发作，也可直接压迫或刺激椎动脉。

4. 颈椎骨质增生 椎动脉的第二段在横突孔内上行，其内侧是钩椎关节。该关节发生增生变化时，向外侧可直接压迫椎动脉，使其发生迂曲和管腔狭窄。该类型颈部后伸时常症状加重，并伴有神经根受累的表现。

【临床表现】

1. 眩晕 为本病的主要症状，眩晕可为旋转性的、移动性的、摇晃性的或下肢发软、站立不稳，有地面倾斜或地面移动等感觉，并有头晕眼花等感觉。头颈部后伸或旋转及翻身、起床等动作均可诱发或加重症状。

2. 头痛 由于椎基底动脉供血不足，侧支循环血管扩张而引起头痛。头痛部位主要是枕部及枕顶部，也可放射至两侧颞部深处，其性质多为发作性胀痛或跳痛，常伴有恶心、呕吐、心慌、出汗等自主神经功能紊乱症状。

3. 视觉障碍 甚为常见，轻者表现为视物不清、一过性黑矇、暂时性视野缺损、复视、眼前闪彩或一过性幻视，严重者可忽然失明或弱视。持续时间很短，一般于数十秒或数分钟内即自行恢复。可反复发作，这是大脑枕叶视觉中枢缺血所致，故称为皮层性视觉障碍。

4. 猝倒发作 是椎动脉急性缺血的特殊症状。发病前往往无任何预兆，多发生在行走或站立时，头颈部旋转或后伸时更易发生。病人倾倒前察觉下肢突然无力而倒地，意识清楚，视力、听力、讲话均无障碍，醒后能立即站起来继续活动。此为椎动脉痉挛或硬化，血流量减少，或头颈部忽然转动时椎动脉受钩椎关节横向增生的骨赘刺激或压迫引起椎动脉痉挛性缺血所致。颈部椎动脉阻塞的原因多系动脉硬化；椎骨部椎动脉阻塞的原因，多系颈椎钩椎关节横向增生的骨赘或椎间盘向侧方突出压迫椎动脉使其扭曲狭窄，或刺激椎动脉周围交感神经而使椎动脉痉挛。枕部椎动脉的阻塞，常为寰椎与枢椎间的异常运动或椎枕肌痉挛所引起。

5. 运动障碍 可有面部及四肢运动障碍，亦可有共济失调。

（1）延髓麻痹：表现为讲话含糊不清或口吃、吞咽障碍、喝水反呛、软腭麻痹、声带嘶哑。

（2）面神经瘫痪。

（3）肢体瘫痪：行走中忽然下肢肌力减退，出现打软腿、持物落地，此为锥体束受累所致。严重者可出现单瘫、偏瘫、交叉瘫和四肢瘫，但一般多为不完全瘫痪。

（4）平衡障碍（共济失调）：表现为走路蹒跚、躯体平衡失调。表现为躯体位置及步态的平衡失调、倾跌、龙贝格征阳性，乃小脑或与小脑有联系的结构发生功能障碍所致，但有时平衡障碍是由眩晕引起。

6. 感觉障碍 如面部感觉异常，有针刺感或麻木感，口周或舌部发麻感，偶有幻听或幻嗅，单肢、双肢或四肢有麻木感或感觉减退。

7. 意思障碍 可表现为晕厥乃至昏迷，发作性意识障碍偶可见于头颈转动时，一般5~15秒即可清醒。发作前或发作后可伴有剧烈的眩晕、头痛、恶心、呕吐、耳鸣、眼前闪光等。发作时往往有心率及血压异常，有的表现为心动过缓、血压下降，有的则表现为心动过速、血压升高。发作后2~3日方可自行恢复。

8. 记忆力减退 以近事遗忘尤为显著。

受病理生理特点影响，临床中，椎动脉型颈椎病常有以下三种表现：

1. 单纯椎动脉型颈椎病 症状以发作性眩晕为主，眩晕发作与颈部旋转或后伸运动或翻身、起床动作有关，可伴有恶心、呕吐、头痛、颈痛、视力障碍、耳鸣等症状及无意识障碍的猝倒。X线片可见上颈段或下颈段有节段性不稳或钩椎关节骨赘横向增生，无神经系统阳性体征。

2. 椎动脉型与神经根型合并出现 患者以椎动脉型症状为主，伴有颈脊神经受刺激症状，上肢有节段性感觉障碍及腱反射改变。

3. 椎动脉型与交感神经型合并出现 患者除有椎动脉型颈椎病症状外，还有明显的交感神经症状，有时不易与交感神经型颈椎病相区别。临床表现相对复杂，如头晕、头痛、恶心、呕吐、耳鸣、视力障碍、心悸、心慌、胸闷、多汗、多梦、失眠、咽部异物感、颈部活动受限等。常由体位变化、疲劳、受凉、固定姿势太久诱发或加重。

【诊断要点】

1. 临床表现 症状以发作性眩晕为主者，眩晕发作与颈部旋转或后伸运动或翻身、起床动作有关，可伴有恶心、呕吐、头痛、颈痛、视力障碍、耳鸣等症状及无意识障碍的猝倒。可同时合并神经根型或交感神经型颈椎病表现。

2. 触诊 第2颈椎棘突旁可有压痛，一侧或双侧上项线可有触压痛。

3. 影像检查 X线张口位可发现齿突位置偏移，寰齿间隙左右不等宽，结合第2颈椎棘突位置与齿突位置是否一致，判定枢椎有无旋转移位；X线正位片可发现颈椎钩椎关节处的骨赘；X线斜位片可进一步观察钩突骨赘的大小及其对椎间孔压缩的程度，并可见是否有后关节向前突入椎孔内；X线侧位片可见椎间隙狭窄，椎体前后缘骨赘，项韧带钙化，椎体滑移。

CT可查寰枢关节的位置关系，是否有寰枢关节半脱位。

MRA与DSA检查可查明椎动脉受压的具体位置与程度。

【治疗】

1. 手法治疗

（1）上项线指压法、颈部指压法：治疗位置和方法和脊髓性颈椎病相同。

（2）提拉法或提拉旋转法

手法调整寰枢关节之间的对合关系。检查中触摸患者第2颈椎棘突位置有无偏移、有无压痛，结合 X 线所见，确定齿突偏移方向和程度后，可用提拉法或提拉旋转法逐步给予调整。

① 以齿突向右偏移为例，两手相对，医者右手拇指向对侧轻轻挤压。在偏移同时又伴有枢椎旋转者，治疗时应采用提拉旋转法。

② 医者双手交扣，用右手腕部内侧紧贴患者下颌，左手拇指顶紧枢椎棘突末端左侧面，右肘部向上提拉，同时应使患者头部略向右旋。

③ 提拉时用力要适中，一般牵引重量在 4～6 kg，头部旋转角度也不宜过大，一般不超过 30°。

2. 颈椎牵引　方法同脊髓型颈椎病。

3. 中药内服

治疗原则：镇静安神，通经活血。

方药：天麻钩藤饮加减。天麻 6 g、钩藤 10 g、夜交藤 10 g、茯神 10 g、杜仲 10 g、黄芩 6 g、栀子 6 g、酸枣仁 10 g。

4. 针灸治疗

治疗原则：理气活血，疏通经络。

处方选穴：百会、风池、天柱、列缺、合谷、足三里、三阴交、太溪、太冲。

方法：太溪针用补法，太冲针用泻法，其余穴位行针用平补平泻法。

六、交感神经型颈椎病

【病因病理】

颈部肌肉紧张痉挛、颈部椎体移位、小关节半脱位、骨赘等原因以及颈神经根、椎动脉受压迫或刺激均可反射性刺激颈部交感神经而出现一系列临床症状。

颈部交感神经症状常与颈部神经根型症状或椎动脉型症状合并出现。

【临床表现】

多数以交感神经兴奋症状为主，少数表现为交感神经抑制症状。

1. 交感神经兴奋症状

（1）头部症状：枕部痛、颈枕痛、偏头痛，有时伴有头晕、恶心。

（2）眼部症状：眼裂增大、瞳孔扩大、眼球胀痛、流泪、视物模糊、视力下降、飞蚊症、眼冒金星等。

（3）心血管症状：心跳加速、心律不齐、心前区疼痛、血压升高。

（4）周围血管其他症状：肢体血管痉挛，发凉怕冷，局部温度稍低，或肢体遇冷时有刺痒感，继而出现红肿或疼痛加重。

（5）发汗障碍：表现为多汗，以脸面、额颈、一侧躯干为常见，也可仅见于一个肢体或手足。

（6）泌尿系统症状：尿频、尿急、尿痛。

2. 交感神经抑制症状 即迷走神经兴奋症状，主要是头昏眼花，眼睑下垂，流泪、鼻塞，心动过缓，血压偏低，胃肠蠕动增加或嗳气等。

【诊断要点】

有上述交感神经的某几个症状，且同时有颈椎病中的神经根型、椎动脉型或脊髓型，影像检查发现有颈椎间盘突出、颈椎不稳、钩椎关节增生等，可初步诊断。因症状较杂、较多，交感神经型颈椎病的诊断也相对不容易。临床上常对颈椎进行诊断性保守治疗，症状可缓解或消失者，可进一步确诊。

【治疗】

1. 手法治疗

（1）提拉法或提拉旋转法：手法调整颈椎椎间关节之间的对合关系。检查中触摸患者颈椎棘突位置有无偏移、有无压痛，结合 X 线所见，确定某个颈椎偏移方向和程度后，可用提拉法或提拉旋转法逐步给予调整。

（2）指压法：对于枕部疼痛或颈枕疼痛患者，头晕、恶心者，以拇指按压上项线内侧端；对于偏头痛者，以拇指按压患侧上项线外侧端或／和第2、第3颈椎同侧关节突；对于有眼部症状者，按压上项线内侧端为主；对于有心血管症状者，以拇指按压第7颈椎至第3胸椎棘突侧板及关节突为主或用提肩膝顶法对第7颈椎至第3胸椎小关节进行手法复位。

2. 颈椎牵引 方法同脊髓型颈椎病。

3. 中药内服 对证治疗。

4. 针灸治疗 对证治疗。

七、食管型颈椎病

颈椎椎体前缘增生是十分常见的，这主要是颈椎间盘退变引起前纵韧带及骨膜下撕裂、出血、机化、钙化，局部形成突向前方的增生物，一般统称骨赘。临床可通过摄颈椎 X 线片观察到椎体前缘骨赘形态，大小，发生在哪一椎节，结合临床症状可协助诊断。

【病因病理】

1. 颈椎间盘退变，椎体前缘与前纵韧带连结处长期、反复遭受牵拉甚至撕裂，导致椎体前缘增生。

2. 食管本身又有炎症时容易诱发。

【临床表现】

1. 吞咽障碍早期为吞咽硬质食物困难，在吞咽时有阻塞感，胸骨后时有刺痛或烧灼感。

2. 吞咽硬质或干燥食物时常有屈颈动作。

3. 症状重者吞咽时局部有刺痛且逐渐加重，只能进流质食物。

4. 可伴有头昏、疲乏、消瘦等其他症状。

【诊断要点】

1. 吞咽困难，早期见于进食硬质或干燥食物时，症状逐渐加重。

2. 吞咽困难发展缓慢，且经常与精神紧张等关系密切。

3. 多数表现为环状软骨水平段不适。

4. 有胸骨后的灼热与刺痛。

5. X线平片可见有椎体前缘骨赘，钡餐检查可见局部食管受压。

【治疗】

1. 手法治疗

（1）提拉法或提拉旋转法。

（2）拿捏法操作方法见本书第7章第一节"中医整脊手法"中的拿捏法。

2. 中药内服

治疗原则：疏肝解郁。

方药：逍遥散加减。柴胡10g、当归10g、白术10g、茯苓10g、生姜10g、半夏6g。

3. 针灸治疗

治疗原则：宽胸理气。

处方选穴：颈夹脊、天突、膻中、膈俞、列缺、合谷、内关、足三里。

方法：天突穴先直刺0.2寸，然后将针尖转向下方，紧靠胸骨柄后面刺入0.5～1寸，行强刺激提插泻法，其余穴位行针用平补平泻法。

4. 其他

可口服硫酸软骨片；饮食以软食和流质食物为主，避免吃刺激性较大的食物；减少颈部运动，尤其是少做或不做仰头动作；如有食管及周围组织炎症，可酌情服用抗菌药物；保守治疗无效、严重影响进食者，必要时可考虑手术治疗。

八、混合型颈椎病

临床上同时存在上述颈椎病中的两型或两型以上者，称为混合型颈椎病。

颈神经根、椎动脉、颈交感神经等组织在解剖上密切相关，若颈椎间盘向后外突出，可同时压迫两种或两种以上组织，如同时压迫颈神经根和交感神经，即为神经根交感神经型颈椎病；若同时压迫颈脊髓和颈神经根，即为脊髓神经根型颈椎病。当颈椎椎体后缘骨赘过大时，既可对脊髓造成刺激或压迫，也可刺激或压迫到两端的颈神经根或／和椎动脉，临床上可出现截瘫和四肢瘫，以及病变水平的神经根受累的症状和椎动脉缺血的症状。临床上，混合型颈椎病较为常见。

小的骨赘有时仅压迫或刺激一种组织，骨赘增大后可能会压迫或刺激两种以上组织。临床上，在某些颈椎病的早期，可能仅表现为单纯的某型颈椎病，若持续劳损，骨赘增大，则更多、更复杂的症状会陆续出现，如神经根型颈椎病发展成为神经根脊髓型颈椎病，神经根型颈椎病发展成神经根椎动脉型颈椎病等。

由于颈椎是活动的，受长时间维持某一固定姿势或劳累、受凉等因素影响，单一型的颈椎病常常可变为混合型颈椎病，受治疗或休息等因素影响，混合型颈椎病也可转化成单一型的颈椎病。

九、颈椎病的分期

由于颈椎病的分型难以说明其动态变化，故临床上常用分期来描述颈椎病的进展过程。

（一）椎间盘退变初期

即椎间盘退变的早期，纤维环及髓核刚刚开始失水变性，椎间隙轻微变窄，关节囊、韧带轻度松弛，原来稳定的钩椎关节及小关节开始松动、轻度移位及吻合失稳。无临床症状或有反复发作的颈项部疼痛、僵硬、活动受限，久坐及低头久时易发作。临床检查，颈部可有压痛，X线检查可正常或见椎体后缘轻度阶梯样改变，椎间隙无明显狭窄。经适当治疗，2～3日可缓解。不治疗，多在1~2周内自行缓解。

（二）椎间盘膨出期

因颈部外伤、炎症、持续劳损，颈椎间盘可向四周膨隆。临床症状以颈肩及上肢的疼痛为主，颈部活动受限，疼痛受体位或姿势影响明显，部分病人有头痛、头晕症状。神经根牵拉试验及叩顶试验阳性。X线检查可见椎间隙改变，颈生理曲度变浅或消失，CT或MRI检查可见颈椎间盘膨出。本期预后较好，经非手术治疗症状几乎均可缓解。少数患者反复发作，并进一步恶化。

（三）椎间盘突出期

颈椎间盘突出，压迫或刺激颈神经根，出现持续性的颈肩部疼痛及上肢放射性疼痛。突出的椎间盘也可刺激或压迫椎动脉、交感神经、脊髓，并出现相应的临床症状，如头痛、头晕、恶心、呕吐、心慌、胸闷、血压不稳、出汗、视物模糊、耳鸣、耳聋等。症状常因外伤、劳累、受凉等忽然加重。X线显示椎间隙明显改变，椎体后缘可有阶梯样改变，CT

或 MRI 可发现椎间盘突出。本期手法治疗应轻柔、细心，切忌手法粗暴，否则症状会加重。早期非手术治疗，约 95% 的患者可获得痊愈或症状缓解，少数经系统非手术治疗无效者，可考虑手术治疗。

（四）椎间盘突出后再稳定期

椎间盘突出、退变后，椎体间应力发生改变，这种应力直接刺激椎体局部而形成骨赘，也可以在椎间盘突出时造成椎体边缘撕裂，经过出血-机化-钙化，形成骨赘。骨赘的形成是椎体出现再稳定所需的。骨赘的大小与临床症状并不成正比。治疗以非手术为主，仅少数患者需要手术治疗。

（五）脊髓变性期

颈髓由于严重受压或长期受压，可以发生继发变性反应，临床上常通过以下几点来反映颈髓变性：

1. 病变平面支配的肌肉出现明显的进行性肌萎缩无力，如大、小鱼际肌及肩臂部肌肉萎缩，甚至瘫痪。

2. 双下肢瘫或四肢瘫逐渐加重，并有大小便失控。

3. 神经系统检查有固定的阳性体征，并与病变部位一致。

4. 进行性上下肢阵挛或较重的肌束震颤。

5. 肌电图检查示萎缩变性的肌肉出现失神经电位、运动电位明显减少，或出现大电位。

6. CT 或 MRI 检查发现椎管绝对狭窄，或椎间盘突出、骨赘致脊髓严重受压。

7. 各种治疗方法均无明显疗效或根本无效。

临床中大部分患者有慢性可逆的发展阶段，初期下肢运动不灵活，经治疗症状缓解，若复发，常出现进行性加重。一些患者有长时间的颈椎病史，突然出现肢体活动障碍，经 CT 或 MRI 检查发现脊髓明显受压，椎管狭窄。严重的颈部外伤也是颈髓变性原因之一。本期患者疗程长，疗效相对较差，经规范系统治疗，大部分患者可以停止发展，有些会明显好转，少数患者出现恶化，甚至瘫痪。

【预防与调护】

合理用枕，选择合适的高度与硬度，保持良好睡眠体位。避免久坐，避免长时间低头工作。避免风寒。急性发作期应注意休息。

附：如何选择合适的枕头？

枕头是一种睡眠工具，枕头就是人们为了使睡眠舒适而采用的填充物。人体脊椎有 4 个生理弯曲，其中颈曲是最易受伤的部位，也是最需要维护的部位。人的头颈部位于人体的中轴，无论是侧卧还是仰卧，为了使颈部放松、维持颈椎的正常生理曲度，人们睡眠时必须采用枕头。要使颈椎无论是在仰卧还是侧卧时都处于放松、舒适的体位，枕头应满足三个条件：即枕头的高度合适、舒适、透气。

常常听到有人讲"患颈椎病的人睡觉时不要用枕头"，这是误区，是想当然，也是大错特错的。颈椎病患者睡觉如果不用枕头，常会导致颈椎病加重。即使是正常人，睡觉也必须用枕头，并且要用符合自己身材比例的尺寸的枕头。如果不用或用了高度不合适的枕头，会导致颈部不能放松，诱发甚至加重颈椎病。所以常常有患者抱怨，睡一觉起来颈部更疼了，头更昏了，手更麻了，这就是因为用了高度不合适的枕头，导致颈部在睡眠时更加紧张，加重了颈椎病的症状。

无论是仰卧还是侧卧，合适高度的枕头可以维持颈椎的正常生理状态，使颈项部皮肤、肌肉、韧带、椎间关节及穿过颈部的气管、食管和神经等组织与整个人体一起放松、休息。如果使用过高的枕头，无论是仰卧还是侧卧，都会使颈椎生理状态改变，使颈部某些局部肌肉过度紧张。久而久之，颈部肌肉就会发生劳损、挛缩，促使颈椎位置发生微小变化，使颈部神经根和血管受刺激或压迫，出现反射性痉挛，甚至造成脑部供血不足，产生颈、肩、背、臂麻痛或头晕、头痛、视力下降、耳鸣、恶心、听力减退等症状。高枕是引起落枕、颈椎病的常见原因之一。此外，高枕会使气管通气受阻，易导致咽干、咽痛和鼻鼾。高枕还能使胸背肌肉长期紧张，胸部受压，妨碍正常呼吸，长此以往必定给身体带来不良影响。如果睡觉不使用枕头或使用过低的枕头，同样也会改变颈椎生理状态。头部的静脉无瓣膜，重力可使脑内静脉回流变慢，动脉供血相对增加，从而引发头胀、烦躁、失眠等不适。低枕对于高血压和动脉粥样硬化病人尤其有不良影响。

也有人认为仰卧和侧卧使用枕头的高度应当不一致，认为侧卧时枕头的高度约为一侧的肩宽，应略高于仰卧位。实际上并不是这样，因为人在侧卧时，接近床面的一侧上肢并不是压在身体下面，而是肩部略向前，放在身体的前面。所以，侧卧时实际需要的枕头高度应为一侧的面部到同侧腋部的距离。这样的距离和一拳的高度基本一致。况且，人在 8 h 的睡眠中，要变换姿势 20 次左右，极少有人一直采用一个姿势睡眠，但在采用不同的姿势时换不同高度的枕头不可能也不现实。

如果在睡觉的过程中枕头的高度会改变，这样的枕头也不合适。如填充全荞麦皮的枕头，在睡觉的过程中荞麦皮会在头部重力的作用下跑偏，导致枕头的高度降低，不利于颈部放松。另外，有人建议用毛巾卷住酒瓶做枕头，实际上也是不合适的，因为在仰卧时，酒瓶放在颈后，头部的重力，可以起到对颈部牵引的作用，但时间应在 20 分钟之内，并不能作为睡觉时的枕头使用，况且侧卧时酒瓶放在头部并不舒服，放在颈部会挤压一侧的颈部血管造成脑部缺血。

那么，如何选择适合自己的枕头呢？

一、枕头的高度

枕头的高度是第一重要的，这个枕头高度不是静止的枕头高度，而是人躺在枕头上时的枕头高度（称为真实枕高），且每个人的真实枕高是不一样的。适合自己的真实枕高与本人的身高、体重、肩颧距（端坐时肩峰与同侧颧骨之间的距离）、枕芯材料、枕头柔软度密切相关。不仅与枕头的高度，枕头的宽度也与个人身高相关；体重决定了人睡下时枕头的受压程度，同一枕芯材料的枕头，不同体重的人下压枕头的高度也不一样；肩颧距是枕头真实枕高测量的重要指标；枕芯材料与柔软度决定了枕头下压后的压缩高度。另外，真实枕高也与颈椎病的发生、发展及颈椎退化变形程度密切相关。正常情况下，真实枕高应和本人的拳高基本一致。

二、枕头的舒适度

舒适度是枕头设计的最基本指标，无论是结构设计还是材料选择都要以人为本，符合颈椎的生物力学要求。枕头舒适度高，才能让使用者颈部放松，才会有好的休息，好的睡眠。枕头不可太软，太软会让使用者头部陷入枕头，影响呼吸。过硬的枕头使头部与枕头接触面过小，局部压力过大，使人感到不舒服，而且这样很可能造成对局部神经压迫过大，使人在第二天早上产生头、颈、背、臂、手等处的麻木或者疼痛等症状。

三、枕芯的材料

枕芯材料包括荞麦皮、谷子皮、蒲绒、绿豆皮、菊花、蚕沙、棉花、茶叶、决明子、羽绒、竹炭、磁石等。

四、枕头的面料

面料材质应该满足以下几个要求：吸湿透气、抗静电、抗菌防臭、有良好的肌肤触感。由于枕头常与头部或颈部皮肤密切接触，所以最好选择透气性、吸水性较好且具有良好肌肤触感的面料。而人的头皮容易出汗，常有头屑，干燥时候又容易与织物产生静电。因此枕头面料还应该具有抗静电和防臭功能。真丝织物、棉织物较好。睡枕面料的选择要考虑面料的透气性、抗折皱性、弹性、硬挺度、舒适性。纯棉织物手感好，柔软暖和，吸湿性强，耐洗，带静电少，舒适性、透气性好，是目前最适宜制作睡枕的面料。而纯棉斜纹布对实现功能性睡枕的保健作用、颈部生理曲线的贴合、促进睡眠舒适能起重要的作用。因此，纯棉斜纹布是功能性睡枕的首选面料。

五、枕头的透气性

枕头的透气性主要针对枕芯材料而言，海绵和塑料枕头透气性差，对呼吸和局部循环有影响，应当避免。

六、枕头的合理位置

枕头的合理位置应能有效承托头部和颈部，维持颈部生理曲线，无论仰卧、侧卧，枕头的一侧应紧邻肩部。

七、枕头承托的部位

应为头部和颈部。

总之，使用合适的枕头可以改善睡眠，消除疲劳，放松身体，利于颈椎病的康复。

第二节　寰枢关节错位

枢椎旋转、倾斜，导致与寰椎组成的关节偏移正常位置而引起的症状、体征，称寰枢关节错位。属中医"头痛""眩晕"范畴。

【病因病理】

寰椎、枢椎与其他颈椎有明显不同的解剖结构，是颅脑与全身衔接的枢纽。椎动脉在颈部经各横突孔上行，在寰、枢间形成向后外侧倾斜30°的"C"形弯曲，椎动脉出寰椎横突孔后，近于垂直转弯，经椎动脉沟行向后内方，至枕骨大孔再近垂直转弯，经枕骨大孔进入颅腔，组成基底动脉。转动头颈时，转向同侧的椎动脉被牵拉、扭曲或压迫，对侧椎动脉少数压迫加重，但是由于颈椎失稳的刺激，可以引起椎动脉痉挛，也可以引起单侧病变者发生基底动脉供血不足。若椎动脉沟有骨质增生，转头时则更容易发生椎动脉供血不足。

脊髓在椎管内下行，于枕骨与第1颈椎之间发出第1对脊神经，第2～7对颈神经分别在同序数颈椎上方椎间孔穿出，第8对颈神经则在第7颈椎下方椎间孔穿出。第1～4颈神经组成颈丛，发出皮支和肌支。皮支自胸锁乳突肌后缘中点附近发出，散布于内侧枕部、耳廓及附近皮肤、颈前部及第2肋水平面以上胸前壁、锁骨上窝和肩峰等处皮肤；肌支则支配颈深肌群、肩胛提肌、舌骨下肌群和膈肌等。故上颈段疾患可以影响脊髓部至上胸部的皮肤感觉和活动。

在颈部，交感神经节有上、中、下3对。颈上神经节位于第2、第3颈椎横突的前方，其分支有：① 灰交通支，连于上4对颈神经；② 颈内动脉神经，分布到口、鼻黏膜的腺体、血管，并进入眼眶，连于睫状神经节，分布于瞳孔开大肌及脉络膜等处的血管及上下睑平滑肌；③ 颈外动脉神经，分布到甲状腺、舌、面、脑膜中等动脉，并形成丛；此外尚有分布到心脏、咽壁等的分支。因此，上颈椎疾患影响交感神经时，可导致头颈部多处器官、内脏功能失调。由于寰枢椎疾患的直接刺激、牵拉等作用，还可使咽部、颈后枕下肌肉出现疼痛、活动受限等。

【临床表现】

1. 症状

患者有头枕部胀痛不适感。头晕、头痛、位置性眩晕，头晕、头痛可单一存在，也可同时出现，久坐或劳累后症状可加重；位置性眩晕常常在翻身、起床、睡下、转头等体位改变时表现明显或症状加重，头晕重时可伴有恶心、呕吐。头痛多为偏头痛或枕部头痛，休息可减轻，劳累或久坐后可加重。部分患者伴有颈部疼痛，胸闷、心慌，咽部不适，睡眠差，记忆力下降、健忘，血压异常波动，视物模糊，耳鸣、耳聋，面颊疼痛、轻度面瘫。少年儿童症状常常仅有颈部疼痛。

2. 体征

触诊第 2 颈椎偏歪，常常与 X 线检查相符合；第 2 颈椎棘突旁压痛，局部肌肉紧张；部分患者头面部歪向一侧，常常发生于儿童、少年；颈部活动受限；转头或体位改变时症状诱发或加重，主要表现为头晕、枕后痛、偏头痛等；自主神经功能紊乱。

3. X 线表现

寰枢关节错位主要依靠 X 线片检查，X 线片为临床提供重要的诊断依据。侧位片：寰齿关节间隙系寰椎前弓背面到齿状突前缘之间的最短距离，正常为 0.7~3.0 mm，超过 3 mm 为寰齿关节脱位。正常寰枕线通过齿状突，齿状突后缘恰好位于寰枕线（枕骨大孔后缘至寰椎前结节下缘连线）的前 1/3，寰枕线与齿状突轴线交角正常值为 70°~80°，若小于此值或齿状突后移超过前 1/3 为寰枢关节脱位。张口位片：主要观察寰椎、枢椎及其形成的寰枢关节。枢椎齿状突位于寰椎两侧块之间，寰枢关节包括寰齿关节与两个关节突关节。齿状突两侧缘与寰椎间的关节间隙，两侧一般是对称的。若齿状突水平旋转，则第 2 颈椎棘突偏向一侧，齿状突仍居中，与寰椎两侧块之间隙基本对称；若齿状突侧偏旋转，则寰齿间隙不对称，齿状突偏向一侧，第 2 颈椎棘突偏向对侧；若齿状突侧向偏移，则寰齿间隙不对称，齿状突和第 2 颈椎棘突向同侧偏移，该类型比较常见；若齿状突向一侧倾斜，双侧寰齿间隙一侧上宽下窄，另一侧上窄下宽。

【诊断要点】

有上述临床症状、体征者，就应当考虑此病存在的可能，加上寰枢椎 X 线表现，即可诊为本病。

本病患者病程长短不一，症状和体征轻重不同，一般可分为有症状患者和无症状患者。有症状患者症状主要表现为以头晕、头痛为主，体位改变时症状突然出现或加重。也可表现为头昏、失眠、记忆力减退、健忘、耳鸣、耳聋、枕部及上颈部疼痛、视物模糊、血压异常等。不少患者寰枢椎 X 线检查有异常改变，但患者无症状，这些患者可能是处于未发病状态，也可能是通过治疗症状消失，处于恢复期。很多患者，通过手法、牵引等治疗后症状完全消失，但复查颈椎 X 线与治疗前对比，并无明显改变。

【治疗】

1. 手法治疗

手法治疗本病是最常用、最有效的方法。

（1）上项线指压法：上项线内侧端有斜方肌附着，外侧端下缘有胸锁乳突肌、头夹肌、头最长肌附着，上缘有枕肌附着。上项线区域附着的软组织损伤时可出现枕区疼痛、颈部疼痛不适、头痛、偏头痛、前额疼痛、头晕、头昏、视物模糊、目胀、记忆力下降、血压不稳等症状。其中头痛、偏头痛、眩晕症状出现率相对较高。

① 上项线指压法方法（图 7-13 ~ 图 7-16）

a. 让患者端坐靠背椅上，头颈部放松。

b. 医者站于患者侧后方，一手扶患者前额，稳定患者头颈部并感受患者对于手法的感受的作用。另一手拇指指腹推压上项线部位，力量由轻到重，以患者耐受为度，对局部紧张、痉挛、肿胀者进行重点按压，按压时应询问患者的感受。

c. 按压时间为 1 ~ 2 分钟。

② 作用：放松紧张痉挛的肌肉，尤其是斜方肌，松解粘连，疏通经络，活血祛瘀，改善对头部的供血，也可间接地起到纠正颈、胸椎位置异常的作用。

③ 注意事项：a. 手法操作时勿让患者头部过度前倾或后仰。b. 扶在患者前额部的手勿用力过大，此手主要起稳定头颈部的作用，否则患者不能放松。c. 部分患者上项线部位较为敏感，勿用暴力。d. 指压方向应垂直于被按压部位。e. 随时询问患者感受，及时调整手法力度。

（2）颈部指压法：用拇指推压上颈段颈椎关节突，以纠正枢椎的不正常位置或状态。根据患者的症状、影像检查结果、颈部触诊情况、皮肤感觉检查结果及相关专科检查结果，进行针对性复位治疗。

① 颈部指压法方法（图 7-17 ~ 图 7-22）

a. 让患者端坐靠背椅上，头颈部放松。

b. 以推压患者左侧颈部第 2 颈椎关节突为例，医者站于患者左侧后方。左前臂依托患者右侧面颊，用前臂及肘部稳定患者头部，用右手拇指再次触诊确定位置后轻轻推压。

c. 推压用力方向常常为垂直于推压接触面。每次推压 1 ~ 2 秒，根据患者症状消失程度，可对同一部位推压 1 ~ 2 次。推压后可对斜方肌放松 1 ~ 2 分钟。

d. 若诊断正确、推压准确，在推压后患者症状常常即刻消失或明显减轻。

② 作用：对颈椎滑移、侧倾、半脱位进行手法复位，减轻对颈神经根、颈部血管及交感神经的压迫和刺激，缓解颈部肌肉的紧张痉挛，疏通经络，活血祛瘀，止痛，通利颈椎关节。

③ 注意事项：a. 在对颈椎关节突、横突部位进行推压时，该部位痛觉敏感，施行手法时疼痛较为明显，所以手法应轻柔，避免刺激过重。b. 推压横突部位应慎重，该部位容易刺激颈部交感神经，引起患者晕厥。c. 固定患者头部的手臂仅为稳定依托作用，勿用力过大。d. 指压方向应垂直于被按压部位。e. 随时询问患者感受，及时调整手法力度。f. 患者

若出现头晕、恶心、面色苍白、出冷汗、心慌、胸闷等症状，应立即停止手法，必要时让患者取卧位休息，并对症处理。

（3）颈部提拉、颈部提拉旋转法：对颈部进行提拉或提拉旋转，可以缓解颈部肌肉的紧张痉挛状态，对颈椎进行复位，以消除颈椎病症状。

① 颈部提拉、颈部提拉旋转法方法（图7-42～图7-45）

a. 患者端坐小凳上，面向前方，双眼平视或头颈稍前屈，全身放松。

b. 助手位于患者前方，用双手按压固定住患者双肩（若有两个助手更好，可以每个助手各按压固定住一侧肩部）。

c. 医者立于患者身后，双膝微屈，双手十字交叉并扣住患者下颌，身体稍前倾，使患者枕部与自己胸前紧靠。

d. 医者双手向上提拉患者头部片刻，然后借助下肢伸直，做类似起立的动作，将患者头颈部向上提拉。一般可感觉到移位或听到颈椎"喀嚓"的关节弹响声。

e. 根据患者主诉症状、触诊结果、影像及其他检查结果进行定位诊断，可在对颈部进行提拉时略轻轻旋提，以达到颈椎复位的目的。

② 作用：对颈椎，尤其寰枢关节进行手法复位，缓解颈部肌肉的紧张痉挛，疏通经络，活血祛瘀，止痛，通利颈椎关节。

③ 注意事项：a. 手法操作时，应使患者保持平视或头颈稍前屈姿势，勿使患者头颈后仰。b. 先提拉头颈0.5~1分钟后忽然稍加力上提，提拉时勿用力过猛，以免增加新伤。c. 有不少患者手法治疗时不会出现颈椎"喀嚓"的关节弹响声，不能强求以此为手法成功标准。d. 手法旋转角度勿过大，旋转角度小于45°更为安全。

（4）颈部旋扳法（仰卧位、坐位）：颈部旋扳法是医者用上肢的力量旋转、扳压、牵拉患者的患部脊椎，使患椎恢复正常位置或状态的治疗方法。颈椎旋扳法不仅可以复位错位的脊椎，还可缓解椎旁肌的紧张痉挛，给督脉穴位、脊椎附近的经穴以刺激，同时起到这些穴位的主治作用。颈部旋扳法根据操作时患者的体位又可分为仰卧位和坐位颈部旋扳法。

① 仰卧位颈部旋扳法方法（图7-46～图7-54）

a. 让患者仰卧于治疗床上，头下垫一枕，使头颈部处于放松状态。

b. 根据患者主诉症状、触诊结果、影像及其他检查结果初步定位需要复位的颈椎。

c. 医者一手手掌托住患者枕部，拇指轻轻抚触于患椎关节突部（无须用力按压或推顶），另一手扶持患者下颌，双手协调调整颈椎屈曲度，手法复位时颈椎屈曲度为15°左右，再将下颌继续向一侧轻轻旋转，到患者能及的最大旋转范围后双手协同用力并向后上方轻轻提拉，常常可听到"咔嚓"声响或拇指感觉到局部关节突关节滑动，复位即告成功。

d. 手法治疗后让患者仰卧休息3~5分钟。

② 坐位颈部旋扳法方法（图7-55～图7-58）

a. 让患者端坐于靠背椅上，头颈部放松。

b. 在施行坐位颈部旋扳法之前，可先进行上项线指压法和颈部拿捏法，使颈部肌肉放松。同样，先做好定位诊断。

c. 术者一手掌扶住患者枕部，另一手掌及腕部置于患者一侧面颊。根据定位诊断结果，使患者颈椎屈曲到如上角度，然后轻轻向后上旋转提拉，常可听到颈椎关节弹响，手法即告成功。

仰卧位和坐位颈部旋扳法手法操作基本原理一致，但仰卧位颈部旋扳手法患者更为放松，手法操作时更安全稳妥。

③ 作用：对颈椎进行手法复位，通利颈椎关节，缓解颈部肌肉的紧张痉挛，疏通经络，活血祛瘀止痛。

④ 注意事项：a.手法时切勿强求"咔嚓"声响，"咔嚓"声响不是手法成功的唯一标准，如果没有响声，但错位的椎体已经被纠正，患者症状已缓解，即意味着手法成功。如果听到了"咔嚓"声响，但患椎并没有被移动，也将是无效之举。b.手法应轻柔，勿用暴力。c.旋转幅度不宜过大。d.如果没有听到"咔嚓"声响，切勿反复旋扳。e.施行手法时要让患者身体及精神上都放松。

上述手法中更推荐用上项线指压法，上项线指压可以缓解颈部肌肉的紧张痉挛，改善头部及颈部脊髓的血供。用拇指轻柔稳重地垂直按压上项线部位2～3分钟，询问患者的感觉，以及临床症状是否减轻或消失。90%以上的寰枢关节错位患者通过单纯对上项线进行按压，症状都可以完全消除。对于有偏头痛的患者，在按压上项线的基础上，用拇指推压同侧第2颈椎关节突部位，有颈椎侧凸者按压突起一侧，推压1～2秒即可。最后拿捏颈肩部斜方肌1～2分钟。超过50%的患者单纯用上项线指压法治疗一两次，症状即可完全消失。

2. 颈椎牵引（见第8章"颈椎病"部分）

3. 中药内服

治疗原则：补气健脾，活血通络，止呕止眩

方药：补气调气汤，药用党参、白术、柴胡、白芍、茯苓、天麻各12g，枳壳、全蝎各9g，木香3g，炙甘草5g，炙半夏6g。

4. 针灸治疗

治疗原则：滋补肝肾，强健筋骨。

处方选穴：颈夹脊、天柱、大椎、身柱、脊中、命门、腰阳关、肾俞、足三里、三阴交、阳陵泉、绝骨、太溪。

方法：颈部夹脊穴及督脉上穴位针用强刺激泻法，其余穴位针用补法。

【典型病例】

赵某，女，21岁。于2017年6月14日因"头晕、恶心、呕吐半年余"为主诉就诊。

病史：头晕、恶心、呕吐半年余，颈部体位变换时症状加重，久坐后症状加重。伴颈部疼痛，双侧颈肩部疼痛。颈椎正侧位片及张口位片检查提示：颈椎生理曲度尚可，诸椎体骨质未见明显骨质异常，诸椎间隙未见明显狭窄。张口位示枢椎齿状突两侧间隙欠对称，右侧寰枢侧方关节间隙稍宽，约 4 mm，周围软组织未见明显异常。检查：腱反射对称，霍夫曼征阴性，余检查未见阳性体征。

诊断：寰枢关节错位，颈椎病。

处理：单用上项线指压法治疗。

治疗结果：5 次治疗后症状全部消失。治疗结束 3 周后复查颈椎正侧位片及张口位片。2017 年 7 月 11 日复查颈椎正侧位片及张口位片结果与 2017 年 6 月 14 日片比较大致相仿（图 8-7，图 8-8）。

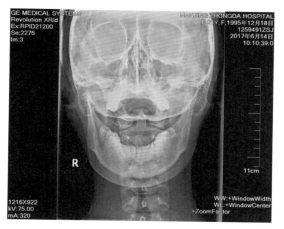 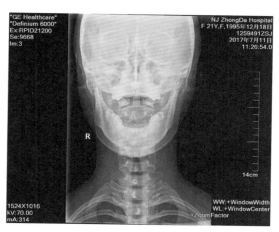

图 8-7　寰枢关节错位治疗前（2007 年 6 月 14 日）　　图 8-8　寰枢关节错位治疗后（2007 年 7 月 11 日）

第三节　颈源性头痛

头痛是指从前额向上、向后至枕部（相当于头皮区域）的疼痛。临床上一般包括各种病因引起的头痛。头痛是众多疾病常有的症状之一，然而大多数的头痛并无特异性，如急性传染病所致的头痛常随原发病的好转或痊愈而消失。少数头痛性疾病，如偏头痛、三叉神经痛等，因其临床特殊表现而有诊断意义。在预后方面，大多数头痛性疾病经过良好，而某些疾病则可为病情恶化或严重的信号。如高血压动脉硬化患者突然出现剧烈头痛，特别是伴有呕吐时，须警惕为脑出血的先兆；某些疾病如脑肿瘤、脑脓肿、颅脑外伤等，若在病程中头痛进行性加重，常提示病情恶化。因此必须引起临床工作者的重视。因其原因涉及各科，故临床医生都应有所了解，对原因未明的疾病，宜进行必要的检查，以明确诊断。

多数头痛并非由单一因素引起，而是由多种因素联合作用。常见的有：① 血管因素；② 脑膜炎，颅内占位病变；③ 颈椎病变；④ 神经病变；⑤ 肌肉病变；⑥ 五官病变；⑦ 理化因素；⑧ 内分泌紊乱；⑨ 神经官能性头痛等。

对其进行诊断，首先应辨别头痛为功能性还是器质性；如为后者，要尽快找明原因；对于原因未明的头痛患者，详细询问病史特别重要，在询问病史的同时注意观察病人的表情和举止行动，以判断病人是否有全身性疾病。在此基础上应进行详细的临床检查，包括一般体格检查、神经系统检查、精神检查、有关的实验室检查及器械检查，有指征时还应做五官科检查及特殊检查，如脑电图、脑脊液、头颅 CT、MRI、脑血管造影、肝肾功能及代谢检查等辅助诊断。在头痛的病史采集及体检过程中，应特别注意以下几点：① 头痛发生的缓急；② 头痛的部位；③ 头痛发生的时间和持续时间；④ 头痛的程度和性质；⑤ 激发、加重或缓解头痛的因素；⑥ 头痛的伴随症状；⑦ 头痛的发作有无周期性；⑧ 早诊断或排除可以引起颅压增高的一些疾病，如脑肿瘤、脑出血等；⑨ 注意临床检查结果，如脑脊液、脑电图、颈椎及头颅影像检查、脑血管造影、眼底及鼻窦检查结果等；⑩ 头痛的治疗效果。

最常见的头痛是肌肉、血管、神经性原因引起的头痛，其次是颅脑外伤及五官科疾病引起的头痛。脑瘤、脑出血等引起的头痛仅占少数，但危险性较大。

本节所述的头痛主要是颈源性头痛。

【病因病理】

颈椎椎体与椎间盘的位置或状态受某些因素的影响发生改变，即颈椎内外平衡失调，会刺激或压迫到颈部神经，引起颈部部分肌肉紧张痉挛，出现头痛症状；颈部部分肌肉紧张痉挛也可以牵拉颈椎椎体，导致颈椎椎体与椎间盘的位置或状态发生改变。这两方面因素可以互相影响。颈部肌肉的紧张痉挛可以牵拉、压迫、刺激头颅的痛觉敏感结构，最终造成反射性头痛。其特点是：头痛为钝性或酸胀性、刺激性或波动性，颈部活动受限且颈部活动至某体位可加重头痛症状。头痛的表现往往是间歇性、体位性，经休息可减轻。头痛时常合并头晕、耳鸣、目胀、听力下降、胸闷、恶心、颈部疼痛伴活动受限等症状。

颈椎源性头痛的原因主要是颈部病变累及枕大神经、枕小神经、耳大神经和第 3 枕神经。枕大神经和第 3 枕神经在行程中，容易受到颈枕间隙部位病变软组织对其直接的机械性压迫和化学性刺激，从而引起枕颈部疼痛，或通过 C2 或 C3 脊神经后支传入小脑和前庭神经核引起反射性头晕。C2 神经后内侧支为枕大神经，分布于上项线以上的枕后部皮肤；第 3 枕神经由 C3 脊神经后支发出，分布于枕外隆凸附近的皮肤，此神经位于枕大神经内侧，与枕大神经之间有交通支相连。枕小神经的分支在枕部等处与耳大神经和枕大神经相吻合，因而一些病人常伴有耳部症状。上述神经本身病变或受到刺激或压迫均可引起头部症状。

交感神经的颈上节、颈中节和颈下节紧附于颈椎横突的前方，当颈椎椎体或椎间盘移位时，可以刺激到窦椎神经，该神经含交感神经纤维，故易引起交感神经兴奋或抑制，使头及上肢血管舒缩功能障碍而出现灼性神经痛或血管性头痛。前额及眶区属三叉神经支配，三叉神经感觉核在脊髓后角。三叉神经比颈神经更具敏感性，故当颈椎移位时，可引起前额和眶区疼痛。颈神经丛由第1～4颈神经组成，除纯运动神经的枕下神经外，大部分均含感觉纤维。耳大神经及枕小神经分布于耳区皮肤及枕部。枕大神经及第3枕神经分布于深部颈肌，并穿过头夹肌及斜方肌腱，达上项线的枕部皮肤。故第2～4颈椎移位可以引起一侧或双侧头痛或枕部麻痛。

【临床表现】

1. 头痛：可表现为枕部痛、颞侧头痛、头顶痛、前额痛。

2. 伴随症状：头晕、头昏、耳鸣、听力下降、视物模糊、眼胀，颈肩背及上肢疼痛麻木，颈部活动受限，颈部活动至某一体位可加重或减轻头痛症状。

3. 头痛的表现往往是间歇性、体位性，经休息可减轻。

4. 颈部活动受限。

5. 颈部触诊：上项线触诊局部可见肌肉紧张、痉挛、肿胀，上颈段部分肌肉或某一束肌肉紧张、痉挛、肿胀，局部按压胀痛，可发现第2～4颈椎某一椎体棘突偏歪，关节突部位隆起，第7颈椎棘突偏歪，第2颈椎横突左右不对称。

6. 皮肤感觉检查：对面部、枕部、颈部的皮肤感觉进行检查，从而发现某一区域皮肤感觉敏感或感觉迟钝，用以发现某支神经受损。

7. 颈椎影像检查：颈椎生理曲度改变，椎体后缘呈阶梯样改变，寰枢关节间隙左右不对称，椎体偏歪、旋转，椎间隙大小及角度发生改变，颈椎侧弯等。

8. 颈椎病的其他专科检查。

【诊断要点】

1. 有头痛症状，有颈椎病表现。

2. 触诊第2～4颈椎两侧关节突不对称，棘突偏歪，颈部部分肌肉紧张、痉挛，按压疼痛。

3. 皮肤感觉检查与症状表现相一致。

4. 影像检查结果与症状表现大致一致。

【治疗】

1. 枕部痛和/或前额痛的手法治疗

（1）上项线指压法（图7-13～图7-16）

① 方法：让患者端坐靠背椅上，头颈部放松。医者站于患者侧后方，一手扶患者前额，起稳定患者头颈部和感受患者对于手法的感受的作用，另一手拇指指腹推压上项线内

侧端至枕外隆凸（此处穴位有天柱和风府），力量由轻到重，以患者耐受为度。对局部紧张、痉挛、肿胀者进行重点按压，按压时应询问患者的感受。按压时间为1～2分钟。

② 手法适用部位：上项线内侧端至枕外隆凸，斜方肌起点处。

③ 作用：放松紧张痉挛的肌肉，尤其是斜方肌，松解粘连，疏通经络，活血祛瘀，改善对头部的供血。

④ 注意事项：手法操作时勿让患者头部过度前倾或后仰。扶在前额部的手勿用力过大，此手主要起稳定头颈部的作用，否则患者不能放松。部分患者上项线部位较为敏感，勿用暴力。指压方向应垂直于被按压部位。随时询问患者感受，及时调整手法力度。

⑤ 治疗机理：按压此处，可以缓解斜方肌的紧张痉挛，使因斜方肌紧张导致的颈椎位置异常得以纠正，活血化瘀，改善局部的血液循环，减缓枕部的神经刺激。按压天柱和风府，可以起到天柱和风府的穴位治疗作用。

天柱穴，位于哑门（督脉）旁1.3寸，项后发际内，斜方肌外侧。局部解剖：斜方肌起始部，分布着枕大神经干。主治：头痛、项强、眩晕、肩背痛等。

风府穴，位于项部后正中线上，后发际上1寸。局部解剖：在项韧带和项肌中，深部为寰枕后膜和小脑延髓池；有枕动、静脉分支及棘间静脉丛；布有第3颈神经及枕大神经支。主治：头痛、头晕、目眩、视物模糊、目胀、高血压、颈痛等。

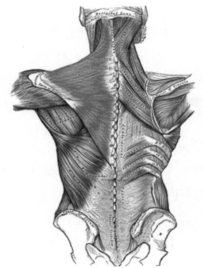

图8-9　斜方肌

相关肌肉：斜方肌（trapezius）位于项部和背上部皮下，为三角形的阔肌，底在脊椎，尖在肩峰，两侧的斜方肌加在一起，形如斜方形，故名。自上而下，肌纤维以腱膜起自上项线内1/3部、枕外隆凸、项韧带全长、第7颈椎棘突、全部胸椎棘突及其棘上韧带。上部肌纤维斜向下外方，止于锁骨外1/3的后缘及其附近的骨面。中部肌纤维平向外方，止于肩峰内侧缘和肩胛冈上缘的外侧部。下部肌纤维斜向外方，止于肩胛冈下缘的内侧部。斜方肌受副神经及第3、第4颈神经前支支配。

（2）颈部提拉、颈部提拉旋转法（图7-42～图7-45）

① 患者端坐于小凳上，面向前方，双眼平视或头颈稍前屈，全身放松。

② 助手位于患者前方，用双手按压固定住患者双肩（若有两个助手更好，可以每个助手各按压固定住一侧肩部）。

③ 医者立于患者身后，双膝微屈，双手十字交叉并扣住患者下颌，身体稍前倾，使患者枕部与自己胸前紧靠。

④ 医者双手向上提拉患者头部片刻，然后借助下肢伸直，做类似起立的动作，将患者头颈部向上提拉。一般可感觉到移位或听到颈椎"喀嚓"的关节弹响声。

⑤ 根据患者主诉症状、影像检查、专科检查结果及触诊情况进行定位诊断，可在对颈部提拉时略轻轻旋提，以达到颈椎复位的目的。

作用：对颈椎寰枢关节半脱位进行手法复位，缓解颈部肌肉的紧张痉挛，疏通经络，活血祛瘀，止痛，通利寰枢关节。

（3）坐位颈部旋扳法（图7-55～图7-58）

① 让患者端坐于靠背椅上，头颈部放松。

② 在施行坐位颈部旋扳法之前，可先进行上项线指压法和颈部拿捏法，使颈部肌肉放松。同样，先做好定位诊断。

③ 医者一手掌扶住患者枕部，另一手掌及腕部置于患者一侧面颊。根据定位诊断结果，使患者颈椎稍屈曲，然后轻轻向后上旋转提拉，常可听到颈椎关节弹响，手法即告成功。

作用：对颈椎寰枢关节半脱位进行手法复位，缓解颈部肌肉的紧张痉挛，疏通经络，活血祛瘀，止痛，通利寰枢关节。

2. 颞侧头痛的治疗

（1）中医整脊手法治疗

① 上项线指压法（详细方法见第8章"颈椎病"部分）

以左颞侧痛为例，让患者端坐于一靠背椅上，医者站在患者一侧（如左侧），医者用左手掌根轻扶患者前额，起稳定头部作用，另一手拇指指腹垂直按压于患者乳突和上项线外侧1/3，头夹肌止点处。按每2秒按压1次的频率，按压0.5~1分钟。

② 颈部指压法（详细方法见第8章"颈椎病"部分）

以左颞侧痛为例，让患者端坐于一靠背椅上，医生站在患者一侧（如左侧），医者用左手掌根轻扶患者前额，起稳定头部作用，根据影像检查结果和触诊情况，用拇指垂直按压第3颈椎至第5颈椎某一关节突，以纠正颈椎的移位。

③ 侧卧位指压法（详细方法见第8章"颈椎病"部分）

以左颞侧痛为例，嘱患者取侧卧屈膝曲髋位，左侧向上，颈下垫枕使颈部处于放松状态，头微前屈。医者站于患者腹侧，用手指触诊第7颈椎至第4胸椎棘突一侧，根据触诊的结果进行侧卧位拇指按压，按压3～5下即可。此处穴位有淘道、身柱。

④ 掌压法（详细方法见第8章"颈椎病"部分）

嘱患者取俯卧位，胸下垫枕，双上肢分别放于身体两侧，用手指触诊第7颈椎至第4胸椎棘突两侧，根据影像检查及触诊的结果用掌压法对第7颈椎至第4胸椎的位置异常进行复位。

施行上述手法，可以用一种方法或者联合多种方法。

治疗机理：按压此处，可以缓解头夹肌的紧张痉挛，使因头夹肌紧张导致的颈椎、胸椎位置异常得以纠正。按压陶道和身柱，可以起到陶道和身柱的穴位治疗作用。

陶道穴，位于第1胸椎棘突下。局部解剖：在腰背筋膜、棘上韧带及棘间韧带中；有第1肋间动脉后支，棘间皮下静脉丛；分布有第1胸神经后支内侧支。主治：头痛项强、脊背酸痛等。

身柱穴，位于第3胸椎棘突下。局部解剖：在腰背筋膜、棘上韧带及棘间韧带中；有第3肋间动脉后支，棘间皮下静脉丛；布有第3胸神经后支内侧支。主治：身热头痛、腰脊强痛等。

相关肌肉：头夹肌（splenius capitis）起始于项韧带的下部（约第3颈椎以下）至第3胸椎棘突。肌肉纤维斜向外上方，在胸锁乳突肌（sterno mastoid muscle）的覆盖下附着至颞骨的乳突上，且附着至枕骨在上项线外三分之一下方的粗糙面上。头夹肌是由第2~5颈神经后支的外侧支支配。

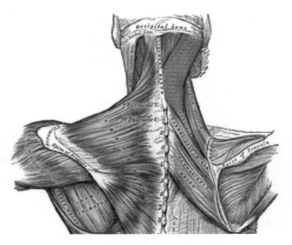

图 8-10　头夹肌

3. 中药内服

（1）治疗原则：气血双补。适用于气血虚证。

方药：八珍汤加减。党参10 g、白术10 g、茯苓9 g、炙甘草6 g、熟地10 g、当归10 g、白芍8 g、川芎5 g。

（2）治疗原则：活血通窍止痛。适用于瘀血证。

方药：通窍活血汤加减。赤芍15 g、桃仁10 g、红花10 g、当归10 g、丹参30 g、葱白4根。

4. 针灸治疗

治疗原则：调和气血，通络止痛。

处方选穴：阳明头痛可选取头维、印堂、阳白、阿是穴、合谷、内庭，少阳头痛可选取太阳、丝竹空透率谷、风池、阿是穴、外关、侠溪，太阳头痛可选取天竺、后顶、风池、阿是穴、后溪、申脉，厥阴头痛可选取百会、四神聪、阿是穴、太冲、中冲。

随症配穴：外感头痛配风府、列缺，肝阳头痛配行间、太溪，血虚头痛配三阴交、足三里，痰浊头痛配丰隆、中脘，瘀血头痛配血海、膈俞。

方法：毫针常规针刺，风池穴应严格控制针刺的方向和深度。

【典型病例】

病例1：左颞侧头痛伴左颈肩背疼痛（颈椎稍右侧弯、齿突右偏，手法治疗左侧）。

病史：患者，男，39岁。主诉左颞侧头痛3天。伴随症状为左侧颈肩背部疼痛不适，颈部活动受限。

影像检查：寰枢关节半脱位，寰枢关节间隙左宽右窄，颈椎稍右侧弯，以第4、第5颈椎为顶点稍左凸，第7颈椎棘突左偏（相对于第1胸椎）。

专科检查：颈部活动受限，霍夫曼征阴性，颈椎牵引试验阳性，腱反射（++，对称）。

触诊检查：上项线内侧端左侧肌肉紧张，局部肿胀；第4、第5颈椎左侧隆起且肌肉紧张，右侧凹陷且肌肉松软；第7颈椎棘突左侧条状肌肉隆起；第2颈椎横突右侧隆起，左侧稍凹陷。

手法治疗：拇指按压左右上项线内侧端约1分钟，以左侧为主，然后按压左侧第4、第5颈椎关节突、左侧第7颈椎棘突侧板，对颈椎偏歪进行复位，一般按压一两下即可，如症状消失或减轻70%以上，则不必再进行寰枢关节复位，手法即告结束。如症状减轻70%以下，可继续对寰枢关节进行手法复位。

病例2：左颞侧头痛伴左颈肩疼痛（颈椎稍左侧弯、齿突右偏，手法治疗右侧）。

病史：患者，女，58岁。主诉左颞侧头痛1个月。伴随症状为左侧颈肩部疼痛不适，颈部活动受限，左上肢抬举受限。

影像检查：如图8-11。寰枢关节半脱位，寰枢关节间隙左窄右宽，齿突偏向左侧，颈椎以第4颈椎为顶点右凸左侧弯，第7颈椎棘突右偏（相对于第1胸椎）。

专科检查：颈部活动受限，霍夫曼征阴性，颈椎牵引试验阳性，肱二头肌腱反射（++，对称），肱三头肌腱反射（右侧++，左侧+），臂丛神经牵拉试验阴性。

触诊检查：上项线内侧端左侧肌肉紧张，局部肿胀；第4、第5颈椎右侧隆起且感肌肉紧张，左侧凹陷且感肌肉松软；第7颈椎棘突右侧条状肌肉隆起；第2颈椎横突左侧隆起，右侧稍凹陷。

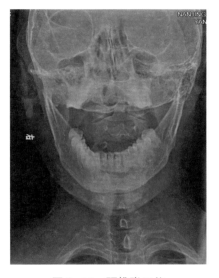

图8-11 颈椎张口位

手法治疗：拇指按压左右上项线内侧端约1分钟，以左侧为主，然后按压右侧第4、第5颈椎关节突、右侧第7颈椎棘突侧板，对颈椎偏歪进行复位，一般按压一两下即可，如症状消失或减轻70%以上，则不必再进行寰枢关节复位，手法即告结束。如症状减轻70%以下，可继续对寰枢关节进行手法复位。

注意：本案例是左侧痛手法治疗右侧的案例。一般来说，如果有脊柱侧凸（弯）存在，不论症状出现在脊柱凸侧（弯）的同侧还是对侧，原则上在手法复位时以纠正脊柱的不正常位置或状态为主，即手法治疗时治疗凸侧，脊柱向哪侧凸治疗哪侧。

第四节　颈源性头晕

头晕是自觉身体出现平衡功能障碍或空间定向障碍的一种感觉异常，也就是自身或外界景物的运动性幻觉。通俗地说，头晕是指自身或外界景物旋转的感觉。自身空间定向障碍有三种表现：① 外界景物的旋转或摇动的感觉；② 自身旋转、摇动或跌倒的感觉或头在旋转的感觉；③ 下肢的位置控制不灵和不稳。身体的空间定向功能或保持身体平衡的功能是受神经调节的，即从机体而来的感觉刺激经前庭神经传入小脑和前庭神经核、红核等，通过脊髓所产生的不经意识的协调反应来维持机体的平衡和定向功能。

引起头晕的常见原因有：① 内耳迷路及其连结的小脑、大脑障碍，如梅尼埃病引起的头晕；② 眼及视神经径路障碍，如屈光不正引起的头晕；③ 感冒、发热、高血压、中风先兆等引起的头晕；④ 肌肉、筋膜、关节，特别是发自颈部的这些组织的感觉径路障碍。由肌肉、筋膜、关节的感觉神经传来的异常刺激，引起前庭器官兴奋，产生了空间位置障碍而引起的眩晕、恶心、呕吐等症状。临床上眩晕可分为真性眩晕和一般性眩晕两类。前者多由内耳迷路或前庭神经病变产生，有周围景物或自身旋转的感觉；一般性眩晕只有头晕、目眩或站立不稳的感觉，而无外物或自身旋转的感觉。颈源性头晕多属于一般性眩晕。

【病因病理】

椎动脉起于锁骨下动脉，垂直向上，穿第 6 颈椎至第 1 颈椎横突孔，至寰椎时迂曲度较大，有 4 个近 90° 的弯曲，头转动时可牵张而狭窄，影响通过其中的血量，自枕骨大孔上方绕至延髓前方偏内侧上行。约在脑桥下缘，椎动脉汇成椎基底动脉。当寰枢关节解剖位置发生改变，可牵拉椎动脉，直接导致椎动脉发生痉挛、扭曲；通过对交感神经的刺激，也可反射性地引起椎动脉痉挛，导致椎基底动脉供血不足而发生头晕。

在颈椎退变造成的椎间隙狭窄的条件下，周围的纤维环、肌肉、韧带和关节囊松弛，使颈椎活动性增大、稳定性降低，在颈椎有旋转移位时，可以使椎间孔扭曲，钩突可以从椎动脉的内侧压迫椎动脉和神经根，关节突关节的

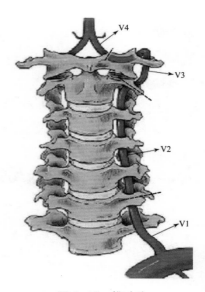

图 8-12　椎动脉

上关节突从椎动脉的后方压迫椎动脉和神经根。当颈椎后伸活动时，由于椎体间轻度滑移，后关节的上关节突可以向前移位，加上关节突的增生，使椎间孔狭小，导致椎动脉的牵拉和受压，从而引起头晕。

在颈椎间盘退变变薄时，钩椎关节和关节突关节应力增大，可以出现创伤性反应，关节错位以及继而出现的增生、骨赘。钩椎关节可以从侧方、下关节突可以从前方直接压迫椎动脉，或使关节囊、后纵韧带以及椎动脉周围等部位的交感神经受到激惹，引起椎基底动脉痉挛而发病。在上述病变的基础上，颈部活动时尤易引起头晕发作。

【临床表现】

1. 头晕：为首发症状，多数在改变体位或抬头、转头时诱发，表现为旋转感、倾斜感、摇动感、眼前发黑、头重脚轻或下肢发软等。

2. 伴随症状：恶心、呕吐、头痛、复视、耳鸣、耳聋，颈部疼痛及活动受限，记忆力下降、血压异常等。

3. 颈部活动受限。

4. 颈椎影像检查：颈椎生理曲度改变，椎体后缘呈阶梯样改变，寰枢关节间隙左右不对称，椎体偏歪、旋转，椎间隙大小及角度发生改变，颈椎侧弯，钩椎关节增生等。

5. 颈椎病的其他专科检查。

【诊断要点】

1. 头晕为主要症状，可伴有恶心、呕吐、耳鸣、耳聋、头痛、颈痛等临床表现。

2. 颈部左右转动受限，颈部左右转动或抬头时头晕出现或加重，翻身、起床时症状出现或症状加重。

3. 颈部触诊：第1、第2颈椎横突，左右不对称；第2颈椎棘突偏歪，棘突旁压痛。第3-6颈椎某一或二横突左右不对称；第3-7颈椎某一或某几个椎体棘突偏歪（注：颈椎棘突末端两侧常发育不对称，正常情况下也存在棘突偏歪，所以，颈椎棘突偏歪不能作为颈椎椎体移位诊断的主要依据）。颈部及枕部肌肉紧张度不一致。

4. 影像检查结果与症状表现大致一致。

【治疗】

1. 中医整脊手法治疗

（1）上项线指压法（图7-13～图7-16）

① 让患者端坐靠背椅上，头颈部放松。

② 医者站于患者侧后方，一手扶患者前额，起稳定患者头颈部的和感受患者对于手法的感受的作用，另一手拇指指腹推压上项线部位，主要按压斜方肌的起点，力量由轻到重，以患者耐受为度，对局部紧张、痉挛、肿胀者进行重点按压，按压时应询问患者的感受。此处穴位有天柱和风府。按每2秒按1次的频率。按压时间为1～2分钟。

③ 作用：放松紧张痉挛的肌肉，尤其是斜方肌，松解粘连，疏通经络，活血祛瘀，改

善头部供血，也可间接起到纠正颈胸椎位置异常的作用。

④ 治疗机理：按压斜方肌可以缓解肌肉紧张痉挛，使斜方肌紧张导致的颈椎位置异常得以纠正；活血化瘀，改善局部的血液循环，增加脑部供血。按压天柱和风府，可以起到天柱和风府的穴位治疗作用。

天柱穴，位于哑门（督脉）旁1.3寸，项后发际内，斜方肌外侧。局部解剖：斜方肌起始部，分布着枕大神经干。主治头痛、眩晕、颈部疼痛、视物模糊、高血压、肩背痛等。

风府穴，位于项部后正中线上，后发际上1寸。局部解剖：在项韧带和项肌中，深部为寰枕后膜和小脑延髓池；有枕动、静脉分支及棘间静脉丛；分布有第3颈神经及枕大神经支。主治头痛、头晕、目眩、视物模糊、目胀、高血压、颈痛等。

（2）颈部指压法

① 让患者端坐靠背椅上，头颈部放松。

② 以推压患者左侧颈部关节突为例，医者站于患者左侧后方。根据患者主诉症状、影像检查结果、专科检查结果及触诊情况，初步诊断为某一颈椎节段的病。左前臂依托患者右侧面颊，用前臂及肘部稳定患者头部，用右手拇指再次触诊确定位置后轻轻推压（图7-17～图7-22）。

③ 以推压患者左侧第7颈椎棘突侧板为例，患者取坐位，术者站于患者左侧后方。左前臂依托患者右侧面颊，用前臂及肘部稳定患者头部，用右手拇指轻轻推压第7颈椎棘突侧板（图7-23～图7-25）。

④ 颈部常用推压部位为第2至6颈椎关节突，第6、第7颈椎棘突侧面。推压用力方向常常为垂直于推压接触面。每次推压1～2秒，根据患者症状消失程度，可对同一部位推压1～2次。推压后可对斜方肌放松1～2分钟。

⑤ 作用：对颈椎滑移、侧倾、半脱位进行手法复位，减轻对颈神经根、颈部血管及交感神经的压迫和刺激，缓解颈部肌肉的紧张痉挛，疏通经络，活血祛瘀，止痛，通利颈椎关节。推压大椎穴，可以起到大椎穴的穴位治疗作用。

大椎穴，位于第7颈椎棘突下。局部解剖：在腰背筋膜、棘上韧带及棘间韧带中；有颈横动脉分支，棘间皮下静脉丛；分布有第8颈神经后支内侧支。主治：颈痛、发热、头晕、目眩、呕吐、颈背及上肢疼痛、麻木。

（3）颈部提拉、颈部提拉旋转法（图7-42～图7-45）

① 患者端坐于小凳上，面向前方，双眼平视或头颈稍前屈，全身放松。

② 助手位于患者前方，用双手按压固定住患者双肩（若有两个助手更好，可以每个助手各按压固定住一侧肩部）。

③ 医者立于患者身后，双膝微屈，双手十字交叉并扣住患者下颌，身体稍前倾，使患者枕部与自己胸前紧靠。

④ 医者双手向上提拉患者头部片刻，然后借助下肢伸直，做类似起立的动作，将患者

头颈部向上提拉。一般可感觉到移位或听到颈椎"喀嚓"的关节弹响声。

⑤ 根据患者主诉症状、触诊结果、影像及其他检查结果进行定位诊断，可在对颈部进行提拉时略轻轻旋提，以达到颈椎复位的目的。

⑥ 作用：对颈椎，尤其寰枢关节进行手法复位，缓解颈部肌肉紧张痉挛，疏通经络，活血祛瘀，止痛，通利颈椎关节。

（4）颈部旋扳法方法（图7-55～图7-58）

① 让患者端坐于靠背椅上，头颈部放松。

② 在施行坐位颈部旋扳法之前，可先进行上项线指压法和颈部拿捏法，使颈部肌肉放松。同样，先做好定位诊断。

③ 医者一手掌扶住患者枕部，另一手掌及腕部置于患者一侧面颊。根据定位诊断结果，使患者颈椎稍屈曲，然后轻轻向后上方旋转提拉，常可听到颈椎关节弹响，手法即告成功。

④ 仰卧位和坐位颈部旋扳法手法操作基本原理一致，但仰卧位颈部旋扳法患者更为放松，手法操作时更安全稳妥。

⑤ 作用：对颈椎进行手法复位，通利颈椎关节，缓解颈部肌肉的紧张痉挛，疏通经络，活血祛瘀，止痛。

2. 中药内服

① 治疗原则：活血化瘀，通窍活络。适应于瘀血阻窍证。

方药：通窍活血汤加减。赤芍15g、桃仁10g、红花10g、当归10g、丹参30g、葱白4根。

② 治疗原则：补养气血，健运脾胃。适应于气血亏虚证。

方药：归脾汤加减。人参6g、白术15g、黄芪15g、炙甘草6g、当归12g、龙眼肉6g、酸枣仁15g、茯神15g、远志10g、木香6g（后下）、生姜2片、大枣3枚。

③ 治疗原则：滋养肝肾，养阴填精。适应于肝肾阴虚证。

方药：左归丸加减。熟地黄24g、山药12g、枸杞子12g、山茱萸12g、怀牛膝9g、菟丝子12g、鹿角胶12g、龟板胶12g。

3. 针灸治疗

① 治疗原则：平肝化痰，定眩。

处方选穴：风池、百会、内关、太冲。

随证配穴：肝阳上亢者，加行间、侠溪、太溪；痰湿中阻者，加头维、丰隆、中脘、阴陵泉；瘀血阻窍者，加膈俞、阿是穴。

方法：针用泻法。

② 治疗原则：益气养血，定眩。

处方选穴：风池、百会、肝俞、肾俞、足三里。

随证配穴：气血两虚者，加气海、脾俞、胃俞；肾精亏虚者，加太溪、悬钟、三阴交。

方法：风池用平补平泻法，肝俞、肾俞、足三里等穴用补法。

【典型病例】

病例1：寰枢关节半脱位之头晕。

病史：某，男，50岁。主诉头晕、恶心、呕吐4日。伴随症状为走路轻飘不稳。

影像检查：寰枢关节半脱位，寰枢关节间隙左宽右窄。

专科检查：颈部活动受限且活动时头晕加剧，霍夫曼征阳性，颈椎牵引试验阳性，膝腱反射（+++，对称）。

触诊检查：上项线内侧端右侧肌肉紧张，局部肿胀；第2颈椎横突右侧隆起，左侧稍凹陷；第7颈椎棘突右侧条状隆起，局部肌肉紧张。

手法治疗：拇指按压左右上项线内侧端约1分钟，以右侧为主，然后按压右侧第7颈椎棘突侧板，一般按压一两下即可，如症状消失或减轻70%以上，则不必再进行寰枢关节复位，手法即告结束。如症状减轻不明显，可继续对寰枢关节进行手法复位。

病例2：颈椎间盘突出之头晕。

病史：某女，52岁。主诉头晕，双下肢无力2个月。伴随症状为恶心、心慌、胸闷，右手手指麻木，颈部疼痛不适。

影像检查：颈椎生理曲度变直，第3、第4颈椎椎体后缘呈阶梯样改变，第6、第7颈椎间隙变窄，第3、第4颈椎椎间盘突出，脊髓受压。

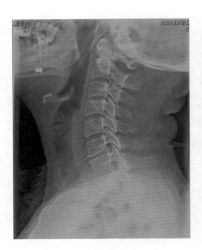

图 8-13　颈椎间盘突出

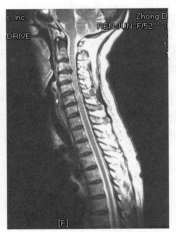

图 8-14　颈椎间盘突出

专科检查：颈部活动受限，霍夫曼征阳性，膝腱反射（+++），颈椎牵引试验阴性，右臂丛神经牵拉试验阳性。

触诊检查：上项线内侧端肌肉紧张，局部肿胀；第3、第4颈椎右侧关节突隆起且感肌肉紧张，左侧凹陷且感肌肉松软；第6、第7颈椎棘突右侧条状肌肉隆起。

手法治疗：拇指按压左右上项线内侧端约1分种，然后按压右侧第6、第7颈椎棘突侧板，对第3、第4颈椎右侧关节突进行轻轻推压复位。

第五节　耳鸣、耳聋

耳鸣、耳聋是听觉异常的病症。耳鸣是听觉系统本身病变或受到各种刺激产生的一种主观声音感觉。患者自觉耳内鸣响如蝉鸣、铃声、嘶嘶声、浪涛声等，妨碍听觉者称耳鸣；听力减弱，妨碍交谈，甚至听觉丧失，不闻外声，影响日常生活者称为耳聋。本节主要讨论颈椎急慢性损伤所致的耳鸣、耳聋，又称为颈源性耳鸣、耳聋。

【病因】

颈源性耳鸣、耳聋的发生机理尚未十分明确，有以下两种理论：

1. 颈椎解剖位置的改变　颈部的外伤、劳损和退行性变破坏了脊柱的内、外平衡后，易发生颈椎解剖位置的改变。由于机体代偿机制的作用，颈椎解剖位置的这种改变可自行缓解，尚不致产生明显的临床症状。若在一定的外因作用下，机体失去代偿功能，这种解剖移位就能刺激或压迫颈交感神经和椎动脉，交感神经的鼓室丛受到刺激后可产生耳鸣、耳聋；发生椎基底动脉供血不足或迷路动脉血管反射性痉挛，从而导致内耳血循环急慢性障碍，也可引起耳鸣和耳聋。

2. 椎基底动脉供血不足　内耳血液供应大多来自内听动脉，间有耳后动脉的茎乳支分布于半规管。内听动脉从基底动脉分出，入内耳道。当颈椎关节突关节（小关节）错位刺激或压迫椎动脉，或颈椎关节囊、韧带或椎动脉壁周围的交感神经受到刺激，而反射性地引起椎动脉痉挛，可导致椎基底动脉供血不足，引起内听动脉血流减少，最终导致耳鸣和耳聋。

【临床表现】

1. 耳鸣、耳聋为主要症状，颈椎急性损伤引起的耳鸣，音调较高，属感音性耳鸣，多伴有重听甚至耳聋现象，呈间歇性发作，且与头部位置的改变有关，颈部压痛点与耳鸣多在同一侧。同时伴有轻重不等的脑血管、神经症状，青壮年颈椎损伤者多属此类。颈椎慢性损伤引起的耳鸣多呈持续性，时轻时重，继而出现重听、耳聋症状。

2. 颈部活动受限，颈部肌肉紧张，局部压痛或疼痛不明显。

3. 伴随症状：多为头痛、头晕、恶心、心慌、失眠、视物模糊、上肢麻木、无力等症状。有学者把耳蜗-前庭症状列为"椎动脉型颈椎综合征"的主要症状之一，认为在头晕发作时，半数以上患者伴有耳鸣，约 1/3 患者有渐进性耳聋。

【诊断】

病史采集十分重要，应了解耳鸣、耳聋伴随症状（听力损失及障碍），耳鸣、耳聋出现时间、特征、音调、响度及可能原因等，需做耳鼻咽喉科检查，同时颞骨 CT 或 MRI、血液流变学、肝肾功能、甲状腺功能、血脂、血糖、免疫学检查等有助诊断。

1. 有颈椎病或头部外伤史，耳鸣症状与颈椎病症状同时发生，或继发于颈椎病之后。

2. 耳鸣、耳聋症状的轻重与颈椎病的轻重有直接关系，且多于颈椎病损伤部位同侧发生。

3. 耳鼻咽喉科的听觉系统检查后排除其他疾病。

4. 在颈部行手法治疗，纠正移位颈椎后，耳鸣、耳聋症状明显减轻或消失。

【鉴别诊断】

1. **真性听力障碍**　如中耳炎引起的听力下降，听力测试时可见低频丧失；老年性听觉减退所致的神经源性听觉损害，听力测试时可见高频丧失。

2. **药源性耳聋**　氨基苷类抗生素可引起前庭和耳蜗损害而导致听力下降甚至耳聋，多见于儿童，通过询问病史可确诊。

3. **先天性耳聋**　为孕妇用药不当或胎儿先天发育不良所致，多为聋哑相并发生。

【治疗】

1. **手法治疗**

（1）上项线指压法（图 7-13 ~ 图 7-16）

① 让患者端坐于靠背椅上，头颈部放松。

② 医者站于患者侧后方，一手扶患者前额，起稳定患者头颈部和感受患者对于手法的感受的作用，另一手拇指指腹推压上项线部位，力量由轻到重，以患者耐受为度，对局部紧张、痉挛、肿胀者进行重点按压，按压时应询问患者的感受。按压时间为 1 ~ 2 分钟。

③ 作用：放松紧张痉挛的肌肉，尤其是斜方肌，松解粘连，疏通经络，活血祛瘀，改善头部供血，也可间接起到纠正颈胸椎位置异常的作用。

（2）颈部指压法

① 让患者端坐于靠背椅上，头颈部放松。

② 以推压患者左侧颈部关节突为例，医者站于患者左侧后方。根据患者主诉症状、影像检查、触诊检查及其他专科检查结果，初步诊断为某一颈椎节段的病。左前臂依托患者右侧面颊，用前臂及肘部稳定患者头部，用右手拇指再次触诊，确定位置后轻轻推压（图 7-17 ~ 图 7-22）。

③ 以推压患者左侧第 7 颈椎棘突侧板为例，患者取坐位，医者站于患者左侧后方。左

前臂依托患者右侧面颊，用前臂及肘部稳定患者头部，用右手拇指轻轻推压第7颈椎棘突侧板（图7-23～图7-25）。

④ 颈部常用推压部位为第2-6颈椎关节突，第2-7颈椎椎弓板，第6、第7颈椎棘突侧面，有时也推压颈椎横突部位。推压用力方向常常为垂直于推压接触面。每次推压1～2秒，根据患者症状消失程度，可推压同一部位1～2次。推压后可对斜方肌进行放松1～2分钟。

⑤ 作用：对颈椎滑移、侧倾、半脱位进行手法复位，减轻对颈神经根、颈部血管及交感神经的压迫和刺激，缓解颈部肌肉的紧张痉挛，疏通经络，活血祛瘀，止痛，通利颈椎关节。

（3）颈部提拉、颈部提拉旋转法（图7-42～图7-45）

① 患者端坐于小凳上，面向前方，双眼平视或头颈稍前屈，全身放松。

② 助手位于患者前方，用双手按压固定住患者双肩（若有两个助手更好，可以每个助手各按压固定住一侧肩部）。

③ 医者立于患者身后，双膝微屈，双手十字交叉并扣住患者下颌，身体稍前倾，使患者枕部与自己胸前紧靠。

④ 医者双手向上提拉患者头部片刻，然后借助下肢伸直，做类似起立的动作，将患者头颈部向上提拉。一般可感觉到移位或听到颈椎"喀嚓"的关节弹响声。

⑤ 根据患者主诉症状、触诊结果、影像及其他检查结果进行定位诊断，可在对颈部进行提拉时略轻轻旋提，以达到颈椎复位之目的。

⑥ 作用：对颈椎，尤其寰枢关节进行手法复位，缓解颈部肌肉的紧张痉挛，疏通经络，活血祛瘀，止痛，通利颈椎关节。

（4）颈部旋扳法方法（图7-55～图7-58）

① 让患者端坐于靠背椅上，头颈部放松。

② 在施行坐位颈部旋扳法之前，可先进行上项线指压法和颈部拿捏法，使颈部肌肉放松。同样，先做好定位诊断。

③ 术者一手掌扶住患者枕部，另一手掌及腕部置于患者一侧面颊。根据定位诊断结果，使患者颈椎稍屈曲，然后轻轻向后上方旋转提拉，常可听到颈椎关节弹响，手法即告成功。

④ 仰卧位和坐位颈部旋扳法手法操作基本原理一致，但仰卧位颈部旋扳法患者更为放松，手法操作时更安全稳妥。

⑤ 作用：对颈椎进行手法复位，通利颈椎关节，缓解颈部肌肉的紧张痉挛，疏通经络，活血祛瘀止痛。

2. 中药内服

① 治疗原则：通窍活血，适应于颈椎急性损伤引起的耳鸣。

方药：通窍活血汤加减。赤芍15g、桃仁10g、红花10g、当归10g、丹参30g、葱白4根。

② 治疗原则：补益肝肾，适应于颈椎慢性损伤引起的耳鸣。

方药：知柏地黄汤加减。知母15g、黄柏15g、生地30g、山药15g、山萸肉15g、茯苓10g、泽泻10g、丹皮10g、桃仁10g、红花10g、石菖蒲10g。

3. 针灸治疗

治疗原则：疏导经气。

处方选穴：耳门、翳风、听会、瘈脉、合谷、中渚、外关、颈夹脊。

方法：颈夹脊多取颈椎棘突压痛明显处或有条索状物的夹脊穴，1.5寸针直刺，得气后加用电针；耳门、听会张口取穴，直刺1～1.2寸；翳风穴针向耳根方向，局部酸胀感明显，可加用温针灸法。其余穴位平补平泻手法，中等刺激。

【典型病例】

许××，男，32岁。右侧耳鸣、耳聋1周。1周前无明显原因忽然出现右侧耳鸣、听力下降。后到某院耳鼻喉科住院检查治疗。耳鼻喉科专科检查未发现异常，颈椎正侧位片显示第3、第4颈椎椎体后缘呈小阶梯样改变。转中医骨伤科门诊手法复位治疗，5次手法治疗后症状消失，痊愈。

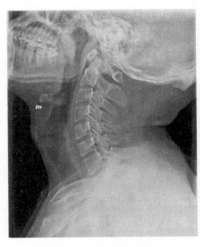 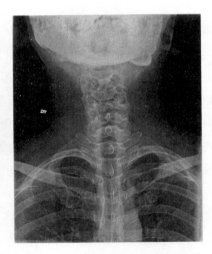

图 8-15 第 3、第 4 颈椎椎体后缘　　图 8-16 第 3 颈椎棘突向右偏歪旋转
阶梯样改变

第六节　血压异常

与脊柱相关的血压异常多发生于颈椎，称颈性血压异常。分颈性高血压和颈性低血压两类，以颈性高血压多见。

【病因病理】

发病原因还不完全清楚，初步认为是颈椎外伤、劳损、感受风寒湿邪、退变等原因使颈椎椎间失稳或错位，或颈椎局部无菌性炎症刺激或压迫颈交感神经、椎动脉引起血管舒缩、中枢功能紊乱，从而导致血压异常。

颈上交感神经节附着于第1-3颈椎或第2-4颈椎横突的前方。当第1-4颈椎关节错位使横突发生移位或上段颈椎局部无菌性炎症时，均能引起交感节后纤维兴奋性改变。

此外，颈上、颈中及颈下交感神经节发出的心支可参与形成心深丛及心浅丛，分布于窦房结及房室结，并随冠状动脉分布至心肌，故颈椎错位尤其是上颈段错位对颈交感神经的机械性刺激可致交感神经兴奋，颈内动脉神经与椎动脉神经兴奋性增高，使血管平滑肌收缩增强，血管口径缩小，血流阻力增大，最终导致血压升高。

再者，颈椎损伤发生在下颈段，可引起上肢交感神经与血管功能障碍，继而导致外周性血压异常。因颈动脉窦位于第6颈椎横突前方，当第4-6颈椎错位时，也可刺激颈动脉窦而使血压发生异常变化。

【临床表现】

1. 颈部有僵硬不适或酸胀疼痛，也可出现冷热异常感。肩背部沉重不适，颈部活动时有摩擦音甚至弹响声。

2. 患者多伴头痛、头晕、视物模糊，心慌、胸闷、气短或心律不齐。

3. 患者无高血压病家族史。排除肾实质性、肾血管性高血压及原发性醛固酮增多症、嗜铬细胞瘤、皮质醇增多症、主动脉缩窄等引发的继发性高血压。颈椎病与高血压的时间关系是：颈椎病在前，高血压在后。

4. 自觉发热，皮肤发红，排汗异常。面部交替性苍白或发赤，有时出现长期低热或肢体发凉、怕冷、麻木。

5. 颈部触诊可有颈部活动障碍，颈肌紧张、有压痛。或皮肤温度降低，棘突或横突偏移等。

6. 颈部 X 线片检查可见椎体骨赘、椎间隙狭窄、钩椎关节增生硬化、生理曲度变直、椎体后缘呈阶梯样改变等。

【诊断要点】

1. 多数中年以上患者有颈部不适感、冷热感、活动障碍或活动时有摩擦音，颈部检查双侧横突不对称，颈部肌肉僵硬呈条索状，有压痛等。

2. 血压异常多与颈部症状有关，发作1～3周后缓解。两侧上肢血压差别在15 mmHg以上。

3. 伴有视力障碍、心悸、咽部异物感、排汗异常、失眠多梦等自主神经功能紊乱症状。

4. 排除内科其他器质性疾病所致高血压，并按原发性高血压治疗效果不明显者。

5. 颈部 X 线片检查可见椎体骨赘、椎间隙狭窄、椎间孔变形缩小、钩椎关节增生硬化、生理曲度变直、椎体后缘呈阶梯样改变等。

【鉴别诊断】

1. **原发性高血压** 原因未明，常有遗传性，降压药物对其有一定效果，无颈部症状与体征或发作时与颈部症状无明显关系。

2. **肾性高血压** 青年多见，常有肾脏病史，实验室检查有阳性表现，无颈部症状与体征。

3. **特发性站立性低血压** 具有大小便失禁、阳痿、无汗、起立性低血压四大主症状；腱反射亢进，病理反射阳性，肌张力增强，走路呈"慌张步态"，无颈部症状与体征。

【治疗】

1. **手法治疗**

（1）上项线指压法（图 7-13～图 7-16）

① 让患者端坐于靠背椅上，头颈部放松。

② 医者站于患者侧后方，一手扶患者前额，起稳定患者头颈部的和感受患者对于手法的感受的作用，另一手拇指指腹推压上项线部位，力量由轻到重，以患者耐受为度，对局部紧张、痉挛、肿胀处重点按压，按压时应询问患者的感受。按压时间为1～2分钟。

③ 作用：放松紧张痉挛的肌肉，尤其是斜方肌，松解粘连，疏通经络，活血祛瘀，改善颈部的血液循环，也可间接起到纠正颈胸椎位置异常的作用。

④ 治疗机理：按压此处，可以缓解斜方肌的紧张痉挛，使斜方肌紧张导致的颈椎位置异常得以纠正。按压天柱和风府，可以起到天柱和风府的穴位治疗作用。

天柱穴，位于哑门（督脉）旁1.3寸，项后发际内，斜方肌外侧。局部解剖：斜方肌起始部，分布着枕大神经干。主治：头痛、眩晕、颈部疼痛、视物模糊、高血压、肩背痛等。

风府穴，位于项部后正中线上，后发际上1寸。局部解剖：在项韧带和项肌中，深部为寰枕后膜和小脑延髓池；有枕动、静脉分支及棘间静脉丛；分布有第3颈神经及枕大神经支。主治：头痛、头晕、目眩、视物模糊、目胀、高血压、颈痛等。

（2）颈部指压法

① 让患者端坐于靠背椅上，头颈部放松。

② 以推压患者左侧颈部关节突为例，医者站于患者左侧后方。根据患者主诉症状、检查结果及触诊情况，初步诊断为某一颈椎节段的病。左前臂依托患者右侧面颊，用前臂及肘部稳定患者头部，用右手拇指再次触诊，确定位置后轻轻推压（图7-17～图7-22）。

③ 以推压患者左侧第7颈椎棘突侧板为例，患者取坐位，医者站于患者左侧后方。左前臂依托患者右侧面颊，用前臂及肘部稳定患者头部，用右手拇指轻轻推压第7颈椎棘突侧板（图7-23～图7-25）。

④ 颈部常用推压部位为第2~6颈椎关节突，第6、第7颈椎棘突侧面。推压用力方向常常为垂直于推压接触面。每次推压1～2秒，根据患者症状消失程度，可推压同一部位1～2次。推压后可对斜方肌进行放松1～2分钟。

⑤ 作用：对颈椎滑移、侧倾、半脱位进行手法复位，减轻对颈神经根、颈部血管及交感神经的压迫和刺激，缓解颈部肌肉的紧张痉挛，疏通经络，活血祛瘀，止痛，通利颈椎关节。

2. **牵引治疗**　颈椎牵引，牵引重量5～8 kg，每天1～2次，每次15分钟。

3. **中药内服**

① 治疗原则：行气，活血，散结。

方药：四逆散加减。柴胡10 g、炒枳壳15 g、白芍15 g、炙甘草6 g、郁金10 g、丹参15 g。

② 治疗原则：清热平肝。

方药：龙胆泻肝汤加减。龙胆草5 g、栀子10 g、黄芩15 g、当归10 g、生地15 g、车前子15 g（另包）、泽泻10 g、柴胡10 g、生甘草6 g、木通5 g、青皮10 g、珍珠母30 g。

③ 治疗原则：滋阴潜阳。

方药：安痛汤加减。白芍30 g、七叶莲30 g、龙骨30 g、甘草15 g、牛膝15 g、熟地12 g、紫菀12 g。

④ 治疗原则：益气养阴。

方药：双黄升麻汤加减。黄芪30 g、黄精15 g、升麻6 g、葛根30 g、党参15 g。

4. **针灸治疗**

治疗原则：平肝滋肾，调整阴阳，舒筋活络。

处方选穴：风池、天柱、大杼、太阳、百会、太溪、太冲、足三里、三阴交、肝俞、肾俞。

随症配穴：头昏胀痛、血压高配颈夹脊、曲池，胸闷、心悸配胸夹脊、内关。

方法：太阳穴向后斜刺透率谷，行捻转泻法；高血压、头胀痛甚时，太阳穴可点刺放血；太溪、三阴交、肾俞针用补法；百会、肝俞、足三里平补平泻，余穴泻法，夹脊穴、天柱、大杼均可加用电针。

【典型病例】

患者，李某，男，47岁。以头晕、恶心伴左侧颈肩部疼痛1年余为主诉至中医骨伤科门诊就诊。询问既往病史，自述有"高血压病"2年，测血压为180/102 mmHg，但自述血压常和头昏及颈肩背酸胀痛相关联，有上述症状时血压就会升高，口服降压药效果不明显。既往心脑血管及肾脏检查未发现异常。查颈椎双侧肌肉紧张，以左侧为重，左侧斜方肌上项线起点处肌肉隆起肿胀，压痛明显；X线检查见寰枢关节间隙左窄右宽，颈椎体缘增生，第2、第3颈椎椎体后缘呈阶梯样改变，颈曲度变直。诊断：颈源性高血压。治疗：单纯采用上项线指压法治疗6次后，症状全部消失，血压恢复正常。

第七节　类冠心病

冠心病是冠状动脉硬化性心脏病，即心脏的冠状动脉粥样硬化而导致心肌急剧、短暂缺血、缺氧，表现为胸前区压榨样疼痛，甚至有濒死感，可放射至颈、肩背、左上肢前臂内侧以及左小指。所谓类冠心病，是指不是由冠状动脉粥样硬化所造成，而是由于颈椎、胸椎的正常位置发生了移位，导致支配心脏的神经功能发生紊乱而产生与冠心病相类似症状的一种疾病，故称为类冠心病。本病属中医学"心痛"范畴。

【病因】

正常人的冠脉循环有很大的储备能力，故在进行剧烈活动或体力劳动时均能够适应。当冠状动脉出现管腔狭窄（如动脉粥样硬化或动脉发生痉挛）时，血流量减少，心肌缺血、缺氧，从而引起心绞痛。病人在安静的状态下，心肌需血、需氧量不多，冠状动脉虽有狭窄，也不一定出现症状。在一些诱因如吸烟过度、劳累、情绪激动、寒冷等的影响下，则可出现心脏负荷加重，冠脉循环失代偿，使心肌暂时性缺血、缺氧，因而发生心绞痛。

类冠心病的患者，多在低头工作过久、高枕睡眠起床时或突然扭头或甩头后发生心绞痛。此外，急慢性损伤、脊柱退行性改变、感受外邪等因素也可引起颈椎、胸椎关节紊乱、椎旁肌肉痉挛、无菌性炎症，刺激或压迫交感神经节前纤维，导致交感神经节前纤维兴奋性增高，从而使冠状动脉舒缩功能平衡失调，冠状动脉收缩甚至痉挛，造成局部供血不足，心肌急剧、短暂缺血缺氧，引发心前区绞痛，甚至心律失常。

【临床表现】

类冠心病的临床症状与冠心病的症状相类似，特点是阵发性胸闷和胸前疼痛，或有压榨感。典型的发作为突然发生疼痛，多在低头工作过久、高枕睡眠后起床或突然扭头或甩头后发生。疼痛部位多在胸骨上段或中段的后面。亦可波及心前区，常放射至肩、背部及上肢，以左侧多见。疼痛的性质多为压榨性或窒息性，常伴有胸闷、气紧、颈部不适、酸胀感，亦伴头晕、脑涨、失眠、多汗、易激动等。颈部及肩背酸困疼痛不适，颈部活动受限。颈椎横突不对称，颈椎、胸椎棘突偏歪，有触痛或叩击痛，椎旁肌肉紧张痉挛，有压痛。

【诊断】

1. 有上述临床表现。

2. 触诊检查可发现颈椎横突不对称，颈椎及第1-5胸椎棘突偏歪、压痛。第1-5胸椎旁一侧或双侧压痛，急性期压痛明显，慢性期压痛较轻。

3. 颈椎X线片示：颈生理弯曲度上中段变直，上、中颈段常有1～3个不等的双突征或双边征，齿状突多不居中，寰齿间隙左右不对称。寰枢间沟宽窄不等，颈椎钩突常变尖，伴密度增高，或左右钩椎关节不对称。注意颈椎及第1-5胸椎椎体发生了阶梯样变化，椎体滑移、椎间隙发生了横向和／或纵向的变化（椎间隙角度的改变或椎间隙宽窄的变化）。

4. 其他检查：心电图基本正常或T波呈轻度双相或倒置或较正常略低等。冠状动脉造影检查无一主支显示明显狭窄，但显示痉挛。眼底检查正常，血脂检查正常。

【鉴别诊断】

1. **冠心病**　有心绞痛等典型症状出现，但血脂均较正常为高，眼底检查可发现眼底有动脉硬化表现，用硝酸甘油片置舌下含化1～2分钟可缓解心绞痛，约0.5小时后症状消失。

2. **心血管神经官能症**　具有一般神经官能症的症状，主要由工作和生活过度紧张、焦虑与尖锐的矛盾所引发的精神创伤造成，而各种检查又缺乏阳性体征。

3. **尚需与肋间神经痛、胃溃疡等鉴别。**

【治疗】

1. **手法治疗**

（1）上项线指压法（图7-13～图7-16）

① 方法：让患者端坐于靠背椅上，头颈部放松。医者站于患者侧后方，一手扶患者前额，起稳定患者头颈部和感受患者对于手法的感受的作用，另一手拇指指腹推压上项线部位，力量由轻到重，以患者耐受为度，对局部紧张、痉挛、肿胀处进行重点按压，按压时应询问患者的感受。按压时间为1～2分钟。

② 作用：放松紧张痉挛的肌肉，尤其是斜方肌，松解粘连，疏通经络，活血祛瘀，改善头部供血，也可间接起到纠正颈胸椎位置异常的作用。

（2）颈部指压法（图7-17～图7-22）

让患者端坐于靠背椅上，头颈部放松。以推压患者左侧颈部关节突为例，医者站于患者左侧后方。根据患者主诉症状、检查结果及触诊情况，初步诊断为某一颈椎节段的病。左前臂依托患者右侧面颊，用前臂及肘部稳定患者头部，用右手拇指再次触诊，确定位置后轻轻推压。

（3）颈部提拉、颈部提拉旋转法（图7-42～图7-45）

患者端坐于小凳上，面向前方，双眼平视或头颈稍前屈，全身放松。助手位于患者前方，用双手按压固定住患者双肩。医者立于患者身后，双膝微屈，双手十字交叉并扣住患者下颌，身体稍前倾，使患者枕部与自己胸前紧靠。医者双手向上提拉患者头部片刻，然后借助下肢伸直，做类似起立的动作，将患者头颈部向上提拉。一般可感觉到移位或听到颈椎"喀嚓"的关节弹响声。根据患者主诉症状、触诊结果、影像及其他检查结果进行定位诊断，可在对颈部提拉时略轻轻旋提，以达到颈椎复位的目的。

（4）交错掌压法（图7-59、图7-60）

让患者俯卧于治疗床上，胸下垫一枕，枕的前缘至患者下颌处，患者双上肢分别放置于身体两侧，全身放松。根据患者的主诉症状、皮肤感觉检查结果、影像检查、触诊结果初步做出定位诊断。如疾病定位诊断为第3、第4胸椎椎体之间，医者站于患者身体一侧，将双手掌根至小鱼际处分别置于患者第3、第4胸椎两旁，指尖方向相对，双手掌分别向下（胸部方向）、向与前方（同手指尖方向）成45°角的方向用力按压，此时第3、第4胸椎椎体之间可受到牵拉扭转之力，使错位的胸椎小关节复位，常可听到关节弹响声或感觉到椎间移动。

（5）提肩膝顶法（图7-63、图7-64）

让患者端坐于一方凳上，双手十字交叉并置于枕部，头微前屈。医者站于患者身后，根据定位诊断的结果，医者双手从患者的腋下及肩前绕过，并握住其前臂下段，一下肢屈膝屈髋，用膝部轻轻抵于患椎。待准备工作就绪后，医者双手向后上方轻拉，此时常可听到"咔嚓"的关节复位声，手法即告完成。

2. 中药内服

（1）治疗原则：活血化瘀，通脉止痛。适应于心脉瘀阻型类冠心病。

方药：血府逐瘀汤加减。当归12 g、生地黄15 g、桃仁10 g、红花6 g、枳壳12 g、赤芍15 g、柴胡10 g、甘草6 g、桔梗10 g、川芎9 g、牛膝12 g、丹参25 g。

胸痛甚者，加降香、郁金、延胡索、田七等以加强活血理气止痛效果。

（2）治疗原则：温通心阳，散寒止痛。适应于寒凝心脉型类冠心病。

方药：桂附蒌薤汤加减。瓜蒌15 g、薤白15 g、桂枝12 g、熟附子10 g（先煎）、檀香5 g、丹参20 g、干姜6 g、枳实12 g。

若痰湿内盛、胸痛伴咳唾痰证，加生姜、橘皮、茯苓、北杏仁以行气化痰。

（3）治疗原则：豁痰化浊通阳。适应于痰浊闭阻型类冠心病。

方药：瓜蒌薤白半夏汤合温胆汤加减。瓜蒌15 g、法半夏15 g、薤白15 g、枳实12 g、橘红 8 g、竹茹 12 g、石菖蒲 10 g、生姜 3 片。

若心痛阵作，脉涩，舌有瘀点，是兼有瘀血，加丹参、川芎、红花以活血化瘀；若纳呆，疲倦，乏力，舌淡胖有齿印，脉细，此乃脾气虚，可加党参、黄芪等健脾益气之品。

（4）治疗原则：益气养阴，佐以通脉。适应于气阴不足型类冠心病。

方药：生脉散合炙甘草汤加减。西洋参 6 g（另炖）、生地黄 15 g、麦门冬 15 g、五味子 9 g、阿胶 12 g（烊化）、火麻仁 12 g、丹参 12 g、炙甘草 6 g。

偏气虚者，用吉林参替西洋参，加黄芪；偏阴虚者，加石斛、天冬；兼见心烦不寐者，加柏子仁、酸枣仁；夹痰者，加丹参、赤芍、郁金。

（5）治疗原则：温补心阳。适应于心阳不振型类冠心病。

方药：人参汤加味。吉林参 10 g（另炖）、干姜 6 g、白术 15 g、黄芪 30 g、肉桂 3 g（冲服）、熟附子 12 g、炙甘草 6 g。

（6）治疗原则：滋养肝肾。适应于肝肾阴虚型类冠心病。

方药：杞菊地黄丸加减。菊花 15 g、枸杞子 15 g、熟地黄 15 g、山茱萸 15 g、山药 15 g、牡丹皮 12 g、泽泻 12 g、茯苓 12 g。

血压偏高，面红耳赤者，加天麻、钩藤；若心烦不寐，加酸枣仁、煅龙骨。

3. 针灸治疗

治疗原则：行气活血，通络止痛。

处方选穴：天柱、风池、大杼、肩井、第 3~5 胸椎夹脊穴、心俞、厥阴俞、巨阙、内关、郄门。

随证配穴：痰浊内盛配中脘、丰隆，心脉瘀阻配膻中、膈俞，心阳不振配命门、肺俞。

方法：风池针尖向鼻尖的方向进针 1~1.2 寸，缓慢提插捻转，以得气为度。胸夹脊穴及背俞穴针尖均向脊柱方向斜刺；内关、郄门针尖稍向上斜刺，以针感沿上肢向上传导，能达到侧胸或前胸最佳。膻中穴向下平刺 0.5 寸，并可向左右透刺，以局部有沉胀感为度。其余穴位针用平补平泻，命门、肺俞可加用温针灸法。

【典型病例】

王某，女，61 岁。因"左侧胸痛 8 年，加重 8 日"于 2018 年 3 月 15 日门诊就诊。

病史：主诉左侧胸痛 8 年，加重 8 日。伴随症状为左侧腋下及肩背疼痛，深呼吸、咳嗽、大声说话疼痛均加重，弯腰、翻身、起床动作受限且疼痛加重。因左侧胸痛曾于多家医院就诊，冠脉造影均提示冠状动脉极度狭窄，均诊断为冠心病。共进行了 6 次冠脉支架手术，术后症状缓解不明显。

诊断：冠心病支架术后，颈椎源性类冠心病。

治疗：颈部上项线指压法、颈部指压法。5 次治疗后症状基本消失。

第八节　胸椎小关节紊乱症

胸椎小关节包括肋小头关节、肋横突关节、关节突间关节。在正常情况下，椎骨之间借椎间盘、韧带和关节相连，各关节运动功能和韧带息息相关。胸椎小关节紊乱症是胸椎关节受到外力作用，使小关节位置发生异常改变而产生的疾病。胸椎小关节紊乱，在祖国医学中又称"骨错缝"，是临床常见的胸背部急慢性损伤性疾病。根据损伤的部位和所牵连的组织不同，可表现为不同程度的急慢性胸背部疼痛、头颈部疼痛、肋间神经痛、胸腹腔脏器功能紊乱等症状。临床上常被误诊为循环、呼吸和消化系统疾病。

【病因病理】

1. 本病多由以下因素引发：长时间处于半卧位姿势如半躺半卧位看手机、看电视、看书报、织毛衣，或长途乘车颠簸，或感受风寒湿邪，或在劳动、锻炼时受到损伤。另外在某些运动中，所受外力超过了韧带的应力，即能造成关节损伤、韧带交锁、关节错缝等，或者在身体姿势不正、没有任何思想准备的情况下，突然受到强烈的外力作用，或劳动时受力过大过猛，均能使韧带损伤嵌顿、关节错位而造成关节紊乱。

2. 作为支撑力点的胸椎间盘，随着人体年龄的增长，其纤维环变性、髓核脱水，造成椎间隙变窄，椎间关节囊和椎骨周围前后纵韧带松弛，使胸椎的支撑力点作用变差，逐渐失稳，从而使脊椎稳定性下降，发生胸椎小关节退行性变。

3. 胸交感神经纤维随相应脊神经通过椎间孔，椎旁交感神经节附着于肋骨小头附近。胸椎小关节的退行性变所致的炎症、移位、增生、不稳、关节囊松弛，脊神经根与交感神经一方面受到椎间孔骨性狭窄的刺激与压迫，另一方面受到周围软组织创伤性炎症刺激或组织肿胀、粘连、深筋膜的牵拉而受压，引起脊神经和交感神经继发性病损。

胸椎小关节紊乱的原因：一是小关节本身的问题，如急性创伤、扭伤等因素而致关节积液、肿胀、充血及活动障碍，慢性退行性变而致滑膜及关节囊肥厚、骨质增生、关节突关节错位等，引起神经根的压迫或刺激症状。二是胸椎的邻近脊柱节段的问题，即颈椎病或腰椎病变使脊柱处于不稳定状态，代偿性地引起胸椎节段肌肉软组织紧张和不平衡，日久失去支撑约束脊柱的功能，如受外力影响或姿势不当，即可发生关节的错位或紊乱，诱发本病。

【临床表现】

1. 神经根症状　临床表现为背痛、颈肩臂痛、胸肋痛、颈肩活动受限、翻身疼痛加重，或心慌胸闷等为主，病变局部组织肿胀、疼痛，深呼吸、转头及咳嗽时疼痛加重，有时出现上肢及肩胛部放射疼痛等症状。

2. 交感神经症状　主要表现为心律失常、胸闷、心慌、腹胀、腹痛、食欲不振等。

3. 体征　受损胸椎棘突有压痛、叩击痛和椎旁压痛，棘突偏离中轴线，棘突隆起或凹陷等。受损椎旁软组织可有触痛、触及痛性结节或条索状物。

【诊断要点】

胸椎小关节紊乱症的临床诊断，常常根据临床症状，结合触诊、发病原因及体征来进行。

1. 有劳损史或外伤史，并伴有不良生活习惯（主要是日常坐、卧姿势不正确）。

2. 临床症状：详见临床表现部分。

3. 体检可见颈后伸受限且颈后伸时背痛加重，胸段脊柱活动受限。触诊见棘突排列不整齐，患处椎体棘突偏歪、隆起或凹陷，棘上韧带钝厚，棘突旁关节突部位压痛并可以触及垂直于脊柱方向的条索状病变组织；同侧胸椎关节突关节附近夹脊穴、背俞穴压痛明显；肩背部肌肉痉挛变硬等。

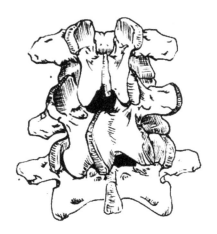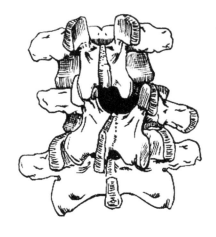

图 8-17　棘突偏歪移位

4. 胸椎小关节的位置变动一般只有几毫米，所以 X 线片检查中不易观察到。X 线片可见胸椎退行性改变、骨质增生、韧带钙化、胸椎代偿性侧弯或后凸畸形，棘突偏歪，两侧小关节突不对称等。X 线片可排除结核、肿瘤、骨折等其他疾病。

5. 定位诊断须根据患者的具体疼痛部位、皮神经检查结果、触诊及胸椎 X 线片四诊合参，然后才能初步诊断为胸椎某一节段的疾病。

【治疗】

1. 手法治疗

（1）胸椎指压法：用拇指按压胸椎棘突一侧及椎弓板位置来纠正胸腰椎的不正常位置或状态，缓解腰背肌的紧张痉挛，以解除对神经的刺激或压迫。胸椎的复位手法有很多种，但指压法是所有胸椎复位手法中最为精准的一种，也只有指压法可以根据定位诊断的结果进行精准复位。

① 侧卧位胸椎指压法方法（图7-30～图7-33）

a. 根据患者症状、俯卧位触诊结果、影像检查以及其他检查结果，初步诊断为某一或某几个脊椎节段的疾病，针对定位诊断的结果实施手法。

b. 令患者侧卧（以触诊检查中发现的病变部位向上，有胸椎侧弯时胸椎凸起的一侧向上），枕头高约同患者一拳高度，颈微前屈且屈髋屈膝。

c. 术者站立于患者腹侧，因俯卧位触诊的位置在侧卧位时会稍有移动，所以需要再次触诊找准患椎（垂直于脊柱方向的条状隆起），在条状隆起病灶一侧的棘突侧板上用拇指轻轻颤压2～3秒，压力方向根据不同脊椎节段、椎体的滑移、倾斜方向稍有不同，总的压力方向为向下（对侧方向）、向内（腹部方向）30°、向上（头部方向）15°～20°。力量根据体质、年龄和耐受力增减，约10～100 N。

d. 指压时有时可感觉到椎间关节的移动。指压后条状隆起病灶可消失或明显变小，症状缓解甚至消失。

e. 手法后仰卧位休息3～5分钟。

② 俯卧位胸腰部指压法方法（图7-34～图7-37）：方法与侧卧位方法基本一致，不同之处为：俯卧位手法用力偏轻，侧卧位手法用力偏重。对于年幼或年龄偏大、体质弱、骨质疏松明显、手术过的病人可用俯卧位指压法复位。

③ 坐位胸椎指压法方法（图7-38～图7-41）

a. 方法与侧卧位指压法方法基本一致。在无床可躺的情况下或患者不能取卧位的情况下常采用坐位腰背部指压法。

b. 让患者端坐于靠背椅上，面向椅背，双手扶于椅背。

c. 医者先根据患者症状、触诊结果、影像检查以及皮神经检查结果，初步诊断为某一或某几个脊椎节段的疾病，针对定位诊断的结果实施手法。术者可一手固定椅子和患者，另一手拇指推压患椎，推压方向同上，推压力度可稍减。

④ 作用：对胸椎滑移、侧倾、半脱位进行手法复位，减轻对神经根、血管及交感神经的压迫和刺激，缓解腰背部及下段颈部肌肉的紧张痉挛，疏通经络，活血祛瘀，止痛，通利脊椎关节。

⑤ 注意事项

a. 根据患者的体质、年龄、耐受力采用不同的指压力量，力量并非越大越好，有些老年和儿童患者指压复位治疗时指压力甚至要小于 10 N。

b. 有精确的定位诊断很重要。

c. 不管患者采取什么体位，都要以舒适放松为要。

d. 对手术后的病人手法，要求手术后恢复至少半年以上，且尽量避开手术部位手法，力量宜轻。

e. 切勿单纯为了追求疗效用暴力或反复指压。

（2）掌压法

① 交错掌压法方法（图 7-59、图 7-60）

a. 让患者俯卧于治疗床上，胸下垫一枕，枕的前缘至患者下颌处，双上肢分别放置于身体两侧，全身放松。

b. 根据患者的主诉症状、皮肤感觉检查、影像检查、触诊，初步做出定位诊断。

c. 如疾病定位诊断为第 5、第 6 胸椎椎体之间，术者站于患者身体一侧，将双手掌根至小鱼际处分别置于第 5、第 6 胸椎两旁，指尖方向相对，双手掌分别向下（胸部方向）、向与前方（同手指尖方向）成 45° 角的方向用力按压，此时第 5、第 6 胸椎椎体之间可受到牵拉扭转之力，可使错位的胸椎小关节复位，常可听到关节弹响声或感觉到椎间移动。

② 顺势掌压法：顺势掌压法方法（图 7-61、图 7-62）

a. 让患者俯卧于治疗床上，胸下垫一枕，枕的前缘至患者下颌处，双上肢分别放置于身体两侧，全身放松。

b. 根据患者的主诉症状、皮肤感觉检查、影像检查、触诊，初步做出定位诊断。

c. 如疾病定位诊断为第 5、第 6 胸椎椎体之间，医者站于患者身体一侧，将双手掌根至小鱼际处分别置于第 5、第 6 胸椎两旁，指尖方向一致，双手掌同时向下（胸部方向）、向与前方（头部方向）成 45° 角的方向用力按压，可使错位的胸椎复位，常可听到关节弹响声或感觉到椎间移动。

③ 作用：对第 1 至第 10 胸椎进行手法复位，通利胸椎关节，缓解上背部肌肉紧张痉挛，疏通经络，行气活血止痛。

④ 注意事项

a. 切勿用力过大、过猛，以免引起肋骨骨折。骨质疏松患者慎用掌压法，很容易引起肋骨骨折，需特别注意。按压胸背引起肋骨骨折的患者在按压后即出现肋部疼痛，说话、打喷嚏、咳嗽、深呼吸和躯干转动时疼痛加剧，呼吸较浅而快，两手分别置于胸骨和胸椎，前后挤压胸部，可引起骨折处剧烈疼痛。肋骨 X 线检查或肋骨二维 CT 检查可确诊。

b. 宜轻轻下压，手法应轻柔，切勿为了追求关节响声用力过大或反复按压。

c. 如该手法操作不成功，可改用提肩膝顶法或指压法。

（3）提肩膝顶法：提肩膝顶法方法（图 7-63，图 7-64）。

① 让患者端坐于一方凳上，双手十字交叉并置于枕部，头微前屈。

② 医者站于患者身后，根据定位诊断的结果，医者双手从患者的腋下及肩前绕过，并握住其前臂下段，一下肢屈膝屈髋，用膝部轻轻抵于患椎。

③ 待准备工作就绪后，医者双手向后上方轻拉，此时常可听到"咔嚓"的关节复位声，手法即告完成。

注意事项：

① 切勿用力过大，以免引起肩部或胸背部软组织损伤。

② 双手宜轻轻向后上方拉，施行手法过程中，患者的双肘部无明显移动。手法用力方法不当时患者两肘部常向后摆动。

③ 如该手法操作不成功，可改用指压法。

2. 中药内服

治疗原则：活血通络，理气止痛。

方药：和营止痛汤加减。柴胡10g、枳壳10g、白芍10g、川芎10g、制香附10g、苏木10g、制乳香10g、没药10g、桃仁10g、川断10g。

3. 针灸治疗

治疗原则：活血通络，行气止痛。

处方选穴：胸夹脊、膈俞、肝俞、支沟、期门、阳陵泉。

方法：胸夹脊多选用胸椎压痛明显处的夹脊穴，针用中等刺激的平补平泻手法，支沟穴直刺1寸，行强捻转泻法，可嘱患者同时配合活动胸胁部。期门穴针沿肋间平刺，行捻转泻法，余穴平补平泻。

【预防与调护】

急性发作时应卧床休息。避免久坐，减少低头动作。避免斜靠沙发和床头的半躺半卧的姿势习惯。勿受风寒，勿劳累。后期要行腰背肌锻炼，以增强胸椎稳定性。

第九节　肠易激综合征

肠易激综合征（irritable bowel syndrome，IBS）是一种以腹痛或腹部不适伴随大便性状和频率改变为特征而又缺少形态学或生化学异常的功能性肠病。全球人群 IBS 患病率较高，各地发病率在10%和20%之间，且有逐年增加的趋势，对生活质量影响大，医疗费用较高，这与其病因不明、诊断和治疗困难有关。自20世纪40年代第一次以肠易激综合征描述这一临床征候群以来，至今仍未能明确其病因和发病机制，治疗方法均为经验性方法，尚无一种方法或药物对所有的患者都有肯定的疗效。

2003年，两位腰腿痛患者经过脊柱手法治疗，腰腿痛症状消失了。巧合的是，困扰她们多年的肠易激综合征也同时痊愈了，且每次手法治疗后腰腿痛症状及肠易激综合征的症状均可以得到明显缓解。自此，我们初步密切关注脊柱手法对肠易激综合征的治疗效果。

为进一步探求脊柱与IBS发病原因的关系，了解整脊手法对IBS的治疗效果，自2003年起，笔者与某院消化内科一起，对整脊手法治疗以腹痛为主的肠易激综合征的临床疗效进行了系统观察，并对IBS与脊柱的关系进行了分析。

【病因病理】

IBS具体病因尚不清楚，可能与多种因素有关。很多人认为IBS的病理生理学基础主要是胃肠动力学异常和内脏感觉异常，认为其发病与遗传易感性、肠道感染或炎症、神经－内分泌－免疫、中枢神经系统变化等因素有关，但这些发病原因的推论均无法得到验证。

小肠由交感和副交感神经支配。交感神经兴奋时，肠蠕动过缓，可出现便秘；副交感神经兴奋（或交感神经抑制）时，肠蠕动增强。小肠由第5-10胸交感神经节支配，其纤维亦由内脏大神经至腹腔节、围绕肠系膜上动脉的肠系膜上丛。节后纤维布于肠壁。小肠的副交感神经起于延髓内迷走神经背核。内脏小神经起于第10-11胸交感神经节，穿膈脚而终于腹腔节。内脏最小神经起于第12胸交感神经节。肠系膜下神经丛分布于结肠及直肠。

根据脊椎病因学理论诊治本症，脊椎损害多发生于第9胸椎至第2腰椎椎间关节，棘突触诊有偏歪，椎旁伴轻度压痛。椎旁软组织、棘上韧带、最长肌、多裂肌附着点有摩擦音，胸椎X线片可见椎间关节排列紊乱、左右不对称，较重者有侧弯表现。慢性病程长者或中年以上患者有骨质增生。由于椎间关节失稳，在姿势不良、过度疲劳、受寒或失眠烦躁等诱因作用下致胸椎错位，因而损害胸交感神经。交感神经的异常兴奋或抑制都可导致发病。从生理病理方面分析，一个自主效应器去除神经后，它对化学物质的敏感性将越来越高，称为去神经敏感性。椎间关节错位，交感神经节前纤维受到严重压迫，神经功能低下，肠壁细胞处于神经的过敏状态，对许多正常食物或某些刺激性食物显示过敏现象而致肠功能紊乱，临床表现为副交感神经相对兴奋状态。中医整脊手法可以去除引起神经压迫的原因，消除无菌性炎症，使肠功能恢复正常、脊椎功能稳定、疾病得以痊愈。

【临床表现】

IBS无特异性症状，但相对于器质性胃肠疾病，具有一些特点：起病缓慢，间歇性发作；病程长但全身健康状况不受太大影响；症状的出现或加重常与精神因素或应激状态有关；白天明显，夜间睡眠后减轻。

1. 腹痛或腹部不适　是IBS的主要症状，伴有大便次数或形状异常。腹痛多于排便后缓解，部分患者易在进食后出现。腹痛可发生于腹部任何部位，局限性或弥漫性，疼痛性质多样。腹痛不会进行性加重，极少有夜间睡眠后痛醒者。

2. **腹泻** ① 持续性或间歇性腹泻，粪量少，呈糊状，含大量黏液；② 禁食72h后症状消失；③ 夜间不出现，有别于器质性疾患；④ 部分患者可因进食诱发腹泻；⑤ 患者可有腹泻与便秘交替现象。

3. **便秘** 排便困难，大便干结、量少，可带较多黏液，便秘可间断或与腹泻相交替，常伴排便不尽感。

4. **腹胀** 白天较重，尤其在午后，夜间睡眠后减轻。

5. **上胃肠道症状** 近半数患者有胃烧灼感、恶心、呕吐等上胃肠道症状。

6. **肠外症状** 背痛、头痛、心悸、尿频、尿急、性功能障碍等胃肠外表现较器质性肠病显著多见，部分病人尚有不同程度的心理精神异常表现，如焦虑、抑郁、紧张等。

【诊断】

1. 符合功能性胃肠病的罗马Ⅲ诊断标准中肠易激综合征的诊断标准。反复发作的腹痛或不适（不适意味着感觉不舒服而非疼痛，疼痛和／或不适出现的频率至少为每周2天），最近3个月内每个月至少有3日出现症状，合并以下2条或多条：① 排便后症状缓解。② 发作时伴有排便频率改变。③ 发作时伴有大便性状（外观）改变。诊断前症状出现至少6个月，近3个月满足以上标准。

2. 有腰背疼痛病史。

3. 影像检查胸腰段脊柱可有脊柱侧弯、椎体旋转、棘突偏歪、骨质增生、椎体滑移、椎间隙改变等。

4. 消化系统检查未见器质性异常。

【鉴别诊断】

腹痛为主者应与引起腹痛的疾病鉴别。腹泻为主者应与引起腹泻的疾病鉴别，其中乳糖不耐受症常见且鉴别困难，要注意鉴别。以便秘为主者应与引起便秘的疾病鉴别，其中习惯性便秘及药物不良反应引起的便秘常见，应注意详细询问病史。

【治疗】

1. **手法治疗**

（1）诊断定位检查

① 躯干部皮肤感觉检查：用大头针轻刺或轻划皮肤，感觉脊髓节段的各分布区，询问患者的感觉（痛、木、麻），然后再刺对侧对比，并询问双侧感觉是否相同。异常感觉可表现为感觉减退、消失或感觉过敏。对感觉异常的部位进行记录。

② 触诊检查：触诊患者胸腰椎棘突及其周围软组织，触诊棘突是否偏歪，椎旁是否有压痛，棘突周围是否有垂直于脊柱的明显的条状隆起（往往为局部软组织紧张所致）。

③ 下胸段及腰段椎体动力性X线摄片检查：小关节、棘突的不对称排列，小关节增生、肥大及半脱位；相邻椎体出现牵引性骨刺（traction spur）；椎体的移位和椎间隙角度的改变，胸腰椎呈"阶梯样"滑移改变或部分椎体出现旋转、侧倾改变。

④ 综合患者临床症状、皮肤感觉检查、触诊检查、脊椎X线摄片检查可初步诊断为某一（或几个）椎体功能单位的病变，针对这一病变进行手法纠正治疗。如某病例第1腰椎椎体和第2腰椎椎体经X线检查发现有阶梯样改变，即第1腰椎椎体向前滑移且第1、第2腰椎椎体之间的椎间隙发生了横向和／或纵向的变化（椎间隙角度的改变或椎间隙变窄），触诊检查同时可发现第1、第2腰椎棘突周围有垂直于脊柱的明显的条状隆起，在相应的节段可能有皮肤感觉改变，整脊手法治疗时应以尽量减少本改变为目的进行治疗纠正。

（2）指压法：令患者侧卧（令触诊检查中发现的病变部位向上），枕头高约同患者一侧肩宽，颈微前屈且屈髋屈膝。医者站立患者腹侧，找准患椎（垂直于脊柱方向的条状隆起），在条状隆起病灶一侧的棘突侧板上用拇指轻轻颤压2～3秒，根据脊椎X线摄片检查结果，若为单纯棘突旋转，拇指压力方向为垂直向下、向内20°；若椎体有旋转和侧倾，拇指压力方向为垂直向下、向内20°，并向上（指向对侧的肩部）45°，按压力量约100 N（根据体质增减）。指压时有时可感觉到椎间关节的移动甚至弹响。指压后条状隆起病灶可消失或明显变小。治疗后仰卧休息3～5分钟。

（3）胸腰部旋扳法（图7-65～图7-69）

① 让患者俯卧于治疗床上，胸下垫一枕，枕的前缘至患者下颌处，双上肢分别放置于身体两侧，全身放松。

② 根据患者的主诉症状、皮肤感觉检查结果、影像检查结果初步做出定位诊断，结合初步定位诊断进行针对性的触诊，进一步做出定位诊断。

③ 根据定位诊断的病变部位，令患者取侧卧位，一般患侧在上（以左侧为患侧为例），头枕于枕头上，贴近床面一侧（右侧）下肢伸直，左下肢屈髋屈膝。

④ 医者站于患者腹侧。因由触诊的俯卧位变为侧卧位，体位发生了改变，所以医者需再次触诊，进一步核定定位诊断的病变部位，也就是治疗部位。再次触诊定位后，医者右手中指、环指抚触于病变部位不离开，此时双手肘部屈曲，左肘部置于患者左侧肩前，右肘部置于患者左侧臀部后上方，嘱患者全身放松。

⑤ 医者根据需纠正部位，酌情调整患者肩部和臀部的前后倾斜角度。体位适当时，医者双侧肘部同时向前下、后下协同施力，使两肘部扳压、旋转、牵拉的作用力相交于患椎间处，此时常可听到椎间关节被调整的"咯咯"响声，右手抚触的中指、环指亦可感觉到患椎部位的移动，手法即告结束。

⑥ 手法治疗后仰卧休息3～5分钟。

（4）拇指推压法（理脊法）

① 拇指推压法（理脊法）方法（图7-75～图7-78）

a. 让患者俯卧于治疗床上，胸下垫一枕，枕的前缘至患者下颌处，患者双上肢分别放置于身体两侧，全身放松。

b. 根据患者的主诉症状、皮肤感觉检查结果、影像检查结果初步做出定位诊断，结合初步定位诊断进行针对性的触诊，进一步做出定位诊断。

c. 针对脊椎的侧弯、偏歪、旋转、滑移的部位和方向的不同，采用不同的拇指推压部位和方向。一般情况下拇指推压方向向对侧、向内（腹侧）、向上（头部），推压用力宜轻柔、沉稳、渗透。推压时有时可听到椎间关节弹响声或能感觉到椎体移动。

d. 手法复位时间一般 1～3 分钟即可。手法治疗后仰卧休息 3～5 分钟。

② 手法适用部位：胸椎、腰椎。

③ 作用：对第 1 胸椎至第 1 骶椎的滑移进行手法复位，纠正脊椎的侧弯、偏歪、旋转、滑移，通利脊椎关节，松解粘连，缓解腰背部肌肉紧张痉挛，解除相应脊椎或软组织对神经根或血管的压迫和刺激，通经活络，活血止痛。

④ 注意事项：a. 推压力可大可小，根据病人的疾病、体质、年龄、耐受力而定，力大可达 100 N 左右，力小 10 N 左右即可。b. 拇指推压时，常常根据拇指下的感觉也即触诊情况决定用力的大小、方向以及推压的重点部位。c. 本法常常是触诊和治疗同时进行，根据手下感觉判断手法实施部位病情的轻重、手法实施过程中脊椎的变化、椎体不正常位置或状态的修复情况等，治疗时用力的大小、方向、部位采取相应的变化。d. 并非所有的骨质疏松症患者和脊椎手术后患者都为手法禁忌，运用不足以破坏骨质结构和手术后脊柱稳定状态的手法力量都是可以实施的。

2. 中药内服

（1）治疗原则：抑肝扶脾。适应于腹痛、腹泻、泻后疼缓者。

方药：痛泻要方加减。防风 15 g、白芍 15 g、陈皮 10 g、白术 15 g、炒枳壳 15 g、木香 6 g。

（2）治疗原则：建中补脾。适应于腹泻、肠鸣、肢冷、畏寒者。

方药：黄芪建中汤加减。炙黄芪 20 g、炙桂枝 15 g、白芍 30 g、炙甘草 10 g、饴糖 30 g、生姜 5 片、大枣 6 枚、白术 15 g。

（3）治疗原则：顺气导滞。适应于腹胀便秘者。

方药：六磨汤加减。乌药 10 g、木香 10 g、沉香 3 g、枳实 15 g、槟榔 15 g、大黄 6 g、桃仁 10 g。

3. 针灸治疗

治疗原则：疏肝理气，调整肠胃气机。

处方选穴：合谷、天枢、上巨虚、下巨虚、大肠俞、肝俞、太冲、阳陵泉、三焦俞。

随症配穴：腹胀、腹痛配公孙、胃俞，腹泻配脾俞、阴陵泉，便秘配曲池、支沟，精神症状配太阳透率谷、神门。

方法：诸穴针用平补平泻手法，中等刺激。

【典型病例】

病例1：

张某，女，66岁，身高160 cm（30岁时身高167 cm）。主诉：腰痛数年，左膝关节疼痛伴活动受限。腰部活动稍受限，上下楼左膝关节疼痛加重，不能下蹲，坐1 h后站起时左膝疼痛加重。

伴随症状：腹泻，每日7～8次，左侧小腹腹痛，大便不成形。

相关检查：第2腰椎至第1骶椎椎间隙变窄，第2、第3腰椎阶梯样改变，椎间盘突出，膝关节骨质增生。消化系统检查未见异常。

中医整脊手法治疗6次后症状消失。每次手法后当时腹痛可全部消失。

病例2：

窦某，女，52岁。腰及左股前疼痛2个月。伴随症状：左侧小腹腹痛、腹胀、尿频。

相关检查：胸椎稍右侧弯，第11胸椎向右滑移，第11、第12胸椎椎间隙左宽右窄（见图8-18）。消化系统检查未见异常。

中医整脊手法治疗3次后所有症状消失。

【附】相关研究：

国内外的许多研究发现腰背部疼痛与IBS的发病具有相关性。这些发现证实下胸段和胸腰段的神经节段支配上部的胃肠道，这意味着腹痛和背痛有一定关系，内脏躯体或躯体内脏反射的反射区要么在内脏，要么在躯体的皮肤、肌肉、肌腱或韧带，这可能是背痛和腹痛关系的病理生理学的部分原因。由于内脏感觉初级神经传入末梢与躯体感觉传入末梢换神经元

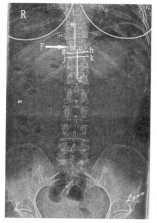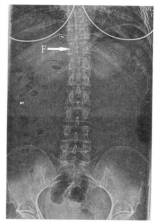

图8-18　胸椎移位

的部位均在脊髓后角区域，该区域致敏后，不但会出现内脏感觉过敏，还会出现躯体感觉异常。内脏感觉过敏常见的症状就是腹痛、腹胀，躯体感觉异常则表现为腰背痛和腰背部的皮肤感觉异常。而腰背部的这些症状常常与脊柱椎间盘移位、脊神经受刺激有关。在骨伤科临床中，急性腰扭伤或腰椎外伤的患者常常出现的合并症状是便秘、腹胀、腹痛。这也说明腰椎异常可以影响到肠道，出现肠道症状。所以，从胸腰椎着手治疗IBS是有一定理论依据的。

2000年前，中医对脊柱、脊椎、脊髓形态已经有了很深的认识，而且对脊神经及行走于脊柱旁的交感神经用"经脉"一词进行了论述："经脉为始，营其所行，制其度量，内次

五脏，外别六腑"（《灵枢·经脉》），就是说经脉有长短，是营养、支配五脏六腑的。"三椎下间主胸中热，四椎下间主膈中热，五椎下间主肝热，六椎下间主脾热，七椎下间主肾热"（《素问·刺热篇》）更加明确各内脏的病变都与脊椎有关。

中国科学院院士、医学家、中国针灸一代宗师承淡安先生最早将现代解剖学引入腧穴理论，阐明了腧穴内涵，并试图运用神经反射理论阐述针灸作用机理，在其所著《中国针灸学》中首先提出"华佗夹脊"的名称，并厘定位置和数目，且将"华佗夹脊"归入经外奇穴之第 63 穴。

夹脊穴每穴都有相应椎骨下方发出的脊神经后支及其伴行的动脉和静脉丛分布，实际上夹脊穴的位置也就是脊神经和其伴行的血管从椎间孔穿出的位置。人体随着年龄的增长，椎间盘开始失水退变，椎间盘失水退变后，椎间盘高度降低，椎间孔的大小也随之改变，从此通行的血管、神经就会受到刺激或挤压。胸腹腔内血管受到挤压，血管的方向和血管内血液的流速、流量发生改变，这常引起腹胀，但腹围却不会增加。一些 IBS 患者症状在进食后出现，排便后减轻，也与腹腔内容物对血管的挤压程度有关；椎间盘退变移位，使椎间及椎旁神经、血管受到刺激，刺激的结果可导致胃肠动力学异常和内脏感觉和运动异常，可表现为腹痛、排便异常，同时伴有腰背部和 / 或下肢疼痛或不适。IBS 患者的腹痛多于卧床后缓解，睡眠后疼痛消失；腹泻很少发生于夜间，一般不会影响患者睡眠；腹胀白天加重，夜间睡眠后减轻，腹围一般不增加。上述症状常常在坐位时出现，卧位时常能缓解。人在卧位时，椎旁肌肉放松，椎间盘的压力也会减小，对椎间及胸腹腔内的血管、神经的挤压程度也减小。IBS 患者临床症状随体位改变而改变的临床特点和脊柱的受力特点极为吻合，也与腰腿痛患者的发病特点极为相似。对 IBS 患者的脊柱进行影像检查，背部触诊检查、感觉检查，这些检查结果均支持相应脊柱节段存在移位和对神经的刺激。

中医整脊手法治疗起两方面作用：其一，通过指压夹脊穴可以调节脏腑功能，改善腰背部及腹中肠的血液循环，缓解腹痛腹胀症状，改善肠功能；其二，根据脊椎的不正及脊椎的阴阳失衡进行有目的的纠正，就是尽量对椎体间的位置改变进行复位，减少此种改变对神经或血管的卡压或刺激。中医整脊手法可调整两椎体间的距离，使椎体间产生微小移位，这种微小移位可立即缓和椎体或椎间盘移位对神经或血管的刺激或压迫，平衡脊椎阴阳，改善 IBS 症状。手法治疗部位主要集中在第 11 胸椎、第 12 胸椎和第 1 腰椎，而第 11 胸椎旁 1.5 寸是脾俞，脾俞主治腹胀、泄泻、背痛，下腹部的神经支配节段正好也是第 11 胸神经和第 12 胸神经；第 12 胸椎旁开 1.5 寸为胃俞，胃俞主治腹胀、腹痛；第 1 腰椎旁 1.5 寸为三焦俞，主治腹胀、泄泻、腰背痛。

第十节　腰椎间盘突出症

腰椎间盘突出症系腰椎间盘在外力因素的作用下，椎间盘的纤维环破裂，髓核组织从破裂之处突出（或脱出）于后方或椎管内，导致相邻脊神经根、脊髓或血管等组织遭受刺激或压迫，从而产生腰部疼痛，一侧下肢或双下肢疼痛、麻木等一系列临床症状。如果腰椎间盘向后突出，马尾神经受到压迫或刺激，会引起膀胱、直肠功能障碍，甚至引起泌尿、生殖系统功能异常。腰椎间盘突出症以第 4 至第 5 腰椎、第 5 腰椎至第 1 骶椎发病率最高，约占 95%。腰椎间盘突出症一般采取保守治疗，若保守治疗 3~6 个月仍无效，方考虑手术治疗。必须明确的是，腰椎间盘突出症患者需要手术治疗的不超过 10%。

【病因病理】

1. 椎间盘自身的退变　椎间盘自身在发育成熟后，很快就出现退变，其主要原因是椎间盘水分含量高，水分的丢失是其变化早的重要原因。

2. 外伤与劳损　腰部不仅活动多，也是人体重要的负重与支撑部位，无论行走或坐位，腰部都要担负人体上部的重量。在人体负重时腰部的负重就更大，损伤与劳损机会相对就多。

3. 不良生活习惯　如坐位姿势不良、时间过久，喜坐低矮凳子，缺乏腰背肌及腹肌锻炼等。

腰椎间盘突出的主要病理改变是椎间盘纤维环破裂、髓核突出，因此对脊柱及椎间盘局部带来的改变是很大的。如：① 出现突出物包括髓核组织及纤维环对神经根的压迫。② 髓核突出后释放出含糖蛋白、β 脂蛋白及类组胺等物质，使局部产生化学性炎症。③ 纤维环破裂、髓核组织突出对椎间平衡关系破坏很大，导致椎体倾斜，后关节对合关系紊乱，棘间、棘上韧带损伤，横突棘肌、横突间肌、横突间韧带等双侧张力不等，这些组织间关系的变更和损伤，不仅会加重突出物对神经组织的挤压，还会因此而造成局部血循环障碍，加重腰痛与腰腿痛等症状。因此，综上我们可以看出，椎间盘突出症的发生，内因是组织的退变，外因是损伤，其所造成的病理改变既有突出物的机械压迫与化学刺激，也有椎间盘破裂后所产生的相应椎骨之间及椎骨与其周围组织的力学平衡破坏带来的损伤与关系紊乱。

腰椎间盘突出的病理分类：

髓核可以向各个方向突出，如向前方、侧方、后方、四周和椎体内突出（施莫尔结节）。其中以后方突出最为多见，且后方突出在椎管内可刺激或压迫神经根与马尾神经，引起严重的症状和体征。临床上常把后方突出又分为中央型和旁侧型，其中后者最多，少数位于椎间孔或其外侧，称为远（极）外侧型。

旁侧型突出：突出位于椎间盘的后外侧，即后纵韧带外侧缘处，突出物压迫神经根，引起根性放射性腿痛，多为一侧突出，少数为双侧突出，根据突出物顶点与神经根的关系，把旁侧型又分为根肩型、根腋型和根前型。① 根肩型，髓核突出位于神经根的外前方（肩部），将神经根向内后侧挤压，临床表现为根性放射痛，脊柱向健侧弯、向患侧凸，如向患侧弯则疼痛加重；② 根腋型，髓核突出位于神经根的内前方（腋部），将神经根向后外挤压，临床表现为根性放射痛，脊柱向患侧弯、向健侧凸，如向健侧弯则疼痛加重；③ 根前型，髓核突出位于神经根前方，将神经根向后挤压，临床表现根性放射痛严重，脊柱生理前凸消失、前后活动均受限，多无侧弯畸形或出现交替性侧弯畸形。

中央型突出：髓核从椎间盘后方中央突出，压迫神经根和马尾神经，引起神经根和马尾神经损害的症状和体征。

【临床表现】

1. **腰痛**　腰椎间盘突出症患者绝大部分都有腰痛。腰痛范围较广，主要在腰背部或腰骶部。腰痛既可以出现在下肢痛之前，亦可与下肢痛同时出现或出现在下肢痛之后。临床所见的腰椎间盘突出引起的腰痛分为两类：一类是腰背部广泛的钝痛，起病缓慢，久坐、劳累、受凉时加重，休息或卧床后症状减轻，疼痛症状较轻，较少影响日常生活和工作，椎间盘纤维环多完整；另一类腰痛发病突然，腰痛症状较为严重，腰部肌肉紧张痉挛，腰部活动明显受限，咳嗽、喷嚏时腰部疼痛明显，弯腰、翻身、起床动作明显受限且疼痛加剧，严重影响工作和生活，此类纤维环多破裂，髓核突出。

2. **坐骨神经痛**　由于90%的腰椎间盘突出发生于第4、第5腰椎和第5腰椎、第1骶椎椎间隙，故患者多有坐骨神经痛。这一症状的发生率也很高，多数有较典型的坐骨神经经路疼痛与压痛，尤其是上段部分。多为触电样、麻痛或刺痛，也有烧灼样痛，自臀部、小腿至足背或足趾。疼痛以站立、行走、咳嗽、打喷嚏时为重；患肢屈膝屈髋位时可以减轻，甚至消失。

3. **椎旁压痛**　腰椎间盘突出症基本的病理改变是椎间纤维环的破裂和髓核组织的突出造成椎间关系紊乱。这种紊乱主要表现在局部椎间小关节的对合关系，肌肉、韧带的张力，神经、血管组织位置的变动等。椎旁压痛阳性率很高，有时可达100%。椎旁压痛且有向下肢放射痛时，诊断参考意义就更大了。

4. **脊柱抗痛性侧弯**　本病中，腰部脊柱的侧凸畸形也是一项常见而重要的体征，侧凸产生的原因，一是椎间隙的变化，二是机体为避免突出物对神经根的挤压，做一些自身调整。因此，脊柱侧凸（包括后凸）的出现，是人体对上述因素的综合反应，即脊柱向哪侧凸对减轻疼痛最为有利。但这一体征的出现也并不是绝对的，要考虑人体的适应性和代偿机能，尤其是病程较久者有些外表也可以无明显改变，综合分析时应注意考虑这一因素。

5. **腰部活动受限**　从椎间盘突出的病理改变来看，腰部活动受限的阳性率应该是很高的，在所有患者中都似乎应该见到，一般急性期病例都有这一体征。但由于脊柱在侧屈时，活动主要发生在下胸及上腰段，而前屈活动主要表现在胸腰段及腰骶段。而腰椎间盘突出好发部位多在第 4、第 5 腰椎椎间；因此，在某些慢性的病例中，活动受限的表现也可以不很明显。

6. **直腿抬高试验（拉塞格征）**　抬高下肢使坐骨神经紧张，从而牵拉腰骶部神经根，加重突出物与神经根间的挤压和摩擦，加重坐骨神经痛，是为直腿抬高试验阳性，临床上还以直腿抬高的角度来区分轻重程度。

7. **神经功能障碍**　主要指膝、跟腱反射、下肢肌力及下肢皮肤的感觉等方面表现异常。有无神经功能的障碍，这不仅对诊断有重要帮助，对具体定位也十分有意义。在具体检查中要掌握操作要求，严肃认真进行，尤其要做双侧对比。在这三项检查中，患肢局部痛觉的减退或过敏是很有意义的，只要检查细致、全面，不仅要做两侧相应部位反复对比，还要与同侧对照，检查范围要包括整个下肢，这样可为我们对绝大多数病例做诊断、定位提供很有价值的依据。

8. **其他表现**　如中央型椎间盘突出症者，有马尾神经受压时，可有鞍区的感觉减退，甚至消失，有尿频、尿急或排尿困难，大便秘结、腹胀等。

9. **影像学检查**　影像学检查系诊断腰椎间盘突出症的重要手段。要做出正确的诊断必须将临床表现与影像学检查结合起来，仅以影像学检查结果为依据或片面强调影像学检查的重要性是不正确的。仅有影像学依据而无相应的腰椎间盘突出症表现，不能诊断为腰椎间盘突出症。X 线摄片检查：正位片可显示腰椎侧凸，椎间隙变窄或左右不等，患侧间隙较宽。侧位片显示腰椎前凸消失，甚至反张后凸，椎间隙前后等宽或前窄后宽，椎体可见施莫尔结节，或有椎体缘唇样增生等退行性改变。X 线平片的显示必须与临床的体征定位相符合才有意义，以排除骨病引起的腰骶部神经痛，如结核、肿瘤等。CT、MRI 检查：可清晰地显示椎管形态、髓核突出的解剖位置和硬膜囊、神经根受压的情况。CT、MRI 检查可明确临床诊断。

【诊断要点】

根据病史、症状、体征、影像检查、腰及下肢神经系统检查和触诊检查，对绝大多数腰椎间盘突出症可以做出正确定位诊断。主要依据是不同神经根受突出椎间盘组织压迫或刺激所产生的特有症状和体征。

第 12 胸椎、第 1 腰椎椎间盘突出症：第 12 胸椎、第 1 腰椎椎间盘突出可以刺激和压迫到第 12 胸神经和第 1 腰神经，出现第 12 胸神经和第 1 腰神经的刺激症状：① 第 12 胸神经后支和第1腰神经后支受损引起的腰痛，臀前外、腹股沟、小腹疼痛，睾丸胀痛，睾丸（阴唇）感觉异常。抬腿无力且抬腿时臀部前外侧、腹股沟处疼痛加重。胸12椎棘突旁，相当于该椎间隙处有压痛。② 腧穴不仅是气血输注的部位，也是邪气所客之处所，又是防治疾病的刺激点。腧穴的作用与脏腑、经络有密切关系，主要表现在反映病证以协助诊断和接受刺激、防治疾病两个方面。第12胸椎、第1腰椎椎间盘突出可以刺激到第12胸神经后支，影响隶属于第12胸神经后支支配区，位于第12胸椎棘突下旁开1.5寸的胃俞穴（背俞穴，BL21）的经脉和气血的畅通，出现胃俞穴（背俞穴，BL21）的主治病证：胃脘痛、呕吐、腹胀、肠鸣、小儿食积等脾胃病证。这就是临床常见的脊柱相关性疾病。而通过手法复位第12胸椎、第1腰椎椎间移位，除了可以改善第12胸神经后支和第1腰神经后支受损引起的症状，也可以刺激到胃俞穴，起到缓解胃俞穴的主治病证的作用。以下类同。

第1、第2腰椎椎间盘突出症：第1、第2腰椎椎间盘突出可以刺激和压迫到第1腰神经和第2腰神经，出现第1腰神经和第2腰神经的刺激症状：① 第1腰神经和第2腰神经后支受损引起的腰痛，股前内侧疼痛无力，屈髋无力或屈髋时疼痛加重，膝关节疼痛无力，睾丸胀痛，睾丸（阴唇）感觉异常。提睾反射减弱或消失。② 影响隶属于第1腰神经后支支配区，位于第1腰椎棘突下的悬枢穴（GV5）、位于第1腰椎棘突下旁开1.5寸的三焦俞穴（背俞穴，BL22）和位于第2腰椎棘突下旁开1.5寸的肾俞穴（BL23），出现以下病证：呕吐、腹泻、腹胀、腹痛、肠鸣、痢疾等脾胃肠腑病证，小便不利、水肿等三焦气化不利病证，遗精、阳痿、遗尿、小便频数、月经不调、白带、腰膝酸痛、目昏、耳鸣、耳聋。

第2、第3腰椎椎间盘突出症：第2、第3腰椎椎间盘突出可以刺激和压迫到第3腰神经，出现第3腰神经受损症状：① 下腰部、臀外、股前、膝关节疼痛，股前麻木和感觉改变，膝关节无力、易"打软腿"。膝腱反射减弱或消失。② 影响位于第2腰椎棘突下的命门穴（GV4），出现以下病证：尿频、遗尿，赤白带下，胎屡堕，遗精、阳痿、早泄等男科病证，五劳七伤、头晕耳鸣、手足逆冷。

第3、第4腰椎椎间盘突出症（第4腰神经根受累）：疼痛在骶臀部、大腿外侧并向大腿前方及小腿及足前内侧放射。小腿及足前内侧麻木。伸膝肌肌力减弱。膝反射减弱或消失。第3腰椎棘突旁，相当于该椎间隙处有压痛。髋关节过伸试验或股神经牵拉试验阳性。

第4、第5腰椎椎间盘突出症（第5腰神经根受累）：第4、第5腰椎椎间盘突出导致的第5腰神经受损的临床表现：骶臀部及大腿后外侧、小腿外侧、足背及踇趾疼痛，小腿外侧、足背包括踇趾麻木和感觉改变，踇趾背伸力减弱，偶有足下垂。第4腰椎棘突旁有压痛。膝反射、跟腱反射一般无改变。② 影响隶属于第5腰神经后支支配区，位于第4腰椎棘突下的腰阳关（GV3）和位于第5腰椎棘突下旁开1.5寸的关元俞（BL26），出现以下病证：月经不调、赤白带下，遗精、阳痿，小便不利、遗尿，腹胀、泄泻。

第5腰椎、第1骶椎椎间盘突出症（第1骶神经根受累）：第5腰椎、第1骶椎椎间盘突出导致的第1骶神经受损的临床表现：骶臀部及大腿后侧、小腿后侧及足跟疼痛。小腿后外侧及包括外侧三个足趾麻木。足及跗趾跖屈力减弱。小腿肌无力或萎缩。跟腱反射减弱或消失。第5腰椎棘突旁有明显压痛点。② 影响位于第5腰椎棘突下的十七椎穴（EX-B7），出现以下病证：遗尿，崩漏、痛经、月经不调。

中央型腰椎间盘突出症：一般在第4、第5腰椎或第5腰椎、第1骶椎之间，压迫马尾神经，出现腰背痛，双侧大腿及小腿后侧疼痛，双侧大腿、小腿后侧足底及会阴区麻木，膀胱及直肠括约肌无力或麻痹，跟腱、肛门反射消失。在女性患者可有尿失禁，男性患者表现为阳痿。

在多数情况下，突出的髓核组织所压迫的神经根为下一椎间所发出的神经，如第4、第5腰椎椎间隙突出的髓核所压迫的一般不是第4腰神经根，而是第5腰神经根，但当突出物偏外时，受压的就可以是同一椎间突出的神经根，即第4腰神经根。出现此种现象时切勿误认为有两个椎间有椎间盘突出。

需要特别提出的是，很多情况下的腰椎间盘突出导致的神经根受累所表现的症状可能只是一个局部的症状。常见的有：第12胸椎、第1腰椎椎间盘突出症（第1腰神经根受累），临床表现只有腹股沟处疼痛或睾丸胀痛；第1、第2腰椎椎间盘突出症（第2腰神经根受累），临床表现只有股前内侧疼痛；第2、第3腰椎椎间盘突出症（第3腰神经根受累），临床表现只有膝关节疼痛和无力；第3、第4腰椎椎间盘突出症（第4腰神经根受累），临床表现只有大腿前外疼痛或只有足前内侧疼痛；第4、第5腰椎椎间盘突出症（第5腰神经根受累），临床表现只有小腿前外疼痛或者只有足背和跗趾麻木；第5腰椎、第1骶椎椎间盘突出症（第1骶神经根受累），临床表现只有外踝后和足跟的疼痛。这种情况下要注意诊断，并和身体局部疾病相鉴别。有时候，中医整脊手法的诊断性治疗也是一种行之有效的鉴别方法，临床上可见手法治疗后患者症状常常立即消失。

【典型病例】

病例1：

李 × ×，男，41 岁。

主诉：腰痛，右臀部外侧、腹股沟疼痛，睾丸胀痛 3 日。

伴随症状：上楼时抬腿无力且疼痛加重，上车抬腿困难且痛重。

触诊：第12胸椎棘突旁有条状病灶，局部压痛。

第1腰神经受损引起的症状：臀前外、腹股沟、小腹疼痛、睾丸胀痛，睾丸（阴唇）感觉异常。

治疗：第12胸椎和第1腰椎间腰椎斜扳法和第12胸椎棘突指压法，手法治疗后症状即消失，治疗 2 次后痊愈。

病例2：

尤 × ×，男，17 岁。

病史：右足前内侧疼痛3日，走路时疼痛加重。余未诉不适。

触诊：第4腰椎棘突旁有条状病灶。

CT：第3、第4腰椎轻度膨出。

治疗：第3、第4腰椎间腰椎斜扳法和第4腰椎棘突指压法，手法治疗后症状即消失，治疗1次后痊愈。

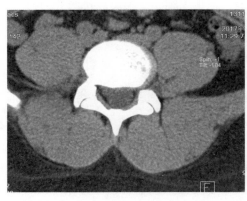 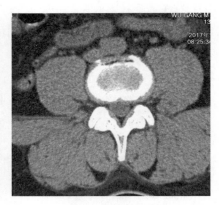

图8-19　第3、第4腰椎膨出，右足前内侧疼痛　图8-20　第3、第4腰椎膨出，左足内侧疼痛

病例3：

吴 ×，男，39岁。

病史：左足前内侧疼痛2周，久坐后站起时疼痛，稍活动后疼痛减轻，卧位起床行走时疼痛明显，卧位无不适。局部无红肿。

触诊：第4腰椎棘突旁有条状病灶。

CT：第3、第4腰椎轻度膨出。

治疗：第3、第4腰椎间腰椎斜扳法和第4腰椎棘突指压法，手法治疗后症状即消失，治疗3次后痊愈。

【鉴别诊断】

1. **腰椎结核**　脊柱是骨关节结核发病率最高的部位。腰痛是骨关节结核的常见症状之一，部分低位腰椎结核还可产生腿痛。结核杆菌经血流进入椎体后，可先从椎体中心或边缘开始破坏椎体，已破坏的椎体被压缩骨折，周围形成寒性脓肿。脓肿向椎管侵入可压迫脊髓或马尾，此类结核往往在腰痛之前已长期有结核中毒症状及腰痛和腰肌强直，甚至已经出现腰大肌髂窝部脓肿。有一部分病人有坐骨神经症状，易于与腰椎间盘突出症混淆。结核患者血沉快，有低热、脓肿及X线片上有明显骨破坏是其鉴别要点。

2. **脊柱肿瘤**　脊柱肿瘤是指生长于脊柱的原发肿瘤及转移癌。生长于腰骶部的肿瘤表现为腰骶部痛，亦可压迫神经根产生放射痛，甚至压迫马尾神经引起瘫痪。良性肿瘤中以椎体血管瘤及巨细胞瘤最多，其次为骨软骨瘤、成骨母细胞瘤等，恶性肿瘤以脊索瘤、骨髓瘤、骨肉瘤较多。肿瘤生长处疼痛，局部可有压痛及棘突叩击痛。转移癌多出现于中年以上病人，临床有或无原发灶发现，以进行性疼痛为主。恶性肿瘤病人进行化验检查往往显示出贫血、血沉增快、碱性磷酸酶或酸性磷酸酶（前列腺癌骨转移）增高。X线检查有利于对脊柱肿瘤进行诊断，常见的巨细胞瘤、脊索瘤多为溶骨膨胀性改变，并可见病理骨折，但椎间隙保持正常，这是脊柱骨肿瘤的重要X线征象。脊柱肿瘤的腰痛呈持续性进行性加重，不因卧床而减轻。骨扫描可在骨X线平片出现变化以前发现肿瘤。

3. 椎管肿瘤　椎管内肿瘤是指生长于脊髓、神经根及其附属组织的肿瘤。因肿瘤刺激压迫可产生根性痛，与椎间盘突出症的根性痛相似，肿瘤压迫所产生的马尾综合征则和中央型腰椎间盘突出症的马尾综合征症状相似。椎管肿瘤的症状是渐发的，肿瘤生长是持续的，症状也是逐渐加重的，不因休息而减轻。足部麻木可很快自下而上发展，且由一条腿扩展到另一条腿，最终导致两腿自下而上麻木及直肠膀胱功能障碍，与中央型腰椎间盘突出症突发马尾神经障碍不同。核磁共振诊断意义较大，既可确定肿瘤水平，又可确定肿瘤所在部位。

4. 腰椎管狭窄症　中央性椎管狭窄症表现为马尾神经症状，神经根管狭窄表现为根性症状，但临床两者皆较为多见。中央性椎管狭窄症的症状主要为腰骶部痛或臀部痛，很少有下肢放射痛。挺胸直腰行走困难，骑自行车无碍。咳嗽、喷嚏不能诱发症状。行走、站立、上楼梯会出现一侧或双侧下肢疼痛、麻木或肌无力。步行几百米甚至数十米下肢即出现症状，蹲下休息、向前弯腰或卧床屈膝休息数分钟，症状即逐渐缓解，此现象称神经性间歇性跛行。腰椎过伸位及侧屈位0.5分钟左右可诱发症状，腰椎前屈时症状消失。直腿抬高试验阴性。X线侧位片有椎间隙严重狭窄及椎体滑动，CT扫描更能明确诊断。对腰椎间盘手术后还有坐骨神经痛者，应高度怀疑此病。

5. 强直性脊柱炎　此病患者有进行性慢性症状，中年男性常见，瘦弱，血沉快，脊柱前后活动明显受限；深呼吸时肋间无活动，腰后伸脊柱如板状，正位X线片可见双骶髂关节区模糊，一般从骶椎向上逐渐形成脊椎骨性融合，呈竹节样改变。

6. 梨状肌综合征　此病患者有真性坐骨神经痛。肛检时，在病侧可摸到紧张的梨状肌，压痛明显，压痛点在后髂嵴上，即尾骨的中点与大粗隆连线的中点。梨状肌紧张试验（病人仰卧）：令患者将病侧大腿尽量内收，小腿内旋则痛；用长针头局部封闭压痛点，疼痛立即解除。

7. 臀上皮神经炎　臀上皮神经损伤是引起腰腿痛的常见病因，有时需与椎间盘突出症鉴别。臀上皮神经通常指第1至第3腰神经后支的皮支，在骶棘肌外缘穿出，越髂嵴后分布到臀部皮肤的一段。神经支在行程中要经过4段6个固定点，这些孔道如有狭窄或固定点软组织被牵拉损伤，则会压迫神经而产生疼痛及牵扯痛。

8. 腰椎小关节紊乱　既往无明显外伤史，患者常诉在准备弯腰取物或转身取物，突发腰部剧痛，不敢活动。疼痛可放射到臀部，腰部活动明显受限，不能指出确切的疼痛部位。检查发现脊柱向痛侧侧弯，呈保护性肌痉挛。

【治疗】

腰椎间盘突出症的治疗方法很多，但总的可以分为两类，即非手术治疗与手术治疗。治疗方法应根据病情而定。一般来说，除中央型椎间盘突出或突出组织块较大，引起神经组织功能障碍明显时应采用手术疗法，一般的腰椎间盘突出症均可先采用非手术疗法，其中大多数可以获得显著效果或痊愈，少数经较长时间非手术治疗和休息以后症状仍然无明显改善的，也应采用手术治疗。总之，本病是可以治愈的，治疗方法的选择要因人而异，切勿生搬硬套。

1. 手法治疗

（1）腰部旋扳法：腰部旋扳法是治疗腰椎间盘突出症手法中最常用的方法，是医者用双上肢的力量扳压、旋转、牵拉患者的腰椎，以恢复腰椎的不正常位置或状态，缓解腰部肌肉紧张痉挛，解除腰椎或椎间盘对神经根或血管的压迫和刺激，以治疗腰椎及其相关性疾病的方法。

① 腰部旋扳法方法（图7-65～图7-69）

a. 让患者俯卧于治疗床上，胸下垫一枕，枕的前缘至患者下颌处，双上肢分别放置于身体两侧，全身放松。

b. 根据患者的主诉症状、皮肤感觉检查结果、影像检查结果初步做出定位诊断，结合初步定位诊断进行针对性的触诊，进一步做出定位诊断。

c. 根据定位诊断的病变部位，令患者取侧卧位，一般患侧在上（以左侧为患侧为例），头枕于枕头上，贴近床面一侧（右侧）下肢伸直，左下肢屈髋屈膝。

d. 医者站于患者腹侧。因由触诊的俯卧位变为侧卧位，体位发生了改变，所以医者需再次触诊，进一步核定定位诊断的病变部位，也就是治疗部位。再次触诊定位后，医者右手中指、环指抚触于病变部位不离开，此时双手肘部屈曲，左肘部置于患者左侧肩前，右肘部置于患者左侧臀部后上方，嘱患者全身放松。

e. 医者根据需纠正部位，酌情调整患者肩部和臀部的前后倾斜角度。体位适当时，术者双侧肘部同时向前下、后下方协同施力，使两肘部扳压、旋转、牵拉的作用力相交于患椎间处，此时常可听到椎间关节被调整的"咯咯"声响，右手抚触的中指、环指亦可感觉到患椎部位的移动，手法即告结束。

f. 手法后仰卧休息3～5分钟。

g. 手法适用部位：第10胸椎至第1骶椎。

h. 作用：对第10胸椎至第1骶椎进行手法复位，通利椎间关节，缓解腰背部肌肉紧张痉挛，解除相应脊椎或软组织对神经根或血管的压迫和刺激，疏通经络，行气活血止痛。

② 注意事项

a."咯咯"声响不是手法成功的唯一标准。如果听到了施行手法时的"咯咯"声响，声音并不是来自患椎间，那么"咯咯"声响并无任何意义。"咯咯"声响足够大才能被听见，声音太小可能无法听到，所以一直抚触于患椎间的中指、环指显得特别重要，只要患椎间发生移位便可感觉到。

b.调节施行手法时肩部和臀部的前后倾斜角度，使作用于患者肩部和臀部的扳压、牵拉、旋转力交汇在患椎间，也即定位诊断中的患部，是手法成功的重要步骤。

c.如果定位诊断部位位于上腰段，则施行手法时作用于患者肩部的力量宜偏大；如果定位诊断部位位于下腰段，则施行手法时作用于患者臀部的力量宜偏大。

d.施行手法时，应让患者放松，手法操作才更容易。

e.如果施行手法时没有"咯咯"声响，抚触于患椎间的指下也无移动，即意味着该手法操作未成功，此时切勿反复实施该手法或过于暴力，可改用指压法。

（2）坐位旋扳法

① 坐位旋扳法方法（图7-70～图7-72）

a.患者端坐于方凳上，裸露腰背部。

b.医者坐于患者背后，根据患者的主诉症状、影像检查及其他检查结果，先用双手拇指触诊可能为患病部位的脊椎，进一步做出定位诊断。

c.以向左侧旋扳为例，让患者双手指十字交叉置于头枕部，医者坐于患者左后，助手位于患者前方，并下蹲用双手固定患者双下肢及骨盆。

d.医者找准患椎，将右手拇指放在患椎左侧，左手从患者腋下绕过放在患者下段颈项部，让患者逐渐前屈腰部，当右手拇指感觉椎节有活动时，嘱其停止弯曲。然后医者左手牵拉患者，使其头颈及上半身左旋（两者在一个平面中旋转），同时，右手拇指推顶患椎棘突，在旋转约45°时，左手向左后上方用力，同时右手拇指推顶棘突，双手忽然发力，此时，右手拇指下有滑动，往往可听到弹响声，手法即告成功。

② 注意事项：a.旋扳时切勿用力过猛或超出正常生理活动范围。b.可让患者反复弯曲腰部，以明确右手拇指可触到的椎节活动的角度，并在这个角度实施手法。c.如果定位诊断部位位于上腰段，则患者弯腰幅度较小；如果定位诊断部位位于下腰段，则患者弯腰幅度较大。d.施行手法时，应让患者放松，手法操作才更容易。e.如果施行手法时没有听到"咯咯"声响，抚触于患椎间的指下也无移动，即意味着该手法操作未成功，此时切勿反复实施该手法或过于暴力，可改用指压法。

（3）拉压法

① 拉压法方法（图7-73～图7-77）

a.患者取俯卧位，胸部下面垫一薄枕。

b.用床单或宽布带从患者上背经双侧腋窝将身体固定（用宽布带时，患者双侧腋窝要垫以棉垫），患者双上肢平贴于身体两侧。助手同时用床单将患者患侧踝部固定（也可固定患者双侧踝部），助手抓紧固定患者下肢的床单两头，轻轻提起并向下牵拉，使患者下肢离开床面。

c. 根据椎体滑移的方向或棘突偏歪的方向，医者用双手掌根按压患处棘突或用拇指推压棘突一侧，助手同时用力忽然将下肢向后上方牵拉，医者同时用双手掌根将腰椎向下按压，如感觉局部有滑动或听到"咯咯"响声，即可停止。

② 注意事项：a.按压与牵拉最好同时进行。b.牵拉力度的大小应根据患者的体质和耐受力而定。c.手法治疗后患者最好仰卧休息 30 分钟以上。d.患者过饱或饭后 30 分钟内不宜。

（4）拇指推压法（理脊法）

① 拇指推压法（理脊法）方法（图 7-75 ~ 图 7-78）

a. 让患者俯卧于治疗床上，胸下垫一枕，枕的前缘至患者下颌处，患者双上肢分别放置于身体两侧，全身放松。

b. 根据患者的主诉症状、皮肤感觉检查结果、影像检查结果初步做出定位诊断，结合初步定位诊断进行针对性的触诊，进一步做出定位诊断。

c. 针对脊椎的侧弯、偏歪、旋转、滑移的部位和方向的不同，采用不同的拇指推压部位和方向。一般情况下拇指推压方向向对侧、向内（腹侧）、向上（头部），推压用力宜轻柔、沉稳、渗透。推压时有时可听到椎间关节弹响声或能感觉到椎体移动。

d. 手法复位时间一般 1~3 分钟即可。手法治疗后仰卧休息 3~5 分钟。

② 作用：对第 1 胸椎至第 1 骶椎之滑移进行手法复位，纠正脊椎的侧弯、偏歪、旋转、滑移，通利脊椎关节，松解粘连，缓解腰背部肌肉紧张痉挛，解除相应脊椎或软组织对神经根或血管的压迫和刺激，通经活络，活血止痛。

③ 注意事项：a.推压力可大可小，根据病人的疾病、体质、年龄、耐受力而定，力大可达 100 N 左右，力小 10 N 左右即可。b.拇指推压时，常常根据拇指下的感觉也即触诊情况决定用力的大小、方向以及推压的重点部位。c.本法常常是触诊和治疗同时进行，根据手下感觉判断手法实施部位病情的轻重、手法实施过程中脊椎的变化、椎体不正常位置或状态的修复情况等，治疗时用力的大小、方向、部位采取相应的变化。d.并非所有的骨质疏松症患者和脊椎手术后患者都为手法禁忌，运用不足以破坏骨质结构和手术后脊柱稳定状态的手法力量都是可以实施的。

（5）胸腰部指压法（卧位、坐位）

① 侧卧位胸腰部指压法方法（图 7-30 ~ 图 7-33）

a. 根据患者症状、俯卧位触诊结果、影像检查以及其他检查结果，初步诊断为某一或某几个脊椎节段的疾病，针对定位诊断的结果实施手法。

b. 令患者侧卧（触诊检查中发现的病变部位向上），枕头高约同患者一拳高度，颈微前屈且屈髋屈膝。

c. 医者站立于患者腹侧，因俯卧位触诊的位置在侧卧位时会稍移动，所以需要再次触诊找准患椎（垂直于脊柱方向的条状隆起），在条状隆起病灶一侧的棘突侧板上用拇指轻轻颤压2～3秒，压力方向根据不同脊椎节段、椎体的滑移、倾斜方向稍有不同，总的压力方向为向下（对侧方向）、向内（腹部方向）30°、向上（头部方向）15°～20°。力量约10～100 N（根据体质、年龄和耐受力增减）。

d. 指压时有时可感觉到椎间关节的移动。指压后条状隆起病灶可消失或明显变小，症状缓解甚至消失。

e. 手法治疗后仰卧休息3～5分钟。

② 俯卧位胸腰部指压法方法（图7-34～图7-37）：方法与侧卧位方法基本一致，不同之处为：俯卧位手法用力偏轻，侧卧位用力偏重。对于年幼或年龄偏大、体质弱、骨质疏松明显、手术过的患者可用俯卧位指压法复位。

③ 坐位腰背部指压法方法（图7-38～图7-41）

a. 方法与侧卧位指压法方法基本一致。在无床可躺的情况下或患者不能取卧位的情况下常采用坐位腰背部指压法。

b. 让患者端坐于靠背椅上，面向椅背，双手扶于椅背。

c. 医者先根据患者症状、触诊结果、影像检查以及其他检查结果，初步诊断为某一或某几个脊椎节段的疾病，针对定位诊断的结果实施手法。医者可一手固定椅子和患者，另一手拇指推压患椎，推压方向同上，推压力度可稍减。

④ 注意事项：a. 根据患者的体质、年龄、耐受力采用不同的指压力度，力度并非越大越好，对有些老年和儿童患者指压复位治疗时指压力甚至要小于10 N。b. 有精确的定位诊断很重要。c. 不管患者采取什么体位，都要以舒适放松为要。d. 对手术后的患者实施手法，要求手术后恢复至少半年以上，且尽量避开手术部位手法，力度宜轻。e. 切勿单纯为了追求疗效用暴力或反复指压。

2. 骨盆牵引治疗

患者仰卧于牵引床上，用两条牵引带，一条固定胸部，并系缚在床头上，一条骨盆带固定骨盆，以两根牵引绳分别系于骨盆牵引带两侧扣眼，通过床尾滑轮进行牵引。一般牵引重量在10～30 kg。初始重量可较轻，视患者的耐受度逐渐增加。牵引时间每次30分钟，每日1次，10次1个疗程。腰椎牵引的重量个体差异较大，应根据牵引时患者的感受及反应做必要的调整。

3. 封闭治疗

方法：用醋酸泼尼松龙注射液（5 mL，0.125 g）3支、盐酸利多卡因注射液（5 mL，0.2 g）10支、0.9%氯化钠注射液50 mL。先用注射器将0.9%的氯化钠注射液（100 mL）从输液瓶中抽出50 mL，使瓶内剩余50 mL，再用注射器将醋酸泼尼松龙注射液（5 mL，0.125 g）3支和盐酸利多卡因注射液（5 mL，0.2 g）10支分别抽出并注入剩余50 mL 0.9%

的氯化钠注射液的输液瓶中，混匀，备用。需要时，可用 5 mL 的注射器抽出 3～4 mL 的上述混合液，注射于痛点或神经根椎间孔出口处。

4. 中药治疗

（1）急性期：

治疗原则：祛风活血止痛。

方药：羌活 10 g、独活 10 g、当归 10 g、白芍 10 g、地鳖虫 10 g、制乳香 10 g、制没药 10 g、三七 3 g、木瓜 10 g。

（2）慢性期：

治疗原则：活血通经，滋补肝肾。

方药：川芎 10 g、独活 10 g、桑寄生 10 g、川断 10 g、骨碎补 10 g、杜仲 10 g、熟地 10 g、白芍 10 g、山茱萸 10 g、牡丹皮 10 g、淡苁蓉 10 g。

5. 针灸治疗

治疗原则：通经活血，益肾壮腰。

处方选穴：肾俞、大肠俞、腰夹脊、秩边、环跳、承扶、殷门、委中、阳陵泉、昆仑。

方法：肾俞针用补法，腰夹脊针向脊柱方向斜刺 1.5～2 寸，局部有强烈酸胀感后，加用电针。大肠俞、环跳、承扶穴宜深刺，除局部酸胀感外，以有下肢放电感为佳，尤其是环跳穴。其余诸穴平补平泻，中等刺激。

6. 练功活动

腰腿痛症状减轻后，应积极进行腰背肌和腹肌的功能锻炼，可以用"飞燕点水"法、五点支撑法、平板支撑法练功，经常做后伸、旋转腰部、直腿抬高或压腿等动作，以增强核心肌群及腿部力量，促进腰椎的平衡稳定。

7. 手术治疗

经上述治疗，绝大多数患者症状可缓解或完全消失，但会屡次复发，每次复发症状可加重，并持续较久，发作的间隔期可逐渐缩短。病程长、反复发作、症状严重者，中央型突出压迫马尾神经者，合并椎管狭窄、神经根管狭窄且经保守治疗无效者可手术治疗，如行椎板切除及髓核摘除术、经皮穿刺髓核抽吸术及激光汽化术、经皮椎间孔镜髓核摘除术等。手术方式应根据患者的病情程度、术者的技术经验，以及医疗设备等因素综合而定。

【预防与调护】

急性期应严格卧床 3 周，手法治疗后亦应卧床休息，使损伤组织修复。疼痛减轻后，应注意加强腰背肌和腹肌锻炼，以巩固疗效。久坐、久站时可佩戴腰围保护腰部，避免腰部过度屈曲、劳累或受风寒。弯腰搬物姿势要正确，避免腰部扭伤。改善居住环境，做到饮食有节、起居有常。注重心理调适，充分调动患者的治疗积极性。

第十一节　第3腰椎横突综合征

第3腰椎横突综合征是指第3腰椎横突周围组织损伤造成慢性腰痛，出现以第3腰椎横突处明显压痛为主要特征的疾病，亦称第3腰椎横突滑囊炎，或第3腰椎横突周围炎。因其可影响临近的神经纤维，故常伴有下肢疼痛。本病多见于青壮年，尤常见于体力劳动者。

【病因病理】

腰椎横突末端附着着不少与躯干活动有密切关系的肌肉及筋膜，主要有腹横肌、腰方肌、腰大肌、骶棘肌及腰背筋膜。坚强的腰背筋膜深层附着于腰椎横突末端、季肋及髂嵴，腹横肌移行于腰背筋膜而附着于横突。腹内压的变化可通过腹横肌而影响到横突末端的组织。

第3腰椎位于腰前凸曲线之顶点，背阔肌的髂腰部分肌纤维止于第3腰椎横突，腰大肌的部分肌纤维也止于此处，骶棘肌的一部分肌纤维也止于此，因此，第3腰椎成了腰椎的活动中心，由于第3腰椎横突较长，以致附着于此处的肌肉、筋膜、韧带能有效地保持脊柱的稳定性及正常的活动。较长的横突又能增强肌肉的杠杆作用，肌肉收缩牵拉机会多，拉力最大，当这些组织异常收缩时，横突末端首当其冲。这种解剖特点构成末端易受损伤的基础。

第3腰椎横突部的急性损伤或慢性劳损，会使局部发生出血、充血、肿胀、渗出、水肿等炎性反应，继而引起横突周围瘢痕粘连，筋膜增厚、肌腱挛缩，以及骨膜、纤维组织、纤维软骨增生等病理改变。风寒湿邪侵袭可加剧局部炎症反应。

臀上皮神经发自L1-L3脊神经后支的外侧支，穿横突间隙后，再经过附着于第1至第4腰椎横突的腰背筋膜深层，分布于臀部及大腿后侧皮肤。故第3腰椎横突出周围组织损伤可刺激该神经纤维，日久神经纤维可发生变性，导致臀部及腿部疼痛。

【诊断要点】

腰痛常在受到轻重不等的扭伤后发作，也有可能在受凉、劳累后发病。

腰痛常表现为双侧性，部分为一侧。第3腰椎横突综合征中约有半数病例有腰伴臀痛，少数病例腰痛可波及股后或膝关节。疼痛轻者觉酸胀痛，重者为刺痛和刀割样痛。腰痛休息时轻，活动时加重，常出现坐位时不能起立、站立时不能坐下，有时患者翻身疼痛加重及行走困难。

约有 1/5 患者可伴有腹部不适，常有小腹胀痛，部位多位于小腹两侧和脐周，可与腰痛同时发作，也可于腰痛发作的前后发生，腹痛多为持续隐痛，重时可伴有恶心、呕吐或腹泻，轻时有腹胀、便秘。

体检时腰部多平直或有后凸畸形，一侧腰痛者可有腰部侧弯、腰部活动受限，有僵硬感，重者低头时也会有腰部牵痛。咳嗽、打喷嚏时腰部有震痛，但无下肢放射痛。

第 3 腰椎横突尖端有压痛，部分第 2、第 4 腰椎横突尖也有压痛，症状重者于病变横突尖部可触及较硬之包块，压之有压乒乓球感，为长期痉挛肌肉所增厚之筋膜，局部压痛明显。

仰卧屈膝屈髋试验、仰卧挺腹试验均为阳性。直腿抬高试验多数阴性。

第 3 腰椎横突综合征应注意与腰椎间盘突出症、急性腰骶关节扭伤及臀上皮神经损伤等相鉴别，压痛点的部位及直腿抬高试验、加强试验具有鉴别诊断意义。

【治疗】

以手法治疗为主，配合局部封闭、药物、针灸等治疗方法。

1. 手法治疗

（1）腰部旋扳法

① 腰部旋扳法方法（图 7-65 ~ 图 7-69）

a. 让患者俯卧于治疗床上，胸下垫一枕，枕的前缘至患者下颌处，患者双上肢分别放置于身体两侧，全身放松。

b. 根据患者的主诉症状、皮肤感觉检查结果、影像检查结果初步做出定位诊断，结合初步定位诊断进行针对性的触诊，进一步做出定位诊断，一般在第 2、第 3 腰椎或第 3、第 4 腰椎节段。

c. 根据定位诊断的病变部位，令患者取侧卧位，一般患侧在上（以左侧为患侧为例），头枕于枕头上，贴近床面一侧（右侧）下肢伸直，左下肢屈髋屈膝。

d. 医者站于患者腹侧。因由触诊的俯卧位变为侧卧位，体位发生了改变，所以医者需再次触诊，进一步核定定位诊断的病变部位，也就是治疗部位。再次触诊定位后，医者右手中指、环指抚触于病变部位不离开，此时双手肘部屈曲，左肘部置于患者左侧肩前，右肘部置于患者左侧臀部后上方，嘱患者全身放松。

e. 医者根据需纠正部位，酌情调整患者肩部和臀部的前后倾斜角度。体位适当时，术者双侧肘部同时向前下、后下方协同施力，使两肘部扳压、旋转、牵拉的作用力相交于患椎间处，此时常可听到椎间关节被调整的"咯咯"声响，右手抚触的中指、环指亦可感觉到患椎部位的移动，手法即告结束。

f. 手法治疗后仰卧休息 3~5 分钟。

② 腰部旋扳法作用：对第 2 腰椎至第 4 腰椎进行手法复位，通利椎间关节，缓解腰背

部肌肉紧张痉挛，解除相应脊椎或软组织对神经根或血管的压迫和刺激，疏通经络，行气活血止痛。

（2）拇指推压法（理脊法）

① 拇指推压法（理脊法）方法（图 7-75 ~ 图 7-78）

让患者俯卧于治疗床上，胸下垫一枕，枕的前缘至患者下颌处，患者双上肢分别放置于身体两侧，全身放松。

针对脊椎的侧弯、偏歪、旋转、滑移的部位和方向的不同，采用不同的拇指推压部位和方向。一般情况下拇指推压方向向对侧、向内（腹侧）、向上（头部），推压用力宜轻柔、沉稳、渗透。推压部位多为患侧腰椎棘突、关节突后外侧和横突尖部或横突后部。

手法复位时间 1 ~ 3 分钟即可。手法治疗后仰卧休息 3 ~ 5 分钟。

② 作用：对第 2 腰椎至第 4 腰椎之滑移进行手法复位，纠正脊椎的侧弯、偏歪、旋转、滑移，通利脊椎关节，松解粘连，缓解腰背部肌肉紧张痉挛，解除相应脊椎或软组织对神经根或血管的压迫和刺激，通经活络，活血止痛。

2. 封闭疗法

第 3 腰椎横突尖局部封闭治疗，封闭时要沿横突尖做扇面注射，药物用 1% 普鲁卡因 2 mL 加 5 mg 地塞米松，3 ~ 5 日一次，做 2 ~ 3 次，配合卧床休息。

3. 中药内服

治疗原则：祛风止痛，补肾强筋。

方药：独活寄生汤加减。药用独活 10 g、桑寄生 10 g、秦艽 10 g、防风 10 g、细辛 3 g、杜仲 10 g、当归 10 g、牛膝 10 g、茯苓 10 g、熟地 10 g。或壮腰健肾汤加减，药用当归 10 g、熟地 10 g、杜仲 10 g、山萸肉 10 g、枸杞子 10 g、补骨脂 10 g、独活 10 g、红花 10 g、肉苁蓉 10 g、菟丝子 10 g。

4. 针灸治疗

治疗原则：活血化瘀，通络止痛。

处方选穴：肾俞、气海俞、大肠俞、膀胱俞、秩边、委中。

方法：诸穴平补平泻，并加拔火罐，可加用电针。委中穴处络脉瘀胀者，可用三棱针点刺放血，以疏通膀胱经气血。

【预防与调护】

待症状改善或消失后，要配合一些体育疗法，如广播操、引体向上、平板支撑锻炼、腰背肌功能锻炼等，平时工作中要注意经常变换腰部体位，改变不良姿势习惯，避免腰部受凉以降低本病的发作频率。

第十二节　急性腰扭伤

急性腰扭伤是指忽然扭转等原因引起腰部的肌肉、韧带、筋膜、椎间小关节、腰骶关节的急性损伤，俗称"闪腰""岔气"。腰部扭伤是常见的筋伤疾病，若处理不当或治疗不及时，症状也可长期延续，变成慢性，可演变成慢性腰部劳损。急性腰扭伤多发生于青壮年、体力劳动者、久坐者及偶尔参加体力劳动者。

【病因病理】

急性腰扭伤多由突然遭受扭转间接暴力或腰部肌肉强烈收缩而引起，导致肌肉、筋膜、韧带损伤或小关节错缝，造成组织撕裂出血，血离经脉，瘀血内停，气机受阻，不通则痛，故发腰痛，出现腰部活动受限。外力性质与受伤姿势的不同，所造成的扭伤部位和受伤组织也不一样。当脊柱屈曲时，两侧腰骶肌收缩，以承担体重和维持躯干的位置，此时若负重过大或用力过猛，致使腰部肌肉强烈收缩，多引起肌纤维或筋膜撕裂。当脊柱完全屈曲时，主要靠棘上、棘间、髂腰等韧带来维持躯干的位置，此时若负重过大或用力过猛，则引起韧带损伤。腰部活动范围过大、过猛，弯腰转身忽然闪扭，致使脊柱椎间关节受到过度牵拉或扭转，多引起椎间小关节错缝或滑膜嵌顿。

【诊断要点】

有明确的外伤史。伤后腰部即出现剧烈疼痛，深呼吸、咳嗽、打喷嚏等用力时均可使疼痛加剧，常以双手撑住腰部，防止因活动而发生更剧烈的疼痛。腰部僵硬，腰肌紧张，腰椎生理前凸消失，仰俯转侧均感困难。严重者不能坐立、行走，或卧床难起，有时伴有下肢牵涉痛。

腰肌及筋膜损伤时，在棘突旁骶棘肌处、腰椎横突或髂嵴后部有压痛，腰部各方向活动均受限；棘上、棘间韧带损伤时，多在棘突上或棘突间有压痛，在脊柱屈曲受牵拉时疼痛加剧；髂腰韧带损伤时，压痛点在髂嵴部与第5腰椎间三角区，屈曲旋转脊柱时疼痛加剧；椎间小关节损伤时，在棘突两侧较深处有压痛，可有脊柱侧弯和棘突偏歪，腰部被动旋转活动受限并使疼痛加剧。

X线摄片检查可见脊柱腰段生理前凸消失或有轻度侧曲，其他无异常。

【治疗】

以手法治疗为主，配合封闭、针灸、药物、固定和练功等方法治疗。

1. 手法治疗

（1）腰部旋扳法：腰部旋扳法是治疗急性腰扭伤中最常用的方法，是医者用双上肢的力量扳压、旋转、牵拉患者的腰椎，以恢复腰椎的不正常位置或状态，缓解腰部肌肉紧张痉挛，解除腰椎或椎间盘对神经根或血管的压迫和刺激，以治疗腰椎及其相关性疾病的方法。

腰部旋扳法方法（图7-65～图7-69）：

① 让患者俯卧于治疗床上，胸下垫一枕，枕的前缘至患者下颌处，患者双上肢分别放置于身体两侧，全身放松。

② 根据患者的主诉症状、皮肤感觉检查结果、影像检查结果初步做出定位诊断，结合初步定位诊断进行针对性的触诊，进一步做出定位诊断。急性腰扭伤定位诊断的椎间部位，常位于痛点位置向上两节段椎体处。

③ 根据定位诊断的病变部位，令患者取侧卧位，一般患侧在上（以左侧为患侧为例），头枕于枕头上，贴近床面一侧（右侧）下肢伸直，左下肢屈髋屈膝。

④ 医者站于患者腹侧。因由触诊的俯卧位变为侧卧位，体位发生了改变，所以医者需再次触诊，进一步核定定位诊断的病变部位，也就是治疗部位。再次触诊定位后，医者右手中指、环指抚触于病变部位不离开，此时双手肘部屈曲，左肘部置于患者左侧肩前，右肘部置于患者左侧臀部后上方，嘱患者全身放松。

⑤ 医者根据需纠正部位，酌情调整患者肩部和臀部的前后倾斜角度。体位适当时，医者双侧肘部同时向前下、后下方协同施力，使两肘部扳压、旋转、牵拉的作用力相交于患椎间处，此时常可听到椎间关节被调整的"咯咯"响声，右手抚触的中指、环指亦可感觉到患椎部位的移动，手法即告结束。

⑥ 手法治疗后仰卧休息3~5分钟。

（2）坐位旋扳法：坐位旋扳法是指在患者取坐位的情况下，医者运用双上肢的力量对患者腰部进行旋转、扳压、牵拉，以纠正腰椎不正常的位置或状态的整脊复位手法。

坐位旋扳法方法（图7-70～图7-72）：

① 患者端坐于方凳上，裸露腰背部。

② 医者坐于患者背后，根据患者的主诉症状、影像检查及其他检查结果，先用双手拇指触诊可能为患病部位的脊椎，进一步做出定位诊断。

③ 以向左侧旋扳为例，让患者双手指十字交叉置于头枕部，医者坐于患者左后，助手位于患者前方，并下蹲用双手固定患者双下肢及骨盆。

④ 医者找准患椎，将右手拇指放在患椎左侧，左手从患者腋下绕过放在患者下段颈项部，让患者逐渐前屈腰部，当右手拇指感觉椎节有活动时，嘱其停止弯曲。然后医者左手牵拉患者，使其头颈及上半身左旋（二者在一个平面中旋转），同时，右手拇指推顶患椎棘突，在旋转约45°时，左手向左后上用力，同时右手拇指推顶棘突，双手忽然发力，此时，右手拇指下有滑动，往往可听到弹响声，手法即告成功。

（3）拇指推压法（理脊法）：又称理脊法。指用拇指推压患者胸腰椎棘突两侧，调理脊椎的侧弯、偏歪、旋转、滑移，松解粘连，缓解腰背肌的紧张痉挛的方法，称为拇指推压法。

拇指推压法（理脊法）方法（图7-75~图7-78）：

① 让患者俯卧于治疗床上，胸下垫一枕，枕的前缘至患者下颌处，患者双上肢分别放置于身体两侧，全身放松。

② 根据患者的主诉症状、皮肤感觉检查结果、影像检查结果，初步做出定位诊断，结合初步定位诊断进行针对性的触诊，进一步做出定位诊断。

③ 针对脊椎的侧弯、偏歪、旋转、滑移的部位和方向的不同，采用不同的拇指推压部位和方向。一般情况下拇指推压方向向对侧、向内（腹侧）、向上（头部），推压用力宜轻柔、沉稳、渗透。推压时有时可听到椎间关节弹响声或能感觉到椎体移动。

④ 手法复位时间一般1~3分钟即可。手法治疗后仰卧休息3~5分钟。

（4）胸腰部指压法（卧位、坐位）：用拇指按压胸腰部棘突一侧及椎弓板位置，以纠正胸腰椎的不正常位置或状态，缓解腰背肌紧张痉挛，解除对神经的刺激或压迫，称为胸腰部指压法。胸腰椎的复位手法有很多种，但指压法是所有胸腰椎复位手法中最为精准的一种，也只有指压法可以根据定位诊断的结果进行精准复位。

① 侧卧位胸腰部指压法方法（图7-30~图7-33）

a. 根据患者症状、俯卧位触诊结果、影像检查以及其他检查结果，初步诊断为某一或某几个脊椎节段的疾病，针对定位诊断的结果实施手法。

b. 令患者侧卧（触诊检查中发现的病变部位向上），枕头高约同患者一拳高度，颈微前屈且屈髋屈膝。

c. 医者站立于患者腹侧，因俯卧位触诊的位置在侧卧位时会稍移动，所以需要再次触诊找准患椎（垂直于脊柱方向的条状隆起），在条状隆起病灶一侧的棘突侧板上用拇指轻轻颤压2~3秒，压力方向根据不同脊椎节段、椎体的滑移、倾斜方向稍有不同，总的压力方向为向下（对侧方向）、向内（腹部方向）30°、向上（头部方向）15°~20°。力量约10~100 N不等（根据体质、年龄和耐受力增减）。

d. 指压时有时可感觉到椎间关节的移动。指压后条状隆起病灶可消失或明显变小，症状缓解甚至消失。

e. 手法治疗后仰卧休息3~5分钟。

② 俯卧位胸腰部指压法方法（图7-34~图7-37）

与侧卧位方法基本一致，不同之处为俯卧位手法用力偏轻，侧卧位用力偏重。对于年幼或年龄偏大、体质弱、骨质疏松明显、手术过的患者可用俯卧位指压法复位。

③ 坐位腰背部指压法方法（图7-38~图7-41）

a. 方法与侧卧位指压法方法基本一致。在无床可躺的情况下或患者不能取卧位的情况下常采用坐位腰背部指压法。

b. 让患者端坐于靠背椅上，面向椅背，双手扶于椅背。

c. 医者先根据患者症状、触诊结果、影像检查以及其他检查结果，初步诊断为某一或某几个脊椎节段的疾病，针对定位诊断的结果实施手法。医者可一手固定椅子和患者，另一手拇指推压患椎，推压方向同上，推压力度可稍减。

2. 封闭疗法

痛点局限者，可用醋酸波尼松龙 15～20 mg 加 2% 利多卡因 4～5 mL 对痛点进行封闭治疗，每周 1～2 次。

3. 针灸治疗

治疗原则：通调督脉，疏通膀胱经经气。

处方选穴：人中、腰痛穴、大肠俞、腰阳关、委中、阿是穴。

方法：急性腰扭伤疼痛剧烈者，先刺人中，用泻法，以通调督脉；扭伤不能转侧者，先取手背腰痛穴，用针以强刺激捻转泻法，并嘱患者活动腰部，留针 5 分钟后起针。其余穴位平补平泻，加用电针，可加拔火罐。

4. 中药内服

治疗原则：舒筋活血，行气止痛。

方药：当归 10 g、白芍 10 g、羌活 10 g、防风 10 g、海桐皮 10 g、五加皮 10 g、木瓜 10 g、牛膝 10 g、厚朴 10 g、香附 10 g。

5. 固定方法

扭伤初期宜卧硬板床休息，或佩戴腰围固定，以减轻疼痛，缓解肌肉痉挛，防止继续损伤。中后期起床下地活动时，应用腰围固定保护。

【预防与调护】

急性腰扭伤强调以预防为主，劳动或运动前要充分做好准备活动，且量力而行。平时要经常锻炼腰背肌和腹肌，弯腰搬物姿势要正确。伤后早期应卧床休息，注意腰部保暖，勿受风寒，可佩戴腰围保护。后期应加强腰部的各种锻炼，以增强肌力，防止粘连。

第十三节　腰椎滑脱症

腰椎滑脱症是指先天发育性或后天外伤、劳损等原因造成腰椎椎弓峡部不连，导致该椎体向前或向后滑移引起神经根及马尾神经受压而产生相应临床症状的疾病。临床上把无椎弓峡部不连，而由于腰椎退变引起的一个椎体或数个椎体向前或向后滑移，且滑移距离不超过下位椎体的4/5者，称为腰椎假性滑脱。椎弓峡部不连所致的腰椎滑脱症，又称腰椎真性滑脱。腰椎滑脱症好发于第4腰椎和第5腰椎水平，约占95%，绝大多数为向前滑脱，向后滑脱极少见。本病多见于中老年女性，是引起慢性腰腿痛的常见疾患之一。

【病因病理】

腰椎滑脱症的发生主要是因为椎弓峡部不连。引起椎弓峡部不连的原因有三：一是椎弓峡部发育畸形，有先天椎弓峡部缺损。二是急性腰部外伤如腰部强力扭转等，导致椎弓峡部断裂。三是慢性劳损，导致椎弓峡部应力积累发生疲劳骨折。外伤和劳损引起椎弓峡部断裂大多与椎弓峡部发育不良，局部结构薄弱有关。

腰椎峡部不连引起滑脱多为椎体向前滑脱，且多发生在腰骶部。腰椎有正常生理前凸，骶骨有生理后凸，两个弧形在该处形成一转折点，称骶骨角。躯干的重力施加在骶骨角上，有一向前的分力，形成腰骶间的剪力，使第4、第5腰椎有向前滑脱的趋势。正常的上椎体的下关节突与下椎体的上关节突相互交锁，防止椎体向前滑动。如双侧椎弓峡部崩裂，腰椎失去了正常的稳定，即使是轻度的外伤或积累性劳损，也可使第4或第5腰椎的椎体连同以上的脊柱向前滑脱移位。

腰椎的滑脱使椎管扭曲，管径变小，黄韧带增生肥厚，造成椎管狭窄。再加上关节周围组织增厚和腰椎退行性变骨赘形成，卡压神经根，造成腰部疼痛，并牵涉至臀腿部，有的引起感觉障碍或肌肉无力，亦可能出现椎管狭窄压迫马尾神经的症状。临床上根据椎体移位的程度，将腰椎滑脱分为四度。把滑脱椎体的下一椎体上面分成四等份，根据滑脱椎体后下缘向前移位的程度分为Ⅰ～Ⅳ度滑脱。Ⅰ度滑脱椎体移位不超过其宽度的1/4，Ⅱ度滑脱椎体移位为其宽度的1/4～1/2，Ⅲ度滑脱椎体移位为其宽度的1/2～3/4，Ⅳ度滑脱椎体移位超过其宽度的3/4。

【诊断要点】

腰椎滑脱症早期没有症状，多在中年以后出现腰痛，有时伴有臀和腿部放射疼痛，呈酸痛、牵拉痛，有麻木或烧灼感，与天气变化有关，站立或弯腰疼痛加重，卧床减轻。椎弓峡部断裂无滑脱者，可无症状或有轻度腰痛。严重滑脱者，可有马尾神经受压症状，下肢行走无力，少数可有会阴部麻木感、小便潴留或失禁。可有间歇性跛行。检查下腰段可见前凸增加或呈保护性强直，有滑脱或前凸重者腰骶交界处出现凹陷。局部压痛，重压、叩打腰骶部可引起腰部及双侧下肢坐骨神经痛，腰部活动受限。坐骨神经受压者直腿抬高试验阳性，小腿外侧触觉、痛觉减退。

X线腰骶段正侧位片摄片显示腰椎峡部有增宽的裂隙、硬化，椎体向前或向后移位，并可观察腰椎滑脱的程度。左右45°斜位片显示椎弓峡部断裂，像狗颈断裂一般，即斜位片显示正常椎体附件图像如狗形状，"狗头"为同侧横突，"狗耳"为上关节突，"狗眼"为椎弓根的纵切面影，"狗颈"即为椎弓峡部，"狗身"为椎板，"前、后腿"为同侧和对侧的下关节突，"尾巴"为棘突。椎弓峡部裂时"狗颈"上显示有裂隙阴影，如"狗颈"断裂。CT、MRI检查可明确诊断并反映椎管狭窄和神经受压情况。

【治疗】

以手法治疗为主，配合药物、针灸、练功等治疗方法，必要时可采用手术治疗。

1. 手法治疗

（1）腰部旋扳法（图 7-65 ~ 图 7-69）

① 让患者俯卧于治疗床上，胸下垫一枕，枕的前缘至患者下颌处，患者双上肢分别放置于身体两侧，全身放松。

② 根据患者的主诉症状、皮肤感觉检查结果、影像检查结果初步做出定位诊断，结合初步定位诊断进行针对性的触诊，进一步做出定位诊断。

③ 根据定位诊断的病变部位，令患者取侧卧位，一般患侧在上（以左侧为患侧为例），头枕于枕头上，贴近床面一侧（右侧）下肢伸直，左下肢屈髋屈膝。

④ 医者站于患者腹侧。因由触诊的俯卧位变为侧卧位，体位发生了改变，所以医者需再次触诊，进一步核定定位诊断的病变部位，也就是治疗部位。再次触诊定位后，医者右手中指、环指抚触于病变部位不离开，此时双手肘部屈曲，左肘部置于患者左侧肩前，右肘部置于患者左侧臀部后上方，嘱患者全身放松。

⑤ 医者根据需纠正部位，酌情调整患者肩部和臀部的前后倾斜角度。体位适当时，术者双侧肘部同时向前下、后下方协同施力，使两肘部扳压、旋转、牵拉的作用力相交于患椎间处，此时常可听到椎间关节被调整的"咯咯"响声，右手抚触的中指、环指亦可感觉到患椎部位的移动，手法即告结束。

⑥ 手法治疗后仰卧休息 3 ~ 5 分钟。

（2）拉压法：是通过牵拉一侧或两侧下肢使腰部肌肉及椎间关节放松，同时按压腰椎棘突使腰椎及椎间关节复位的方法。

① 拉压法方法（图 7-73~图 7-77）

a. 患者取俯卧位，胸部下面垫一薄枕。

b. 用床单或宽布带从患者上背经双侧腋窝将身体固定（用宽布带时，患者双侧腋窝要垫以棉垫），患者双上肢平贴于身体两侧。助手同时用床单将患者双踝部固定，助手抓紧固定患者下肢的床单两头，轻轻提起并向下牵拉，使患者下肢离开床面。

c. 根据椎体滑移的方向，医者用双手掌根按压较为突起的棘突（如第 4 腰椎向前滑移，则按压第 5 腰椎棘突；第 4 腰椎向后滑移，则按压第 4 腰椎棘突），助手同时用力突然将下肢向后上方牵拉，医者同时用双手掌根将腰椎向下按压，如感觉局部有滑动或听到"咯咯"响声，即可停止。

2. 中药内服

（1）急性期：

治疗原则：活血化瘀，行气止痛。

方药：秦艽 6 g、川芎 10 g、桃仁 10 g、红花 10 g、甘草 6 g、羌活 10 g、独活 10 g、当归 10 g、五灵脂 10 g、香附 6 g、牛膝 10 g、地龙 10 g。

（2）慢性期：

治疗原则：滋补肝肾，强筋壮骨。

方药：川芎 10 g、独活 10 g、桑寄生 10 g、川断 10 g、骨碎补 10 g、杜仲 10 g、熟地 10 g、白芍 10 g、山茱萸 10 g、牡丹皮 10 g、淡苁蓉 10 g。

3. 针灸治疗

治疗原则：理气活血，化瘀止痛。

处方选穴：腰夹脊、肾俞、大肠俞、秩边、环跳、委中、阳陵泉、足三里、三阴交、承山。

方法：诸穴针用平补平泻，中等刺激手法，针罐并用，并可加用电针。在压痛明显的腰夹脊穴处可用三棱针点刺放血，并加拔火罐。委中穴处络脉瘀胀者，亦可用三棱针点刺放血，以加强化瘀滞、理气血之功。

4. 手术治疗

腰椎滑脱明显，腰痛较重，或有马尾神经压迫征，经保守治疗无效者，可行椎管扩大减压术或椎间融合术。手术目的主要是加强腰椎稳定，解除对神经根或马尾神经的压迫。

【预防与调护】

进行腰背肌和腹肌锻炼，以增强腰椎稳定性，改善症状。要减少不必要的腰部过伸活动，有症状时尽量佩戴腰围。注意防寒保暖，避免风寒湿邪侵袭。

第十四节　腰椎管狭窄症

腰椎管狭窄症又称腰椎管狭窄综合征，是指先天发育性因素或后天多种因素造成腰椎椎管、神经根管及椎间孔变形或狭窄并引起神经根及马尾神经受压而产生相应临床症状的疾病。多发于 40 岁以上的中老年人。好发部位为第 4、第 5 腰椎，其次为第 5 腰椎、第 1 骶椎，男性较女性多见，体力劳动者中多见。

【病因病理】

腰椎管狭窄症的病因主要分为原发性和继发性两种。原发性多为先天所致，是椎管本身由先天性或发育性因素而致的腰椎椎管狭窄，表现为腰椎椎管的前后径和横径均匀一致性狭窄，此类型临床较为少见。继发性多为后天所致，其中退行性变是主要发病原因，中年以后腰椎发生退行性变，如腰椎骨质增生、黄韧带及椎板肥厚、小关节突增生或肥大、关节突关节松动、椎体间失稳等均可使腰椎椎管内径缩小，椎管容积变小，达到一定程度后可引起脊神经根或马尾神经受挤压而发病。

原发性和继发性两种因素常常相互联系，相互影响，即在先天发育不良、椎管较为狭小的基础上再发生各种退变性因素，使椎管容积进一步狭小而导致本病。这种混合型腰椎椎管狭窄症临床比较多见。此外，还有其他因素导致的椎管狭窄，如陈旧性腰椎间盘突出、脊椎滑脱、腰椎骨折脱位复位不良、脊柱融合术后或椎板切除术后等也可引起腰椎椎管狭窄。

腰椎椎管狭窄症属中医"腰腿痛"范畴。中医认为本病发生的主要内因是先天肾气不足、后天肾气虚衰，以及劳役伤肾等。而反复外伤、慢性劳损和风寒湿邪的侵袭则为其常见外因。其主要病理机制是肾虚不固、邪阻经络、气滞血瘀、营卫不和，以致腰腿筋脉闭阻而产生疼痛。

【临床表现】

1. **主要症状**　缓发性、持续性的下腰痛和腿痛，间歇性跛行，腰部过伸活动受限。腰痛发生在下腰部、骶部，腿痛多为双侧，可左右交替出现，或一侧轻一侧重。疼痛性质为酸痛、刺痛或灼痛。间歇性跛行是本病的特征性症状，即站立和行走时，出现腰腿痛或麻木无力，跛行逐渐加重，甚至不能继续行走，下蹲休息后缓解，若继续行走其症状又出现，骑自行车无妨碍。其产生的原因是在行走过程中，下肢静脉回流加快，椎管下部静脉回流也加快，但腰椎椎管周缘增生（包括黄韧带）处周围容积减少，回流血液在该管壁处受阻，淤阻的血流对硬膜囊内马尾神经的挤压增强，从而产生腰骶部及下肢的上述症状。下蹲或坐位休息后，消除了下肢肌肉活动时产生的静脉回流的动力，回流静脉血量下降，随着血流受阻部位压力的减小，症状也随之减轻或消失。

2. 主要体征 可见腰部后伸受限，背伸试验阳性，即背伸可引起后背与小腿疼痛，这是本病的一个重要体征。原因是伸腰时腰椎椎管前后径可缩短 1~2 mm，神经组织也相应缩短变粗，黄韧带松弛变厚、椎间孔变窄、纤维环后突等也可使压迫加重。部分患者可出现下肢肌肉萎缩，以胫前肌及踇伸肌最明显，足趾背伸无力。小腿外侧疼痛减退或消失，跟腱反射早期可无明显改变，病变中后期可见跟腱反射减弱或消失。直腿抬高试验可出现阳性。但部分患者可没有任何阳性体征，其症状和体征不一致是本病的特点之一。病情严重者可出现尿频尿急或排尿困难，两下肢不完全瘫痪，马鞍区麻木，肛门括约肌松弛、无力或阳痿。

3. 影像学检查

（1）X 线摄片检查：显示椎体骨质增生，小关节突增生、肥大，椎间隙狭窄，椎板增厚、密度增高，椎间孔前后径变小，或见椎体滑脱、腰骶角增大等改变。

（2）脊髓造影检查：碘柱可显示出典型的"蜂腰状"缺损、根袖受压及节段性狭窄等影像，甚至部分或完全受阻。完全梗阻时，断面呈梳齿状。

（3）CT、MRI 检查：有助于明确诊断及量化标准。可显示椎体后缘骨质增生呈骨唇或骨嵴，椎管矢径变小；关节突关节可增生肥大向椎管内突出；椎管呈三叶形，中央椎管、侧隐窝部狭窄及黄韧带肥厚等。

【诊断要点】

1. 中年以上人员，有较长时间的腰痛病史，有典型的间歇性跛行。

2. 临床体检与患者主诉不一致，双下肢跟腱反射减弱或消失，同时伴有括约肌和性功能障碍。

3. 影像学检查。

4. 遇有神经根管狭窄者，应做屈颈与直腿抬高试验。

【鉴别诊断】

1. 腰椎间盘突出症 多见于青壮年，起病较急，有反复发作病史，有腰腿痛和放射性腿痛，体征上多有脊柱侧弯、平腰畸形，下腰部棘突旁压痛并向一侧下肢放射，直腿抬高试验及加强试验阳性，不出现间歇性跛行，主诉与检查基本相符合；腰椎椎管狭窄症多见于 40 岁以上的中年人，起病缓慢，与中央型椎间盘突出症的忽然发病不同，主要症状是腰腿痛和间歇性跛行，腰部后伸受限，并引起小腿疼痛，其症状和体征往往不一致。

2. 血栓闭塞性脉管炎 属于缓慢性、进行性动脉、静脉同时受累的全身性疾病，表现为下肢麻木、酸胀、疼痛和间歇性跛行，足背动脉和胫后动脉搏动减弱或消失，后期可产生肢体的远端溃疡或坏死；腰椎椎管狭窄症的患者，其足背、胫后动脉搏动是良好的，不会发生坏死。

3. 马尾部肿瘤 疼痛持续性加重，尤以晚间为重，以持续性双下肢及膀胱、直肠症状为主，腰椎穿刺多显示蛛网膜下腔梗阻、蛋白定量升高、潘氏试验阳性；腰椎椎管狭窄症夜间和休息时基本无症状，阳性体征很少，MRI 检查可明确区分。

【治疗】

以手法治疗为主，配合药物、针灸、练功等治疗方法，必要时可采用手术治疗。

1. 手法治疗

（1）腰部旋扳法；

（2）腰部旋扳法坐位旋扳法；

（3）拇指推压法（理脊法）；

（4）侧卧位胸腰部指压法。

上述手法治疗方法与腰椎间盘突出症中手法方法基本一致。

2. 中药内服

治疗原则：补益肝肾，通络止痛。

方药：独活寄生汤。药用独活 9 g、桑寄生 18 g、秦艽 9 g、防风 9 g、细辛 3 g、当归 12 g、芍药 9 g、川芎 6 g、干地黄 15 g、杜仲 9 g、牛膝 9 g、党参 12 g、茯苓 12 g、肉桂 15 g、甘草 6 g。

3. 针灸治疗

治疗原则：理气活血，化瘀止痛。

处方选穴：腰夹脊、肾俞、大肠俞、秩边、环跳、委中、阳陵泉、足三里、三阴交、承山。

方法：诸穴针用平补平泻，中等刺激手法，针罐并用，并可加用电针。在压痛明显的腰夹脊穴处，可用三棱针点刺放血，并加拔火罐。委中穴处络脉瘀胀者，亦可用三棱针点刺放血，以加强化瘀滞、理气血之功。

4. 手术治疗

经上述治疗无明显效果者，或典型的严重病例，如疼痛剧烈、下肢肌无力和肌萎缩、行走或站立时间不断缩短，影响日常生活者，应手术治疗。常用的手术方式为椎板切除、神经根减压，以解除椎管内、神经根管内或椎间孔内神经组织和血管所受的压迫。

【预防与调护】

急性发作时应卧床休息 2～3 周。症状严重者可佩戴腰围以固定腰部，减少后伸活动。腰部勿受风寒、勿劳累。后期要行腰背肌和腹肌锻炼，以增强腰椎稳定性，改善症状。行手术治疗者，术后卧床休息 1～2 个月，行植骨融合术者，应待植骨处融合后再进行腰部功能锻炼，以巩固疗效。

第十五节 强直性脊柱炎

强直性脊柱炎（ankylosing spondylitis，AS）是以骶髂关节和脊柱附着点炎症为主要症状的疾病。因致病因素导致脊柱功能丧失，出现强直，故称强直性脊柱炎，是一种主要累及脊柱、中轴骨和四肢大关节，以椎间盘纤维环及其附近结缔组织纤维化和骨化及关节强直为病变特点的慢性炎症性疾病。本病多见于男性，患者男女比例约为 10∶1，具有一定的家族遗传性。本病属中医学的"骨痹""肾痹""腰痹""竹节风""腰尻痛"等范畴。

【病因病理】

强直性脊柱炎的病因尚未阐明，如有的学者认为与某种感染有关，有的人则认为是自身免疫性疾病，也有人认为可能与内分泌失调或代谢异常或与神经系统功能紊乱及遗传方面的因素有关，但均缺乏较为可信服的依据。近年来，人们发现在本病患者中，淋巴细胞组织相容抗原（HLA-B27）阳性率可高达 95%，认为本病可能与遗传因素有关，即本病是个体因素在某些细菌持续感染情况下导致的一种特殊机体免疫反应。

强直性脊柱炎是一种主要侵犯脊柱及其附属组织的慢性炎症性疾病，病变大多数开始先犯及骶髂关节，逐渐向上发展至腰椎、胸椎和颈椎；少数病例发病开始在胸、腰部或颈部，再向下蔓延，最后均导致脊柱各关节的僵直性愈合和不同程度的驼背畸形。病变过程大致可分为三个阶段：① 初期：主要以关节囊病变为主，关节滑膜呈多灶性的细微炎性改变，关节囊充血、水肿，病灶中心炎性细胞浸润，主要为淋巴细胞和中性粒细胞，炎症逐渐向四周组织扩展。② 中期：以组织坏死及增生为主，在炎性改变的关节囊和四周的韧带、肌腱组织中，肉芽组织逐渐形成，肉芽组织的产生进一步使组织中的血液供应破坏，组织坏死现象加重，增生的纤维组织可软骨化生或进一步骨化，导致骨性关节强直，这一倾向较类风湿关节炎为明显。在纵轴骨的小骨关节处尚可导致关节囊骨化，椎间盘纤维环的外围纤维细胞增生及化生为软骨。邻近的椎间盘软骨增生、骨化，最后导致脊椎的外周呈骨性连合，又称竹节样脊柱。关节邻近的骨膜也呈反应性骨质增生，在组织破坏同时有结缔组织增生和纤维愈合的现象。③ 晚期：主要是组织增生"骨化"，这类骨化性改变实质上是一种骨沉积反应。如临床所见到的骶髂关节周围包裹的骨壳，关节突关节的骨性愈合，棘上、棘间韧带以及椎体的前、后纵韧带和纤维环坏死外层的骨化性改变等。椎间盘相连处是椎体中心部的缺损区，部分椎间盘软骨突入骨质内，考虑为患骨骨质疏松。软骨下骨质炎症浸润、患骨应力方向改变，可反复损伤椎间盘与椎骨相接面，从而促使部分椎间盘组织突入椎体内。有时表现为椎体外围部缺损，其发生机制与老年性脊椎后突（驼背）的发生机制相似。由于椎体骨质疏松，支持力不足，导致相邻椎骨前部塌陷。骨质疏松严重者可发生椎骨骨折，尤其在颈椎部的病变，可合并脊神经受压症状，而这些部位受累极少见于类风湿关节炎。

在脊柱出现病变的同时或稍后还常常可以见到身体的其他部位病变，如心脏及其周围血管、肺、肾、四肢关节等也可出现程度不同的炎性变化，但有关其发生的原因、相互间关系都还有待进一步研究。

【诊断要点】

1. 本病好发于青年男性，发病年龄高峰在 15~30 岁，15 岁以前和 30 岁以后发病者少见。

2. 早期患者多有腰骶部酸痛、发僵、活动不灵，久坐、久站后腰骶部酸痛症状加重。有较明显的晨僵现象，稍微活动后可以减轻，但活动稍多酸痛又会加重。晚间卧床休息时亦觉腰骶部酸痛，翻身、活动不灵活。

3. 随着病变向上发展，会出现腰部酸痛、僵直，不能弯腰。胸廓扩展受限，胸闷、呼吸不畅，胸、腹部有紧缩感，肋间痛，咳嗽、打喷嚏时胸部痛加重。

4. 早期可见腰椎生理前凸减少，活动僵硬，腰部屈伸活动受限，骶髂关节处疼痛及关节分离试验阳性。中期可见腰背肌肉变薄、发硬，棘突旁有压痛，可触及条索状肌肉，晚期时见有典型的驼峰畸形。

5. 在病变活动期血沉加速，少数患者血清类风湿因子反应阳性。血白细胞轻度增高及贫血。关节液补体水平增高，95% 患者人类淋巴细胞组织相容抗原（HLA–B27）含量较高。本病除侵犯脊柱以外，还常伴有心肌炎、心脏周围大血管炎、虹膜炎、四肢关节炎等等。

6. X 线检查对本病诊断有重要意义。早期骶髂关节 X 线片可见髂骨骨质疏松，关节间隙模糊、增宽、边缘不清，有狭窄的磨砂玻璃样致密带和串珠样表现的骨边缘腐蚀，病变多见于骶髂关节下 1/3 的滑囊附着处。中期关节间隙变窄，边缘呈锯齿状，软骨下骨致密带增宽。晚期关节间隙消失，有粗大骨小梁通过，软骨下致密带消失。影响胸、腰椎时，侧位可见椎体呈方形，边缘模糊脱钙，但椎间盘并无改变。晚期可见纤维环和脊柱前后纵韧带骨化，有典型的竹节样变。

7. MRI 检查能发现急性骶髂关节炎、脊椎炎和椎间盘炎，甚至能发现急性肌腱端、骨和滑膜的炎症。能早期并精准地发现软骨和肌腱端的损害使 MRI 成为脊柱关节病有用的评价工具。在临床实践中，初始而合理的对于炎症下腰痛进行评价的工具是骨盆平片，如果未能明确骶髂关节炎，应采用 MRI。

【鉴别诊断】

1. 骶髂关节结核 骶髂关节结核也有类似的腰腿部痛和活动受限等症状，但骶髂关结核多见于青年女性，且常常为单侧发病，局部可有脓肿形成，在身体其他部位或邻近组织可见结核性病灶。

2. **类风湿性关节炎**　类风湿性关节炎影响脊柱时也有腰骶部疼痛，但同时伴有四肢小关节类风湿炎症性改变，可侵及耻骨联合、胸锁关节，甚至中耳小骨关节。血清类风湿因子检查阳性，并有皮下结节。骨质增生不明显。后期有较典型的指间关节及腕关节肿大畸形等。

3. **牛皮癣性关节炎**　伴有牛皮癣皮损。多为四肢关节及脊柱关节炎，四肢关节远端溶骨变尖，脊柱及骶髂关节可受累，但症状轻、功能障碍不明显。

4. **致密性骶髂关节炎**　常见女性患者。骶髂部疼痛不严重，血沉正常，无明显活动僵硬感。X线片仅有髂骨的片状密度增高改变，关节面及关节间隙不模糊。

【治疗】

1. **手法治疗**

强直性脊柱炎患者常合并骨质疏松，手法治疗时应特别注意，避免引起骨折。

（1）拇指推压法（理脊法）：是治疗强直性脊柱炎的常用方法（图7-75～图7-78）。

① 让患者俯卧于治疗床上，胸下垫一枕，枕的前缘至患者下颌处，患者双上肢分别放置于身体两侧，全身放松。

② 根据患者的主诉症状、皮肤感觉检查结果、影像检查结果初步做出定位诊断，结合初步定位诊断进行针对性的触诊，进一步做出定位诊断。

③ 针对脊椎的侧弯、偏歪、旋转、滑移的部位和方向的不同，采用不同的拇指推压部位和方向。一般情况下拇指推压方向向对侧、向内（腹侧）、向上（头部），推压用力宜轻柔、沉稳、渗透。推压时有时可听到椎间关节弹响声或能感觉到椎体移动。对脊柱两旁的僵硬的肌肉也进行推压。

④ 手法复位时间一般1～3分钟即可，推压力量不可过大，根据患者的年龄、体质、病程、骨质情况而采用适当的手法力度。手法治疗后仰卧休息3～5分钟。

（2）腰部旋扳法：对于早期的强直性脊柱炎脊椎、关节尚未完全竹节样变的脊椎可以采用腰部旋扳法（图7-65～图7-69）。

① 让患者俯卧于治疗床上，胸下垫一枕，枕的前缘至患者下颌处，患者双上肢分别放置于身体两侧，全身放松。

② 根据患者的主诉症状、皮肤感觉检查结果、影像检查结果初步做出定位诊断，结合初步定位诊断进行针对性的触诊，进一步做出定位诊断。

③ 根据定位诊断的病变部位，令患者取侧卧位，一般患侧在上（以左侧为患侧为例），头枕于枕头上，贴近床面一侧（右侧）下肢伸直，左下肢屈髋屈膝。

④ 医者站于患者腹侧。因由触诊的俯卧位变为侧卧位，体位发生了改变，所以医者需再次触诊，进一步核定定位诊断的病变部位，也就是治疗部位。再次触诊定位后，医者右

手中指、环指抚触于病变部位不离开，此时双手肘部屈曲，左肘部置于患者左侧肩前，右肘部置于患者左侧臀部后上方，嘱患者全身放松。

⑤ 医者根据需纠正部位，酌情调整患者肩部和臀部的前后倾斜角度。体位适当时，医者双侧肘部同时向前下、后下方协同施力，使两肘部扳压、旋转、牵拉的作用力相交于患椎间处，此时常可听到椎间关节被调整的"咯咯"响声，右手抚触的中指、环指亦可感觉到患椎部位的移动，手法即告结束。

⑥ 应特别注意，强直性脊柱炎患者常合并骨质疏松、骨质变脆，易出现脊柱骨折，手法力量宜轻，不可为了追求弹响声而反复操作及过度用力。手法治疗后仰卧休息3~5分钟。

2. 中药内服

治疗原则：补肝肾，通经活血。

方药：

风湿郁热型：以桂枝芍药知母汤加减。药用桂枝9g、白芍9g、炙甘草5g、生姜9g、麻黄6g、白术10g、知母10g、防风10g、制附片6g。痰阻寒凝型，以阳和汤加减。药用熟地30g、鹿角胶9g、白芥子6g、肉桂3g、炮姜1.5g、麻黄1.5g、甘草3g。

血气痹阻督脉型：以身痛逐瘀汤加减。药用秦艽3g、川芎9g、桃仁9g、红花9g、甘草6g、羌活3g、没药6g、当归9g、炒五灵脂6g、香附3g、牛膝9g、地龙6g。

3. 针灸治疗

治疗原则：祛风湿，止痹痛，温经络，调气血。

处方选穴：夹脊穴、风池、大杼、膈俞、肾俞、肝俞、脾俞、膀胱俞、腰阳关、秩边、阳陵泉。

方法：夹脊穴多取功能受限的第1胸椎至第5腰椎华佗夹脊穴，针向脊柱方向斜刺约1.5寸，平补平泻手法，中等刺激。肾俞、肝俞、脾俞、腰阳关针用补法，并可加温针灸法。余穴采用平补平泻手法。

【预防与调护】

在药物治疗的同时，仍要注意适当增加营养，调整好饮食、睡眠，确保全身健康状况良好，平时要注意体位，必要时应进行一些对抗性运动或适当的体疗、按摩治疗。畸形开始出现时，要佩戴矫形支架或穿着石膏背心，防止畸形加重。

让患者了解疾病的病程、预后及可能的并发症，使患者能充分地配合治疗。睡姿宜用平卧位，枕头宜低，板床为宜，铺约5cm厚的软垫。运动对减轻疼痛、保持脊椎活动范围及改善生活质量皆有帮助。运动以不感到疲劳为度。

第十六节　脊柱侧凸症

脊柱某段因某种原因在额状面向左或向右偏离中线弯曲，即为病理状态，称为脊柱侧凸（scoliosis）。Scoliosis 一词源自希腊文，意指脊柱侧向弯曲畸形。"医学之父"希波克拉底是第一个运用这一名词的人，也是最早提出骨科治疗方法（牵引）的人。

【病因病理】

脊柱侧凸的病因与发病机理至今尚未明确，脊柱侧凸中约占 80% 的特发性脊柱侧凸尤为如此。造成特发性脊柱侧凸的因素被认为有如下几类：① 遗传因素。② 生长发育因素。③ 脊柱受力不对称：姿势不良曾一度被认为是造成躯干不对称与脊柱侧凸的主要因素。因姿势不良可使脊柱受力不对称，导致脊柱侧凸。姿势不良包括不良背书包姿势、坐姿及劳动姿势等。纠正不良姿势对预防脊柱侧凸有一定作用。④ 营养因素。⑤ 代谢障碍。⑥ 内脏排列因素。

脊柱侧凸的发病机理主要有两种，即不对称的生长和不对称的肌肉作用。

【诊断要点】

1. 症状　轻度脊柱侧凸可无临床症状，或仅有轻度的腰背疼痛。严重的脊柱侧凸除了胸背部、腰背部及四肢疼痛、麻木之外，还会出现心肺及腹部、盆腔脏器症状，如心慌、胸闷、气短、腹痛、腹泻、便秘、尿频、尿急、尿失禁、阳痿、早泄等症状。

2. 体征　包括一般体检、特殊检查、神经系统检查、背部检查及畸形特征检查等。同时还应检查双下肢是否等长。

（1）一般检查：患者取直立位，背向检查者，正常情况下背部棘突连线为一直线。自第 7 颈椎棘突向下作一垂线至臀沟间，应无棘突侧向弯曲。脊椎侧凸患者可有两种情况：一是垂线向下，偏于臀一侧，多为"C"形侧凸，侧凸尚未代偿，有加重趋势；一是垂线位于臀沟，但棘突向两侧偏离垂线，呈"S"形侧凸，这种侧凸多为代偿性，加重趋势不大。除此之外，还应观察两肩胛下角、两肩部是否对称，腰凹是否加深，胸廓是否对称，有无畸形，双侧乳房高低、大小是否对称。

（2）前屈试验（Adam's forward bend test）：用以检查有无胸廓、肋骨畸形。方法：患者直立，双膝伸直，双足并拢，向前弯腰 90°，两上肢自然下垂，双手掌相对，检查者立于患者头端或尾端，如有侧凸，则患者凸侧背部可见剃刀背样畸形，腰凹两侧明显不对称。

（3）骨盆检查：病人取直立位，检查者两手置于病人两侧髂嵴上，观察两侧髂嵴是否在同一水平面上。

3. X线检查 可摄脊柱全长正侧位片。正位片主要用于确定主凸位置，有无次要侧凸，主凸曲度是否有代偿，有无椎体畸形及病变，有无椎体旋转，亦可用于确定其顶椎、终椎位置，进行有关测量；侧位片主要用于观察有无并发前、后凸。

顶椎及上、下终椎的确定，主要靠清晰、完整的脊柱正位片。顶椎为侧凸中心，多呈一定程度的楔形变，而且旋转最明显。测定椎体旋转角及肋椎角差等，主要选择顶椎进行。确定上、下终椎，可以了解侧凸的范围、侧凸角度，据此可以确定治疗方案。一般终椎特点为椎体基本无明显楔度，角度最大，其下或其上椎体已转向代偿侧凸，也称中立椎体。

侧凸角测量〔柯布（Cobb）法〕：取上终椎上缘与下终椎下缘两水平线的垂直延长线的交角，即为柯布角。此法目前国际通用。

【治疗】

以手法治疗为主，配合牵引、针灸、练功等治疗方法，必要时可采用手术治疗。

1. 手法治疗

（1）拇指推压法（理脊法）（图7-75～图7-78）

① 让患者俯卧于治疗床上，胸下垫一枕，枕的前缘至患者下颌处，患者双上肢分别放置于身体两侧，全身放松。

② 根据患者的主诉症状、皮肤感觉检查结果、影像检查结果初步做出定位诊断，结合初步定位诊断进行针对性的触诊，进一步做出定位诊断。

③ 针对脊椎的侧弯、偏歪、旋转、滑移的部位和方向的不同，采用不同的拇指推压部位和方向。一般情况下拇指推压在凸起的一侧，推压用力宜轻柔、沉稳、渗透。推压时有时可听到椎间关节弹响声或能感觉到椎体移动。

④ 手法复位时间一般1～3分钟即可。手法治疗后仰卧休息3～5分钟。

（2）侧卧位胸腰部指压法（图7-30～图7-33）

① 根据患者症状、俯卧位触诊结果、影像检查以及其他检查结果，初步诊断为某一或某几个脊椎节段的疾病，针对定位诊断的结果实施手法。

② 令患者侧卧，脊柱凸起的一侧向上，枕头高约同患者一拳高度，颈微前屈且屈髋屈膝。

③ 医者站立于患者腹侧，在脊柱凸起一侧的棘突侧板上用拇指轻轻颤压2～3秒，压力方向根据不同脊椎节段、椎体的滑移、倾斜方向稍有不同。

④ 指压时有时可感觉到椎间关节的移动。指压后条状隆起病灶可消失或明显变小，症状缓解甚至消失。

⑤ 手法治疗后仰卧休息3～5分钟。

2. 中药内服

急性期：

治疗原则：活血化瘀，行气止痛。

方药：秦艽6g、川芎10g、桃仁10g、红花10g、甘草6g、羌活10g、独活10g、当归10g、五灵脂10g、香附6g、牛膝10g、地龙10g。

慢性期：

治疗原则：滋补肝肾，强筋壮骨。

方药：川芎10g、独活10g、桑寄生10g、川断10g、骨碎补10g、杜仲10g、熟地10g、白芍10g、山茱萸10g、牡丹皮10g、淡苁蓉10g。

3. 针灸治疗

治疗原则：理气活血，化瘀止痛。

处方选穴：夹脊穴。

方法：针用平补平泻，中等刺激手法，针罐并用，并可加用电针。

4. 牵引疗法

腰椎牵引者令患者仰卧于牵引床上，用两条牵引带，一条固定胸部，并系缚在床头上，一条骨盆带固定骨盆，以两根牵引绳分别系于骨盆牵引带两侧扣眼，通过床尾滑轮进行牵引。一般牵引重量在10～30kg。初始重量可较轻，视患者的耐受度逐渐增加。牵引时间每次30分钟，每日1次，10次1个疗程。腰椎牵引的重量个体差异较大，应根据牵引时患者的感受及反应做必要的调整。

颈椎牵引通常用枕颌带牵引法。患者可取坐位或仰卧位牵引，牵引角度一般以颈椎前倾5°～15°为宜，牵引重量为6～13kg，牵引时间一般每次15min，每日1次，10次1个疗程。

5. 手术治疗

适用于脊柱侧凸明显畸形者或经保守治疗无效，脊柱畸形继续加重者；柯布角大于60°，年龄在10岁以上者；超过使用支架的年龄，畸形继续发展者。

6. 其他方法

如支架固定、电刺激治疗、石膏固定、功能锻炼等。

第十七节　膝骨关节炎

　　我们把膝骨关节炎归类为腰椎相关性疾病，是因为我们发现，绝大多数的膝骨关节炎的发病都和腰椎相关，并且从腰部进行手法治疗也有较好的疗效。我们进行了膝骨关节炎和髌骨软化症的临床研究，研究成果分别在 *Journal of Traditional Chinese Medicine*、《南京中医药大学学报》、《中华中医药杂志》和《江苏中医药杂志》上发表。论文中记述了用中医整脊手法治疗膝骨关节炎和髌骨软化症的方法、临床疗效和理论依据。

　　膝骨关节炎（knee osteoarthritis，KOA）是指膝关节关节面软骨发生原发性或继发性退变及结构紊乱，伴随软骨下骨质增生、软骨剥脱、滑膜炎症，从而使关节逐渐破坏、畸形，最终发生关节功能障碍的一种退行性疾病，是中老年人常见、多发和较难治的一种骨关节病。我国症状性膝骨关节炎的整体患病率为 8.1%，女性患病率为 10.3%，男性患病率为 5.7%。

【病因病理】

　　膝骨关节炎的发生与膝关节周围肌肉韧带和半月板的损伤有关，也与脊柱－骨盆的劳损有关。

　　膝关节问题可以引起腰椎病变：Murata 提出了膝关节－脊柱综合征的理论，认为膝关节退变会引起腰椎出现相应的改变。Berthonnaud 提出了脊柱－骨盆－下肢链式结构的理论，认为下肢的对线与平衡均与骨盆及脊柱密切相关。刘飞等研究发现膝骨关节炎患者因膝关节病变可以出现躯干前倾、顽固性腰痛等情况。

　　腰椎问题可以引起膝关节病变：Tsuji 等通过研究 51 例腰背部疼痛和 25 例髋股关节疼痛患者，发现腰椎前凸减少和骶骨倾斜导致股部肌肉张力增加可进而引起膝关节屈曲。腰部是人体运动应力的中心，而支配膝关节的神经由第 2 至 4 腰神经组成，当腰部出现局部肌肉紧张或腰椎椎间盘移位时，可以刺激由此穿行的神经，在刺激的初期，会引起神经支配的股部肌肉过度紧张而产生膝关节疼痛。袁高明等在临床上发现，膝痛患者常有腰部压痛点，消除了这些压痛点后，膝关节疼痛会明显减轻。Peat 认为在腰部肌肉紧张或腰椎间盘移位刺激神经的中后期，常常会导致下肢肌肉无力。肌肉无力与髌股关节骨关节炎密切相关，其加重膝关节疼痛。屈留新、黄乐天研究发现腰部椎间盘移位压迫神经是引起膝关节疼痛的主要原因。宣蛰人认为膝关节疼痛的主要发病机制是椎管内外无菌性炎症的化学刺激，引起关节局部疼痛或远端传导疼痛。

腰椎侧弯多发生于上段，第1、2、3腰椎是股神经和闭孔神经发出的节段。股神经支配股四头肌，闭孔神经支配股内收肌群，这两组肌肉是维持膝关节稳定的重要因素。上段腰椎关节紊乱，股神经和闭孔神经受刺激，分别影响其支配的肌肉，使肌力下降，继发膝关节不稳（图8-21），从而导致膝骨关节炎发生。

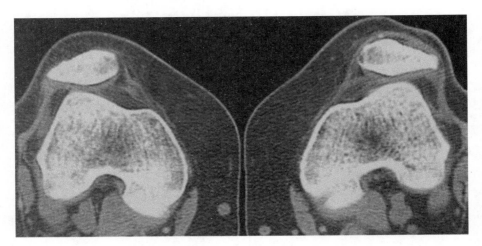

图 8-21　膝关节不稳

【临床表现】

1. **临床症状**　多数病人有腰痛病史，一侧或两侧膝关节疼痛，膝关节活动受限，久站、久行疼痛加重，休息可减轻。上下楼疼痛加重，尤其以下楼时疼痛明显。晨起或久坐后站起时疼痛加重，稍活动后症状减轻，过度活动又加重。下蹲或蹲起困难且疼痛加重。膝关节肿胀压痛，屈伸受限，活动时关节有摩擦音，晚期可出现膝关节内翻或屈曲畸形。

2. **体征**

（1）髌骨下疼痛：上下楼或坐起时可有髌骨下疼痛或摩擦音，髌骨指压痛阳性。

（2）膝关节肿胀：有或无明显外伤史，出现膝关节肿胀、疼痛、关节腔积液，多数有明确的压痛点，膝关节无力，容易出现"打软腿"现象。

（3）膝关节畸形：疾病发展到后期，出现膝关节内翻或外翻畸形，有些患者不能完全伸直膝关节，屈曲亦明显受限，关节肿大畸形。

（4）股四头肌萎缩。

3. **检查**　髌骨及膝周压痛，髌骨研磨试验阳性，挺髌试验阳性，单腿下蹲试验阳性。

4. **影像检查**　腰椎X线检查可见上腰段侧弯或椎体呈阶梯样改变，有些可见牵张性骨赘。膝关节早期X线表现可为阴性，后期可见关节间隙变窄，关节边缘和髁间隆起骨质增生，软骨下骨硬化、囊性变。

【诊断要点】

1. 有腰痛或腰椎疾病史。

2. 膝关节肿胀、疼痛，功能活动受限。

3. 体检有髌骨及膝周压痛，髌骨研磨试验阳性，挺髌试验阳性，单腿下蹲试验阳性。

4. 腰椎 X 线检查可见上腰段侧弯或椎体呈阶梯样改变（图 8-22），有些可见牵张性骨刺。膝关节早期 X 线表现可为阴性，后期可见关节间隙变窄，关节边缘和髁间隆起骨质增生，软骨下骨硬化、囊性变。

【鉴别诊断】

1. **膝关节滑囊炎** 此病以局部膝内侧肿胀为主，反复发作，一般疼痛不明显。

2. **风湿性关节炎** 是一种常见的急性或慢性结缔组织炎症。临床以关节和肌肉游走性酸楚、红肿、疼痛为特征。与 A 组乙型溶血性链球菌感染有关，寒冷、潮湿等因素可诱发本病。抗链球菌溶血素 O 阳性，血沉增快和 C 反应蛋白升高。

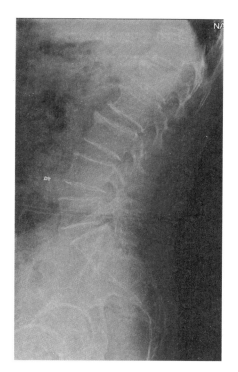

图 8-22　第 2、第 3 腰椎椎体后缘
阶梯样改变

【治疗】

以手法治疗为主，可以配合局部封闭治疗。

1. **手法治疗** 中医整脊手法治疗方法。根据定位诊断的结果，治疗根据触诊定位、椎体移位的方向、手法作用部位、手法用力的方向与大小共同决定，并且手法操作时位移部位的椎体节段与诊断部位相一致。即如果诊断为第 1、第 2 腰椎节段的疾病，那么治疗中手法复位应在第 1、第 2 腰椎节段而非其他。方法如下：① 腰椎定位斜扳法。根据定位诊断中的病变部位，令患者取侧卧位（患侧向上，以左为例），头枕于枕头上，贴近床面一侧（右侧）下肢伸直，左下肢屈髋屈膝。医者站于患者腹侧，双手肘部屈曲，左肘部置于患者左侧肩前，右肘部置于患者左侧臀部，右手中指和环指同时放在患椎（即有病变部位或出现移位的腰椎）处，嘱患者全身放松，医者根据需纠正部位酌情调整患者两肩峰连线与床面的夹角和两股骨大转子连线与床面的夹角，以及两肘部分别在患者肩部和臀部的作用力大小，使两种作用力相交的位置在第 2、第 3 腰椎节段，当用力量扭动患者躯体时，多可听到椎间关节被调整的"咯咯"响声，右手手指亦可感受到第 2、第 3 腰椎节段部位的移动（只让患椎部位移动而不让其他腰椎椎间移动，疗效方可得到保障，若患椎部位无移动，即使有"咯咯"响声也为无效手法，如果"咯咯"声音很小难以听到，右手手指感受到手法部位的移动就很重要了），手法即告结束。如果右手手下未感受到椎体移动，则需重新摆

正位置再次施行手法或直接改用指压法。手法治疗后仰卧休息 3~5 分钟。② 指压法。令患者侧卧（以触诊检查中发现的病变部位向上），枕头高约同患者一侧肩宽，颈微前屈且屈髋屈膝。医者站于患者腹侧，找准患椎（垂直于脊柱方向的条状隆起），在条状隆起病灶一侧的棘突侧面上用拇指轻轻颤压 2~3 秒，力量约 100 N（根据体质增减）。指压时有时可感觉到椎间关节的移动。指压后条状隆起病灶可消失或明显变小，手法即告结束。手法治疗后仰卧休息 3~5 分钟。

手法治疗结束后让患者行走、下蹲或上下楼，进一步检测治疗效果。如果症状明显减轻，则本次治疗结束；如果效果不明显，进一步触诊检查并再次手法，如果效果仍然不明显（较少出现），让患者休息，本次治疗结束，门诊随诊。

2. 封闭治疗 取药物用 1% 普鲁卡因 2 mL 加 5 mg 地塞米松，于同侧第 3 腰椎横突尖和同侧髂嵴中外 1/3 交界处局部注射即可。也可在膝关节痛点做封闭治疗，药物同上。

多数早、中期患者选用上述疗法，每周 1~2 次，约 2 周后症状可得到明显改善或基本消失。

3. 中药内服

（1）早期

治疗原则：活血通络，补肝肾。

方药：当归 10 g、熟地 10 g、白芍 10 g、独活 10 g、苏木 10 g、络石藤 10 g、杜仲 10 g、枸杞子 10 g。

（2）中期

治疗原则：活血强筋，温补肝肾。

方药：当归 10 g、白芍 10 g、红花 6 g、淮山药 15 g、白术 10 g、山茱萸 10 g、熟地 10 g、鹿角胶 10 g、五加皮 10 g。

（3）晚期

治疗原则：活血化瘀，通络止痛。

方药：当归 10 g、红花 6 g、制乳香 10 g、制没药 10 g、制川乌 6 g、制草乌 6 g、络石藤 15 g、川牛膝 10 g、木瓜 10 g。

4. 针灸治疗

治疗原则：温经活血。

处方选穴：阿是穴、肾俞、大肠俞、委中、内膝眼、外膝眼、足三里、血海、阳陵泉、三阴交。

方法：阿是穴在腰部寻找，多在第 3 腰椎横突处，以 2 寸毫针深刺，大幅度提插捻转强刺激；肾俞针用补法。其余穴位平补平泻，内、外膝眼加用温针灸法。

5. 中药外敷

膝关节肿痛明显者，可用中药"肿痛散"外敷。

肿痛散——东南大学附属中大医院中医骨伤科屈留新经验方：

处方：生栀子1500g、生大黄1000g、黄芩500g（3∶2∶1）。

用法：将上述药物研磨成细末，蜂蜜与药粉1∶1调匀成糊状，覆于患处4～8h，每日1次。

功用：消肿止痛，活血祛瘀。

主治：用于跌打损伤早期的红肿疼痛，风湿类风湿性关节炎急性期的关节肿胀疼痛，痛风性关节炎急性发作期，不明原因的急性关节肌肉肿胀、疼痛、疮疡，局部感染的肿胀疼痛。

相关研究：

传统中医认为肝主筋、肾主骨，腰为肾之府，膝为筋聚之所，肝肾不足，"腰膝酸软""腰膝痿弱"常常相伴出现，这说明传统中医已经认识到脊柱和膝关节之间的密切关系。从经脉的循行上看，足三阴中肝、脾、肾经循行于膝关节及股内侧，足三阴经与任脉相交，任脉与督脉相通。督脉的本支是足厥阴的支别者，足少阴肾经又与督脉相沟通；督脉是"督领之脉"，在全身中起"都纲""统率"的作用。督脉通髓海，"髓海不足……胫酸"，这里的"胫酸"实际上就是膝关节酸痛。调整脊柱（整脊）即可调整督脉。《医宗金鉴·正骨心法要旨》曰："若脊筋隆起，骨缝必错……当先揉筋，令其和软；再按其骨，徐徐合缝……"《医宗金鉴·正骨心法要旨》中的手法实际上就是中医整脊手法，用来纠正脊椎位置的不正常改变。

在穴位的主治中，除了膝关节局部的穴位主治膝关节疾病外，主要就是腰部的肾俞、气海俞、腰部夹脊穴可以治疗膝关节疾病，肾俞位于第2腰椎棘突下督脉旁开1.5寸，局部分布有第1腰神经后支外侧支，深层为第1腰丛，主治腰膝酸痛；气海俞位于第3腰椎棘突下督脉旁开1.5寸，局部分布有第2腰神经后支外侧支，深层为第1腰丛，主治腰痛、腿膝不利；腰部夹脊位于腰椎棘突间两侧，背正中线外侧0.5寸处，每穴都有相应椎骨下方发出的脊神经后支，主治腰、腹及下肢疾病。根据中医理论，这两种手法都可以使紧张痉挛的肌肉放松，舒筋通络，行气活血，止痛，纠正或改善解剖位置的异常。另外，在腰椎施行这两种手法，也可以刺激腰部肾俞、气海俞、腰部夹脊穴，而这些穴位正好主治膝关节疾病。所以，指压法和腰部斜扳法作用于腰椎治疗KOA是有充分理论和临床依据的。

由此可见，无论是传统中医还是现代医学，运用中医整脊复位手法治疗KOA都有充分的依据。

经中医整脊手法治疗后，许多KOA患者的膝关节症状在当时就立即明显缓解甚至消失。在临床中，我们也用中医整脊手法治疗了数千例KOA患者，无论其病是由膝关节局部引起还是由腰椎引起，都能收到很好的疗效。用中医整脊手法治疗腰椎移位引起的KOA是可以理解的，然而，并不是所有的KOA都是腰椎移位引起的。对于那些膝关节局部原因引起的KOA，中医整脊手法为什么也能起到较好的治疗作用？这个问题尚待更多的临床研究来回答。

第十八节　性功能障碍

性功能障碍（sexual dysfunction）是性行为和性感觉的障碍，常表现为性心理和生理反应的异常或者缺失，是多种不同症状的总称。男性性功能障碍主要包括性欲障碍、阴茎勃起障碍和射精障碍等，据统计40～70岁男子中有52%有不同程度的性功能障碍。

"阳痿"是勃起功能障碍（erectile dysfunction，ED）的曾用名。勃起功能障碍是指过去3个月中，阴茎持续不能达到和维持充分的勃起以进行满意的性交。ED是男性最常见的性功能障碍之一，尽管ED不是一种危及生命的疾病，但它与患者的生活质量、性伴侣关系、家庭稳定密切相关，也是许多躯体疾病的早期预警信号。早泄（prospermia）是最常见的射精功能障碍，以性交之始即行排精甚至性交前即泄精，不能进行正常性生活为主要表现，发病率占成年男子性功能障碍发病率的1/3以上。性欲减退（sexual hypoactivity）是以性生活接应能力和初始性行为水平皆降低为特征的一种状态，表现为性欲望、性爱好及有关的性思考或性幻想缺乏。

本节主要讨论胸腰椎不稳和腰椎间盘突出引起的阳痿、早泄及性欲减退。

【病因病理】

阳痿、早泄和性欲减退是各级性控制中枢兴奋与抑制两方面协调失衡的表现。

1. 第12胸椎至第3腰椎椎体的小关节移位、椎间盘突出、局部无菌性炎症，可刺激或压迫支配阴茎组织的交感神经，从而引起阳痿、早泄和性欲减退。

2. 中央型腰椎间盘突出或腰椎管狭窄导致马尾神经受到压迫或刺激也可引起阳痿、早泄和性欲减退，以第4、第5腰椎椎间盘突出较为常见。

【临床表现】

1. **症状与体征**　具有阳痿、早泄和性欲减退的症状，兼有腰臀及下肢的疼痛、麻木，会阴部感觉异常。触诊可发现棘突隆起或凹陷，棘突偏歪，椎旁两侧肌肉不对称，有椎旁压痛。腰背部皮神经检查可见相应节段皮肤感觉疼痛过敏或感觉减退。

2. **影像检查**　腰椎骨质增生，第12胸椎至第3腰椎或第4、第5腰椎椎间盘突出或椎体呈阶梯样不稳改变，腰椎曲度变直或曲度变大，腰椎侧弯，棘突偏歪等。

【诊断】

1. 有腰痛及下肢疼痛病史。

2. 排除精神因素及其他器质性疾病所造成的阳痿、早泄和性欲减退。

3. 触诊可发现棘突隆起或凹陷，棘突偏歪，椎旁两侧肌肉不对称，有椎旁压痛。腰背部皮神经检查可见相应节段皮肤感觉疼痛过敏或感觉减退。

4. 影像检查可见腰椎骨质增生，第12胸椎至第3腰椎或第4、第5腰椎椎间盘突出或椎体呈阶梯样不稳改变，腰椎曲度变直或曲度变大，腰椎侧弯，棘突偏歪等。

5. 常见的发病脊椎节段以第2、第3腰椎和第4、第5腰椎为主。中医整脊手法治疗后症状有改善者。

【鉴别诊断】

重点鉴别是精神性还是器质性。

精神性的阳痿常与某一次精神创伤有关，如男方要求交媾而被女方拒绝，则以突然发生阳痿为特点。而器质性的阳痿常是逐渐形成的，且随时间推移而加重。

精神性的阳痿可在某种情况下勃起，如手淫、看色情录像或色情书时，但要真正性交时却又不能勃起，或有时在接触女方身体时能勃起，但要交媾时又萎靡；器质性阳痿则无论在任何情况下都不会勃起。

精神性阳痿在夜间睡熟后刚醒时有阴茎勃起，而器质性阳痿则无此现象。

【治疗】

1. **精神治疗** 对精神性因素引起的阳痿，重点是精神治疗。第一应对病人有高度的同情心，进行耐心的解释与劝导，使男女双方端正对性问题的看法，了解正确的性知识，解除心理上的各种压力和障碍，以免产生不必要的恐惧和顾虑；此外，暂停夫妻间的性接触，通过性教育养成正确的性行为，使焦虑消除。

2. **手法治疗**

（1）腰椎定位斜扳法：根据定位诊断中的病变部位，令患者取侧卧位（患侧向上，以左为例），头枕于枕头上，贴近床面一侧（右侧）下肢伸直，左下肢屈髋屈膝。医者站于患者腹侧，双手肘部屈曲，左肘部置于患者左侧肩前，右肘部置于患者左侧臀部，右手中指和环指同时放在患椎（即有病变部位或出现移位的腰椎）处，嘱患者全身放松，医者根据需纠正部位酌情调整患者两肩峰连线与床面的夹角和两股骨大转子连线与床面的夹角，以及两肘部分别在患者肩部和臀部的作用力大小，使两种作用力相交的位置在第2、第3腰椎节段（以第2、第3腰椎节段为例），当用力量扭动患者躯体时，多可听到椎间关节被调整的"咯咯"响声，右手手指亦可感受到第2、第3腰椎节段部位的移动（只让患椎部位移动而不让其他腰椎椎间移动，疗效方可得到保障，若患椎部位无移动，即使有"咯咯"响声也为无效手法，如果"咯咯"声音很小难以听到，右手手指感受到手法部位的移动就很重要了），手法即告结束。如果右手手下未感受到椎体移动，则需重新摆正位置再次施行手法或直接改用指压法。手法治疗后仰卧休息3~5分钟。

（2）指压法：令患者侧卧（以触诊检查中发现的病变部位向上），枕头高约同患者一侧肩宽，颈微前屈且屈髋屈膝。医者站立于患者腹侧，找准患椎（垂直于脊柱方向的条状隆起），在条状隆起病灶一侧的棘突侧面上用拇指轻轻颤压 2~3 秒，力量约 100 N（根据体质增减）。指压时有时可感觉到椎间关节的移动。指压后条状隆起病灶可消失或明显变小，手法即告结束。指压法的治疗部位常为腰 2 或腰 3 棘突侧板，或腰 4、腰 5 棘突侧板。手法治疗后仰卧休息 3~5 分钟。

（3）治疗机理：定位斜扳法和指压法可以缓解椎旁肌紧张痉挛，纠正腰椎的不正常位置或状态，减缓对神经的刺激，还可以刺激到命门穴，起到命门穴的穴位治疗作用。

命门穴位于第 2 腰椎棘突下。局部解剖：在腰背筋膜、棘上韧带及棘间韧带中；有腰动脉后支及棘间皮下静脉丛；分布有腰神经后支内侧支。主治：虚损腰痛，脊强反折，遗尿，尿频，泄泻，遗精，白浊，阳痿，早泄，赤白带下，胎屡堕，五劳七伤，头晕耳鸣，癫痫，惊恐，手足逆冷。

3. 中药内服

（1）治疗原则：温补肾阳。适应于肾阳亏虚型。

方药：右归丸加减。鹿角胶 10 g、菟丝子 15 g、淫羊藿 15 g、肉苁蓉 10 g、韭菜子 10 g、蛇床子 10 g、杜仲 15 g、制附子 6 g、肉桂 3 g、仙茅 15 g、熟地 20 g、当归 10 g、枸杞子 15 g、山萸肉 15 g、五味子 10 g。

（2）治疗原则：补益心脾。适应于心脾两虚型。

方药：归脾汤加减。人参 6 g、白术 15 g、黄芪 15 g、炙甘草 6 g、当归 12 g、龙眼肉 6 g、酸枣仁 15 g、茯神 15 g、远志 10 g、木香 6 g（后下）、石菖蒲 10 g。

（3）治疗原则：清化湿热。适应于湿热下注型。

方药：龙胆泻肝汤加减。龙胆草 5 g、栀子 10 g、黄芩 10 g、当归 10 g、生地 15 g、车前子 15 g、泽泻 10 g、柴胡 10 g、木通 6 g、生甘草 6 g、夏枯草 30 g。

4. 针灸治疗

治疗原则：温补肾阳。

处方选穴：肾俞、命门、腰阳关、次髎、环跳、气海、关元、三阴交。

随症配穴：失眠、多梦配心俞、神门，神疲、纳差配脾俞、足三里。

方法：次髎、环跳均向会阴部直刺，行平补平泻手法，中等刺激，以针感向会阴部放散为佳。其余穴位针用补法，命门和关元穴可加用温和灸法。

【典型病例】

病例 1：

邢××，男，21 岁。以"早泄、尿等待、腰部酸痛 1 年余"为主诉于 2020 年 8 月 3 日由某院中西医结合男科推荐前来中医骨伤科门诊就诊。腰椎 CT 平扫 + 二维重建显示：第 2 腰椎椎体楔形变伴局部骨质凹陷，腰椎左凸右侧弯，第 1 至第 4 腰椎椎体施莫尔结节形成，第 4、第 5 腰椎，第 5 腰椎、第 1 骶椎椎间盘膨出，第 1 骶椎腰化。

诊断：早泄、腰椎侧弯症、腰椎间盘膨出症。

处理：10 次手法治疗后症状明显改善，并嘱患者加强核心肌群锻炼，防复发。手法治疗脊椎节段为第 2、第 3 腰椎，以左侧棘突侧板指压法为主。

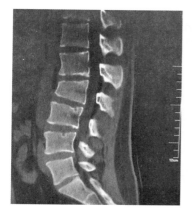
图 8-23　腰源性早泄

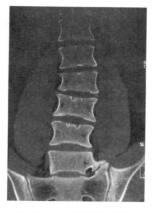
图 8-24　腰源性早泄

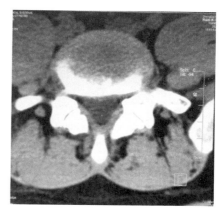
图 8-25　腰源性早泄

病例 2：

宋 ××，男，28 岁。2020 年 8 月 17 日因"龟头红肿不适，早泄 2 个月"由某院中西医结合男科推荐前来中医骨伤科就诊。就诊时龟头红肿不适，排除感染因素，久坐后症状明显，站起后症状可改善，有早泄现象，偶有腰部酸痛。CT：第 4、第 5 腰椎椎间盘膨出，第 5 腰椎、第 1 骶椎椎间盘突出。其他检查未见异常。

诊断：早泄、腰椎病。

处理：手法治疗 6 次后症状基本消失。手法治疗脊椎节段为第 4、第 5 腰椎。

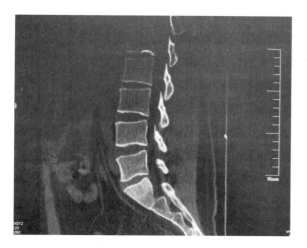
图 8-26　腰源性早泄

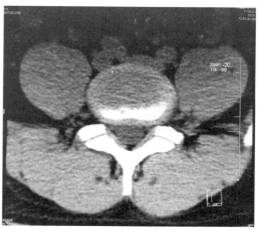
图 8-27　腰源性早泄

第十九节　尿道综合征

尿道综合征是一组症状，并不是指某一种疾病。临床上中年妇女往往出现尿路刺激征而尿培养找不到细菌，因此在病因、病理、诊断等方面尚存在着争论。尿道综合征的症状和体征，不同病例有所差异，但专家们一致认为以尿急、尿频、尿痛和排尿困难为主要症状，有里急后重、排空尿后尿道酸痛、耻骨区隐痛、尿道分泌物过多，也有压力性尿失禁的表现。除下尿路症状外，也有下腹腰背痛以及头昏、头眩等神经官能症的表现。

上段颈椎错位引起椎基底动脉供血不足或刺激颈交感神经，以及腰椎错位刺激或压迫支配膀胱和尿道的神经，都可能出现尿频、尿急、尿痛和尿失禁。临床上以第4、第5腰椎间移位引起尿频、尿急、尿痛和尿失禁较为常见。

【病因】

正常排尿需要健全的控制排尿的结构和完整的神经系统。膀胱和尿道括约肌受交感神经、副交感神经和躯体神经共同支配，这些神经均含感觉纤维。交感神经受刺激可使逼尿肌松弛而内括约肌收缩；副交感神经可使逼尿肌收缩而内括约肌松弛；躯体神经为尿道外括约肌的运动神经，其功能为排尿的随意控制。

外伤、劳损等原因引起脊椎骨关节及其周围软组织损伤后，可刺激有关组织而导致尿道综合征。如发生在第12胸椎至第2腰椎椎体移位常可累及腰膨大，则可使膀胱自主排尿中枢功能发生障碍；如发生在下腰段，则可影响马尾神经的正常功能；如发生在骶部，则影响副交感神经。本节所到的排尿异常多与腰椎间盘突出后引起腰椎失稳或骶髂关节移位刺激神经而引起。临床上第4、第5腰椎椎间盘突出引起排尿异常较为多见。

【临床表现】

1. 腰臀疼痛史。

2. 尿频、尿急、尿痛和尿失禁与腰骶部损伤有关，同时有腰骶部酸胀、疼痛、功能受限。马尾神经损伤时，还可出现鞍区感觉迟钝或排便功能紊乱。

3. 经久不愈者可并发尿路感染。

4. 尿液检查多无异常。

5. X线片检查可见腰椎不稳，腰椎生理曲度改变，双侧骶髂关节不对称。CT检查可见腰椎间盘突出改变。

【诊断】

1. 一般症状 有尿频、尿急、尿痛和尿失禁表现。尿检查无异常。输尿管、膀胱、尿道检查无特殊异常。

2. 触诊检查 腰肌紧张，单个或多个腰椎棘突偏歪，椎体滑移、椎体后缘呈阶梯样改变。

3. 影像检查 X线检查可见腰椎不稳，椎体呈阶梯样改变，生理曲度变直，腰椎侧弯或棘突偏歪，腰骶角消失。骨盆X线片显示患侧骶髂关节密度增高，两侧关节间隙宽窄不等。CT检查可见腰椎间盘突出。

【鉴别诊断】

脊柱损伤性疾病导致的尿道综合征，一般有颈段或腰骶段脊柱的外伤、劳损病史或相应的临床症状、体征及影像学改变，泌尿系统的各项理化检查多无异常发现。而泌尿系统的炎症、结核、结石、肿瘤以及泌尿系统的器质性疾病，理化检查均有相应的阳性结果。

【治疗】

1. 手法治疗

（1）腰部旋扳法（图7-65～图7-69）：让患者俯卧于治疗床上，胸下垫一枕，枕的前缘至患者下颌处，患者双上肢分别放置于身体两侧，全身放松。根据患者的主诉症状、皮肤感觉检查结果、影像检查结果初步做出定位诊断，结合初步定位诊断进行针对性的触诊，进一步做出定位诊断。根据定位诊断的病变部位，令患者取侧卧位，一般患侧在上（以左侧为患侧为例），头枕于枕头上，贴近床面一侧（右侧）下肢伸直，左下肢屈髋屈膝。医者站于患者腹侧。再次触诊定位后，医者右手中指、环指抚触于病变部位不离开，此时医者双手肘部屈曲，左肘部置于患者左侧肩前，右肘部置于患者左侧臀部后上方，嘱患者全身放松。医者根据需纠正部位，酌情调整患者肩部和臀部的前后倾斜角度。体位适当时，医者双侧肘部同时向前下、后下方协同施力，使两肘部扳压、旋转、牵拉的作用力相交于患椎间处，此时常可听到椎间关节被调整的"咯咯"响声，右手抚触的中指、环指亦可感觉到患椎部位的移动，手法即告结束。手法位置多位于第2、第3腰椎和第4、第5腰椎间隙。手法治疗后仰卧休息3～5分钟。

（2）侧卧位腰部指压法（图7-30～图7-33）：根据患者症状、俯卧位触诊结果、影像检查以及其他检查结果，初步诊断为某一或某几个脊椎节段的疾病，针对定位诊断的结果实施手法。令患者侧卧（触诊检查中发现的病变部位向上），枕头高约同患者一拳高度，颈微前屈且屈髋屈膝。医者站立于患者腹侧，因俯卧位触诊的位置在侧卧位时会稍移动，所以需要再次触诊找准患椎（垂直于脊柱方向的条状隆起），在条状隆起病灶一侧的棘突侧板上用拇指轻轻颤压2～3秒，压力方向根据不同脊椎节段、椎体的滑移、倾斜方向稍有不同。力量约10～100 N（根据体质、年龄和耐受力增减）。指压时有时可感觉到椎间关节的移动。指压后条状隆起病灶可消失或明显变小，症状缓解甚至消失。手法位置多为第2或第 3 腰椎棘突侧板，第 4 或第 5 腰椎棘突侧板。手法治疗后仰卧休息 3～5 分钟。

（3）治疗机理：定位斜扳法和指压法可以缓解椎旁肌紧张痉挛，纠正腰椎的不正常位置或状态，以缓解对神经的刺激。整脊手法还可以刺激到命门穴，可以起到命门穴的穴位治疗作用。

命门穴位于第 2 腰椎棘突下。局部解剖：在腰背筋膜、棘上韧带及棘间韧带中；有腰动脉后支及棘间皮下静脉丛；分布有腰神经后支内侧支。主治：虚损腰痛，脊强反折，遗尿，尿频，泄泻，遗精，白浊，阳痿，早泄，赤白带下，胎屡堕，五劳七伤，头晕耳鸣，癫痫，惊恐，手足逆冷。

2. 中药内服

（1）治疗原则：活血祛瘀，适应于瘀滞型。

方药：桃红四物汤加减。桃仁 10 g、红花 10 g、川芎 10 g、当归 10 g、生地 15 g、赤芍 10 g。

（2）治疗原则：清热利湿，适应于湿热型。

方药：导赤散加减。竹叶 15 g、生甘草 10 g、木通 10 g、生地 15 g、白茅根 30 g、滑石 30 g（包）。

（3）治疗原则：补肾助阳，适应于肾阳虚型。

方药：金匮肾气丸合缩泉丸加减。熟地 30 g、山药 15 g、山芋肉 15 g、茯苓 10 g、泽泻 10 g、丹皮 10 g、制附片 6 g、肉桂 3 g、乌药 10 g、益智仁 10 g、石菖蒲 6 g。

3. 针灸治疗

治疗原则：疏导膀胱气机。

处方选穴：肾俞、膀胱俞、腰阳关、次髎、气海、中极、水道、阴陵泉、三阴交、委阳。

随证配穴：瘀血配膈俞、血海，湿热配行间，阳虚配命门、太溪。

方法：在针次髎、气海、中极、水道时，让针感向会阴部放散；肾俞、膀胱俞、腰阳关针用补法，余穴平补平泻。

【典型病例】

病例 1：

葛××，女，43 岁。

主诉：尿频、尿急、尿痛 4 日。

病史：尿频、尿急、尿痛 4 日。小便一天数十次，每隔数分钟就要去厕所，小便每次量不多，腰腹部亦痛，卧位时小便次数可减少，咳嗽小腹震痛，抬腿及翻身动作时小腹痛加重。晨起后症状开始加重，久坐也可使上述症状加重。并出现头昏、视物模糊。

检查：血常规无异常，肾区无叩击痛；尿常规结果为尿隐血（+），上皮细胞增多；腰椎 X 线可见第 1、第 2、第 3 腰椎边缘呈唇样增生，第 4、第 5 腰椎不稳，呈阶梯样改变。

诊断：尿道综合征、腰椎不稳症。

治疗：侧卧旋扳第 4、第 5 腰椎，当时症状立即全部消失。

病例 2：

祁 ××，女，21 岁。2007 年 3 月 14 日于中医骨伤科门诊就诊。

主诉：尿频、尿急 3 年，伴腰部酸痛。白天约每小时小便 1 次，夜间入睡后症状可改善，小便 1~2 次。卧位腰部酸痛亦减轻，曾去多家医院肾科、泌尿科检查，均未见异常。

腰椎正侧位片：第 5 腰椎骶化，隐裂，第 2、第 3 腰椎不稳，呈阶梯样改变。

诊断：尿道综合征、腰椎不稳症。

治疗：手法治疗 1 次，症状全部消失，后巩固治疗 1 次，随访未再复发。

病例 3：

高 ××，女，51 岁。于 2016 年 9 月 21 日门诊就诊。

主诉：尿失禁 3 年，伴偶有腰部酸痛。平时无特殊不适，在咳嗽、大笑、跳跃时小便会流出。有第 4、第 5 腰椎椎间盘突出病史。目前无明显腰及下肢症状。肾科、泌尿科检查未见异常。

诊断：压力性尿失禁，第 4、第 5 腰椎椎间盘突出伴不稳。

治疗：手法治疗 4 次后小便控制明显好转，咳嗽、大笑、跳跃时未再出现尿失禁。

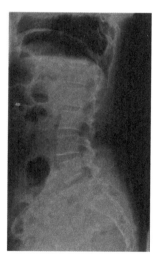

图 8-28　第 4、第 5 腰
椎阶梯样改变

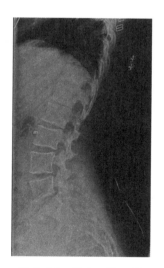

图 8-29　第 2、第 3 腰
椎阶梯样改变

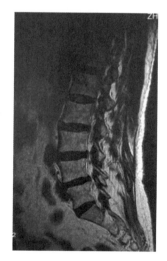

图 8-30　第 4、第 5 腰
椎间盘突出伴不稳

第二十节　跟痛症

　　跟痛症也称跟骨痛，是临床十分常见的多发病，多发于 40～60 岁的中、老年人。其主要表现为足跟底部及周围疼痛。疼痛多为刺痛或胀痛，行走或站立时疼痛加重，严重影响生活与工作。疼痛除足跟底部外，足跟内、外侧也有疼痛或压痛。目前，医学界对本病的认识并不一致，多数学者认为与跟骨慢性损伤有关，是由跟骨结节跖腱膜附着处的慢性损伤所引起的，治疗方法多以消肿、止痛等局部对症治疗为主。这种方法不仅痛苦大，疗效也不尽人意。有关这一疾病的认识与如何防治，有待进一步深入研究。

　　【病因病理】

　　有关本病的病因学，有以下几种不同的看法：

　　1. 有学者认为本病的产生与年龄增大有关，是由于"跟下脂肪垫"长期负重、摩擦所产生的脂肪垫损伤，是脂肪垫无菌性炎症所致。然而如按这一说法推论，则本病在老年人中应人人皆有，而且也应双侧发病者多，这与临床实际并不相符。

　　2. 有人认为本病的产生与跟骨局部骨质增生（即骨赘）有关，但临床所见骨赘的存在与否，以及骨赘的大小，与疾病的产生和临床症状并无相关性。即使骨赘仍然存在，原有症状也可完全消失；也有些病例跟骨并无明显增生，却也有足跟痛症状出现。因此，这一学说也不能解释所有病例。

　　3. 也有人认为本病与跟骨内压力增大有关，即"跟骨内高压"学说，而且也采用跟骨内减压术治疗，因疗效不满意，目前已不采用。

　　4. 我们认为本病疼痛的部位事实上并非只有足跟底部，而是包括足跟及其周围，足跟痛是由于这一部位接触地面，受压而显得疼痛更为突出，是一种一定范围内的区域性的疼痛，而不是局限于某一点的疼痛，疼痛的足跟及其底部外观均无异常，即无红肿、发热或损伤的表现，而且这类患者在病变发生前均不觉有任何明确的诱发因素，其相关神经分支与第 5 腰神经和第 1 骶神经有关。对足跟痛患者进行检查也可以发现腰骶关节（即第 5 腰椎和第 1 骶椎关节突关节）部位可有压痛，且压痛多与足跟痛位于同侧。腰椎 X 线检查腰骶关节突关节也多有相应的改变。值得指出的是，在多数足跟痛患者中，两侧腰骶关节突关节的关节面的对合关系存在着左右不对称的现象，并可见关节突关节损伤及创伤性关节炎改变，常表现为一侧较重。因此，我们认为，本病的发生与足部运动姿势并无明显相关性，是由腰骶关节突关节创伤性炎症所引起。在临床中，我们针对这一病因治疗，取得了较为满意的效果。

【临床表现】

1. 本病多发于中老年人。有关本病的发病年龄，国内各报道并不相同，有人认为其发病年龄在 25～60 岁。但本病好发年龄应该在 45～60 岁，平均在 50 岁。

2. 足跟底部痛，活动后有可能减轻，休息时也有足跟及周围刺痛或胀痛，多为一侧痛。病变初期疼痛性质多为刺痛，病程较久者足底着地时疼痛加重，多为刺痛或刀割样痛，休息时足跟部有胀痛。有时足跟骨内、外侧也有疼痛或压痛。

3. 局部外观无明显红、肿等特殊改变，足跟底部及跟骨两侧均有较明显的压痛，压痛性质与足部着地时相同。

4. X 线足跟部摄片除有跟骨骨质增生（也可无骨质增生）以外，局部无其他特殊变化。腰椎正侧位片可见腰骶关节两侧关节突关节面方向左右不对称，或关节间隙不等，病侧关节面局部多密度增大，间隙变窄，边缘有增生等创伤性改变。

【诊断要点】

1. 患者多为中老年人，有久坐或长期站立工作史。

2. 有一侧或双侧足跟底部及周围疼痛，足跟着地时疼痛，休息时足跟周围胀痛。足跟局部外观无明显异常，足跟底部及内外侧面均有较重的压痛。

3. X 线检查跟骨局部多无异常（除跟骨前下有骨质增生外），腰椎正侧位片可见腰骶关节突关节不对称或关节局部有创伤性改变。

【治疗】

由于本病是由腰骶关节的创伤性炎症所引起，治疗方法的选择要有利于局部创伤性炎症的消退与修复。

1. 手法治疗

（1）腰部旋扳法（图 7-65～图 7-69）：让患者俯卧于治疗床上，胸下垫一枕，枕的前缘至患者下颌处，患者双上肢分别放置于身体两侧，全身放松。令患者侧卧位，一般患侧在上（以左侧为患侧为例），头枕于枕头上，贴近床面一侧（右侧）下肢伸直，左下肢屈髋屈膝。医者站于患者腹侧。因由触诊的俯卧位变为侧卧位，体位发生了改变，所以医者需再次触诊，进一步核定定位诊断的病变部位，也就是治疗部位。再次触诊定位后，医者右手中指、环指抚触于病变部位不离开，此时双手肘部屈曲，左肘部置于患者左侧肩前，右肘部置于患者左侧臀部后上方，嘱患者全身放松。医者根据需纠正部位，酌情调整患者肩部和臀部的前后倾斜角度。体位适当时，医者双侧肘部同时向前下、后下方协同施力，使两肘部扳压、旋转、牵拉的作用力相交于第 5 腰椎、第 1 骶椎椎间处，此时常可听到椎间关节被调整的"咯咯"响声，右手抚触的中指、环指亦可感觉到患椎部位的移动，手法即告结束。手法治疗后仰卧休息 3～5 分钟。

（2）拇指推压法（理脊法）（图7-75~图7-78）：让患者俯卧于治疗床上，胸下垫一枕，枕的前缘至患者下颌处，患者双上肢分别放置于身体两侧，全身放松。针对脊椎的侧弯、偏歪、旋转、滑移的部位和方向的不同，采用不同的拇指推压部位和方向。一般情况下拇指推压方向向对侧、向内（腹侧）、向上（头部），推压用力宜轻柔、沉稳、渗透。推压时有时可听到椎间关节弹响声或能感觉到椎体移动。手法复位时间一般1~3分钟即可。手法治疗后仰卧休息3~5分钟。

（3）手法治疗机理：第5腰椎、第1骶椎椎体间移位（椎间盘移位、椎间盘突出）导致的第1骶神经受损的临床表现为骶臀部及大腿后侧、小腿后侧及足跟疼痛，小腿后外侧及包括外侧3个足趾麻木，足及蹬趾跖屈力减弱，小腿肌无力或萎缩，跟腱反射减弱或消失。很多腰椎间盘突出症常常只有某个局部症状，如第5腰椎、第1骶椎椎间盘突出症只有足跟疼痛的症状，这在临床也较常见。

2. 封闭治疗　在调整关节面的基础上，对某些局部关节面损伤较明显、足跟疼痛时间较久、症状较重者，可考虑在关节突关节局部做封闭治疗，可以封闭单侧也可以封闭双侧，视病情而定。取药物用1%普鲁卡因2mL加5mg地塞米松，在与足跟痛同侧的腰骶关节局部做封闭，注射后应配合休息1~2日。对少数经以上治疗后疗效仍不明显，尤其是足跟周围疼痛较重或触压痛者，还可以考虑在内踝后方垂直向下约一横指处（胫神经部位）做封闭治疗，也可很快缓解疼痛，较在足底痛点封闭痛苦小而效果好。

3. 中药内服

治疗原则：活血通络，温经止痛。

方药：当归鸡血藤汤加减。药用当归10g、鸡血藤10g、白芍10g、丹参10g、熟地10g、丹皮10g。

体质较弱，腰膝冷痛，足部疼痛，午后尤重，或伴有肢体麻木，舌质淡白或白偏腻者，以补肝肾，益气养血，祛风寒止痹痛为主。可用独活寄生汤加减：药用独活9g、桑寄生18g、秦艽9g、防风9g、细辛3g、当归12g、芍药、川芎6g、熟地黄15g、杜仲9g、牛膝9g、党参12g、茯苓12g、肉桂15g、甘草6g。

4. 针灸治疗

治疗原则：舒筋活血，兼补肾气。

处方选穴：肾俞、关元俞、十七椎下、承山、昆仑、太溪。

方法：肾俞、太溪针用补法，其余穴位针用平补平泻手法，昆仑、太溪穴可向压痛点透刺，局部可加用温和灸。

【典型病例】

患者，男，56岁，某高校职工。右足跟痛半月余，坐久站起及行走时痛，晨起时轻。检查发现右足跟部外观无红肿，局部有压痛，腰肌紧硬，第5腰椎、第1骶椎棘突旁右侧有压痛。腰椎 X 光平片示右腰骶关节面密度增高。右足跟 X 线片未见骨刺。

  诊断：跟痛症。

  治疗：采用推压法、侧卧旋扳法及局部外敷"消肿散"治疗。每周 2 次，治疗 4 次后症状基本消失。

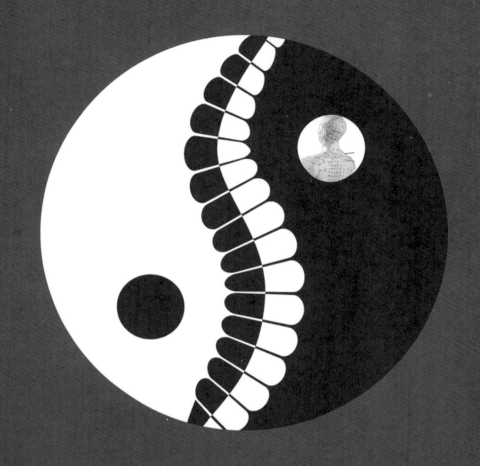

第9章

功能锻炼

  功能锻炼是一种患者通过自身运动来锻炼身体，预防和治疗某些疾病的方法，简称练功，古称导引。功能锻炼是贯彻局部与整体兼顾、动静结合的治疗原则，促使功能恢复的一种有效手段。功能锻炼能促进全身和局部的气血循行，使脏腑功能协调统一、患处气血灌流充足、各种病理产物得到及早吸收和排除，濡养皮肉筋骨，保证组织修复；能防止或减轻肌肉萎缩，促进筋伤修复；可以促使气血通畅，避免关节粘连、僵硬强直和骨质疏松，是保护关节功能的有效措施；可以促使血行通畅，化瘀生新，濡养筋络，滑利关节；能扶正祛邪，调节机体功能，促进气血充盈，使肝血肾精旺盛、筋骨劲强、关节滑利，有利于损伤和整个机体的全面恢复。

功能锻炼应以主动锻炼为主，以被动锻炼为辅，以患者健肢带动患肢，动作要协调、对称、平行、多面，要耐心细致、循序渐进，由少到多，逐步加大。

第一节 "练功十八法"

"练功十八法"是庄元明在发掘整理古代导引术如"五禽戏""八段锦"等祖国医学及武术遗产，继承近代著名伤科医师王子平"祛病延年二十势"的经验基础上，总结提高、逐步形成的一套自身锻炼防治颈肩腰腿痛的有效方法。

一、防治颈肩痛的练功法

本套练功法主要是由头部和上肢的活动所组成。通过活动头部和上肢，滑利颈、肩、肘和手指关节，改善上述部位软组织的氧化和还原过程，松解上述部位软组织的粘连及痉挛，改善和恢复颈、肩、臂和手指的活动功能。此外，这套练习还能疏肝理气、助消化等，也有调节大脑的功能。

1. 颈项争力

本节动作锻炼颈项部的肌肉和头颈关节。因此，头在旋左、旋右、抬头、低头时，要尽可能加大动作幅度，使力主要作用在颈后部斜方肌上，一般的标准是左右旋转达60°，前屈时下颌触及胸骨柄，后伸时约达45°。容易出现的错误是头旋左、旋右时上体也跟着转动，抬头、低头时挺胸或弯腰。

预备姿势：分腿直立，两手叉腰（大拇指向后）。

动作：① 头向左旋转至最大限度，眼视左方。

② 还原成预备姿势。

③ 头向右旋转至最大限度，眼视右方。

④ 还原成预备姿势。

⑤ 抬头望天。

⑥ 还原成预备姿势。

⑦ 低头看地。

⑧ 还原成预备姿势。

练功次数：做 2~4 个 8 拍。

得气感：颈部肌肉要有酸胀感。

适应范围：颈部急性扭伤、颈椎病。

2. 左右开弓

本节动作主要锻炼颈、肩和上背部的肌肉及肩带关节的活动功能，特别是增强菱形肌的收缩作用。其动作要求是前臂与地面垂直，肩带用力后缩，背部两侧肩胛骨尽可能接近。容易出现的错误是在做肩带关节后缩动作时，两肘部向后顶或抬起过高以及两臂伸直。此外，肩带用力后缩时要防止挺腹。

预备姿势：分腿直立（两脚间距离稍宽于肩），两手虎口相对成圆形（掌心向前），离面部 30 cm 左右，眼视前方。

动作：① 两手左右分开至体侧，同时双手轻握拳（拳面向前），头向左转，眼视左方远处（肘关节下垂）。

② 还原成预备姿势。第 3~4 个 8 拍与第 1~2 个 8 拍动作相同，但方向相反。

练功次数：做 2~4 个 8 拍。

得气感：当挺胸眼视远处时，颈项、肩、背部肌肉有酸胀感，并可以放射至两臂肌群，同时胸部有舒畅感。

适应范围：颈项、肩、背部酸痛、僵硬，手臂麻及胸闷等。

3. 双手伸展

本节动作是从推拿拔伸的手法中演变而来的，主要锻炼肩背部的肌肉，如冈上肌等。正确的动作是两臂垂直向上，伸展到最高点。同时挺胸收腹，脚跟不能提起。两臂上举时，眼睛轮换视左右手；放下时，身体要随之放松。容易出现的错误是挺腹，两臂上伸时与地面不垂直或躯干前倾、侧弯等。

预备姿势：分腿直立（两脚间距离稍宽于肩），屈肘于体侧（手轻握拳，拳高于肩，拳心向前）。

动作：① 两拳松开，同时两臂上举（掌心向前，抬头，眼视患侧手指）。

② 还原成预备姿势。

③ 第 3~4 个 8 拍和第 1~2 个 8 拍动作相同，但方向相反。

练功次数：做 2~4 个 8 拍。

得气感：当抬头眼望手指时，颈肩部有酸胀感，收腹挺胸时，腰部亦有酸胀感。

适应范围：颈、肩、背及腰部酸痛，肩关节功能障碍如上臂提举不便等。

4. 开阔胸怀

本节动作用两臂上举及外展外旋来加大肩关节的活动幅度，主要锻炼颈、肩部大、小圆肌，肩胛下肌，喙肱肌等的活动功能。

其动作要求是两臂向上及外展时，要充分运用内劲才能使肩关节活动达到预期的效果。

此外，要注意不能屈臂、挺腹。眼要先看手背，两臂分开后，眼始终看着掌心，直至还原成预备姿势为止。

预备姿势：分腿直立（两脚间距离稍宽于肩），两手交叉于腹前，手背在前。

动作：① 两臂交叉上举（眼视手背）。

② 两臂经体侧划弧下落，同时翻掌，还原成预备姿势，眼睛始终看患侧手并随之移动。

练功次数：做 2～4 个 8 拍。

得气感：两臂上举时，颈、肩、腰有酸胀感。

适应范围：肩关节周围炎，肩关节功能障碍及颈、背和腰酸痛。

5. 展翅飞翔

本节动作针对肩关节的环转活动而设计，它是从推拿中的摇法演变而来，变被动活动为主动锻炼的动作。

要求上臂后伸，两肘后顶，两肘关节及前臂沿体后侧上升，再由上臂外展前屈至体前。这时两肘在体前要高于两肩，平于眉梢，最后双臂内收，两手由屈腕转为伸腕立掌，在体前下按，还原成预备姿势。另外还需要注意眼睛先视肘部，两手下按时，目视前方。其次做动作时还要防止耸肩，或两上臂后伸上提时两手贴腰背部。

预备姿势：分腿直立（两脚间距离稍宽于肩）。

动作：① 两臂屈肘经体后侧成"展翅"状（肘高于肩，手下垂，手背相对），眼看肘，随之向前。

② 两臂下落时，两手在脸前成立掌（掌心相对），徐徐下按还原成预备姿势。

练功次数：做 2～4 个 8 拍。

得气感：肩部有酸胀感，两肋也有酸胀感。

适应范围：肩关节僵硬及上肢活动功能障碍。

6. 铁臂单提

本节动作亦可增加肩关节的活动，锻炼肩胛下肌，大、小圆肌，背阔肌等肌力，加强上臂旋后功能。

其动作要求是在手臂上举时，尽可能举到顶点，后屈臂的手背要放在腰骶部，并逐渐上移至胸椎部，眼要始终看着上举的手背。容易发生的错误是手臂上举不直，上体侧弯或旋转。

预备姿势：分腿直立（两脚间距离稍宽于肩）。

动作：① 左臂经体侧上举成托掌（眼视手背），同时右臂后伸、内收、屈肘，手背紧贴腰骶部。

② 左臂经体侧下落（眼看手背），后伸、内收、屈肘，手背紧贴腰部，其位置须高于此时仍贴在腰骶部的右手。第 3～4 个 8 拍和第 1～2 个 8 拍动作相同，但方向相反。

练功次数：做 2～4 个 8 拍。

得气感：当手臂上举托掌时，同侧颈肩部有酸胀感，并觉胸部舒畅。

适应范围：肩关节僵硬、活动不便，颈、肩、腰痛及胃脘胀满。

二、防治腰背痛的练功法

发生腰痛常见原因为腰扭伤、腰肌劳损、风寒湿腰痛、腰椎间盘突出症等。

本套功法针对腰痛疾病，其主要目的是减轻症状，消除骶棘肌、腰大肌的痉挛，松解腰肌粘连，改善活动功能，并矫正脊柱侧弯，恢复腰椎生理弧度等。

1. 双手托天

本节动作主要锻炼腰部两侧肌肉和骶棘肌、斜方肌、背阔肌等，使脊柱得到拔伸、侧屈，起到正骨理筋的效用。其动作要求是双手垂直上托时，腰肌要放松，以便符合"松紧结合"的原则；上体面向前方，腰侧屈到最大限度；肩关节和髋关节固定，不要转体；两腿直立。容易出现的错误是两臂不直，屈膝，肩与上体成角或转体等。

预备姿势：分腿直立（两脚间距离稍宽于肩），手指交叉于上腹（掌心向上）。

动作：① 两臂上提至颌部，反掌上托（抬头挺胸，掌心向上）。

② 两臂带动上体向左侧屈一次。

③ 再侧屈一次。

④ 两臂经体侧下落还原成预备姿势。

第 5～8 个 8 拍和第 1～4 个 8 拍动作相同，但方向相反。

练功次数：做 2～4 个 8 拍。

得气感：颈和腰部产生酸胀感，并能放射至肩、臂、手指。

适应范围：颈、腰僵硬，肩、肘关节及脊柱活动不便，脊柱侧弯等。

2. 转腰推掌

本节动作锻炼腰椎两侧的肌肉以及腰椎体的旋转能力，能增强腰肌，提高腰椎稳定性，有助于矫正腰椎侧弯。其动作要求是上体正直，不能前倾、后仰，转腰同时一臂向前推掌，另一臂屈肘尽量向侧方顶，使腰部旋转达到最大限度，这时两臂成一直线。两腿要伸直。转腰时眼要向后看。

容易出现的错误是上体不直，向前倾斜，重心向左右移动，或两臂不成直线。

预备姿势：分腿直立（两脚间距离稍宽于肩），双手握拳于腰部。

动作：① 右手立掌向前推出（掌心向前），同时上体向左转，眼视左方，左肘向左侧方顶，与右臂成一直线。

② 还原成预备姿势。

第3~4个8拍和第1~2个8拍动作相同，但方向相反。

练功次数：做2~4个8拍。

得气感：当推掌转体时，腰、肩、颈、背有酸胀感。

适应范围：适用于颈、肩、背和腰软组织劳损，如颈、腰痛伴有手臂麻木，肌肉萎缩等。

3. 叉腰旋转

本节动作主要滑利第4、第5腰椎关节，特别是使腰椎过伸，增强骶棘肌肌力，有利于保持或矫正腰椎生理弧度。

"叉腰旋转"动作要求是腰部过伸转动的幅度要尽可能大，骨盆与腰椎转动时，头部及上身的活动幅度尽量要小，要做到腰椎活动连贯协调，不能断断续续，并注意两腿伸直。不能屈膝，或做成"摇头摆尾"的姿势。在动作做到第4、第8拍时，肩部及腰部肌肉均应放松，使练功动作有张有弛，以便达到"松紧结合"的目的。

预备姿势：分腿直立（两脚间距离稍宽于肩），两手叉腰（大拇指向前）。

动作：① 第1~4个8拍两手依次用力推动骨盆，顺时针方向做绕环一周。

② 第5~8个8拍和第1~4个8拍动作相同，但方向相反。

练功次数：做2~4个8拍。先顺时针方向做1~2个8拍，后逆时针方向做1~2个8拍。

得气感：腰部有明显的酸胀感。

适应范围：腰部急性扭伤及慢性腰痛。

4. 展臂弯腰

本节动作主要加强锻炼腰背部棘上、棘间韧带，后纵韧带，骶棘肌，背阔肌以及腰椎关节活动功能。其关键是弯腰时保持两侧上臂及肩部平行和放松，并与上体同时前弯及注意抬头，手臂缓慢放下，交叉，再两臂上提至耳侧，然后与上体同时向上挺直，还需注意两腿伸直，上体前屈，两臂体前交叉时，两侧手指尽量触及地面。容易出现的错误是上臂紧张，低头，手臂上举时不与上体平行。

预备姿势：分腿直立（两脚间距离稍宽于肩），两手于腹前交叉（掌心向内）。

动作：① 两臂由身前上举，抬头挺胸收腹（眼视手背）。

② 两臂经体侧下落至侧平举，掌心向上。

③ 两手翻掌，同时上体挺腰前屈。

④ 两臂于体前交叉。

⑤ 第5~8个8拍和第1~4个8拍动作相同，最后一拍还原成预备姿势。

练功次数：做2~4个8拍。

得气感：两臂上举眼视手背时腰部有酸胀感，双手触地时两腿后肌群有酸胀感。

适应范围：颈、背、腰酸痛。

5. 弓步插掌

本节动作是从推拿扳法中演变出来的，主要锻炼腰、臀、腿部肌肉及脊椎旋转功能，有利于矫正脊椎小关节紊乱、滑膜嵌顿等。

其动作要求是两腿开步要大，弓步要稳，上体保持正直，插掌手臂的大拇指尖高度要与头顶相平，后腿要挺直，踝关节不能转动，同时另一手臂屈肘向后顶，然后两臂向相反方向用"内劲"，在腰部即能做出旋转力矩，加强腰部肌肉的得气感，即要求做到"三直"（腰直、腿直、臂直）。容易出现的错误是弓步小，上体前倾，插掌臂过高或过低，后腿屈曲及踝关节内旋等。

预备姿势：直立分腿一大步，双手握拳于腰部。

动作：① 上体左转成左弓步，同右拳变掌向前上方插掌，大拇指尖与头顶相平。

② 还原成预备姿势。

③ 第3～4个8拍和第1～2个8拍动作相同，但方向相反。

练功次数：做2～4个8拍。

得气感：腰腿酸胀感。

适应范围：颈、腰、背痛及小关节紊乱等。

6. 双手攀足

本节动作主要牵伸腰椎部棘间韧带、棘上韧带、后纵韧带，锻炼骶棘肌、背阔肌、腰大肌以及下肢腘绳肌等。

其动作要求是上体前屈，同时抬头，两臂紧靠耳旁，徐徐攀足，然后稍停顿，再还原成预备姿势。并须注意两腿要伸直，两掌要尽量触及足背，动作连贯协调。容易出现的错误是先双手下攀，然后上体前屈，两个动作不同时进行或屈膝低头。

预备姿势：立正。

动作：① 手指交叉于上腹前（掌心向上），两手经面部前方翻掌上托，眼视手背。

② 上体挺腰前屈。

③ 手掌触脚背。

④ 还原成预备姿势。

练功次数：做2～4个8拍。

得气感：两臂上举时，颈、腰部有酸胀感，当弯腰手能触及脚背时，腰腿部有酸胀感。

适应范围：腰腿软组织劳损、转腰不便、脊椎侧凸、腿部酸痛麻木及屈伸不利等。

三、防治臀腿痛的练功法

这套功法主要是由臀部和腿部的活动所组成。通过活动髋、膝和踝等关节，滑利上述关节，加强腰腹肌、臀部肌和腿部肌肉力量，松解臀、腿部软组织的粘连和痉挛，以及提高上述软组织活动功能。此外，练习这套功法还能纠正脊柱和骨盆的畸形等疾病。

1. 左右转膝

本节动作可滑利下肢三大关节，特别是能锻炼膝关节的活动功能，并能加强股四头肌及腘绳肌等的力量，有利于提高膝关节内外韧带的柔韧性，增进膝关节的稳定作用。其动作要求是转膝时宜缓慢、连贯、有力地进行，环转幅度尽量要大。容易出现的错误是只做前后屈伸，转动时脚跟提起、快慢不匀或两足分开。

预备姿势：上体前屈，两手扶膝（目视前下方）。

动作：① 两腿弯曲，顺时针方向转膝一次（腿向后时伸直）。

② 还原成预备姿势。

练功次数：做 2~4 个 8 拍。先顺时针方向做 1~2 个 8 拍，后逆时针方向做 1~2 个 8 拍。

得气感：在转膝时，膝、踝关节有酸胀感。

适应范围：膝、踝关节酸痛、无力，膝关节髌下脂肪垫劳损及膝关节内外侧副韧带损伤等。

2. 仆步转体

本节动作主要锻炼内收肌和股四头肌肌力，加强下肢的外展、内收功能，提高髋关节的稳定性。其动作要求是仆步开大，膝盖与足尖垂直，上体尽量向下压腿，两足平行、足尖向前。容易出现的错误是两足开步小，下蹲不够低，上体倾斜，两足成“八”字形等。

预备姿势：直立分腿一大步，双手叉腰（大拇指向后）。

动作：① 左腿成仆步，同时上体向左转 45°。

② 还原成预备姿势。

③ 第 3~4 个 8 拍和第 1~2 个 8 拍动作相同，但方向相反。

练功次数：做 2~4 个 8 拍。

得气感：仆步时，伸直腿的内收肌群有酸胀感，弯曲腿的股四头肌有酸胀感。

适应范围：腰臀腿痛，髋、膝、踝关节活动不利，内收肌劳损，下肢肌肉萎缩、行走不便等。

3. 俯蹲伸腿

本节动作是从推拿拔伸手法中演变出来的，其主要作用是锻炼臀大肌、股二头肌、半膜肌、半腱肌以及腓肠肌的肌力，因此这节动作对坐骨神经痛有良好疗效。其动作要求是两腿并拢，下蹲时臀、腿部肌肉尽量放松，目视前方；伸腿时，两腿伸直，两手尽可能按住脚背。容易出现的错误是两足分开，下蹲时臀部及足跟抬起、低头或体位不正。

预备姿势：立正。

动作：① 上体前屈，两手扶膝，腿伸直。

② 屈膝全蹲，两手扶膝（指尖相对）。

③ 两手掌贴脚背，再伸直两腿。

④ 还原成预备姿势。

练功次数：做 2～4 个 8 拍。

得气感：全蹲时，大腿的前肌群及膝关节有酸胀感；伸直时，大、小腿的后肌群有酸胀感；手掌贴脚背时，腿后肌群酸胀或有加重。

适应范围：因髋、膝关节活动不便，下肢屈伸困难而引起的下肢肌肉萎缩，以及坐骨神经痛等。

4. 扶膝托掌

本节动作突出了武术基本功中马步动作，主要锻炼股四头肌的力量，加强下肢三大关节的稳定性。其动作要求是两腿分开，两脚间距离宽于肩，成中开步，上体要正直，托掌臂要伸直，扶膝手贴在膝关节处。容易出现的错误是马步开得过小，上体倾斜，屈肘，臀部突出，腰部不正等。

预备姿势：分腿直立宽于肩成中开步。

动作：① 上体前屈，右手扶左膝。

② 上体挺直，屈双膝成马步，左臂部经体前上举成托掌（眼视手背）。

③ 上体前屈，两腿伸直，左手扶右膝，与右手交叉。

④ 还原成预备姿势。

⑤ 第 5～8 个 8 拍和第 1～4 个 8 拍相同，但左手扶右膝。

练功次数：做 2～4 个 8 拍。

得气感：当眼视手背时，颈肩、腰、腿部均有酸胀感。

适应范围：颈、肩、腰、腿部酸胀痛及下肢肌肉萎缩等。

5. 胸前抱膝

本节动作主要锻炼臀大肌及下肢伸肌群的力量，提高人体平衡能力，加强髋关节的屈曲功能。其动作要求是上肢上举伸直同时抬头，抱膝尽量向胸部靠拢，重心要稳定。容易出现的错误是起步太大，上肢屈曲，抱膝时弯腰，立腿呈屈膝，引起上体摇晃不稳。

预备姿势：立正。

动作：① 左腿向前一步，身体重心移至左腿，右足跟提起，同时两臂前上举（手心相对，抬头挺胸）。

② 两臂经体侧下落，同时提右膝，双手紧抱右膝于胸前，左腿伸直。

③ 还原成预备姿势。

④ 第 5～8 个 8 拍和第 1～4 个 8 拍相同，但换右脚做。

练功次数：做 2～4 个 8 拍。

得气感：抱膝时，支撑腿的后肌群及前肌群均有酸胀感。

适应范围：臀、腿酸痛及屈伸功能障碍。

6. 雄关漫步

本节动作主要协调下肢肌肉功能，要求分清虚步和实步，上体保持正直，挺胸面向前方，重心随着实步移动，虚步一足必须背屈。容易出现的错误是步子不分虚实，上体前顾后仰，虚步一足未能背屈等。

预备姿势：直立，两手叉腰（大拇指朝后）。

动作：① 左腿前进一步，足跟先着地，右足跟提起，重心移至左腿。

② 右脚跟落地，稍屈右膝，重心后移至右腿，左足跟着地，左脚背屈。

③ 右脚前跨一步，重心移至右腿，左脚跟提起。

④ 左脚跟落地，稍屈左膝，重心移向左腿，右脚跟着地，右脚背屈。

⑤ 重心前移至右腿，左脚跟提起。

⑥ 重心后移至左腿，左腿屈膝，右脚跟着地。

⑦ 左腿伸直，右脚后退一步，稍屈右膝，重心后移至右腿。

⑧ 还原成预备姿势。

练功次数：做 2 ～ 4 个 8 拍。第 2 个 8 拍左脚前进一步开始。

得气感：重心在左腿时，左腿及右踝有酸胀感；重心在右腿时，右腿及左踝有酸胀感。

适应范围：下肢酸痛、关节活动不便。

四、防治四肢关节病的练功方法

四肢关节痛常由风、寒、湿侵袭，积累性劳损，外伤后遗等因素引起四肢关节内异常改变所致。

常见的慢性四肢关节痛的病变有四种：

① 慢性风湿性关节炎、② 类风湿性关节炎、③ 骨关节炎、④ 慢性损伤性关节炎。

本套练功法是针对上述几种疾病，为减轻四肢关节炎症状、关节周围肌肉痉挛，提高活动功能而设计的。

1. 马步推掌

本节动作主要锻炼上肢肘、腕、指关节及下肢髋、膝、踝、趾关节活动，特别是加强腕、肘及膝关节的韧带、肌腱的作用，同时增加腿力和臂力。

本节动作要求马步做得正确，上体要挺直，双手向前推掌时，动作要缓慢、连贯、用劲，不能屈肘，腕关节尽力背屈（伸腕）。容易出现的错误是马步不正确，如身体前倾、歪斜，两足呈"八"字形等。

预备姿势：分腿直立（两脚间距离稍宽于肩），成中开步，两手握拳于腰部。

动作：① 两腿成马步，同时两臂内旋向前推掌（掌心向前，指尖相对）。

　　　② 还原成预备姿势。

练功次数：做 2～4 个 8 拍。

得气感：腕背及两腿股四头肌有酸胀感。

适应范围：四肢关节酸痛，特别适应膝关节酸痛。

2. 歇步推掌

本节动作歇步是武术中的基本功之一，主要是锻炼下肢三大关节（髋、膝、踝）屈伸运动功能。

本节动作要求歇步做得正确，由于歇步动作难度较高，初练者不易把身体重心保持在人体的中轴上，常发生腿部摇摆不定、身体歪斜等情况，故锻炼时重点在于掌握重心。

预备姿势：分腿直立（两脚间距离稍宽于肩），两手握拳于腰部。

动作：① 上体左后转，右足内旋 45°，左足外旋 180°。

　　　② 下蹲成歇步。

　　　③ 右手向右侧推掌，左肘向左侧顶，目视左侧。

　　　④ 还原成预备姿势。

　　　⑤ 第 5～8 个 8 拍和第 1～4 个 8 拍动作相同，但方向相反。

练功次数：做 2～4 个 8 拍。

得气感：膝、踝关节和腿部有明显酸胀感。

适应范围：四肢关节及颈、肩、腰、腿酸痛。

3. 上下疏通

四肢关节痛因经络"气滞血瘀，闭塞不通"而形成。本节动作通过活动四肢关节，疏导全身气血，使上下通达以治其本。要求托掌时上体要正直，眼看手背，转腰时不能屈肘，弯腰时要抬头，两足并拢。

容易出现的错误是呼吸与动作不配合，屈膝，提臂不直，身体歪斜等。

预备姿势：直立，两手轻握拳于腰部，拳心向上。

动作：① 右手上托（掌心向上，眼视手背）。

　　　② 上体向左转 90°。

　　　③ 上体前屈，同时右手从髋部用掌心摸到左脚外侧。

　　　④ 上体右转，同时右手掌抚摸两脚背沿右腿外侧，还原成预备姿势。

　　　⑤ 第 5～8 个 8 拍和第 1～4 个 8 拍动作相同，但方向相反。

练功次数：做 2～4 个 8 拍。

得气感：肩、背、腰、腿酸胀。

适应范围：肩、背、腰、腿酸痛。

4. 转体回头

本节动作主要锻炼上肢腕、肘关节以及下肢膝、踝关节的功能，以及上下肢各关节协调作用。本节动作要求在转体回头、手臂向前向上伸展时，肘部不能屈曲，弓步要做得正确。另一侧下肢要伸直，不可屈膝，足跟要着地。

容易出现的错误是足跟悬空，身体歪斜。

预备姿势：直立分腿一大步，两手握拳于腰部。

动作：① 上体向左后转，右足内旋45°，左足外旋150°。

② 屈左膝成弓步。

③ 右臂向前方推掌，与右腿成直线，左肘向后顶，向左转体回头。

④ 还原成预备姿势。

⑤ 第5~8个8拍和第1~4个8拍动作相同，但方向相反。

练功次数：做2~4个8拍。

得气感：颈、肩、腰、腿有酸胀感。

适应范围：四肢关节及颈、肩、腰、背酸痛。

5. 左右蹬腿

本节动作主要滑利下肢膝、踝、跖、趾关节，并增强下肢各组肌肉的力量。

本节动作要求在蹬腿时，掌握好身体重心，缓慢连贯地进行，这样才能使经络系统调节功能得到提高，气随血行，畅通无阻，收到"气至效至"的结果。

容易出现的错误是站立不稳，身体歪斜，重心掌握不好，提腿时足背屈不够等。

预备姿势：分腿直立（两脚间距离稍宽于肩），两手叉腰（大拇指向后）。

动作：① 左腿屈膝上提，然后向右前下方蹬腿。

② 还原成预备姿势。第3~4个8拍动作同第1~2个8拍，但换右腿做。

练功次数：做2~4个8拍。

得气感：腿部有酸胀感。

适应范围：髌下脂肪垫劳损，膝关节酸痛，下肢各关节活动不利及肌肉无力、萎缩等。

6. 四面踢腱

本节动作主要是锻炼髋、膝、踝三大关节的前、后、左、右各个角度的活动功能，同时增强关节稳定作用。

本节动作要求充分运用"内劲"，使下肢各组肌肉得到全面发展，并增强肌力。

容易出现的错误是身体歪斜，站立不稳，下肢踢腿无力等。

预备姿势：直立，两手叉腰（大拇指向后）。

动作：① 提左膝，同时内脚背上踢。

② 提右膝，同时内脚背上踢。

③ 左外脚背屈膝上踢。

④ 右外脚背屈膝上踢。

⑤ 提左膝前踢。

⑥ 提右膝前踢。

⑦ 屈左膝，脚跟后踢臀部。

⑧ 屈右膝，脚跟后踢臀部。

每一动作完成后，立即还原成预备姿势。

得气感：腿部有酸胀感。

适应范围：髋、膝关节酸痛，下肢无力等。

五、"练功十八法"的注意事项

1. 练功动作要正确

因为"练功十八法"动作的针对性强，只有按照正确的动作技术要求去做，才能达到较好的防治效果。要严格按动作要求去做，不能按患病者的"舒适"动作去做。动作正确与否，防治效果就不一样。例如"颈项争力"是头部动作，如果做成了腰部动作，那么就失掉了这个动作的效果。其他像"双手攀足"时屈膝，"雄关漫步"时没有移重心，"俯蹲伸腿"下蹲时起踵，"展臂弯腰""开阔胸怀"时挺肚子，"扶膝托掌"时上体倾斜等等，都是易出现的错误动作。

2. 练功要用"内劲"

做"练功十八法"时要求用"内劲"，即要求每个动作都缓慢有力。由于平时一般人习惯于把力同重量和速度等同起来，认为用力动作就是承负重量大的动作或速度快的动作，而看到速度缓慢的空手动作，就认为不需要用什么力。其实不然，"练功十八法"要求每个动作既要缓慢又要有力。缓慢无力的动作是松弛的。所谓"内劲"，就是指练功时要做到缓慢而有力。练功用"内劲"是为了调节肌肉内部和各块肌肉之间力的关系。

3. 练功动作幅度要大

动作幅度是指人体各关节活动的范围。关节活动范围大，动作幅度亦大，反之则小。肌肉活动功能强弱和关节活动范围大小是一致的。因此，"练功十八法"锻炼时动作幅度越大，被锻炼的肌肉酸胀感也越明显，所取得的锻炼效果也越好。例如"弓步插掌"要求动作幅度尽量大，使腰部、腿部肌肉有酸胀感。但如果腰没有挺直，腰部肌肉就不会有酸胀感，看起来动作幅度大，同样达不到锻炼的效果，也就是说达不到防治腰肌疼痛病的效果。所以"练功十八法"和打太极拳的不同之处就在这里，太极拳不要求动作幅度大，但要求动作柔圆。因而它们针对疾病的防治也是各有特点的。

4. 练功要持之以恒

每天的生活习惯，会影响中枢神经系统的功能，建立有规律的生活作息，能改善中枢神经系统的功能，促进新陈代谢水平的提高。医疗实践说明，凡坚持练功，都能收到良好的防病治病的效果。体育医疗有一定的疗效，然而疗程较长，尤需持之以恒。"练功十八法"不仅是一种治疗手段，而且还能缩短临床痊愈和功能恢复之间的时距（病人机能恢复比较慢，常常落后于临床痊愈），使病人早日恢复工作能力。此外，除了治疗病变部位，使其机能恢复外，在许多情况下，还需要改造整个机体的协调性和适应能力。如果"三天打鱼，两天晒网"，锻炼时断时续，会破坏正常的生活制度，大大减低疗效。假如长期中断，那更会前功尽弃。有些人在开始练功的一段时间里，胳膊腰腿等部位会有酸痛发胀反应，这是正常的生理现象，只要坚持下去，几天以后酸胀感便会逐渐消失。

5. 练功要循序渐进

"练功十八法"锻炼简便易行，不受时间、地点、设备等条件的限制。只要掌握要领和运动量，一般来说是不会有副作用的。

人体质的增强有一个过程。一般在开始进行练功锻炼的时候，内容要比较轻松简单，这样可以使病人逐渐习惯，逐步适应。当身体的功能已能适应一定的运动量时，可以酌情增加一些运动量。运动量增加后，身体需要经过一个阶段的锻炼，才能与该运动量相适应。这样循环往复，不断在更高的运动量水平上产生新的适应，就是人的体质不断增强的过程。如果操之过急，盲目加大运动量，那么不仅达不到防病治病的目的，而且还可能由于身体不能适应而发生损伤，影响健康，使病情恶化。因此在练功锻炼过程中，我们既要有顽强的意志和刻苦的精神，同时又要有严格的科学态度。总之，运动量的增加一定要循序渐进，练功要因人、因时、因地制宜。

6. 练功应和呼吸活动相配合

练功要注意配合有意识的呼吸活动，这样更加有助于提高健康水平。

在练功锻炼过程中，凡是做伸和开的动作时都应该吸气。因为做这些动作的时候，利用动作幅度的伸展与开放，胸部充分展开，肺部有扩张的余地，这时进行吸气，容易吸得深。例如，"左右开弓"和"双手伸展"这两节动作，做第1拍时应吸气，做第2拍时应呼气，因为这时所做的动作对呼吸有一定的助力作用。但是，也有些动作和节拍不易配合，例如做"俯蹲伸腿"等时，呼吸应该自然，切忌憋气练功。

7. 练功必须有得气感

所谓"得气感"，是指锻炼到的肌肉要有酸胀、发热和舒适的感觉。

练功时，动作必须做正确，动作幅度尽可能要做到最大限度。因为"练功十八法"每一节动作对身体某一个部位都有一定的作用，能不能收到良好效果，主要取决于动作姿势是否正确。动作做得标准程度不一，加之动作幅度大小不同，效果也大不一样。例如"颈项争力"这一节，主要作用于颈部，颈部肌肉应有酸胀感。如果没有按照动作要求去做，没有酸胀感，虽然从表面上来看颈部好像在活动，但是不会有什么效果。其他动作也是这样。

第二节 "八段锦"

"八段锦"功法是流传于民间、运用较为广泛的动功功法。它的动作共分八节，非常珍贵醒目，故称"八段锦"。该功法的特点是动作简单，配合呼吸，收效较好。"八段锦"动作流派较多，目前临床应用的是以下 8 个动作：

（一）"两手托天理三焦"

预备 立正，或两脚平行站立，距离与肩等宽。两眼平视前方，舌尖轻抵上腭，用鼻呼吸，周身关节放松，两臂自然松垂身侧，五指伸展，躯体自然正直，足趾抓地，足心上提。如此站立片刻，要求大脑安静，思想集中，准备练功。

动作 两拳放手腰旁，随吸气两臂上举，过头后变掌，掌心向上，中指相对，同时提起脚跟，抬头视手背，随呼气回复原位。

（二）"左右开弓似射雕"

预备 立正。

动作 左脚向左踏出一步，两腿弯曲成骑马式。两臂在胸前交叉，右臂在外，左臂在内，眼看左手，然后左手握拳，食指翘起向上，拇指伸直，与食指成"八"字撑开。接着左臂向左推出并伸直，头随之左转，眼看左手食指，同时右手握拳，展臂向右拉平，如拉弓状，随呼气两手收回，此为左式。再做右式。

（三）"调理脾胃臂单举"

预备 立正或两脚平行站立，两脚间距离与肩同宽，两臂自然松垂身侧。

动作 两手交叉于胸前，配合吸气，左手上举，过头后翻掌，掌心向上，右手同时下按，掌心向下，配合呼气，两手收回，此为左式。再做右式。

（四）"五劳七伤向后瞧"

预备 立正，两手掌心紧贴腿旁。

动作 两手握拳，抵腰部背椎旁，配合吸气，身体不动，头部向左向后转动，两眼视左后方，配合呼气，头部回复，再向左转。

（五）"摇头摆尾去心火"

预备 两腿分开，相距约 3 倍脚长，屈膝成骑马式。两手扶大腿部，虎口向身。

动作 配合吸气，头及身躯向左转动，配合呼气，头及身躯回复原状，再向右转。

（六）"两手攀足固肾腰"

预备 立正。

动作 两手十指交叉，掌心向下，先上举两臂，掌心向上，向左右侧弯，再弯腰下按，自然呼吸。

（七）"攒拳怒目增气力"

预备 两腿分开，屈膝成骑马式；两手握拳放在腰旁，拳心向上。

动作 右拳向前方缓缓击出，右臂伸直，掌心向下，两眼睁大向前虎视，随呼气回复原状，再做左式。

（八）"背后七颠诸病消"

预备 立正，两掌心贴大腿，两膝保持伸直。

动作 配合吸气提起足跟，同时抬头向上，双目视天，配合呼气回复原状。

适应证 对肩周炎、痹症、腰痛、高血压、神经衰弱及胃脘痛均有疗效。

练功要点：

1. 姿势均取站立式。一般在做上肢动作时，配合吸气；回复原状时，配合呼气。

2. 呼吸要求缓慢、自然。

3. 该功法不强调意守，故容易掌握。

参 考 文 献

［1］　孙孝忠.论《淮南子》六禽戏［J］.中华医史杂志，2014，44（3）：131-134.

［2］　吕明.中医整脊学［M］.北京：中国中医药出版社，2009.

［3］　黄志高，张俐.西医整脊疗法与中医骨伤整脊疗法的比较［J］.中国中医骨伤科杂志，2007，15
　　　（6）：68-69.

［4］　印会河.中医基础理论［M］.上海：上海科学技术出版社，1984.

［5］　李鼎.经络学［M］.上海：上海科学技术出版社，1984.

［6］　QU L X，XING L Y，NORMAN W，et al. Clinical effect of traditional Chinese spinal orthopedic
　　　manipulation in treatment of chondromalacia patellae［J］. J Tradit Chin Med，2016，36（6）：718-723.

［7］　屈留新，邢丽阳，高嵩，等.中医整脊联合中医定向透药治疗髌骨软化症的疗效观察［J］.中华
　　　中医药杂志，2018，33（10）：4773-4776.

［8］　STOKES I A F，GARDNER-MORSE M. Quantitative anatomy of the lumbar musculature［J］. Journal of
　　　Biomechanics，1999，32（3）：311-316.

［9］　成泽东，董宝强.脊柱康复及技术［M］.沈阳：辽宁科学技术出版社，2015：49-50.

［10］　BOOS N，AEBI M.脊柱疾病诊治精要［M］.朱悦，主译.沈阳：辽宁科学技术出版社，2014：
　　　31-49.

［11］　VERNON R B，MOORE R J，FRASER R D . The natural history of age-related disc degeneration：The
　　　influence of age and pathology on cell population in the L4/5 disc［J］. Spine，2008，25：2767-2773.

［12］　THEUMANN N. The degenerative spine［M］//Musculoskeletal diseases 2009-2012. Milan ：Springer，
　　　2009：137-143.

［13］　ROUGHLEY P J. Biology of intervertebral disc aging and degeneration：involvement of the extracellular
　　　matrix［J］. Spine，2004，29（23）：2691-2699.

［14］　INOUE N，ORÍAS A A E. Biomechanics of intervertebral disk degeneration［J］. Orthopedic Clinics of
　　　North America，2011，42（4）：487-499.

［15］　POLLINTINE P，DOLAN P，TOBIAS J H，et al. Intervertebral disc degeneration can lead to "stress-
　　　shielding" of the anterior vertebral body：a cause of osteoporotic vertebral fracture？［J］. Spine，2004，
　　　29（7）：774-782.

［16］ 海勇，周跃，郑召民，等．脊柱外科治疗原则［M］．北京：人民卫生出版社，2011：18-19.

［17］ GALBUSERA F, VAN RIJSBERGEN M, ITO K, et al. Ageing and degenerative changes of the intervertebral disc and their impact on spinal flexibility［J］. European Spine Journal, 2014, 23（3）: 324-332.

［18］ KRAEMER J. 椎间盘疾病［M］．张佐伦，孙慧，译．济南：山东科学技术出版社，2014：83-84.

［19］ 赵定麟，陈德玉，赵杰，等．现代骨科学脊柱外科卷：上［M］．北京：科学出版社，2014：27-40.

［20］ WONG D A, TRANSFELDT E. 麦氏腰背痛［M］．谭军，郝定均，译．北京：人民军医出版社，2009：15-17.

［21］ 鲁玉来，刘晓光．腰椎间盘突出症［M］．北京：人民军医出版社，2014：105-125.

［22］ MCBROOM R J, HAYES W C, EDWARDS W T, et al. Prediction of vertebral body compressive fracture using quantitative computed tomography［J］. J Bone Joint Surg Am, 1985, 67（8）: 1206-1214.

［23］ BRINCKMANN P, FROBIN W, HIERHOLZER E, et al. Deformation of the vertebral end-plate under axial loading of the spine［J］. Spine, 1983, 8（8）: 851-856.

［24］ MILLER M D. 高级骨科精要［M］．孙天胜，译．北京：人民军医出版社，2014：130-131.

［25］ 菅凤增．简明脊柱内固定图谱［M］．北京：人民卫生出版社，2014：15-16.

［26］ AEBI M, ARLET V, WEBB J K. AO 脊柱手册：原理与技巧［M］．陈仲强，袁文，译．山东：山东科学技术出版社，2014：23-37.

［27］ SCHULTZ A B, HADERSPECK-GRIB K, SINKORA G, et al. Quantitative studies of the flexion-relaxation phenomenon in the back muscles［J］. Journal of Orthopaedic Research, 1985, 3（2）: 189-197.

［28］ MOW V C, HUISKES R. 骨科生物力学暨力学生物学［M］．汤亭亭，裴国献，李旭，等译．山东：山东科学技术出版社，2009：505-507.

［29］ MIDDLEDITCH A, OLIVER J. 脊柱功能解剖学［M］．赵宇，盛伟斌，译．北京：人民军医出版社，2013：199-213.

［30］ CRISCO J J, PANJABI M M. Euler stability of the human ligamentous lumbar spine［J］. Clinical Biomechanics, 1992, 7（1）: 19-32.

［31］ QU L X, XING L Y, NORMAN W, et al. Irritable Bowel Syndrome treated by traditional Chinese spinal orthopedic manipulation［J］. J Tradit Chin Med, 2012, 32（4）: 565-570.

［32］ 屈留新，王鲁烨，邢丽阳，等．中医整脊疗法治疗膝骨关节炎的临床研究［J］．南京中医药大学学报，2019，35（2）：37-40.

［33］ QU L X, XING L Y, NORMAN W, et al. A clinical observation of functional abdominal pain syndrome in patients treated by traditional Chinese spinal orthopedic manipulation［J］. Chinese Journal of Integrative Medicine, 2018, 24（2）: 140-146.

［34］ 杨甲三．腧穴学［M］．上海：上海科学技术出版社，2017.

［35］ 潘之清．实用脊柱病学［M］．济南：山东科学技术出版社，1996：301，338-345.

［36］ HALDEMAN S. Principles and practice of chiropractic［M］. 3rd ed . New York：McGraw-Hill Education，2005：147-178，225-483，911-1046.

［37］ 韦以宗．中国整脊学［M］．北京：人民卫生出版社，2006.

［38］ WEI Y Z. Spinal orthopaedics in Chinese medicine［M］. Beijing：People's Medical Publishing House，2010：347-350.

［39］ 韦以宗．中医整脊学［M］．北京：中国中医药出版社，2016.

［40］ MORGAN J P, DICKEY J L, HUNT H H, et al . A controlled trail of spinal manipulation in the management of hypertention［J］. J Am Osteopath Assoc , 1985，85：308-313.

［41］ KNUTSEN G A, Significant changes in blood pressure post vectored upper cervical adjustment vs. resting control groups：A possible effect of the cervicosympathetic and/or pressor reflex［J］. J Manipulative Physiol Ther，2001，24：101-109.

［42］ YATES R G, LAMPING D L, ABRAM N L, et al . Effects of chiropractic treatment on blood pressure and anxiety：A randomized controlled trial［J］. J Manipulative Physiol Ther，1988，11：484-488.

［43］ X N CHENG. Chinese acupuncture and moxibustion［M］. Beijing：Foreign Languages Press，2003：177-247.

［44］ MCKINLEY M, O'LOUGHLIN V D. Human anatomy［M］. 3rd ed . New York：McGraw-Hill Education，2012.

［45］ 董福慧．临床脊柱相关疾病［M］．北京：人民卫生出版社，2009.

［46］ 韦贵康，王守东，张俐．脊柱相关疾病学［M］．北京：人民卫生出版社，2012.

［47］ 张慰民，关强，陈昌富，等．夹脊穴定位的研究［J］．上海针灸杂志，1987，6（4）：23-24.

［48］ 赵京生．中国针灸［M］．上海：上海中医药大学出版社，2002：151-154.

［49］ 王德深．国际标准针灸穴名简释［M］．北京：高等教育出版社，1992：104.

［50］ 葛洪．肘后备急方［M］．北京：人民卫生出版社，1983：29.

［51］ 杨上善．黄帝内经太素［M］．北京：人民卫生出版社，1955：145.

［52］ 承淡安．中国针灸学［M］．北京：人民卫生出版社，1955：201.

［53］ 上海中医学院．针灸学［M］．北京：人民卫生出版社，1974：168-169.

［54］ 杨甲三．腧穴学［M］．上海：上海科学技术出版社，1984：163.

［55］ 沈雪勇．经络腧穴学［M］．北京：中国中医药出版社，2016：196-197.

［56］ 贾红玲，张永臣．刘玉檀教授论华佗夹脊穴［J］．针灸临床杂志，2016，32（2）：45-48.

［57］ 孙伊平，张娇娇，李婷，等．夹脊穴研究进展概述［J］．长春中医药大学学报，2016，32（5）：1092-1094.

［58］ 刘鹏宇，郑健刚．针刺夹脊穴治疗颈、腰椎病临床研究进展［J］．长春中医药大学学报，2012，28（1）：178-180.

［59］ 王雪飞，赵因，王麟鹏 . 早期针刺夹脊穴治疗脑卒中后痉挛的机制探讨［J］. 吉林中医药，2015，35（4）：421-424.

［60］ 宗振勇，尚方明，赵云雁 . 华佗夹脊穴的现代研究及临床应用综述［J］. 国医论坛，2012，27（6）：54-56.

［61］ 裘沛然，陈汉平 . 新编中国针灸学［M］. 上海：上海科学技术出版社，1992：127-287.

［62］ 梁繁荣，王华 . 针灸学［M］. 北京：中国中医药出版社，2016：29-112.

［63］ 贾春生，冯淑兰 . 针灸学［M］. 北京：科学出版社，2017：33-127.

［64］ 刘清国，胡玲 . 经络腧穴学［M］. 北京：中国中医药出版社，2017：103-201.

［65］ 沈雪勇 . 经络腧穴学［M］. 北京：中国中医药出版社，2016：88-198.

［66］ 河北新医大学《人体解剖学》编写组 . 人体解剖学［M］. 北京：人民卫生出版社，1977：248-436，1391-1572.

［67］ 邵福元，邵华磊，薛爱荣 . 颈肩腰腿痛应用解剖学［M］. 郑州：河南科学技术出版社，2000：170-413，446-483.

［68］ 杨克勤 . 脊柱疾患的临床与研究［M］. 北京：北京出版社，1994：5-46.

［69］ BYFIELD D. Technique skills in chiropractic［M］. Churchill Livingstone，2012：63-318.

［70］ PETERSON D H，BERGMANN T F. Chiropractic technique［M］. 2nd ed. St Louie：Mosby，2002：39-86，176-315.

［71］ QU L X，XING L Y，GAO S，et al. Traditional Chinese spinal orthopedic manipulation［J］. TMR Non-Drug Therapy，2020，3（2）：69-78.

［72］ 周小军 . 改良双柏散外敷治疗膝关节急性创伤性滑膜炎的临床研究［D］. 广州：广州中医药大学，2009.

［73］ 林凤梅 . 温针灸结合双柏散外敷治疗慢性腰肌劳损临床研究［D］. 广州：广州中医药大学，2014.

［74］ 段娜，奚鸿昌，黄煊，等 . 温针灸合三色敷药治疗膝骨关节炎疗效观察［J］. 上海针灸杂志，2015，34（8）：781-783.

［75］ 林行会 . 三色敷药用于膝关节半月板损伤关节镜术后早期康复的临床研究［D］. 福州：福建中医药大学，2010.

［76］ 刘伟栋 . 温经通络膏治疗膝关节退行性变［J］. 中国中医药信息杂志，2003（9）：44-45.

［77］ 李婷 . 郑氏新伤药水对大鼠急性软组织损伤血清 IL-1β 及组织学的影响研究［D］. 成都：成都体育学院，2016.

［78］ 叶锐彬，梁翼，杨礼淑 . 郑氏新伤药水治疗急性软组织损伤的临床研究［J］. 成都体育学院学报，2000（3）：71-74.

［79］ 张培宪，秦学敏 . 四生散外敷治疗风湿性关节炎 38 例临床观察［J］. 天津药学，2005，17（3）：36-37.

［80］ 陈勋泰，吴宏东 . 四生散治疗陈旧性软组织损伤 32 例［J］. 新中医，1994（S1）：67.

［81］ 黎秀琴.身痛逐瘀散外敷配合红外线照射治疗踝关节扭伤40例［J］.陕西中医，2011，32（1）：50.

［82］ 陈丽丽，武精华.摩腰丹外敷配合肾着汤治疗寒湿腰痛的疗效观察［J］.临床医药文献杂志，2014，1（5）：793，796.

［83］ 刘佳佳，郭锦晨，汪元，等.芙蓉膏外敷联合中药内服治疗活动期类风湿关节炎的临床疗效观察及关联规则分析［J］.风湿病与关节炎，2017，6（3）：15-21.

［84］ 孙欣.活血散对大鼠急性软组织损伤PGE2及IL-6影响的实验研究［D］.南京：南京中医药大学，2015.

［85］ 童凯.活血散干预大鼠骨折模型早期骨愈合的实验研究［D］.南京：南京中医药大学，2017.

［86］ 昝桃红，朱国欣.跟痛散外用治疗跟痛症140例［J］.中医外治杂志，2009，18（3）：5.

［87］ 田从豁，彭冬青.中国贴敷治疗学［M］.北京：中国中医药出版社，2014：416-429.

［88］ 程凯，柳湘洁，陈佳，等.骨痹方熏蒸联合运动疗法治疗寒痹型膝骨性关节炎57例［J］.河南中医，2016，36（12）：2170-2172.

［89］ 胡文跃，全仁夫，石仕元.熏洗方合手法治疗膝骨性关节炎66例［J］.浙江中医杂志，2000，35（4）：157.

［90］ 蔺学仁，徐克武.通痹熏洗汤治疗桡骨远端骨折后腕关节功能障碍72例［J］.甘肃中医学院学报，2013，30（6）：38-40.

［91］ 杨学锋，强胜林，徐克武，等.通痹熏洗汤熏蒸联合"三步三位九法"治疗腰椎间盘突出症225例［J］.光明中医，2019，34（11）：1632-1634.

［92］ 郭盛君，马玉峰，杜春林，等.自拟健步汤外洗治疗寒湿痹阻型膝关节骨性关节炎的疗效观察［J］.中国医药导报，2012，9（4）：111-113.

［93］ 顾莉华，郭晓霞，程鑫，等."石氏熏洗方"熏蒸治疗膝骨关节炎的临床研究［J］.中国中医骨伤科杂志，2011，19（12）：24-25.

［94］ 陈娟，李达，杨燕青，等.石氏熏洗方配合功能锻炼治疗肩周炎粘连前期的疗效观察［J］.中国初级卫生保健，2016，30（4）：74-75.

［95］ 李达，杨燕青，罗枫，等.石氏四肢洗方治疗膝骨关节炎的疗效观察［J］.现代中西医结合杂志，2010，19（14）：1700，1701，1703.

［96］ 李达，郑庆虎，杨燕青，等.石氏四肢洗方治疗膝骨关节炎98例显效时间分析［J］.中国中西医结合外科杂志，2010，16（5）：597-598.

［97］ 朱咏梅.自拟膝续强腰汤熏蒸为主治疗肾虚型腰椎间盘突出症32例疗效观察［J］.中医药临床杂志，2009，21（2）：141-142.

［98］ 林昌松，钟斯婷，关彤，等.除湿蠲痹方熏蒸治疗对强直性脊柱炎疗效的影响［J］.广州中医药大学学报，2009，26（4）：317-320，324.

［99］ 陈祺.除湿蠲痹方熏蒸治疗类风湿性关节炎的临床疗效评价［D］.广州：广州中医药大学，2008.

[100] 朱琳华，张园园，陈晓青．四子散热敷联合艾灸对全膝关节置换术后疼痛及康复效果的研究
[J]．河北中医，2016, 38（9）: 1378-1381.

[101] 郭友华，朱乐英，詹乐昌，等．四子散热敷配合康复训练治疗中风后肩痛 30 例疗效观察 [J]．新
中医，2013, 45（9）: 130-131.

[102] 李俊豪，苏方贵，张帅，等．推拿手法配合四子散热敷治疗肩周炎疗效观察 [J]．按摩与康复医
学，2018, 9（1）: 42-44.

[103] 孔祥强，甘东浩，赵建全，等．活血止痛散联合塞来昔布治疗膝关节炎临床研究 [J]．亚太传统
医药，2017, 13（21）: 139-142.

[104] 陈月华，吴八根．自拟活血消肿止痛散外敷治疗踝关节扭伤的疗效观察 [J]．临床合理用药杂志，
2011, 4（15）: 33-34.

[105] 唐欣荣，申艳慧，杨景科，等．中药热熨方治疗膝骨性关节炎 60 例 [J]．河南中医，2011, 31
（11）: 1273-1274.

[106] 李绵莎，张壮涛，罗紫玲，等．小针刀联合四子散热熨疗法治疗神经根型颈椎病 30 例 [J]．江西
中医药，2018, 49（7）: 55-57.

[107] 王琦，邸晶．白花蛇酒治疗颈椎病 [J]．山东中医杂志，1996（12）: 40.

[108] 陈长平，王光耀，宋飞洪，等．龟板酒治疗颈椎病 45 例 [J]．内蒙古中医药，1999（2）: 13.

[109] 左家明．乌头地龙酒剂治疗坐骨神经炎 [J]．四川中医，1990（3）: 34.

[110] 左家明．乌头地龙汤汤、酒剂治疗急慢性坐骨神经炎临床对比分析 [J]．中医药研究，1996
（2）: 17-45.

[111] 王兴锋．乌蛇灵仙酒治疗坐骨神经痛 32 例 [J]．辽宁中医杂志，1989（6）: 33.

[112] 罗华玉．自拟四虫雪莲酒治疗坐骨神经痛 16 例 [J]．四川中医，1995（3）: 31-32.

[113] 李枫林，兰书勤，魏升．复方闹羊花酒治疗风寒湿型坐骨神经痛 [J]．河南中医，1992, 12
（1）: 38.

[114] 胡良勇．舒心镇痛酒治疗坐骨神经痛 [J]．新中医，1996（1）: 28.

[115] 刘安祥，乔志刚，张家芳，等．自拟蠲痹酒治疗坐骨神经痛 375 例 [J]．辽宁中医杂志，1993
（9）: 29.

[116] 李伟，王爱萍，张宝厚．蠲痹酒治疗瘀血顽痹 165 例疗效观察 [J]．山西中医学院学报，2004
（2）: 19-20.

[117] 谢忠学，李玉娥．双乌酒治疗腰腿痛 [J]．新中医，1997（6）: 43.

[118] 郑苍贫．杜威酒 [J]．广西中医药，1998（1）: 42.

[119] 徐才华．补肾蕲蛇酒治疗腰腿痛 42 例 [J]．实用中医药杂志，1999（8）: 24.

[120] 封蕊，毛培娟，封秀梅．健枫肉桂酒治疗腰腿痛 156 例 [J]．中国中医药科技，1997（2）: 90.

[121] 张吉斌．舒筋活血洗剂对踝关节 L-H 分型Ⅲ°-Ⅳ°骨折术后关节功能康复的作用 [D]．福州: 福
建中医药大学，2012.

［122］ 葛植厚.自制舒筋活血水治软组织肿痛［J］.新中医，1990（12）：35.

［123］ 王晓京，聂盛智，姚九莲，等.抗骨刺酒治疗骨质增生症31例［J］.上海中医药杂志，1989（9）：24.

［124］ 张安德，邵卿，孙夕永，等.复方威灵仙药酒治疗骨质增生症的临床研究［J］.中国中医药信息杂志，1999（7）：40.

［125］ 李富.增生风湿药酒治疗骨质增生症及风湿性关节炎98例［J］.中国民间疗法，1999（1）：44.

［126］ 彭浚宇，宋传勤，宇汝哲，等.强骨灵治疗增生性膝关节痛120例［J］.安徽中医临床杂志，1998（4）：214.

［127］ 罗福田，张南方.复方灵仙药酒治疗坐骨神经痛80例临床观察［J］.吉林中医药，2013，33（6）：600-601.

［128］ 张朝纯.脊柱疾病手法治疗学［M］.南京：江苏科学技术出版社，2006.

［129］ 屈留新.张朝纯教授中医整脊疗法适应证浅谈［J］.中国中医骨伤科杂志，2021，29（4）：82-84.